Textbook of Obstetrics for Nursing

ナースの産科学

[編著]
日本赤十字社医療センター副院長, 周産母子・小児センター長 　杉本充弘

中外医学社

執筆者一覧 (執筆順)

杉本 充弘	日本赤十字社医療センター副院長,周産母子・小児センター長
宮内 彰人	日本赤十字社医療センター第二産婦人科部長
木戸 道子	日本赤十字社医療センター第三産婦人科部長
石井 康夫	日本赤十字社医療センター元第一産婦人科部長
中川 潤子	日本赤十字社医療センター第三産婦人科副部長
安藤 一道	日本赤十字社医療センター第一産婦人科部長
植松 和子	日本赤十字社医療センター薬剤部副部長
笠井 靖代	日本赤十字社医療センター第一産婦人科副部長
渡邊 理子	日本赤十字社医療センター第二産婦人科副部長
鈴木 恵子	日本赤十字社医療センター看護部
山田 学	日本赤十字社医療センター第二産婦人科副部長
梁 栄治	帝京大学医学部産婦人科准教授
松本 順子	日本赤十字社医療センター産婦人科
細川 さつき	日本赤十字社医療センター産婦人科
有馬 香織	日本赤十字社医療センター産婦人科
福田 倫明	日本赤十字社医療センターメンタルヘルス科部長
塩川 美奈子	日本赤十字社医療センター周産期外来副看護師長
水谷 芳江	日本赤十字社医療センター分娩室副看護師長
馬目 裕子	日本赤十字社医療センター分娩室副看護師長
中根 直子	日本赤十字社医療センター周産母子・小児センター看護師長
重松 環奈	日本赤十字社医療センター周産母子ユニット副看護師長
長屋 憲	吉祥寺南町診療所院長
井本 寛子	日本赤十字社医療センター看護副部長
川上 義	日本赤十字社医療センター新生児科部長
長内 佐斗子	日本赤十字社医療センター小児病棟看護師長

序

　医学と看護学の進歩は目覚ましく，21世紀の最先端の医療・ケアが展開されている．また，日常臨床においては，エビデンスに基づく診療・ケアが要求され，治療の標準化を目指すガイドラインが多くの領域で作られている．医療・ケアの中心は患者であり，医師と看護職，その他のコメディカルスタッフが，それぞれの専門性を高めながら，サイエンスとアートを統合させたチーム診療を実践することによって，最先端の医療・ケアは具現化される．最高のチーム診療の実践には，最新の臨床医学の情報が，医師だけでなく，協働する助産師，看護師，コメディカルスタッフに共有されることが必要である．

　周産期医療・ケアでは，母子とその家族が中心となり，従来の管理型産科医療ではなく，妊産婦の主体性を尊重する支援型チーム診療として展開される．妊娠・出産・母乳育児の過程は，病気や創傷を扱う医療とは異なり，命の誕生と成長の過程であり，女性の「産む力，育てる力」と児の「生まれる力，育つ力」をチームとして見守り支援する診療が求められる．

　一方，妊娠・出産と新生児の過程は，正常から異常へ変化するリスクを常に内包しており，注意深い観察能力と緊急状態への対応が重要である．母子ともに「こころ」と「からだ」が健やかであるためには，ハイレベルの周産期医療とケアの水準が必要である．

　日本赤十字社医療センターは，「赤ちゃんにやさしい病院（BFHI）」として年間2,500～3,000組の母子への支援を行い，「母体救命対応総合周産期母子医療センター」として多くのハイリスク妊産褥婦への対応をしてきた．そこで，その経験を活かして，医師と助産師・看護師の協働により，看護学生，病院勤務の看護師・助産師を対象として，産科学について知っておくべき項目を簡潔かつ平易に解説するテキストを企画，編集した．テキストの内容は，最新のガイドラインに準拠した基本的な産科診療・ケアに関する知識・技術に，日本赤十字社医療センターで行われている臨床の実際を加味し，実践に役立つ産科看護のレベルに到達することを目指した．

　最後に，日常業務が多忙にもかかわらず，本書の企画に賛同され，ご執筆いただいた医師，助産師，看護師の方々に感謝いたします．また，上梓にあたっては，中外医学社編集部のご尽力に，深甚なる謝意を表します．

2013年2月吉日

杉本　充弘

目次

§1. 総論

1. 母子保健統計の動向 …〈杉本充弘〉 2
   - A. 人口動態 … 2
   - B. 第2次大戦後の出生数・出生率の推移 … 3
   - C. 妊産婦死亡 … 4
   - D. 周産期死亡 … 5
   - E. 新生児死亡 … 5
   - F. 乳児死亡 … 5

2. 生殖医療・周産期医療と生命倫理 …〈宮内彰人〉 7
   - A. 生殖補助医療の進歩による周産期医療への影響 … 7
   - B. 生殖医療・周産期医療における倫理的諸問題 … 7
   - C. 周産期医療における倫理の考え方 … 11

3. 産科領域におけるチーム診療 ―管理型医療から支援型医療へ 〈杉本充弘〉 12
   - A. 「産む力」と「育てる力」 … 12
   - B. 「産む力」と「育てる力」を引き出す支援 … 13
   - C. 管理型から支援型産科医療へ … 14
   - D. 周産期チーム診療実現の課題 … 15

4. 産科領域におけるオープン・セミオープンシステム …〈木戸道子〉 17
   - A. オープン・セミオープンシステムとその必要性 … 17
   - B. オープン・セミオープンシステムの特色 … 19
   - C. オープン・セミオープンシステムの実際 … 19
   - D. 共通診療ノート … 20
   - E. 周産期電子カルテシステム … 20
   - F. ケアのポイント … 20

5. 周産期母体搬送システム …〈石井康夫〉 23
   - A. 周産期医療ネットワーク … 23
   - B. 母体搬送 … 24
   - C. 母体救命搬送 … 25
   - D. 新生児搬送 … 26

6. 産科領域のガイドライン ―EBM，NBM ……〈杉本充弘〉 28
   - A. 根拠に基づいた医療（EBM），物語と対話に基づく医療（NBM） … 28
   - B. 産科領域のガイドライン … 30

7. 産科領域のリスクマネジメント …〈杉本充弘〉 32
   - A. 医療安全管理の基本的考え方 … 32
   - B. ヒヤリ・ハット事例の解析 … 33
   - C. 医事紛争と法的責任 … 36
   - D. 産科領域の医事紛争 … 36

8. 産科領域のインフォームドコンセント …〈宮内彰人〉 38
   - A. インフォームドコンセントとは … 38
   - B. 産科医療の特徴 … 39
   - C. 産科医療におけるインフォームドコンセント … 40
   - D. バースプランの活用 … 40
   - E. インフォームドコンセントの基盤 … 42

9. 産科領域のクリニカルパス …〈中川潤子〉 43
   - A. クリニカルパスとは … 43

- B. クリニカルパスの目的は ………… 43
- C. クリニカルパスを構成する4つの要素 …………………………… 44
- D. クリニカルパスの実際 …………… 44
- E. クリニカルパスの有効性 ………… 46

10. 産科領域の院内感染対策と母子感染への対応 ………〈安藤一道〉 48
    - A. 院内感染の定義と感染経路 ……… 48
    - B. 病院内感染対策組織とその役割 … 48
    - C. アウトブレイク（集団発生）とその対策 …………………………… 49
    - D. 病院内感染予防策 ………………… 49
- E. 新生児室・産科病棟における感染予防策 ……………………… 52

11. 出産・産褥における母子支援—変遷と新たな取り組み ……………………〈杉本充弘〉 53
    - A. 出産・産褥における母子支援の変遷 ……………………………… 53
    - B. 母子支援の取り組み ……………… 57

12. 妊婦・授乳婦への薬剤投与における注意点 ………〈植松和子〉 59
    - A. 妊婦への薬剤投与における注意点 59
    - B. 授乳婦への薬剤投与における注意点 ……………………………… 63

§2. 各 論

1 妊娠初期

■A. 正 常

1. 妊娠の成立 ……………〈安藤一道〉 66
    - A. 妊娠の定義 ………………………… 66
    - B. 卵胞発育過程とヒト単一卵胞発育機序 ………………………………… 66
    - C. 卵子発生過程 ……………………… 68
    - D. 排卵機序 …………………………… 68
    - E. 精子発生過程 ……………………… 68
    - F. 受精機序 …………………………… 68
    - G. 着床機序 …………………………… 69

2. 妊娠の診断 ……………〈安藤一道〉 70
    - A. 定 義 ……………………………… 70
    - B. 問診，視診，内診所見 …………… 70
    - C. hCG測定 ………………………… 70
    - D. 超音波診断法 ……………………… 71

3. 出生前診断 ……………〈笠井靖代〉 75
    - A. 概 念 ……………………………… 75
    - B. 診断の対象 ………………………… 75
    - C. 染色体異常 ………………………… 75
    - D. 先天代謝異常 ……………………… 77
    - E. カウンセリング体制 ……………… 77
    - F. 検 査 ……………………………… 77
    - G. NTについて ……………………… 79
    - H. 着床前診断 ………………………… 79
    - I. 最近の話題 ………………………… 80

■B. 異 常

1. 流 産 ……………………〈宮内彰人〉 81
    - A. 定 義 ……………………………… 81
    - B. 分 類 ……………………………… 81
    - C. 頻 度 ……………………………… 82
    - D. 原因と発生機序 …………………… 83
    - E. 症 状 ……………………………… 84
    - F. 検査と診断 ………………………… 84
    - G. 治 療 ……………………………… 84
    - H. 習慣流産 …………………………… 86
    - I. 予 後 ……………………………… 87
    - J. 妊産婦ケアのポイント …………… 87

2. 異所性妊娠 ……………〈安藤一道〉 88
    - A. 概 念 ……………………………… 88

- B. 疫学，頻度，リスク因子 88
- C. 診 断 88
- D. 治 療 90
- E. 異所性妊娠治療後の妊娠予後 91

3. **胞状奇胎** ....〈渡邊理子〉 92
   - A. 定 義 92
   - B. 頻 度 93
   - C. 原 因 93
   - D. 診 断 93
   - E. 治 療 94

4. **妊娠悪阻** ....〈中川潤子〉 95
   - A. 定 義 95
   - B. 頻 度 95
- C. 原因と発生機序 95
- D. 予 防 95
- E. 診 断 96
- F. 管理と治療 96
- G. 予 後 97
- H. 最新の話題 97

C. ケア

1. **妊娠初期のケア** ....〈鈴木恵子〉 98
   - A. 妊娠の受容と役割獲得への支援 ... 98
   - B. 身体の変化に対する支援 98
   - C. 生活の変化の適応を促す支援 99
   - D. セルフケア能力を引き出す支援 ... 101
   - E. 家族への支援 103

2 妊娠中期～後期

A. 正 常

1. **母体の生理的変化** ......〈山田 学〉 104
   - A. 生殖器の変化 104
   - B. 乳房の変化 106
   - C. 皮膚の変化 107
   - D. 代謝の変化 107
   - E. 血液の変化 108
   - F. 循環器系の変化 109
   - G. 呼吸器系の変化 111
   - H. 尿路系の変化 111
   - I. 消化器系の変化 112
   - J. 内分泌系の変化 112
   - K. 骨・関節の変化 113

2. **妊婦健診** ....〈石井康夫〉 114
   - A. 健診時に毎回行う検査 114
   - B. 医師の診察 115
   - C. 助産師外来 117
   - D. バースプラン 117
   - E. 乳房検診 117
   - F. その他の外来 118
   - G. (セミ) オープンシステム 118

3. **胎児発育とその評価** ... 〈梁 栄治〉119
   - A. 胎児発育 119
   - B. 各臓器の発育 119
   - C. 胎児発育の評価 122

4. **胎児付属物** ....〈梁 栄治〉 127
   - A. 胎 盤 127
   - B. 卵 膜 129
   - C. 臍 帯 130
   - D. 羊 水 130

5. **胎児well-beingの評価** 〈山田 学〉131
   - A. 胎児well-beingと胎児低酸素症・酸血症 131
   - B. 胎児well-beingの評価法 132

B. 異 常

1. **ハイリスク妊娠** ....〈笠井靖代〉137
   - A. ハイリスク妊娠とは 137
   - B. 産科リスクの評価の難しさ 137
   - C. 妊娠リスクスコア 138
   - D. 高年齢妊娠について 138
   - E. 母体体重至適増加量と肥満について 140

F. ハイリスク妊娠の分娩・産褥管理 140

2. 妊娠高血圧症候群 〈木戸道子〉142
A. 定　義 142
B. 頻　度 143
C. 原因と発生機序 143
D. 予防と予知 144
E. 症　状 144
F. 診　断 144
G. 治療・管理 144
H. 分娩の時期と方法 146
I. 予　後 147
J. ケアのポイント 147

3. HELLP症候群 〈渡邊理子〉149
A. 定　義 149
B. 頻　度 149
C. 原因と発生機序 149
D. 症　状 149
E. 診　断 150
F. 治　療 151

4. 常位胎盤早期剥離 〈山田 学〉152
A. 定義（概念） 152
B. 頻　度 152
C. 原　因 152
D. 予　防 153
E. 症　状 153
F. 診　断 154
G. 治　療 156
H. 予　後 157
I. 最近の話題 157

5. 前置胎盤（低置胎盤を含む）
〈安藤一道〉158
A. 定　義 158
B. 分　類 158
C. 頻度，リスク因子 158
D. 症状，合併症 159
E. 診断法 159
F. 治　療 161

6. 羊水過多，羊水過少 〈松本順子〉162
A. 定　義 162
B. 頻　度 163
C. 原因と発生機序 163
D. 羊水過多・羊水過少の診断 164
E. 羊水過多・羊水過少の合併症 164
F. 治　療 165
G. 分娩の時期と方法 167
H. ケアのポイント 167

7. 多胎妊娠 〈宮内彰人〉168
A. 定　義 168
B. 頻　度 168
C. 病因，病態生理，発生機序 168
D. 症　状 170
E. 検査と診断 170
F. 治　療 171
G. 一絨毛膜双胎の合併症 173
H. 予　後 174
I. 患者ケアのポイント 175

8. 妊娠糖尿病 〈中川潤子〉176
A. 定　義 176
B. 頻　度 176
C. 原因と発生機序 176
D. 予　防 177
E. 合併症 177
F. 診　断 177
G. 管　理 177
H. 最新の話題 179

9. 血液型不適合妊娠 〈細川さつき〉181
A. 定　義 181
B. 頻　度 181
C. 原因と発生機序 181
D. 診　断 182
E. 管　理 183
F. 治　療 185
G. 予　防 186

10. 早産，切迫早産 〈宮内彰人〉187
A. 定　義 187

B. 頻　度 ……………………… 187
   C. 原因と発生機序 …………… 187
   D. 早産の予防と予知 ………… 188
   E. 切迫早産の症状 …………… 189
   F. 切迫早産の診断 …………… 189
   G. 治　療 ……………………… 190
   H. 分娩の時期と方法 ………… 192
   I. 予　後 ……………………… 192
   J. ケアのポイント …………… 193

11. 過期妊娠 ……………〈中川潤子〉194
   A. 定　義 ……………………… 194
   B. 頻　度 ……………………… 194
   C. 原因と発生機序 …………… 194
   D. 予　防 ……………………… 194
   E. 診　断 ……………………… 194
   F. 管　理 ……………………… 194
   G. 予　後 ……………………… 195
   H. 最新の話題 ………………… 195

12. 胎児発育不全 …………〈山田　学〉197
   A. 定　義（概念）……………… 197
   B. 頻　度 ……………………… 198
   C. 原　因 ……………………… 198
   D. 予　防 ……………………… 199
   E. 診　断 ……………………… 199
   F. 治療と管理 ………………… 199
   G. 最新の話題：成人病胎児期起源説 200

■C. 合併症妊娠

1. 婦人科疾患 ……………〈中川潤子〉201
   A. 子宮筋腫 …………………… 201
   B. 卵巣嚢腫 …………………… 203

2. 呼吸器疾患 ……………〈石井康夫〉206
   A. 気管支喘息 ………………… 206
   B. 結核 ………………………… 208

3. 心疾患合併妊娠 ………〈松本順子〉211
   A. 定　義 ……………………… 211
   B. 頻　度 ……………………… 211
   C. 妊娠中の循環動態 ………… 211

   D. 心疾患の種類と管理 ……… 212
   E. 治　療 ……………………… 214
   F. 管　理 ……………………… 214
   G. ケアのポイント …………… 216

4. 血液疾患 ………………〈木戸道子〉217
   A. 定　義 ……………………… 217
   B. 頻　度 ……………………… 217
   C. 原因と発生機序 …………… 218
   D. 予防と予知 ………………… 219
   E. 症　状 ……………………… 219
   F. 診　断 ……………………… 220
   G. 治療・管理 ………………… 220
   H. 分娩の時期と方法 ………… 221
   I. 予　後 ……………………… 221
   J. ケアのポイント …………… 221

5. 消化器疾患 ……………〈有馬香織〉223
   A. 妊娠中の消化器疾患 ……… 223
   B. 妊娠中の肝疾患 …………… 225

6. 代謝・内分泌疾患 ………………… 228
   A. 糖尿病 …………〈中川潤子〉228
   B. 甲状腺疾患 ……〈杉本充弘〉231

7. 膠原病 …………………〈松本順子〉235
   A. 定　義 ……………………… 235
   B. 頻　度 ……………………… 235
   C. 妊娠中の変化 ……………… 235
   D. 主な膠原病の種類と管理 … 235
   E. ケアのポイント …………… 238

8. 腎・泌尿器疾患 ……〈細川さつき〉240
   A. 正常妊娠中の腎機能の変化 … 240
   B. 無症候性細菌尿 …………… 240
   C. 膀胱炎 ……………………… 241
   D. 急性腎盂腎炎 ……………… 241
   E. 尿路結石 …………………… 241
   F. 急性腎不全 ………………… 241
   G. 腎疾患合併妊娠 …………… 242
   H. 慢性腎不全 ………………… 242

9. 精神・神経疾患（うつ病，パニック障害，統合失調症，てんかん）
　　　　　　　　　〈福田倫明〉243
　A. 周産期に遭遇しやすい精神・神経疾患 …………………………… 243
　B. 向精神薬と妊娠・授乳 ………… 244
　C. 出産までの精神症状のケア …… 246
　D. マタニティブルーズと産後うつ病（精神病）………………………… 247
　E. 育児支援 ………………………… 247

■D. 母子感染症

1. TORCH 症候群 ……〈笠井靖代〉249
　A. トキソプラズマ症 ……………… 249
　B. 梅　毒 …………………………… 250
　C. 風　疹 …………………………… 252
　D. サイトメガロウイルス感染症 … 253
　E. 単純ヘルペスウイルス感染症 … 253

2. ウイルス感染症 ……〈木戸道子〉255
　A. 定　義 …………………………… 255
　B. 頻　度 …………………………… 255
　C. 原因と発生機序 ………………… 256
　D. 予防・治療・管理 ……………… 256
　E. 症　状 …………………………… 258
　F. 診　断 …………………………… 258
　G. 分娩の時期と方法 ……………… 260

　H. 予　後 …………………………… 260
　I. ケアのポイント ………………… 261

3. GBS 感染症 …………〈安藤一道〉262
　A. 定義および分類 ………………… 262
　B. 頻　度 …………………………… 262
　C. 早発型新生児 GBS 感染症のリスク因子 …………………………… 263
　D. 管理および診断 ………………… 263
　E. 治　療 …………………………… 263
　F. 日本における GBS 感染症の特徴 264

■E. ケ　ア

1. 一般妊婦に対するケア
　　　　　　　〈塩川美奈子〉265
　A. 日常生活援助 …………………… 265
　B. 心理的，社会的側面のケア …… 266
　C. バースプラン …………………… 266
　D. 乳房のケア ……………………… 269
　E. 出産に向けての準備 …………… 269

2. MFICU でのケア ……〈水谷芳江〉270
　A. 周産期医療システム …………… 270
　B. 正常妊娠からの逸脱状態とケア … 271
　C. 入院中の妊婦へのケア ………… 273
　D. IUFD，流死産した妊婦のケア … 274

3　分　娩

■A. 正　常

1. 分娩の3要素 ………〈渡邊理子〉275
　A. 定　義 …………………………… 275

2. 正常分娩機転 ………〈渡邊理子〉278
　A. 定　義 …………………………… 278
　B. 管　理 …………………………… 279

3. 分娩経過とその評価 …〈渡邊理子〉281
　A. 正常分娩経過 …………………… 281

4. CTG とその評価 ………〈山田　学〉285
　A. CTG とは ……………………… 285
　B. 原　理 …………………………… 285
　C. CTG（外測法）の装着方法 …… 286
　D. 分娩監視としての CTG の実施時期 …………………………… 287
　E. 胎児心拍数陣痛図の用語 ……… 287
　F. 胎児心拍数陣痛図の読み方 …… 291

5. 分娩介助 ……………〈馬目裕子〉295
　A. 分娩介助の意義 ………………… 295
　B. 分娩介助の準備 ………………… 295

C. 分娩介助の実際 …………………… 298
　　D. 産後2時間までの観察とケア …… 302

B. 異　常

1. 陣痛の異常 ……………〈木戸道子〉305
　　A. 定　義 …………………………… 305
　　B. 頻　度 …………………………… 306
　　C. 原因と発生機序 ………………… 306
　　D. 予防と予知 ……………………… 306
　　E. 症　状 …………………………… 306
　　F. 診　断 …………………………… 307
　　G. 治療・管理 ……………………… 307
　　H. 分娩の時期と方法 ……………… 308
　　I. 予　後 …………………………… 308
　　J. ケアのポイント ………………… 308

2. 産道の異常 ……………〈石井康夫〉310
　　A. 概　念 …………………………… 310
　　B. 頻　度 …………………………… 310
　　C. 原因と発生機序 ………………… 310
　　D. 予防と予知 ……………………… 310
　　E. 症　状 …………………………… 311
　　F. 診　断 …………………………… 311
　　G. 治　療 …………………………… 314
　　H. 分娩の時期と方法 ……………… 314
　　I. 予　後 …………………………… 314
　　J. ケアのポイント ………………… 314

3. 胎勢・回旋・進入の異常
　　　　　　　　　　　　〈山田　学〉315
　　A. 胎勢の異常 ……………………… 315
　　B. 回旋の異常 ……………………… 318
　　C. 進入の異常 ……………………… 319

4. 胎位の異常 ……………〈石井康夫〉321
　　A. 骨盤位 …………………………… 321
　　B. 横　位 …………………………… 324

5. 羊水・臍帯の異常 ……〈石井康夫〉326
　　A. 羊水の異常 ……………………… 326
　　B. 臍帯の異常 ……………………… 329

6. 胎児機能不全 …………〈山田　学〉332
　　A. 定義（概念） …………………… 332
　　B. 頻　度 …………………………… 332
　　C. 原　因 …………………………… 333
　　D. 予　防 …………………………… 334
　　E. 症　状 …………………………… 334
　　F. 診　断 …………………………… 334
　　G. 治　療 …………………………… 334
　　H. 管　理 …………………………… 334
　　I. ケアのポイント ………………… 334

7. 産道損傷 ………………〈笠井靖代〉335
　　A. 概　念 …………………………… 335
　　B. 腟壁裂傷 ………………………… 335
　　C. 頸管裂傷，頸管挫滅 …………… 336
　　D. 腟・会陰血腫 …………………… 337

8. 子宮破裂 ………………〈石井康夫〉341
　　A. 定　義 …………………………… 341
　　B. 頻　度 …………………………… 341
　　C. 原因と発生機序 ………………… 341
　　D. 予防と予知 ……………………… 342
　　E. 症　状 …………………………… 342
　　F. 診　断 …………………………… 343
　　G. 治　療 …………………………… 343
　　H. 分娩の時期と方法 ……………… 343
　　I. 予　後 …………………………… 344
　　J. ケアのポイント ………………… 344
　　K. 症例提示 ………………………… 344

9. 子宮内反症 ……………〈中川潤子〉346
　　A. 定　義 …………………………… 346
　　B. 頻　度 …………………………… 346
　　C. 原因と発生機序 ………………… 346
　　D. 予　防 …………………………… 346
　　E. 症　状 …………………………… 347
　　F. 診　断 …………………………… 347
　　G. 治療と管理 ……………………… 347
　　H. 最新の話題 ……………………… 348

10. 弛緩出血 ……………〈細川さつき〉349
　　A. 定　義 …………………………… 349

B. 頻　　度 ……………………… 349
C. 病態生理 ……………………… 349
D. 症状と診断 …………………… 350
E. 管理および治療 ……………… 350

11. 癒着胎盤 …………〈安藤一道〉354
A. 定　　義 ……………………… 354
B. 分　　類 ……………………… 354
C. 頻度・リスク因子 …………… 354
D. 診断法 ………………………… 355
E. 治　　療 ……………………… 355

12. 産科ショックとDIC 〈宮内彰人〉357
A. 定　　義 ……………………… 357
B. 頻　　度 ……………………… 357
C. 原因と発生機序 ……………… 358
D. 症　　状 ……………………… 359
E. 診　　断 ……………………… 359
F. 治　　療 ……………………… 360
G. 産科危機的出血への対応 …… 361
H. 予　　後 ……………………… 363
I. ケアのポイント ……………… 363

13. 羊水塞栓症 ………〈木戸道子〉365
A. 定　　義 ……………………… 365
B. 頻　　度 ……………………… 365
C. 原因と発生機序 ……………… 365
D. 予防と予知 …………………… 365
E. 症　　状 ……………………… 366
F. 診　　断 ……………………… 366
G. 治療・管理 …………………… 367
H. 分娩の時期と方法 …………… 368
I. 予　　後 ……………………… 368
J. ケアのポイント ……………… 368

14. ハイリスク分娩 …〈渡邊理子〉369
A. 高年齢 ………………………… 369
B. 肥　　満 ……………………… 369
C. 多　　胎 ……………………… 371
D. 子宮筋腫合併 ………………… 372
E. 帝王切開分娩既往 …………… 373

C. 産科処置

1. 陣痛誘発 ……………〈笠井靖代〉375
A. 適応と要約 …………………… 375
B. インフォームドコンセント …… 377
C. 方　　法 ……………………… 378
D. 胎児心拍数陣痛図モニタリングと
　　緊急処置 …………………… 380

2. 会陰切開と縫合 ……〈有馬香織〉381
A. 会陰切開 ……………………… 381
B. 会陰縫合 ……………………… 382
C. 会陰縫合術 …………………… 383

3. 吸引分娩，鉗子分娩 …〈安藤一道〉385
A. 概念および頻度 ……………… 385
B. 吸引・鉗子分娩の実際 ……… 386

4. 帝王切開術 …………〈杉本充弘〉389
A. 予定帝王切開術と緊急帝王切開術 389
B. 帝王切開術の適応 …………… 389
C. 帝王切開術の要約 …………… 390
D. 帝王切開術の合併症 ………… 390
E. 帝王切開術の手技 …………… 390
F. 特殊な帝王切開術 …………… 392

5. 産痛への対応 ………〈中川潤子〉394
A. 疾患の概念（産痛とは）…… 394
B. 原因と発生機序 ……………… 394
C. 無痛分娩法の種類 …………… 395
D. 硬膜外麻酔による無痛分娩 …… 395

D. ケア

1. 経腟分娩時のケア ……〈中根直子〉399
A. 分娩経過をどのように過ごすか
　（フリースタイル出産）……… 399
B. 水中出産のケア ……………… 404

2. 帝王切開術と術後のケア
　　　　　　　　　〈重松環奈〉407
A. 帝王切開分娩時のケア ……… 407
B. 術後のケア …………………… 408

C. 術後の異常とそのケア 410

4　産　褥

■A. 正　常

1. 産褥の生理 ....〈渡邊理子〉411
　A. 産褥の定義 411
　B. 性器の変化 411
　C. 全身の変化 413

2. 母乳育児：乳汁分泌のメカニズム
　　　　 ....〈杉本充弘〉415
　A. 乳房の解剖学 415
　B. 乳房の発育と発達 416
　C. 乳汁の産生と分泌 416

3. 家族計画 ....〈長屋　憲〉420
　A. 家族計画の本邦における歴史 420
　B. 各種の避妊方法 420

■B. 異　常

1. 産褥子宮内感染症 ......〈有馬香織〉424
　A. 定　義 424
　B. 頻　度 424
　C. 原因と発生機序 424
　D. 予　防 425
　E. 症　状 425
　F. 診　断 426
　G. 治　療 426
　H. 管　理 426
　I. 予　後 426
　J. ケアのポイント 426

2. 血栓症 ....〈木戸道子〉428
　A. 定　義 428
　B. 頻　度 428
　C. 原因と発生機序 428
　D. 予防と予知 429
　E. 症　状 429
　F. 診　断 430
　G. 治療・管理 430
　H. 予　後 431
　I. ケアのポイント 431

3. 乳腺炎 ....〈笠井靖代〉432
　A. 概　念 432
　B. 頻　度 432
　C. 原　因 432
　D. 予　防 433
　E. 症　状 433
　F. 治　療 433
　G. 化膿性乳腺炎 434
　H. 最新の話題 435

4. マイナートラブル ......〈中川潤子〉436
　A. 排尿障害 436
　B. 恥骨結合離開 437

5. 産褥期の精神障害 ......〈笠井靖代〉441
　A. マタニティブルーズ 441
　B. 産後うつ病 443
　C. 母乳育児と向精神薬 446

■C. ケ　ア

1. 産褥期のケア ....〈井本寛子〉448
　A. 産褥期のケア 448
　B. 産褥期の異常とそのケア 450
　C. 退院後の支援 451

5 新生児

◼A. 正 常

1. 分娩直後の観察 ……〈川上 義〉452
    A. 母体情報 ………………………… 452
    B. 出生直後の観察 ………………… 452
    C. 早期母子接触中の観察 ………… 452
    D. 身体各部の観察 ………………… 452
    E. 姿勢・運動・反射 ……………… 454
    F. 身体計測 ………………………… 455
    G. 分娩室退出前の観察・確認 …… 455

2. 早期母子接触 ………〈川上 義〉456
    A. カンガルーケア ………………… 456
    B. STSの利点 …………………… 456
    C. STS中の事故 ………………… 458
    D. STS対象児 …………………… 458
    E. 開始時期 ………………………… 458
    F. 持続時間 ………………………… 458
    G. 実施の手順 ……………………… 459
    H. 留意事項 ………………………… 459

3. 早期新生児期の特徴 …〈川上 義〉461
    A. 呼吸・循環 ……………………… 461
    B. 黄 疸 …………………………… 462
    C. 消化・栄養 ……………………… 462
    D. 体 温 …………………………… 462
    E. 水分割合・排尿 ………………… 463
    F. 血 液 …………………………… 463
    G. 皮 膚 …………………………… 464
    H. 視 覚 …………………………… 464

4. 新生児の検査 ………〈川上 義〉465
    A. 先天代謝異常検査 ……………… 465
    B. 聴覚スクリーニング検査 ……… 467
    C. ハイリスク児を対象にした検査 … 468

◼B. 異 常

1. 新生児仮死（蘇生法）…〈川上 義〉470
    A. 仮死の定義 ……………………… 470
    B. 仮死の頻度 ……………………… 470
    C. 原 因 …………………………… 471
    D. 新生児蘇生法 …………………… 471
    E. 蘇生後の対応 …………………… 473

2. 早期新生児期の異常 …〈川上 義〉475
    A. 呼吸障害 ………………………… 475
    B. 黄 疸 …………………………… 476
    C. 低血糖 …………………………… 478
    D. 脱 水 …………………………… 479
    E. 痙 攣 …………………………… 479
    F. 発 熱 …………………………… 480
    G. 嘔 吐 …………………………… 481
    H. 哺乳力低下 ……………………… 481

3. NICU対象児 …………〈川上 義〉483
    A. NICU施設基準 ………………… 483
    B. NICU入院期間 ………………… 483
    C. NICUでの治療内容 …………… 483
    D. NICU管理料算定となる疾患 … 484
    E. NICU入院児の疾患 …………… 484
    F. NICU対象児選別のポイント … 485
    G. NICUの抱える問題点 ………… 486

◼C. ケ ア

1. 新生児のケア ………〈長内佐斗子〉487
    A. 出生直後のケア ………………… 487
    B. 異常の早期発見 ………………… 489
    C. 退院までに必要な予防が大切な
       ケアと検査 ……………………… 490
    D. 新生児の退院に向けたケア …… 491
    E. 低出生体重児の看護 …………… 491

索 引 ………………………………………………………………………………………… 493

§1 総論

1. 母子保健統計の動向

> **POINT**
> - わが国の人口は，2009年には1億2,700万人となったが，平均寿命（2010年）は，男性79.59年，女性86.44年と世界最高水準に達し，高齢化社会が顕著になっている．
> - 出生数は，2004年以降110万人前後で推移し，2009年は107万人であった．また，合計特殊出生率は，2005年には過去最低の1.26まで落ち込み，その後若干上昇し，2009年は1.37であったが，依然として人口置換水準（2.24）を大きく下回り，少子化傾向が持続している．
> - 妊産婦死亡は，妊産婦の保健管理レベルを表す指標である．2009年の妊産婦死亡率は5.0（出産10万対）で世界のトップレベルに達した．
> - 周産期死亡率と新生児死亡率は，周産期医療の管理レベルを表す指標である．
> - 乳児死亡率は，乳児の健康指標であると同時に地域社会の健康水準を示す重要な指標である．
> - 2009年の周産期死亡率は4.2（出産1,000対），新生児死亡率は1.2（出生1,000対），乳児死亡率は2.4（出生1,000対）であり，諸外国と比較しても低率で世界のトップレベルである．

A 人口動態

1. 明治以前の日本の人口

歴史人口学によれば，8世紀の日本の人口は450〜650万人であり，1,000万人を超えたのは15世紀以降と推測されている．江戸時代前半の17世紀に人口は急増し，18世紀から19世紀には3,000万人前後で安定していたと考えられている．

2. 明治以降の人口動態

人口動態統計によれば，1899年4,340万4千人であった人口は，1912年に5,000万人を超え，第2次大戦後の1947年に7,800万人まで増加した．戦後の復興に続く高度経済成長のなかで，人口は1967年に1億人を超え，2009年には1億2,700万人に達した．この背景には，医学の進歩と栄養改善による65歳以上の死亡率改善があり，平均寿命は，1947年の男性50.0年，女性53.9年から2010年の男性79.59年，女性86.44年に延び，世界最高水準に達している．

3. 世界第10位の人口と第4位の人口密度

2005年の国勢調査による人口は1億2776万人，世界人口に対する割合は2.0％で，世界第10位である．一方，人口密度は340人／km^{2}で，バングラデシュ，韓国，オランダに次いで第4位となっている．

B 第2次大戦後の出生数・出生率の推移

1. 出生数の推移

　終戦直後の第1次ベビーブーム期（1947〜1949年）の出生数は約270万人，第2次ベビーブーム期（1971〜1974年）は約210万人であったが，1975年に200万人を割り，それ以降，毎年減少し続け，1984年に150万人を割った．1991〜2003年は120万人前後で増加と減少を繰り返しながら，緩やかな減少傾向をたどった．2004年以降も減少傾向は続き，110万人前後で推移し，2009年は107万人であった（**図1**）．

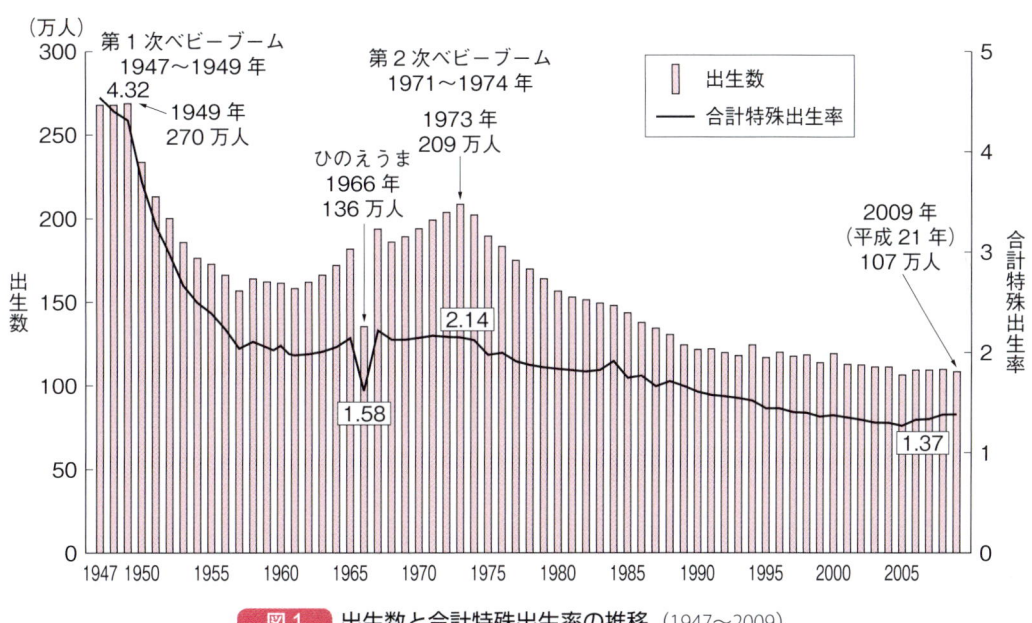

図1 出生数と合計特殊出生率の推移（1947〜2009）

2. 出生率の推移

　出生率は，1950年28.1（人口1,000対）であったが，1990年10.0，2009年8.5となり，一貫して低下傾向を示している．また，1人の女性が一生の間に産む平均子ども数を表す合計特殊出生率も，1950年の3.65から急激に低下し，1956年には2.22となり，人口置換水準（2.24）を下回った．その後，第2次ベビーブーム期（1971〜1974年）を含め，ほぼ2.1台で推移していたが，1975年に2.0を下回ってから再び低下傾向となった．1989年には戦後最低の1.57を記録し，2003年には「超少子化国」とよばれる水準である1.3を下回り，2005年には過去最低である1.26まで落ち込んだ．しかし，2006年から4年連続して若干上昇し，2008年と2009年は1.37を記録したが，依然として人口置換水準（2.24）を大きく下回る状況が続いている．

3. 人口減少と高齢化

　合計特殊出生率が人口置換水準（2.24）を大きく下回る状況が続いていることに加えて，高齢者が増加したことで，2005年には死亡数が出生数を上回り，人口は減少の局面に入った．2007年10月1日現在推計人口は，1億2608万5千人で，年齢構成をみると，年少人口（0〜14歳）は13.6％と減少し，老年人口（65歳以上）は21.7％と増加し，人口構成の少子高齢化傾向が顕著になっている．

C 妊産婦死亡

1. 妊産婦死亡の動向

妊産婦死亡とは，妊娠中または妊娠終了後満42日未満の女性の死亡で，妊娠の期間および部位には関係しないが，妊娠もしくはその管理に関連した，あるいはそれらによって悪化したすべての原因によるものをいう．ただし，不慮または偶発の原因による死亡は含まれない．

妊娠・出産に伴う妊産婦の死亡は，妊産婦の保健管理レベルを表す指標である．妊産婦死亡率（出産10万対）の推移をみると，1955年以降に大きく低下し，1988年に1桁台になった．その後も緩やかに低下傾向にある（図2）．

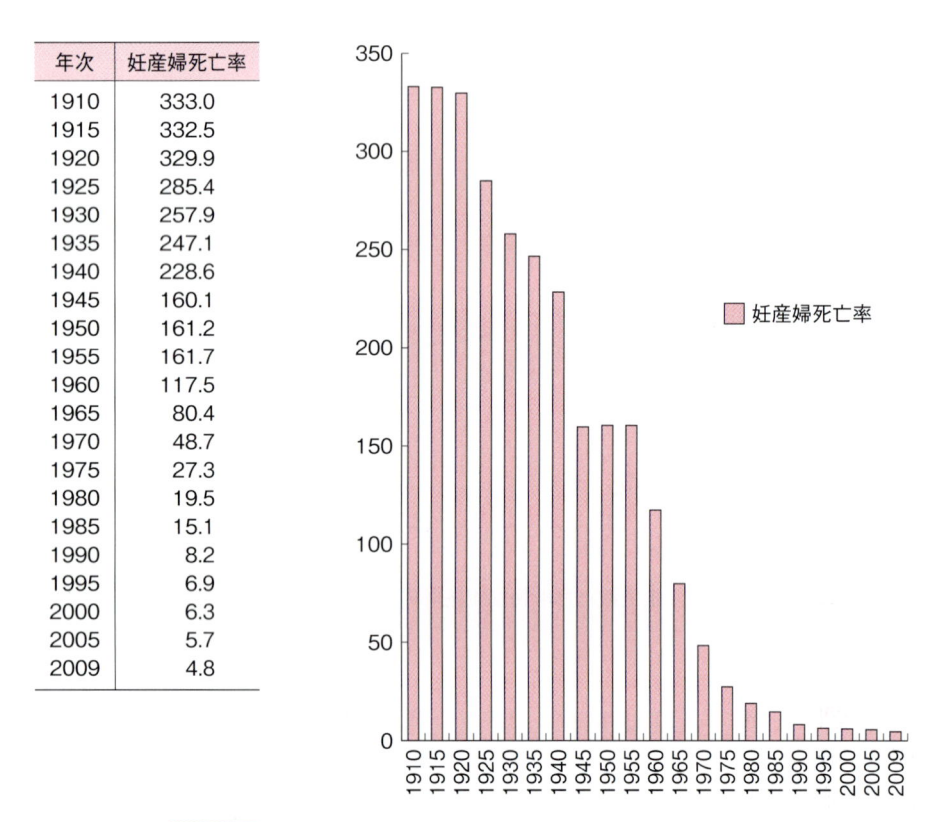

年次	妊産婦死亡率
1910	333.0
1915	332.5
1920	329.9
1925	285.4
1930	257.9
1935	247.1
1940	228.6
1945	160.1
1950	161.2
1955	161.7
1960	117.5
1965	80.4
1970	48.7
1975	27.3
1980	19.5
1985	15.1
1990	8.2
1995	6.9
2000	6.3
2005	5.7
2009	4.8

図2 妊産婦死亡率の推移（全国人口動態統計 1910～2009）

2. 妊産婦死亡率の国際比較

妊産婦死亡率の国際比較は，出産（出生＋死産）10万対ではなく出生10万対で比較する．最近まで欧米諸国と比較すると高率であったが，2009年の妊産婦死亡率は5.0（出生10万対）で世界のトップレベルに達した．しかし，国際疾病分類第10版では，妊娠終了後満42日以降1年未満の直接および間接産科的原因による死亡を後期妊産婦死亡として妊産婦死亡に含んでいるため，国際疾病分類第10版による妊産婦死亡の定義を採用している国と比較する場合は，注意が必要である．

D 周産期死亡

1. 周産期死亡数・死亡率

　妊娠22週以降の死産数と生後1週未満の早期新生児死亡数を合わせたものを周産期死亡数という．周産期死亡率は出生数に妊娠22週以降の死産数を加えたものの1,000対の率で表わされ，2009年は4.2である．わが国の周産期死亡は，1950年以降一貫して改善され，諸外国と比較しても低率でトップクラスである（図3）．

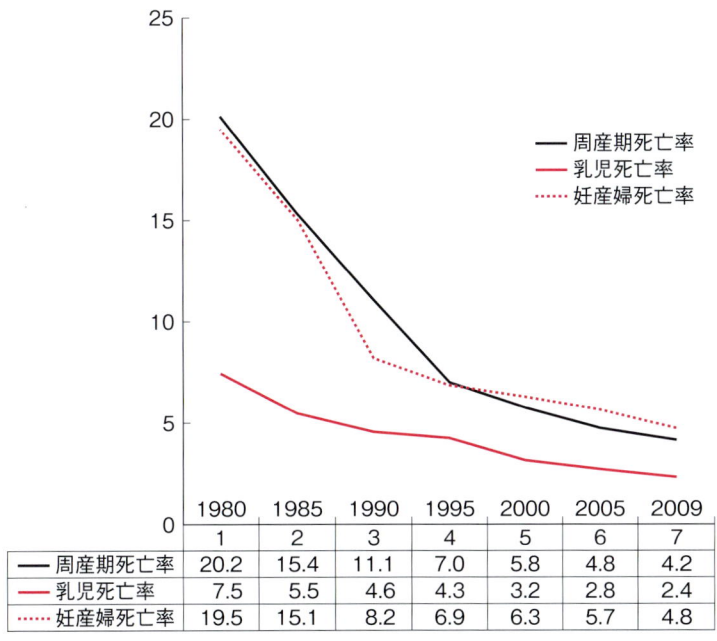

図3 周産期死亡率・乳児死亡率と妊産婦死亡率の推移
（全国人口動態統計 1980〜2009）

2. 周産期死亡の国際比較

　周産期死亡の国際比較は，国際疾病分類第10版適用前の定義である「妊娠28週以降の死産数に生後1週未満の早期新生児死亡数を加えたものを，出生1,000対の率で表わす」周産期死亡比が用いられている．

E 新生児死亡

　新生児死亡は生後4週（28日）未満の死亡をいい，1年間の出生1,000に対する割合を新生児死亡率という．特に，生後1週未満の死亡の割合を早期新生児死亡率という．新生児死亡率は，1958年に20を割り，1967年には10を割って1桁になり，NICUの整備により着実に改善した．1997年には2を割り，2009年は1.2と世界のトップレベルにある．

F 乳児死亡

　乳児死亡は生後1年未満の死亡をいい，1年間の出生1,000に対する割合を乳児死亡率という．乳児死亡率は，乳児の健康指標であると同時に地域社会の健康水準を示す重要な指標であ

る．年次推移をみると，1952年に50を割り，1965年には20を割った．1975年に10を割って1桁となり，2009年2.4と減少傾向を続けている．日本の乳児死亡率と新生児死亡率は，スウェーデン，シンガポール，イタリア，フランス，ドイツなどとともに最も低率のグループに入っている（図4）．

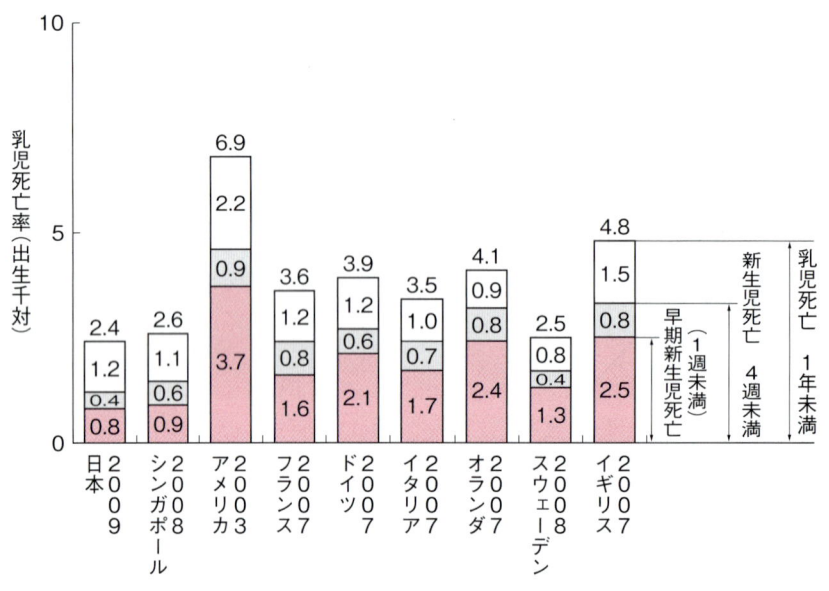

図4　乳児死亡率の国際比較
（注）＊人口動態統計
sources: Demographic yearbook, 2007, 2008. *Vital Statistics of Japan

◆文献
1) 厚生統計協会（編集/発行）．国民衛生の動向・厚生の指標．2010; 57(9): 43-65.
2) 母子衛生研究会，編．母子保健の主なる統計．東京：母子保健事業団；2011.
3) 母子衛生研究会，編．わが国の母子保健．東京：母子保健事業団；2011.
4) 高野　陽，他編．母子保健マニュアル．改訂7版．東京：南山堂；2010. p.39-81.

〈杉本充弘〉

2. 生殖医療・周産期医療と生命倫理

> **POINT**
> - 生殖補助医療から超低出生体重児の救命医療まで，近年の周産期医療の技術的進歩は著しく，そのために周産期医療関係者は，従来想像さえしなかったような生命倫理学的問題に直面するようになっている．
> - 排卵誘発と体外受精・胚移植は多胎の発生を増加させ，減数手術の是非が問われている．
> - 精子・卵子・胚の提供，代理母出産は，自然妊娠では起こりえない親子関係の可能性を作り出した．
> - 出生前診断・着床前診断ではその結果により，生命の選別を行うことになる．
> - 女性の生殖に関する自己決定権とカップルの幸福追求の権利は尊重されなければならないが，出生児の福祉と利益の保護を最優先する観点に立ち，倫理的問題を考えるべきである．

A 生殖補助医療の進歩による周産期医療への影響

　生殖補助医療（ART）の進歩と普及により，卵管性不妊症や男性不妊症などで子宝に恵まれなかったカップルが妊娠することが可能になった．しかし，排卵誘発と体外受精・胚移植（IVF-ET）は多胎の発生を増加させ，周産期医療に大きな影響を及ぼしている．また，IVF-ETの技術は受精卵着床前診断を可能とし，改めて生命の選別問題を提起している．さらに，精子・卵子・胚の冷凍保存技術の発達は，精子・卵子・胚の提供，代理母，世代を越えた胚移植を可能とし，自然妊娠では起こりえない親子関係の可能性を作り出した．海外では，精子・卵子の提供や代理母を斡旋する業者が出現し，生殖を金銭による売買の対象とすることが行われている．日本ではARTの臨床応用は夫婦間のIVF-ETに限定されてきた．しかし，海外で様々なARTによる治療を受け，出産する女性はあとを絶たず．国内でも一部の施設では非配偶者間のARTが行われている．

　生殖補助医療から超低出生体重児の救命医療まで，近年の医療技術の進歩は著しく，そのために周産期医療関係者は，従来想像さえしなかったような生命倫理学的問題に直面するようになっている．

B 生殖医療・周産期医療における倫理的諸問題

1. 配偶子の donation

a）精子の donation

　提供者の精子を用いた人工授精法（AID）は日本では1948年に慶應義塾大学病院で実施され，以後継続的に行われており，現在，日本産科婦人科学会が認める唯一の非配偶者間のARTである．

　問題点は現行ではAIDで生まれる子の身分についての法的措置がなく，子どもの出自を知る

権利が基本的権利として保障されていないことである．子どもの出自を知る権利は提供者のプライバシーの保護と対立する．AIDを認めた社会は，出生児が出自を知る請求をした場合の開示方法と開示後のカウンセリングシステムを確立することが求められる．今後解決すべき課題である．

b）卵子および胚のdonation

両側卵巣摘出女性や性腺形成異常症などの難治性不妊症でも，提供者の卵子と夫精子の体外受精により得られた胚を妻（受給者）の子宮内に胚移植する方法や，別夫婦のIVF-ET治療により生じた余剰胚の提供を受け，これを妻（受給者）の子宮内に胚移植する方法で妊娠・出産することが可能となった．日本では現在認められていないが，海外では卵子または余剰胚のdonationを応用した難治性不妊症に対する治療が行われている．

精子のdonation（AID）を認めた観点に立てば，論理的には卵子のdonationも認めてよいことになる．しかし，精子の採取は簡単であるが，卵子の採取法は侵襲的であり提供者にリスクを伴うことから，卵子のdonationを認めている国は少ない．一方，余剰胚のdonationでは提供に際してリスクを伴わない．

わが国で卵子または余剰胚のdonationを認める場合には，出生児の親権，養育権，民法上の権利などの法的整備，将来の近親婚を回避するための対策，提供者と受給者の年齢制限，営利目的での提供禁止，出生児が提供者を知る権利に対する見解などの問題点を解決することが求められる．出生児の福祉と利益の保護を最優先する観点に立ち，生物学的両親と社会的両親が異なることから生じる問題を解決することが前提となる[1]．

2. 代理母出産

a）「代理母」という概念

子どもをもちたいと希望するカップルの妻に代わって，子どもを妊娠・出産する女性を「代理母」といい，「代理母」は契約によって生まれた子どもに対する権利や義務を放棄し，子どもを依頼したカップルに引き渡す．妊娠・出産した女性が母であるとする考え方からみれば，「代理母」とよぶことは適切ではなく，「契約妊娠」とか「妊娠前の養子協定」または「代理懐胎」ともよばれる．

代理母には，子どもの養育を希望するカップルの男性の精子を人工授精させて妊娠・出産する人工授精型代理母（サロゲートマザー）と，依頼するカップルの精子と卵子を体外受精させた後，代理母に胚移植する体外受精型代理母（ホストマザー）の2方式がある．

b）母親は誰か

わが国をはじめ多くの国では「母」の生物学的かつ法律的定義は，出産した女性であり，出産という事実によって確定する．サロゲートマザーは出産の母であり，遺伝的母であるが，ホストマザーは出産の母であるが，遺伝的母ではない．母と子の絆は母が胎内で子を自らの身体の一部として育んできたという事実によって形成され，出産直後からの母子接触と母乳育児により一層強固なものになる．母と子の絆の形成には遺伝子は決定的な意味をもたないと考えられる．一方，カリフォルニア最高裁判所の1993年の判例では，「誰が母なのかを決めるにあたっての決定的な要素は，誰が自分の子どもとして育てる意志で子どもの出生に関わったかということである」としている[2]．ここでの母の定義は「出産の母」ではなく，「意志の母」や「遺伝の母」であるという見解である．代理母の出現により母の定義を明確にし，社会的混乱を防ぐための法的整備が必要とされている．

c）代理母出産の問題点

　日本において代理母を認めるか否かを社会として広く議論することが必要である．子宮摘出後の症例など代理母に子どもを産んでもらうことが不妊を克服する唯一の方法とされる場合がある．このようなカップルの生殖の権利，家族を形成する権利を尊重する観点からは代理母出産は肯定される．また，代理母になろうとする女性も，自らの身体を自らの意志によって使用する権利があり，生殖に関する自己決定権がある．したがって，代理母出産が不妊を克服する唯一の方法とされ，親子，姉妹，友人など女性同士の協力として金銭の介入しない代理母となる女性がいる場合は，代理母出産を認めるべきであるとする意見がある[2]．

　一方，家族を形成する権利は養子制度という方法でも保障される．代理母出産を子どもを得る唯一の方法とする考え方は，遺伝的関係に基づく親子関係に執着するものであり，普遍性を有しない．また，女性の身体を保育器として使うことは人間の尊厳に反するものであること，さらに，懐胎者の健康保障を重視する立場からは妊娠・出産のリスクを軽視するものであるとの批判があり，代理母出産は認められないとする意見がある[1]．

　親子の絆は，妊娠・出産の全期間にわたって形成され，出産直後からの母子接触と母乳育児により愛着関係が形成される．子供の福祉という観点からは，「遺伝の母」，「出産の母」，「養育の母」，「法律上の母」という複雑な親子関係は好ましいことではない．複雑な親子関係が出生前より存在する代理母出産は，日本の現状では子どもの福祉を犠牲にした子どもを希望するカップルのエゴイズムではないだろうか．代理母出産を認めるには，複雑な親子関係が子どもの福祉を損ねることがない社会的風土と法の整備が前提として必要である．

3．減数手術

　減数手術は現時点では医学的根拠，法制上の解釈，倫理的問題点など未解決の問題があることから，わが国では認められていない．しかし，三胎以上の出産率が1994年以後減少傾向になった背景には，減数手術が実際には行われている事実があり，その影響が大きいと考えられる．生殖医療により発生する多胎妊娠を移植胚数の制限，適正な排卵誘発薬の使用などの努力でも防止できなかった場合，母体と胎児の生命や健康保護の観点から減数手術も選択肢として許容されるという見解が日本産婦人科医会（2001年），厚生労働省（2003年）から示されているが，母体保護法の改正には至っていない．

　減数手術は，不妊治療の末にようやく妊娠したにもかかわらず，ほかの胎児の生命を助けるために一部の胎児の生命が犠牲になり，しかも抹消させる胎児の生命を医療者が選別するという倫理的問題を浮上させた．わが国で減数手術を認める場合には，厳格な社会的規制と手術前後の母親へのカウンセリングが必要である．

4．出生前診断・着床前診断と人工妊娠中絶

a）出生前診断

　染色体異常の保因者や高年齢妊娠の夫婦からの希望があり，検査の意義について十分な理解が得られた場合に，先天異常の胎児診断が行われる．胎児由来細胞の採取法として羊水穿刺法，絨毛採取法，臍帯穿刺法などがあり，採取された細胞の染色体分析や遺伝子診断が行われている．また，胎児先天性疾患の一部は超音波検査によっても診断されている．しかし，先天性疾患が出生前に診断されても大部分は治療法が確立されていないため，妊娠22週未満では人工妊娠中絶が選択されることが多い．出生前診断は異常の頻度が低いという面からみれば，正常であることを保証するための検査ともいえるが，検査自体が母体にとっては精神的にも身体的にも負担とな

りうる．それに加えて結果が好ましくない場合にそれを受け入れることは，非常に辛い状況に直面することになる．胎児の染色体分析や遺伝子診断では検査の前後での十分なカウンセリングが必要である．

b）着床前診断

体外受精・胚移植の技術の進歩は，着床前に受精卵の遺伝子や染色体上の遺伝学的異常の有無を診断することを可能とした．体外受精させた受精卵を遺伝子診断し，異常があった場合は胚を子宮に移植しないので，羊水穿刺法や絨毛採取法などの侵襲的処置と異常と診断された場合の人工妊娠中絶は不要となる．しかし，不妊症でない場合は受精卵の遺伝子診断のために，身体的侵襲のある過排卵刺激処置と体外受精・胚移植を受けることになる．受精卵着床前診断と従来の出生前診断とどちらが精神的・身体的負担が大きいかは意見の別れるところである．経済的な面では，受精卵着床前診断の方が負担が大きい．宗教的に人工妊娠中絶を許されていない場合は，受精卵着床前診断は福音となる可能性がある．

c）選択的人工妊娠中絶

胚生検—受精卵着床前診断も出生前診断もその結果により妊娠を継続するか否かを決定するのであれば，生命の選別をすることに変わりはない．妊娠継続か中絶かの選択は「女性の自己決定権」として一般に認められてきた．しかし，生命の選別には「生まれてきて欲しい人間の生命と，そうでないものとを区別し，生まれてきて欲しくない生命は人工的に生まれないようにしても構わないとする考え方」すなわち「優生思想」が内面に存在しているという指摘がある[3]．

女性の生殖に関する自己決定権は尊重されなければならないが，胎児の生存権の観点からは制約を受けることがあり，人工妊娠中絶に関わる論争の原点に戻ることになる．つまり，胎児は人として生命を尊重されるべき存在であるのか，あるいはいつから人とみなされる存在であるかという問題である．これについてはさまざまな立場がある．わが国の民法では，胎児は母体から全部露出してはじめて人として扱われ，それまでは人とはみなされていない．刑法では堕胎は罪に問われるが，条件付きで母体保護法が人工妊娠中絶を認めているのは母体外で胎児が生存できない時期（妊娠22週未満）である．受精卵，胚，妊娠初期の胎児，妊娠後期の胎児など，どのような場合も生命を消滅させることは倫理に反するという立場もあるが，母体外で胎児が生存できない時期には女性の中絶の権利を尊重し，それ以降では，胎児を人の生命として扱うべき存在として，胎児の生命尊重を重視しているのが，わが国の現状である．

わが国の母体保護法では，人工流産が認められるのは，①妊娠の継続また分娩が身体的または経済的理由により母体の健康を著しく害するおそれのあるもの，②暴行若しくは脅迫によってまたは抵抗若しくは拒絶することができない間に姦淫されて妊娠したもの，とされており，胎児の奇形を直接の理由にした人工流産は認められていない．実際には胎児の障害を理由に妊娠中絶することは個人の自発的選択に委ねられている．医療機関は出生前診断や人工妊娠中絶を受けたい人にはそのためのサービスを提供することが求められる．しかし，現状では女性の心のケアをサポートするカウンセリング体制は不十分である．また，障害児を産む選択をする者に対する社会のサポートと，障害者への社会福祉サービスも十分ではない．

5. 重篤な疾患をもつ新生児への医療

基本的には，重篤な疾患をもった患者の治療方針は医師からの十分な情報の提供のもとに患者自身によって決定もしくは選択されるべきである．この患者の自己決定権は小児においても尊重されるようになってきた．しかし，出生間もない新生児では，患児が自己主張をできないだけで

なく，両親との間でさえ小児のようなしっかりとした親子関係が確立しているとは限らず，親子で利害が対立することさえまれではない．親子関係を含めた社会的関係性に乏しい新生児は生物学的にだけでなく，社会的存在としてもきわめて弱い立場にある．生存できたとしても重い障害をもつことが明らかな新生児に対して，どこまで積極的な治療を進めるべきかを決定する場合には，こうした新生児医療の生命倫理学的特殊性に対する特別な配慮が必要である[4]．

出生後の対応の基本となる「重篤な疾患を持つ新生児の家族と医療スタッフの話し合いのガイドライン」が日本未熟児新生児学会のホームページ（http://jspn.gr.jp/info.html）で公開されている．重篤な疾患を有する新生児に関しては，治療の対象は児であり，治療方針の決定は，「子どもの最善の利益」に基づくものとされている．児の重篤な疾患が出生前診断された場合にも参考になる．

C 周産期医療における倫理の考え方

周産期医療の特徴は，妊産婦と胎児の2つの生命が診療の対象となることである．「患者の視点」に立ち，ものを考えることが要求されるとき，「妊産婦の視点」と「赤ちゃんの視点」に立つことが必要である．ものを言えない胎児の代弁者としての立場が要求される状況にも遭遇するからである．妊産婦と胎児の2つの生命の安全性を確保し，両者に快適な環境を提供することが求められている．

女性の生殖に関する自己決定権とカップルの幸福追求の権利は尊重するべきであるが，出生児の福祉と利益の保護を最優先とする観点に立ち，生殖にかかわる倫理を考えていく必要がある．とくに，新しい技術が開発されて，既存の法，規範，ルールでは対応できないときに，倫理的な問題を熟慮しつつ，当事者間で十分に話し合い意志決定していく過程が重要である．

◆文献
1) 橳島次郎. 講談社現代新書―先端医療のルール. 東京: 講談社; 2001. p.183-219.
2) 金城清子. 生命誕生をめぐるバイオエシックス. 東京: 日本評論社; 1998. p.147-68.
3) 森岡政博. 生命学に何ができるか. 東京: 勁草書房; 2001. p.285-397.
4) 田村正徳. 重症新生児をめぐる倫理上の問題 ―胎児・新生児が重篤な疾患を有する場合の対応. 産と婦. 2005; 72: 1745-53.

〈宮内彰人〉

3. 産科領域におけるチーム診療
―管理型医療から支援型医療へ

> **POINT**
> - 妊産婦の本来もっている「産む力」と「育てる力」を引き出すことは，産科医療の大きな役割である．
> - 「産む力」とは，妊娠・出産における「こころ」と「からだ」の健康状態であり，新しい生命を育む力「胎内育児力」と育まれた生命を産み出す力「出産力」である．
> - 「育てる力」とは，妊娠中は「胎盤力」であり，出産後は「母乳育児力」である．
> - 妊産婦の「産む力」を引き出す，安全・安心・快適な出産には，医師と助産師・看護師の協働支援によるチーム診療が必要である．
> - 母乳育児力を引き出す支援は，多職種相互の協力と連携を中心とするチーム診療であり，また，社会的広がりをもつ活動である．
> - 安全を過度に重視する管理型産科医療から，「新しい生命の誕生を迎える家族」の主体性を尊重し，母子に寄り添い安全を見守る支援型産科医療へ転換することが肝要である．
> - 支援型産科医療を地域チーム診療として展開するためには，医師・助産師・看護師が役割をはたし，他職種の専門性を尊重し，施設内外の他職種間との交流・連携を深めることが重要である．

A 「産む力」と「育てる力」

1.「産む力」

　妊娠・出産・育児は妊産婦とパートナーが主体的に取り組む「生命をつくる」生理的営みであり，人間の「生命をつなぐ」営みでもある．女性が本来もっている「産む力」を十分に発揮することが重要である．

　「産む力」とは，狭義には「娩出力」である陣痛を表わし，一方では，陣痛に耐え出産する力「出産力」を意味する．また，広義には，妊娠から出産に至る期間の「こころ」と「からだ」の健康状態であり，妊娠・出産時の新しい生命を育む力「胎内育児力」と育まれた生命を産み出す力「出産力」である．

2.「育てる力」

　「育てる力」とは，哺乳類である人間が子どもを育てる力である．妊娠中は胎盤からの血流を介して，胎児に酸素と栄養が供給され，胎児から二酸化炭素と老廃物が母体に運搬される．出生後は，呼吸開始により肺でのガス交換が行われるが，栄養は母乳により供給される．したがって，「育てる力」とは，妊娠中は「胎盤力」であり，出産後は「母乳育児力」である．母乳育児は，新生児・乳児への栄養や免疫の供与にとどまらず，「抱いて授乳，抱かれて哺乳」という行為を通して，親と子の愛着が形成され，「基本的信頼関係」が育まれる．

B 「産む力」と「育てる力」を引き出す支援

1.「産む力」を引き出す支援

　妊産婦の「産む力」を引き出し，安全・安心・快適な出産にすることが望まれる．しかし，妊娠・出産は正常から異常へ変化するリスクを常に内包し，まれではあるが緊急状態を発症することもある．そこで，バースプランをチーム診療としてシステム化することが重要である（図5）．バースプランシステムは，妊産婦とパートナーの主体性を育て，「産む力」を育むことにつながり，さらに，医療提供者とのコミュニケーションを深める機会を提供し，産科医療におけるリスクに対するインフォームドコンセントの役割を果たす．また，快適とは，設備などのアメニティだけでなく，心のアメニティである．妊産婦の主体的充足感が得られ，さらに「育てる力」の土台ができる妊娠・出産環境を妊産婦と医療提供者が協力して築くことが大切である．したがって，「産む力」を「育てる力」につなぐ支援が重要であり，医師と助産師・看護師の協働によるチーム診療が必要となる．

コミュニケーションツールとしての
バースプラン

お産をなさるあなたと，私たち医療者がより深い信頼関係のもとにその日を迎えるために，あなたのお考えを率直にお聞かせください．余白が不足の場合は，用紙の裏をお使い下さい．

［お名前　　　　　　　　　］　　［出産予定日　　年　　月　　日］

1) ご自分が母親になることや，出産についてどんな印象をお持ちですか？
今までお聞きになった，またはご自身の経験をもとにお書きください．

2) どんなお産がしたいとお考えですか？また，何かご希望がありますか？

3) 今回の妊娠出産について，ご主人とはどのようなお話をしていらっしゃいますか？

4) 育児（母乳保育）の方針についてどのようにお考えですか．

5) 退院後はどちらに戻られますか？
①自宅　②実家　③夫の実家　④その他（　　　　　　）

6) 退院後のお手伝いの主力はどなたですか？
①夫　②両親　③夫の両親　④その他（　　　　　　）

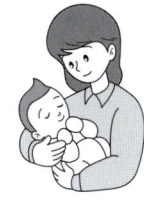

日本赤十字社医療センター　産科

図5　「安心」を得るためには
妊産婦と医療者の信頼関係を築くコミュニケーションツール
1. 主体性と自立の尊重
2. リスクの個別的評価とリスクへの適切な対応
3. 医療行為の十分な説明と納得（IC）
4. そばに寄り添う姿勢
⇒相互の信頼関係を築き，出産・育児への不安や恐怖を取り除く支援

2. 「育てる力」を引き出す支援

母乳育児力を引き出す支援は，妊娠中，出産時，出産後，出産施設退院後と継続的に行われる．また，母乳育児支援の概念は，母体合併症や特定の薬剤服用のため母乳を与えることができない親子への育児支援を含めた，すべての親子への支援である．支援者は，助産師，看護師，産科医師，新生児科医師，小児科医師，栄養士，薬剤師，保健師，保育士など多職種である．したがって，相互の協力と連携を中心とするチーム診療として，また，社会的広がりをもつ支援活動として展開される．周産期医療提供者は，母乳育児支援に加わることで，他職種との協力と連携の必要性を実感し，チーム診療の重要性を体験することができる．

C 管理型から支援型産科医療へ

1. 「いいお産」とは？

「いいお産」は，妊産婦一人一人で異なり，十人十色である．しかし，共通する概念として「妊産婦自身がその出産体験を肯定的にとらえられる出産」であり，「子育てや次の妊娠に対する前向きな取り組みにつながる出産」といえる．「いいお産」の要素として，「安全な出産」，「安心な出産」，「快適な出産」，「満足な出産」などがあげられる．それぞれの要素で医療提供者に求められるレベルは非常に高い（表1）．

表1 「いいお産」とは？

妊産婦自身がその出産体験を肯定的にとらえられる出産
⇒子育てや次の妊娠に対する前向きな取り組みにつながる出産

「いいお産」の要素	医療者に求められるもの
「安全な出産」―客観的結果― 母子ともに健やか	リスクの的確な評価と適切な対応 ハイレベルのチーム診療
「安心な出産」―主観的評価― 不安・恐怖・心配の解消	信頼関係の構築 納得できる十分な説明，情報の共有
「快適な出産」―主観的評価― 大切にされた実感，家庭的リラックス環境	主体性・個性の尊重，共感する心 そばに寄り添い思いやりのある姿勢
「満足な出産」―客観的結果と主観的評価― 達成感，納得	家族立会推奨，楽な姿勢の工夫 自立支援，見守る姿勢

2. 安全を見守る支援型産科医療

母と子の安全と快適な環境に関わる支援は，母と子の「こころ」と「からだ」の健康を維持・推進するトータルな医療とケアであり，「産む力」と「育てる力」を強化する．従来の安全を過度に重視する管理型産科医療から，「新しい生命の誕生を迎える家族」の主体性を尊重し，母と子に寄り添い安全を見守る支援型産科医療へ転換することが肝要である．自然分娩も帝王切開分娩もできるだけ家族が立会い，すべての分娩を医師と助産師・看護師がチームで担当し，見守る姿勢が大切である．

3. 周産期チーム診療

　産科医の減少，出産施設の減少による影響を補い，妊娠・出産の安全を確保するためには，地域ごとに緊密な施設間連携を構築し，オープン・セミオープンシステムによる出産の集中化を図ることも必要である．また，支援型産科医療を地域チーム診療として展開するためには，医師・助産師・看護師がそれぞれの役割をはたしたうえで，他職種の専門性を尊重し，施設内外の職種間の交流と連携を深めることが重要である．

D 周産期チーム診療実現の課題

1. 産科医の意識改革

　妊産婦の本来もっている「産む力」と「育てる力」を引き出すことは，産科医療に求められる大きな役割である．特に助産師は，妊産婦に寄り添い，妊娠・出産・母乳育児を継続的にケアすることにより，妊産婦の主体の取り組みを支え，異常を早期に発見する重要な役割をはたす．産科医は，助産師と連携してチーム診療を行うことで，母子の安全を守り，母子にとって快適な妊娠・出産・母乳育児の環境を支援することが可能となる（表2）．産科医は，従来もっていたパターナリズムから脱却し，助産師・看護師の専門性を理解した職種間連携をすることが求められる．

表2　産科医療の原点を考える

「母子ともに健やかであること」
医療者主導の妊娠・分娩管理，新生児管理 管理分娩：安全偏重 母子分離：業務効率重視
管理型分娩から支援型分娩へ！　⇩
母子中心・母子主体の妊娠・出産・育児支援 自然出産：安全支援　「いいお産」 母子密着：母乳育児支援 「産み育てる力を引き出し，親子の絆を深め，親子の自立を支える」 「児の生きる力，育つ力」を支援　Family centered care

2. 助産師・看護師の意識改革

　助産所出産や自宅出産に安全性の限界があることは明白である．開業助産師が問題にされるのは，安全性の限界を見極める能力に欠ける助産師がいること，安全性の限界について妊産婦に適切な説明をしていない助産師がいることである．また，「正常産は，助産師，異常産は産科医」という守備範囲を分ける考え方には錯覚と落とし穴がある．この内容は，「正常経過の出産の助産処置行為は助産師に認められているが，異常経過の出産処置は医療行為として，助産師自ら行うことは禁止され，医師に連絡し，医師の診察と処置を求める」ことを意味している．正常産は結果であり，事前から保証されてはいない．分娩経過の急変や母子の緊急状態は，発生頻度は低いがそのリスクは常に存在する事実に目を向けず，ノーリスクと錯覚しているところに落とし穴がある．また，正常か異常かを問わず，すべての妊産婦は助産師・看護師のケアを必要としてい

る．助産師・看護師はすべての妊娠・出産・母乳育児の過程を支援するなかで，医師との緊密なチーム診療が必要である．

3. 助産師・看護師のレベルアップ

助産師・看護師が妊娠・出産を支援するうえで，ローリスクと評価されたために陥りやすい「落とし穴」がある．分娩経過では，フリースタイルへのこだわりに伴う不十分な胎児監視，破水の診断と破水後の変化への不十分な対応，分娩進行異常への不適切な対応，母体全身状態の不的確な把握があげられる．さらに，分娩時出血への迅速さに欠ける対応，新生児仮死への不十分な対応がある．「落とし穴」に落ちる背景には，リスクを軽視する油断，レベルの低い分娩経過観察能力，自己能力の過大な評価がある．

また，助産師・看護師にはケアに加えて，的確な産科リスクの評価と分娩経過観察能力が求められる．院内講演会やカンファランスへの参加，専門職能団体主催の研修会への参加などによる自己研鑽が必要である．

◆文献

1) 杉本充弘, 菊地真紀子, 木戸道子. ローリスク妊娠管理上のピットフォール. 産婦の実際. 2005; 54: 441-7.
2) 杉本充弘. 助産師・看護師の役割. 臨婦産. 2007; 61: 228-31.
3) 杉本充弘 (主任研究者). いいお産の普及推進に関する研究報告書. 財団法人こども未来財団平成21年度児童関連サービス調査研究等事業. 2010.
4) 杉本充弘, 編. チームで支える母乳育児. 東京: 医学書院; 2011.

〈杉本充弘〉

4. 産科領域におけるオープン・セミオープンシステム

> **POINT**
> - 助産所，クリニック，二次病院，周産期センターの各医療機関が役割分担し連携することで地域の周産期診療を支えていく必要がある．
> - オープンシステムでは妊婦健診を地域の助産所，クリニックなどの一次医療機関で行い，かつ，そこの医師や助産師が分娩施設まで出向いてお産に立ち会う．
> - セミオープンシステムでは妊婦健診のみを地域の助産所，クリニックなどの一次医療機関が行い，お産に立ち会うのは分娩施設の医師や助産師である．
> - 通常の外来紹介や里帰り分娩との違いは「共通の方針のもとで診療やケアを共同で行う」ということである．そのためには地域での勉強会などを通じて情報を交換・共有し，システム運用の問題点についてともに改善を進めていけるよう，「顔の見える連携」を心がけることが大切である．

A オープン・セミオープンシステムとその必要性

　全国的に分娩取り扱い施設数が減少しているが，過疎地域のみでなく，東京など都市部においても例外ではなくなっている．このため，分娩を取り扱っている施設では分娩数の増加により対応能力を超えることのないよう，あらかじめ分娩予約を一定数以内に制限するところが少なくない．したがって，予約が取れずに産む施設がなかなかみつからない，いわゆる「お産難民」となってしまうケースが続出している．受診側の大病院志向という要素もあり，周産期センターにローリスク分娩を含む分娩が集中すると，ハイリスク分娩取り扱いや母体搬送，三次救急医療などの本来の業務に支障が出てくるおそれがある．実際に，妊婦の脳出血など周産期救急搬送での受け入れ先がなかなかみつからなかったケースが相次いで報道され，社会問題となった．

　そこで，周産期センターの負担を軽減するために，助産所，診療所，クリニックなど一次医療機関による周産期医療の役割がこれまで以上に期待されるようになった．一次医療機関が妊婦健康診査やローリスク分娩の取り扱いなどを担当することで，周産期センターではそれらの業務に携わるマンパワーをハイリスク分娩，救急搬送受け入れなど高次医療機関ならではの診療にあてることができるようになる．妊娠のリスクに応じて，個々の医療機関の医療機能に基づく役割分担をこれまで以上に積極的に進めることで限られた医療資源を有効に活用し，地域全体の周産期診療能力の向上が期待される．

　その具体的な仕組みがオープン・セミオープンシステムである．このうちオープンシステムでは妊婦健診を一次医療機関で行い，かつ，そこの医師や助産師が分娩施設まで出向いてお産に立ち会う（図6）．一方，セミオープンシステムでは妊婦健診のみを一次医療機関が行い，お産に立ち会うのは分娩施設の医師や助産師であるところに違いがある（図7）．

§1. 総論

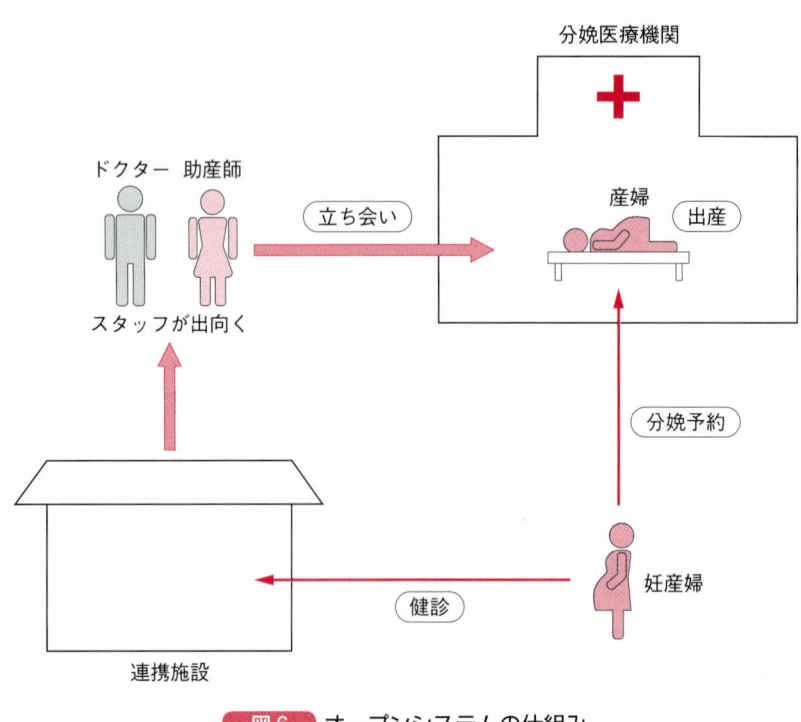

図6 オープンシステムの仕組み

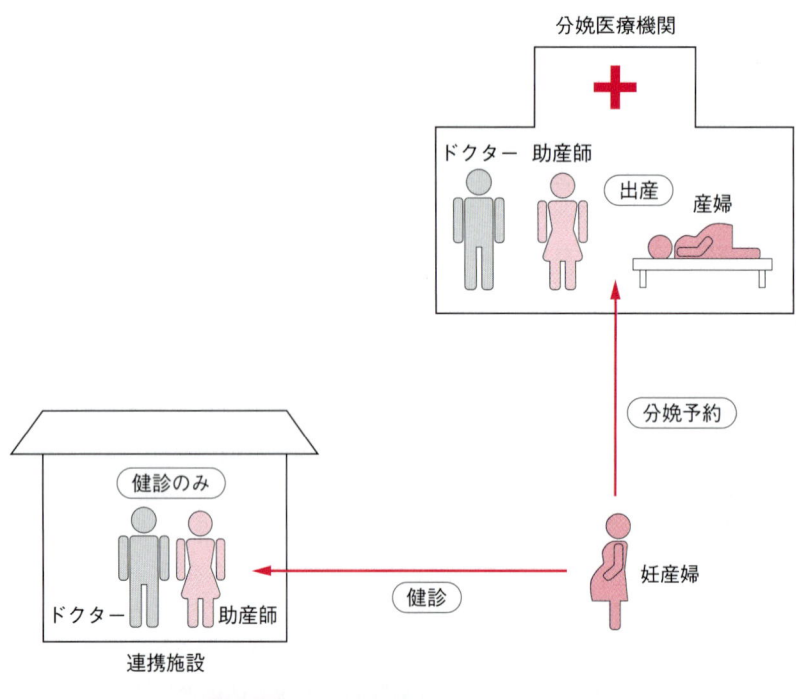

図7 セミオープンシステムの仕組み

B　オープン・セミオープンシステムの特色

　これまでも，地域の一次医療機関では妊娠の診断を行った後に分娩施設に紹介したり，里帰り分娩予定の場合に里帰り前までの妊婦健診を担当したりなど，周産期医療において役割をはたしている．オープン・セミオープンシステムと，こうした通常の外来紹介や里帰り分娩との大きな違いは，「周産期における診療やケアを共通の方針のもと共同で行う」ということである．そのためには地域連携会や勉強会，研修などを通じて一次医療機関と分娩医療機関のスタッフが実際に顔を合わせて情報を交換・共有する，いわゆる「顔のみえる連携」が大切である．勉強会ではシステムの運用方法，連携上の問題点などについて話し合う．健診での検査項目や検査の時期について取り決めを行い，診療方針なども医療機関によって異なることがないように相互理解を深めていくようにする．

C　オープン・セミオープンシステムの実際

　東京都周産期協議会では2008年3月に「周産期医療機関連携ガイドライン～医療機能に応じた役割分担とよりよい連携を目指して」を発行し，地域ごとの周産期ネットワークグループ作りを推進している．日本赤十字社医療センターは地域の総合周産期医療センターとして担当地域でのネットワーク作りを行い，オープン・セミオープンシステムの導入を行った．当センターで現在行っているシステムを図8に示した．妊娠の診断と妊娠初期の健診は連携医療機関にて行い，妊娠15週から20週の間に当センターに受診，分娩予約を行う．その後の健診は連携医療機関にて行い，妊娠34週から35週頃に当センターにて再診，それ以降は連携医療機関と当センターにて共同管理する．分娩の際にはオープンシステムであれば連携医療機関のスタッフが立ち会い，セミオープンシステムであれば当センターのスタッフが担当する．入院中は当センターで管理し，退院後の管理や1カ月健診は連携医療機関あるいは当センターいずれかが行う．

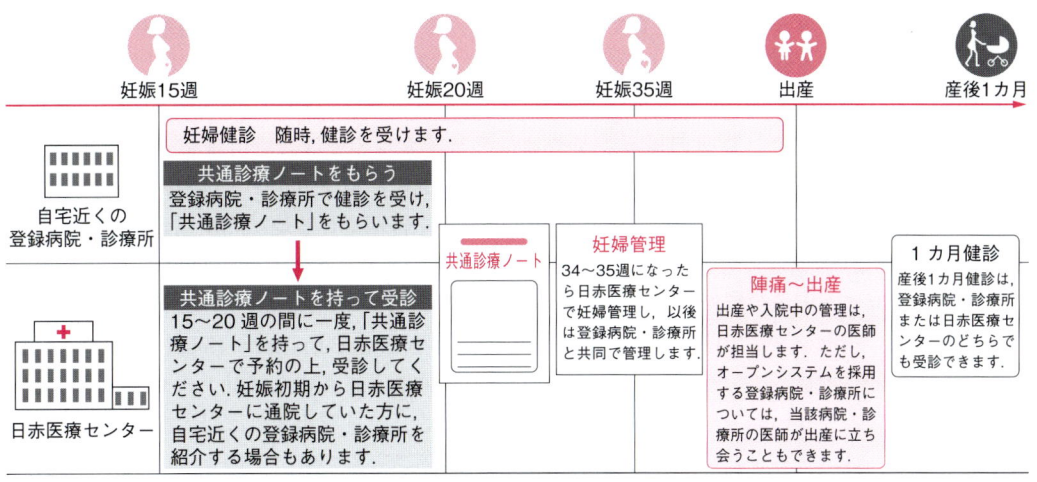

図8　当センターでのオープン（セミオープン）システム（妊産婦対象配布パンフレットより）

D 共通診療ノート

　連携においては医療機関相互で妊娠経過や検査データ，診察所見，処方内容などさまざまな診療情報を正確に共有することが不可欠である．このため，従来の紹介状の他に，共通診療ノート（周産期ネットワークグループによって名称は異なる）を利用している．東京都で使用されている共通診療ノートを図9に示した．これは妊婦自身が保管しており，医療機関にて健診を受ける際や救急受診，分娩時などには母子手帳とともに必ず携行する．

　共通診療ノートによってそれぞれの医療機関での情報共有が可能になるだけでなく，妊婦が自分で保管することで，妊娠中の過ごし方について自己管理意識を高める効果が期待できる．

E 周産期電子カルテシステム

　従来の紹介状や，手書きで記入する共通診療ノートは手軽ではあるが，診療情報の確実でリアルタイムの伝達は実際に難しい．紙媒体であるためデータの転記ミスや検査漏れのリスク，また紛失などによる個人情報漏洩のリスクが伴う．

　こうした問題点を解決するために考案されたのが周産期電子カルテシステムである．現在すでに全国数カ所の地域において地域連携に活用されている．代表例が香川大学で開発されたWeb型周産期電子カルテであるハローベイビープログラム（HBP）である．図10にそのシステムについて示した．連携施設ではインターネットを通じて地域連携サーバーにアクセスし，周産期電子カルテに担当する妊産婦に関する健診情報を入力したり，分娩施設でのデータや分娩経過などを参照したりすることができる．また，分娩施設では連携施設での健診情報を同じ画面で参照でき，その後の分娩管理に役立てることができる．

　医療機関において電子カルテの導入は年々進んできているが，既存の電子カルテでは周産期診療に合わせた仕様ではないため，妊娠経過や児発育の状態などが時系列として把握しにくい欠点がある．一方，周産期電子カルテにおいては健診一覧画面やパルトグラムを用いることで周産期管理に必要なデータが時系列で一覧できる利点がある．妊婦のリスク因子や妊娠中の異常，検査データの異常などを緊急時にも迅速に把握して対応することが可能となる．

　このように周産期電子カルテは地域連携だけでなく各医療施設の院内周産期部門システムとしても活用できる．また，従来の紙カルテや通常の電子カルテでは診療情報をそのままの形ではデータベースとして利用することは困難であったが，周産期電子カルテでは各種の統計機能を有している．妊産婦の退院後経過や分娩データなど情報を蓄積できる地域周産期データベースとして，診療，学術，経営など各方面に利用できる可能性をもっている．今後，地域における妊産婦のさまざまなリスク因子の解析に活用され，周産期診療レベルの向上に役立つことが期待される．

　たとえば，当センターでは「赤ちゃんにやさしい病院（Baby Friendly Hospital）」として母乳育児を積極的に推進しているが，母乳率など母乳に関するさまざまな統計データが母乳育児の実践において欠かせない．こうした場合にも周産期電子カルテを利用すれば母乳統計が正確，簡易に得られる．統計データの分析により，現状を把握することができ，どのようにして母乳育児を進めていくべきか，問題点を検討し対策を立てることができる．

F ケアのポイント

　地域連携では医師のみならず助産師，看護スタッフにおいても，母乳育児のための外来での乳房ケアなど共通の方針でケアを行っていくことがきわめて重要である．そのために連携機関の助

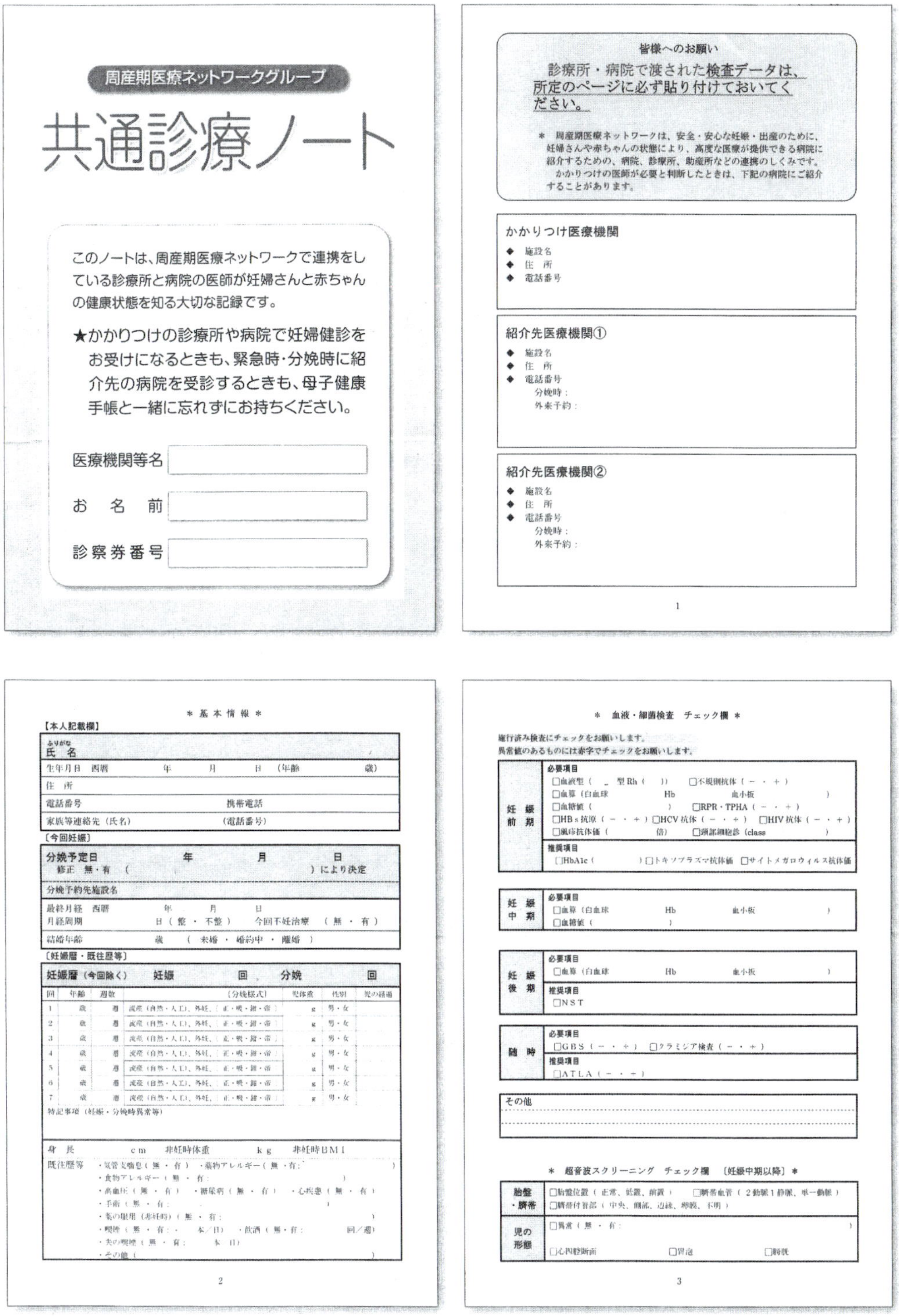

4. 産科領域におけるオープン・セミオープンシステム　　21

図9　共通診療ノート（東京都）

§1. 総論

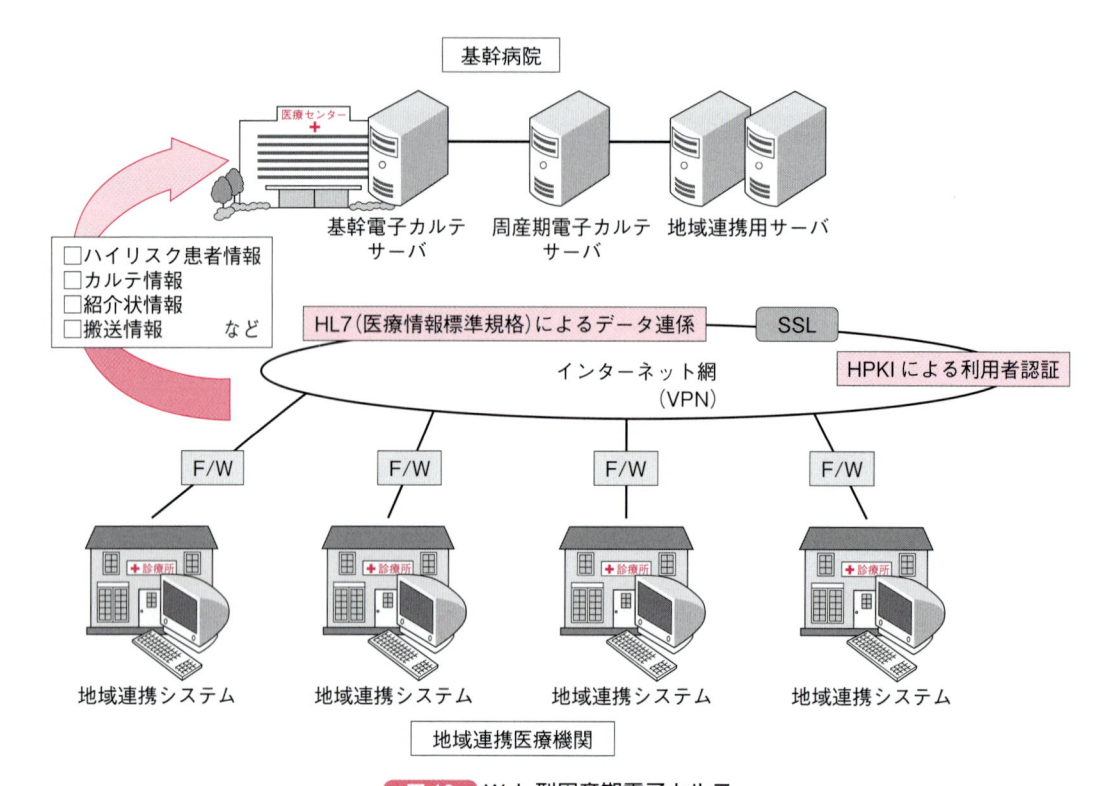

図10 Web型周産期電子カルテ

「F/W」とは？：ファイアーウォールのことであり，外部との通信を制御するソフトウェアを示す．
「VPN」とは？：仮想プライベートネットワークを示す．
「HPKI」とは？：ISO17090で定義された医療従事者の資格をいれることのできる電子証明書を示す．
「SSL」とは？：情報暗号化規格を示す．

産・看護スタッフが集まってミーティングや研修会を開催し，積極的に交流するようにするとよい．そうすることで地域全体の周産期ケアレベルの向上，母乳育児の推進など大きな成果が期待できる．

また，妊産婦は実際にお産をする施設でずっと健診を受けたい，と考える傾向がある．しかしオープン・セミオープンシステムのメリットは妊産婦にとって大きいことについて理解を促すことは大切である．自宅近くでかかりつけの連携医療機関で健診を受けていても，もし母児に何か合併症を認めた場合，夜間休日の緊急時などは分娩予約のある周産期センターで対応できる，と説明することで，複数の医療機関で妊娠経過を見守っているという安心感が得られる．三次医療機関においては，お産が終わってしまうとその後はなかなか継続的に診療，ケアを提供することは難しいが，それは本来，一次医療機関の業務である．近所のかかりつけ医があれば，産後も子宮がん検診，更年期の相談などさまざまなヘルスケアにアクセスしやすくなるという長期的な利点がある．女性の生涯にわたる健康管理を視野におき，それぞれの医療機関における機能，特性を活かすために，ヘルスケアのプロフェッショナルとしての助産師・看護師としての役割が今後ますます期待される．

〈木戸道子〉

5. 周産期母体搬送システム

> **POINT**
> - 周産期母体搬送システムは，高度の母体管理と胎児治療の対象となる疾患を有する妊産婦を高度医療機関に搬送するシステムである．
> - 高度医療機関では医療施設からの搬送の要請に対し，常時母体搬送および新生児搬送を受け入れる体制を整えている．
> - 特に緊急を要する母体救命の必要が生じた場合には，母体救命対応総合周産期母子医療センターが対応する．

A 周産期医療ネットワーク

地域において妊娠，出産から新生児にいたる高度専門医療を効果的に提供する総合的周産期医療体制を整備し，安心してこどもを産み育てることができる環境をつくるために，国は1996年4月より周産期医療ネットワークの整備を始めた．都道府県ごとの総合周産期母子医療センター，地域周産期母子医療センター，地域の分娩機関（病院・診療所・助産所）から構成される周産期医療の一次・二次・三次のネットワークである．2011年4月までに全都道府県で総合周産期母子医療センターが設置され，総合周産期母子医療センター89施設，地域周産期母子医療センター278施設となっている（図11）．

総合周産期母子医療センターはMFICU（母体・胎児集中治療室）を6床以上有する産科病棟，NICU（新生児集中治療室）を9床以上有する新生児病棟があり，リスクの高い妊産婦と胎

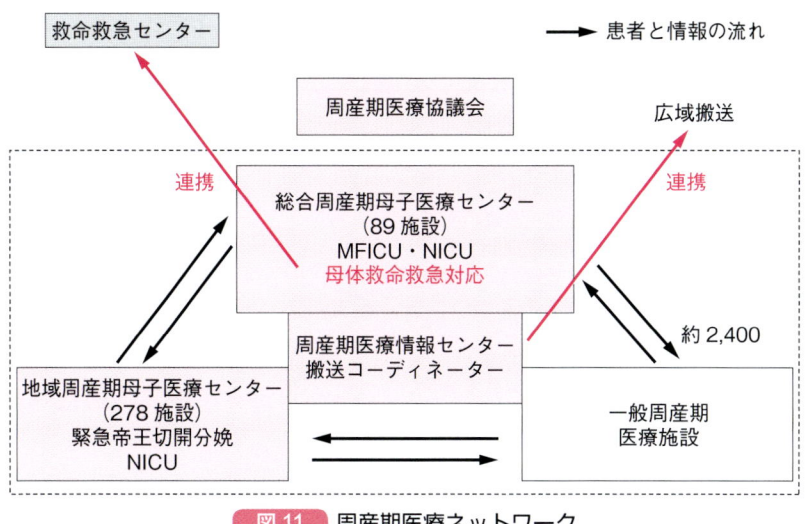

図11 周産期医療ネットワーク

児，および新生児の高度な周産期医療を行える医療施設である．地域周産期母子医療センターは総合周産期母子医療センターに近い設備や医療体制を有している施設である．日本赤十字社医療センターは東京都西南地区（渋谷区，目黒区，世田谷区）を主な対象区域とする総合周産期母子医療センターで，産科病棟が85床，MFICUが6床，NICUが15床である．区域の地域周産期母子医療センター，周産期連携病院とともに協力して対応している．

B 母体搬送

総合周産期母子医療センターは，合併症妊娠，重症妊娠高血圧症候群，切迫早産，胎児異常など母体または児におけるリスクの高い妊娠に対する医療および高度の新生児医療などの周産期医療を行うことのできる医療施設をいう．

周産期の母体搬送が生じた場合，各医療施設は，
①区域総合周産期医療センターに連絡
　　↓　区域内で受け入れ不能の場合，区域総合周産期医療センターより
②都コーディネーターに情報提供
　　　全都的な受け入れ病院の調整

の順で病院を決定する．決定後は救急車を要請するとともに，受け入れ病院に情報提供を行う．

日本赤十字社医療センター産科への連絡は分娩室へのホットラインがある．当院の母体搬送依頼電話対応表で母体と胎児情報の各項目を確認して，受け入れが決まれば速やかに対応できる体制をとっている．搬送された時はすぐに母体と胎児の状態を確認する．超音波検査（胎盤の位置，推定児体重，胎位，羊水量，臍帯血流など），血液検査，内診，胎児心拍数モニターなどの検査を行い方針を決定する．母子ともに経過観察可能であればまずMFICUに入院して，その後の**母体バイタルサイン，子宮収縮や胎児心拍数モニター異常**の確認を行っている．

当院で2006年から2010年の5年間で受け入れた母体搬送は954例であり，妊娠20〜25週が173（18％），妊娠26〜30週が295（31％），妊娠31〜35週が320例（34％）で，妊娠36週

表3 母体搬送症例数（日本赤十字社医療センター．2006〜2010年）

妊娠週数	20〜25週	26〜30週	31〜35週	36週以上	分娩後	計
例数	173	295	320	116	50	954

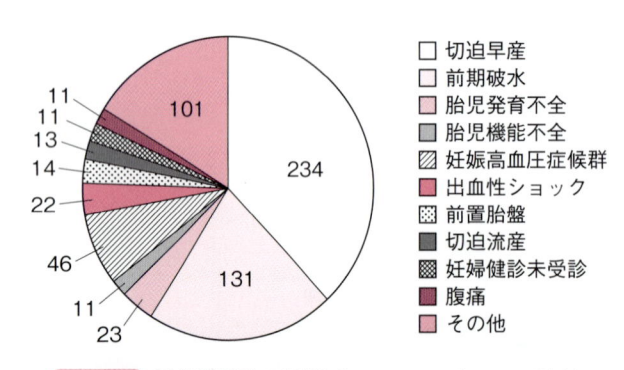

図12 母体搬送時の診断（2009〜2011年，617例中）
早産関連が約6割を占める．未受診妊婦が年間3〜4件．

以上は 116 例（12％）であった．また，分娩後が 50 例（5％）あった（**表 3**）．2009〜2011 年 617 例の搬送理由では切迫流・早産 234 例と前期破水 131 例で 59％を占めた（**図 12**）．しかし，妊娠高血圧症候群，出血性ショック，胎児機能不全，前置胎盤など緊急を要する症例も多い．常位胎盤早期剥離は搬送前には出血あるいは切迫早産の診断であっても，来院後に常位胎盤早期剥離が判明して帝王切開術となることもある．分娩室には産科用手術室が 2 室あり，緊急の帝王切開術では 15 分以内に開始できる体制をとっている．なお，新生児科医師が必ず立会い，児の蘇生に対応している．

C 母体救命搬送

東京都では母体救命搬送において，受入れ先医療機関をできる限り短時間で決定するシステムを作ることになり，2009 年 3 月から周産期部門と救命救急部門の緊密な連携による「母体救命チーム診療」が可能な 3 つの施設を母体救命対応総合周産期母子医療センター（スーパー総合周産期センター）として指定し，3 施設を中心とする母体救命搬送システムが構築された．その後，多摩地区の 1 病院が追加された．緊急な母体救命処置が必要な疾患（**表 4**）と判断された場合，各医療施設は，119 番で東京消防庁司令室に「スーパー母体救命」と伝える．近隣の母体救

表 4 母体救命搬送システム対象症例表

以下の疾患等の妊産褥婦で，緊急に母体救命処置が必要なもの
1. 妊産褥婦の救命疾患合併
   ① 脳血管障害
   ② 急性心疾患（心不全，虚血性心疾患など）
   ③ 呼吸不全（肺血栓塞栓症，肺水腫，急性気管支喘息など）
   ④ 重症感染症，敗血性ショック
   ⑤ 重症外傷（交通外傷など），熱傷
   ⑥ 多臓器機能障害・不全（肝不全，腎不全，薬物中毒など）
2. 産科救急疾患（重症）
   ⑦ 羊水塞栓症
   ⑧ 子癇，妊娠高血圧症候群重症型
   ⑨ HELLP 症候群，急性妊娠脂肪肝
   ⑩ 出血性ショック（前置癒着胎盤，子宮破裂，重症産道損傷など）
   ⑪ 産科 DIC（常位胎盤早期剥離など）
3. 重篤な症状（診断未確定）
   ⑫ 意識障害
   ⑬ 痙攣発作
   ⑭ 激しい頭痛
   ⑮ 激しい胸痛
   ⑯ 激しい腹痛
   ⑰ 原因不明のバイタルサイン異常
   以上を呈し重篤な疾患が疑われる症例
4. その他 1〜3 に準ずるもので緊急に母体救命処置が必要なもの
   緊急に母体救命処置が必要な重症度の判断にあたっては，「疾病観察カード」を参考とする．
   対象は，妊娠初期から産褥入院期間中までの患者

命搬送対応医療機関に連絡し，受入不能の場合，当番病院の母体救命対応総合周産期母子医療センターに連絡が入り，すぐに受け入れる体制をとる．もし，その日の当番病院がすでに受け入れ症例があり，対応不能であれば，2番目の当番病院が自動的に受け入れることになる．当院では連絡は救急部医師へホットラインが入る．救急部医師は産科と関連各科へ連絡して，受け入れ体制を整える．

当院が母体救命対応総合周産期母子医療センターに指定されて以来，2010年末までに受け入れたのは30例である．注目すべきは分娩後出血が12例（40％）あり，その原因としては弛緩出血の他に子宮破裂，子宮頸管裂傷，子宮内反などがあった．東京都全体でも2009年3月25日から2010年11月30日で96例あったが，産褥期が45例で約半数を占めていた．搬送理由では出血性ショックが35例（死亡2例），産科DIC11例と，出血例が多かった[1]．また，当院例では常位胎盤早期剥離が7例（23％）で2番目であった．分娩時には弛緩出血だけでなく軟産道裂傷，妊娠中においては出血や切迫早産症状でも常位胎盤早期剥離の可能性を念頭におく必要がある．

D 新生児搬送

新生児医療では重症児の搬送方法が大きな課題であり，1975年に新生児搬送用の救急車が作製された．1977年には完全装備の新生児搬送用の救急車が導入され，その後各地に普及した．新生児搬送は産科との連携を強め，ついで新生児科医の分娩立ち会いによる出生直後の処置と新生児搬送が行われるようになった．その後，分娩前にNICUを有する施設の産科へ母体を転送する母体搬送が普及し，周産期母子医療センターの整備へと進展した．しかし，産科施設で出生後に新生児の異常が診断された場合は，現在も新生児搬送が行われている．

当院の新生児病棟はNICU（新生児集中治療室）を15床含む55床である．新生児搬送も母体搬送と同様に区域外からの搬送も多い．救急車に搬送先の医師が同乗できない場合には，当院の救急車で医師が同乗して迎えに行く．手術が必要な場合には，小児外科，心臓外科，脳外科などが対応している．

2010年の新生児搬送は175例あった．在胎妊娠37週以上が128例（73.1％）で，28〜36週

表5 新生児搬送症例数（日本赤十字社医療センター．2010.1.1〜2010.12.31）

在胎週数	22〜27週	28〜36週	37週以上	不明	計
例数	16	30	128	1	175

表6 新生児搬送症例
（日本赤十字社医療センター．2010.1.1〜2010.12.31）

搬送理由	例数	搬送理由	例数
呼吸器系	61	消化器系	16
心臓・循環器系	44	早産	2
脳神経系	21	その他	13
染色体異常/奇形	18		
		計	175

が30例（17.1％），22〜27週が16例（9.1％），他に週数不明が1例あった（**表5**）．搬送理由としては，呼吸器系が61例（34.8％）と最も多く，次いで心臓・循環器系が44例（25.1％）であった．また，染色体異常・奇形が18例（10.3％）あった（**表6**）．主な疾患としては呼吸器系が胎便吸引症候群（MAS）や新生児一過性多呼吸（TRDN），心臓・循環器系が動脈管開存症（PDA）や心奇形，脳神経系が低酸素性虚血性脳症（HIE），消化器系が消化管閉鎖などであった．特徴的なのは在胎妊娠22〜27週の早期早産16例のうち，PDAが13例（81.2％）を占めていた．染色体異常は21trisomyが多かった．また，疾患は1つではなく重複していることも多かった．

◆文献

1) 杉本充弘．母体救命への初期対応東京都の取り組み．周産期医学．2011; 41: 539-44.

〈石井康夫〉

6. 産科領域のガイドライン
── EBM, NBM

> **POINT**
> - 医療者が有する医学的知識と経験的技術に基づく医療から，近年，「根拠に基づいた医療（EBM）」という新しい診療理念が重視されるようになった．
> - エビデンスの推奨が目の前の患者にとって最善であるかどうかの判断には，個々の患者の特性を見極め，医療環境や医療チームの技術水準を評価し，さらに患者の価値観を適切に把握することが必要である．
> - NBMとは「物語と対話に基づく医療」であり，病を患者の人生という大きな物語の中で展開する１つの物語であるとみなし，患者を物語の語り手として尊重する．
> - 医師に語った内容，ナースに語った内容，臨床心理士に語った内容，などを考え合わせてNBMを補完し，診療内容を深めることが大切である．
> - EBMとNBMは，「患者中心の医療」を実践するための，「車の両輪」であり，医療者と患者の実践の場において統合されるものである．
> - EBMの考え方に基づいて，疾患ごとに診断や治療について作成された診療指針（ガイドライン）は，患者と医療者を支援する目的で作成されており，臨床現場における意思決定の際に，判断材料の１つとして利用することができる．

A 根拠に基づいた医療（EBM），物語と対話に基づく医療（NBM）

1. 根拠に基づいた医療（Evidence-Based Medicine: EBM）

　これまで行われてきた医療・看護・保健活動は，医師，看護師，保健活動に携わる専門家が有する医学的知識，経験的技術，伝統や習慣に基づくものであり，個人の経験や勘にたよる「独りよがりな医療，ケア」に陥る危険があった．近年，「根拠に基づいた医療（EBM）」「根拠に基づいた看護 Evidence-Based Nursing（EBN）」「根拠に基づいた保健活動 Evidence-Based Health Care（EBHC）」という新しい診療・看護・保健活動の理念が重視されるようになった．

　「エビデンス Evidence」とは「根拠」「証拠」という意味であり，「根拠に基づいた医療（EBM）」とは実験や調査などの研究結果から導かれた「裏付け」を科学的根拠とする医療のあり方をいう．最新の臨床研究に基づいて統計学的に有用性が証明された治療を選択することにより，効果的な質の高い医療を提供することを目的としている．エビデンス推奨の度合いは，エビデンスレベルと推奨のグレード（強さ）によって総合的に決定される．

　EBMの手順には，５つのステップがある．

　ステップ１は，目の前の患者についての問題の定式化である．どんな患者（patient）が，どんな介入（intervention）を受けると，どんなやり方と比較（comparison）して，どうなるか（outcome）．PICOの４つの構成部分で定式化された問題により，疑問のカテゴリーが決められる．問題のカテゴリーには，治療，予防，頻度，診断，予後，病因，危険因子，害，副作用など

がある．

　ステップ2は，定式化された問題を解決する情報の検索である．治療効果にはランダム化比較試験，病因や副作用の評価にはランダム化比較試験，コホート研究，症例対照研究，予後にはコホート研究，診断には横断研究，ランダム化比較試験などの研究デザインが用いられる．問題解決に適切な研究デザインを想定し，適切なデータベースを検索する．

　ステップ3は，検索して得られた情報の批判的吟味である．医学研究には，その計画からデータ収集，解析，報告にいたるまで，様々な形で結果に影響する要因（バイアス）が存在する．バイアスの有無を適切に評価したうえで，その研究結果をどれだけ信頼できるか（内的妥当性），どれだけ他のケースに応用できるか（外的妥当性）を判断する．医学，臨床疫学，統計学などの知識が求められる．

　ステップ4は，批判的吟味した情報の患者への適用である．問題の解決に向けて，得られた医学情報に，一般常識や患者の希望を考慮して，最良の選択肢を相談する．評価した研究の目的と，患者の望む目的が一致するかを検討する．そのためには，リサーチエビデンス，臨床状況と環境，患者の嗜好と行動，臨床経験を考慮する．

　ステップ5は，上記の1〜4のステップの評価である．判断を事後評価し，今後のプロセス改善に努める．

　ステップ1〜3までの方法論はほぼ確立し，人によって大きく異なることはないが，ステップ4には，患者や他の医療者との対話，状況判断，統合力などの治療者としての高度な経験と技術が求められる．実際に最も重要で労力を要するのはステップ4である．優れた臨床研究がみつかっても，その推奨が目の前の患者にとって最善であるかどうかの判断には，個々の患者の特性を見極め，医療環境や医療チームの技術水準を評価し，さらに患者の価値観を適切に把握することが必要である．

2. 物語と対話に基づく医療 (Narrative-Based Medicine: NBM)

　NBMとは「物語と対話に基づく医療」であり，「病を，患者の人生という大きな物語の中で展開する小さな物語とみなし，患者を語り手として尊重する一方で，医学的な疾患概念や治療法も医療者側の物語と捉え，さらに治療とは両者の物語を摺り合わせるなかから新たな物語を創り出していくプロセスと考える」医療である．

　患者から話を聞くこと（病歴聴取）は診断のための手段であり，医療者の考えを患者に伝えること（説明や助言）は治療のための手段である，と理解されてきた．つまり，「医療行為とは，患者のもっている疾患を診断し，それを治療することであり，患者との対話はそのための手段である」と考えることが常識であった．NBMでは，医の実践の本質は，「医療者と患者とが対話する」ことそのものである．そして，診断や治療などの行為は，「医療者と患者との対話」のなかに取り込まれることによって，医療のために奉仕する手段であり道具である，と考える．NBMが「物語と対話に基づく医療」とよばれる理由がここにある．「対話」とは，私（医療者）とあなた（患者）の関係性（私-あなた）が前提であり，患者はあくまでも，医療者と同じように主体性をもつ「あなた」として認識され，尊重されなければならない．

　対話の構成要素は，「私」と「あなた」と「私とあなたによって共有される話題」の3要素である．「話題」は状況によってさまざまに変化する．医療者にとって大切なことは，話題選択の主導権を患者に譲渡し，話題についていく姿勢を堅持することである．対話のなかで，物語が語られるとき，そこには「聞き手」の存在が不可欠で，医療者はその役割を担っている．また一

方，診療の対話のなかに出現する重要な語りの1つは，医療者によって語られる「患者の物語についての語り」である．つまり，「私は，あなたの語った物語をこういうふうに理解しています」という医療者の理解を語ることである．私とあなたの対話のなかで語られた物語を共有することで，私とあなたの関係性（信頼関係）が安定したものとなり，医療者が「医療者としての物語」として，診断，アドバイス，治療について語ることも可能となる．対話において重要なことは，自分自身の内面に起こってくる感情の動きを大切にすることであり，自己に対する気づきを高めることである．

臨床の現場では，チーム診療のなかでNBMを実践することが重要である．医師が対話に十分な時間をとることができない場合や，他の医療スタッフの方が話しやすいケースなども少なくない．必ずしも医師が患者の話を聞くのではなく，患者が話しやすい環境づくりをし，医療スタッフに許容力があれば誰が話を聞いてもよい．医師に語った内容，ナースに語った内容，臨床心理士に語った内容，などを考え合わせてNBMを補完し，診療内容を深めることが大切である．

3. EBMとNBMの統合的理解

EBMとNBMは，「患者中心の医療」を実践するための，「車の両輪」であり，医療者と患者の実践の場において統合されるものである．EBMとNBMはともに医療における方法論である．

EBMとは臨床実践において，エビデンス，患者の意向，臨床能力の3者を統合することである．EBMの実践には，5つのステップが設定されている．①患者の問題の定式化，②エビデンス情報の収集，③得られた情報の批判的吟味，④情報の患者への適応，⑤これまでのステップの評価，である．このうち，ステップ2と3は，目の前の患者さんを離れて，コンピュータ・データベースなどを利用した作業である．問題は，ステップ2と3のみがEBMであるかのようにしばしば誤解されていることである．EBMの実践では，患者から十分に話を聞き，何が問題であるのかを判断するステップ1と，得られたエビデンス情報について，患者と対話しながら方針についての合意を得るステップ4が非常に大切である．ステップ1と4は，患者との対話の実践であり，それはNBMの実践に通じるものがある．EBMは，NBMをそのなかに含んでおり，NBMによってEBMを補完することによって，EBMは患者中心の医療として完成する．

一方，NBMの実践では，必ずしもエビデンスが得られなくとも，患者の抱えている問題について患者と対話を重ねることによって，対処することができる．EBMはエビデンスなしには実行できないが，NBMはエビデンスの有無にかかわらず，患者との対話を拠り所として，実践することができる．患者の抱える問題を医学的概念によって分割し，その一部を定式化して扱うのではなく，多様な観点を含む患者の物語を丸ごと把握しつつ，全人的な対話を続けることをNBMは目指している．

EBMとNBMは異なる2つの世界観に基づくが，患者と医療者の出会いの場面で共存し，対話の現場において統合される．両者を統合した医療を実践する方法論は，①患者の物語をまず丸ごと傾聴する，②エビデンスを物語的に再解釈する，③対話の話題としてエビデンスを利用する，④エビデンスが得られない場合でも，対話を続けることによって，新しい物語の浮上を期待する，⑤不適切な物語の独り歩きをエビデンスによって防止する，などである．

B 産科領域のガイドライン

1. 診療ガイドラインとは

EBMの考え方に基づいて，疾患ごとに診断や治療について作成された診療指針（ガイドライ

ン）が使用されている．「診療ガイドライン」は，専門家が集まって作成した一般的な治療の基準を示した指針である．患者と医療者を支援する目的で作成されており，臨床現場における意思決定の際に，判断材料の1つとして利用することができる．しかし，EBMに基づくガイドラインは患者すべてに有効ではなく，その有効率は60〜90％である．根拠となるデータが十分には揃っていない疾患，治療困難な疾患，EBMを適応できない場合などがあり，ガイドラインを適用するか否かは，患者の病状や副作用，患者の意向や価値観などを考慮し，医療者の経験を活かして決めることが望ましい．

　「診療ガイドライン」を集めた情報として国内では「医療情報サービスMinds」や「東邦大学医学メディアセンター診療ガイドライン情報」があり，海外ではアメリカの「National Guideline Clearinghouse（NGC）」がある．

2. 産科・新生児医療のガイドライン

　周産期領域のガイドラインとして，産婦人科診療ガイドライン産科編（2011：日本産科婦人科学会），科学的根拠に基づく「快適な妊娠出産のためのガイドライン」（2008：科学的根拠に基づく快適な妊娠・出産のためのガイドラインの開発に関する研究班），産科危機的出血への対応ガイドライン（2010：日本産科婦人科学会他），妊娠高血圧症候群（PIH）管理ガイドライン（2009：日本妊娠高血圧学会），日本版新生児蘇生法ガイドライン（2010：日本周産期・新生児医学会），新生児・乳児ビタミンK欠乏性出血症に対するビタミンK製剤投与の改訂ガイドライン（修正版）（2012：日本小児科学会），根拠と総意に基づく未熟児動脈管開存症治療ガイドライン（2010：J-PrePガイドライン作成チーム）などがある．

3. 産科ケア・助産のガイドライン

　産科領域ケア・助産のガイドラインとして，科学的根拠に基づく「快適な妊娠出産のためのガイドライン」（2008：科学的根拠に基づく快適な妊娠・出産のためのガイドラインの開発に関する研究班），EBMの手法による周産期ドメスティック・バイオレンスの支援ガイドライン（2006：聖路加看護大学女性を中心にしたケア研究班），助産所業務ガイドライン（2009：日本助産師会），根拠と創意に基づくカンガルーケア・ガイドライン（2009：カンガルーケア・ガイドラインワーキンググループ編，メディカ出版），「早期母子接触」の留意点（案）（2012：日本周産期・新生児医学会，他），などがある．

◆文献
1) 斎藤清二．医療におけるナラティブとエビデンス―対立から調和へ．東京：遠見書房；2012.

〈杉本充弘〉

7. 産科領域のリスクマネジメント

> **POINT**
> - 「人は誰でも間違える，だから医療事故は必ず起こる」ことを前提とし，「起こってしまった誤りを責めるのではなく，安全を確保できる方向にシステムを設計し直し，将来のエラーを減らすように努めること」が重要である．
> - 医療行為の前に，患者に合併症の発生を含めて十分説明し，同意を得ることが大切である．
> - 看護師が関与した医療事故の内訳をみると，「処置」「与薬（注射・点滴）」「チューブ・カテーテル類」「機器一般」「人工呼吸器」の件数が多い．
> - インシデントレポートは，「どうして起きたのか」「どうすれば防げたのか」を検討し，再発防止に役立てる．
> - ①妊娠・出産・産褥は生理的過程であり本来病気ではない，②産科医療の対象は母と子であり1人ではない，③出産とそれに伴う異常は夜間休日を問わず発生する，などの特徴から産科医療では不確定要素が多く，異常の発生を予見することが難しい．
> - 産科医療補償制度は，分娩時の重度脳性麻痺児家族の経済的負担補償，原因分析・再発防止の情報提供，紛争防止・早期解決，産科医療の質向上などが目的である．

A 医療安全管理の基本的考え方

1. 医療安全推進の経緯

米国医学研究所は1999年に報告書「To Err is Human: 人は誰でも間違える―より安全な医療システムを目指して」を公表した．米国における医療上のエラーの実態を，有害事象の推計値を用いて初めて明らかにすると同時に，医療安全に関する数々の提言を行い，世界中の医療従事者に衝撃を与えた．「人は誰でも間違える，だから医療事故は必ず起こる」ことを前提とし，「起こってしまった誤りを責めるのではなく，安全を確保できる方向にシステムを設計し直し，将来のエラーを減らすように努めること」が重要であるという考え方に基づいている．こうした考え方は，日本における医療安全対策に大きな影響を与えた[1]．

2. 医療安全管理

医療とは，患者の生命にかかわる重大なリスクを排除するために，最小限と考えられるリスクを負荷することを許容された業務である．患者の生命にかかわるリスクへの対応と医療行為から発生するリスクへの対応は「安全な医療を提供するための活動」であり，日本では「医療のリスクマネジメント」とよんでいる[2]．

3. 医療事故（アクシデント）と医療過誤

診療行為を合法的に行うには，①免許をもつ有資格者が治療目的に行うこと，②患者がその診療行為について説明を受けた上で承諾していること，③医療行為が診療当時の医療水準を満たしていること，以上の3つが必要である．診療過程で生じる人身事故を医療事故というが，医療

事故に関するいろいろな用語が使用されている（**表7**）[3]．米国では，医療事故は有害事象 adverse event であり，「患者の疾患そのものでなく，医療行為によって引き起こされた障害」と定義されている．しかし日本では，医療事故は，「医療の全過程において発生する人身事故一切を包含する言葉」として使われている．つまり，医療行為とは直接関係しない患者の転倒・転落の場合や医療従事者が被害者である針刺し事故の場合も含まれる概念である．通常，医療事故に相当する用語として「アクシデント」または「事故」が同義として用いられる．

医療事故のなかで，診療内容に問題があって起きた事故を「過失のある医療事故」といい．「医療過誤」とよんでいる．医療過誤であるか否かは，業務上の注意義務基準に照らして判断される．その基準は事故発生時点における医療水準によって左右される．また，医療事故のなかで，過失（エラー，ミス）のない不可抗力による事故の代表的なものが医療の合併症である．医療行為において十分な注意を払っても，一定の確率で発生する有害事象を「合併症」とよんでいる．大部分の合併症はその発生が予期されているものであり，医療行為の前に，患者に合併症の発生を含めて十分説明し，同意を得ることが大切である[2]．

表7 医療事故等に関する用語

不可抗力による医療事故や医薬品/輸血による副作用 (non-negligent adverse event or adverse drug/blood reaction)	エラー（error）		
^	過失による医療事故 (negligent adverse event)	幸運事例 (not intercepted)	発見・訂正事例 (intercepted)
医療事故 (adverse event)		潜在的医療事故 (potential adverse event)	
アクシデント (accident)		インシデント (incident)	
事故 (injurious error)		ニアミス (noninjurious error)	

4. 医療安全と医療施設の社会的責任

企業に社会的責任が問われるように，医療施設にも社会的責任が問われる．医療の安全確保は社会的責任の基本であり，医療の質，患者満足度，安定した経営基盤，職員の満足度などにつながる．日々の医療安全活動では，継続的取り組みが重要であり，医療事故の予防と医療事故への適切な対応が必要である．

B ヒヤリ・ハット事例の解析

1. 医療安全委員会

病院内における医療安全管理の仕組みでは，「医療安全委員会」が毎月開催され，継続して機能していることが大切である．医療安全管理者は，医療安全活動の「計画」「管理」「実行」者であり，さらに各部署への「支援」「調整」「牽引」の役割も担っている．一方，医療事故を起こした当事者，管理者，職員などは，患者・家族への対応から医療安全委員会の開催まで，迅速な行動が求められる．事故分析の目的は，原因を追究し，再発防止策を立案することであり，その達

成には正確で詳細な情報の収集と，緻密な考察が必要である[1].

2. 看護師が関与する医療事故

日本看護協会の調査による 2006 年に新聞などで報道された看護師が関与した医療事故 72 件の内訳をみると，「処置」「与薬（注射・点滴）」「チューブ・カテーテル類」「機器一般」「人工呼吸器」の件数が多い（図 13）[1].

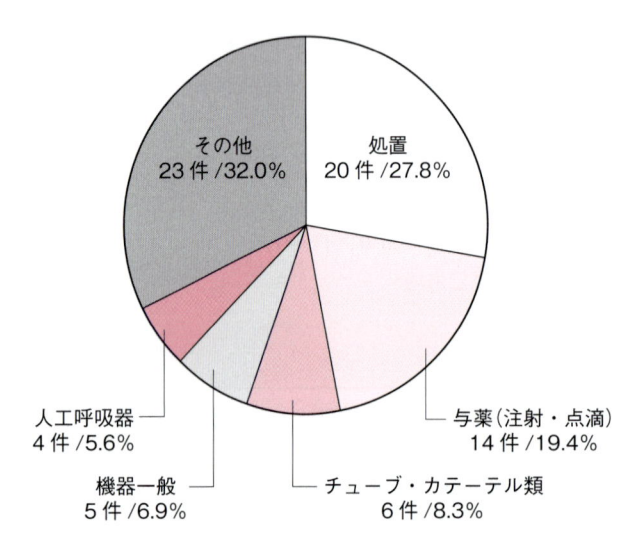

図 13 看護師が関与した医療事故

3. ハインリッヒの法則

アメリカのハインリッヒ（1886～1962）が発表した，「重大事故 1 件の背景には，29 件の軽傷事故と 300 件のヒヤリ・ハットする体験がある」という労災事故の法則である．医療事故を未然に防ぐには，ヒヤリ・ハットの段階から不安全な状態や行為について，地道に対策を考えていくことが大事である．

4. ヒヤリ・ハット事例報告書（インシデントレポート）

医療では，「アクシデント」は通常「医療事故」に相当する用語として使われ，結果として医療事故に至らなかったものは「インシデント」とよび，「ニアミス」と「ヒヤリ・ハット」はインシデントと同義として使用される．インシデントレポートは，5W1H で書き，医療安全管理部門で影響のレベルを考慮して集計・分析し，自施設で資料として活用できるものにする（表 8）[1]．インシデントレポートは，情報共有のツールとして組織全体の安全性の向上に欠かせないものである．「どうして起きたのか」，「どうすれば防げたのか」を検討し，再発防止に役立て，事故分析を通じて職員教育や研究活動に活かすこともできる（図 14）[1].

7. 産科領域のリスクマネジメント

表8 医療事故の影響レベル

レベル	傷害の継続性	傷害の程度	
レベル0	なし		エラーや医薬品・医療用具の不具合がみられたが,患者には実施されなかった.
レベル1	一過性		患者への実害はなかった（何らかの影響を与えた可能性は否定できない）.
レベル2	一過性	軽度	処置や治療は行わなかった（患者観察の強化,バイタルサインの軽度変化,安全確認のための検査などの必要性は生じた）
レベル3a	一過性	中等度	簡単な処置や治療を要した（消毒,湿布,皮膚の縫合,鎮痛薬の投与など）.
レベル3b	一過性	高度	濃厚な処置や治療を要した（バイタルサインの高度変化,人工呼吸器の装着,手術,入院日数の延長,外来患者の入院,骨折など）.
レベル4a	永続性	軽～中等度	永続的な障害や後遺症が残ったが,有意な機能障害や美容上の問題は伴わない.
レベル4b	永続性	中等度～高度	永続的な障害や後遺症が残り,有意な機能障害や美容上の問題を伴う.
レベル5	死亡		死亡（原疾患の自然経過によるものを除く）.

※不可抗力,過失によるもの,予期せぬ事態を含む.
　影響レベルに関係なく,患者間違い,輸血間違いは,状況報告に該当する.

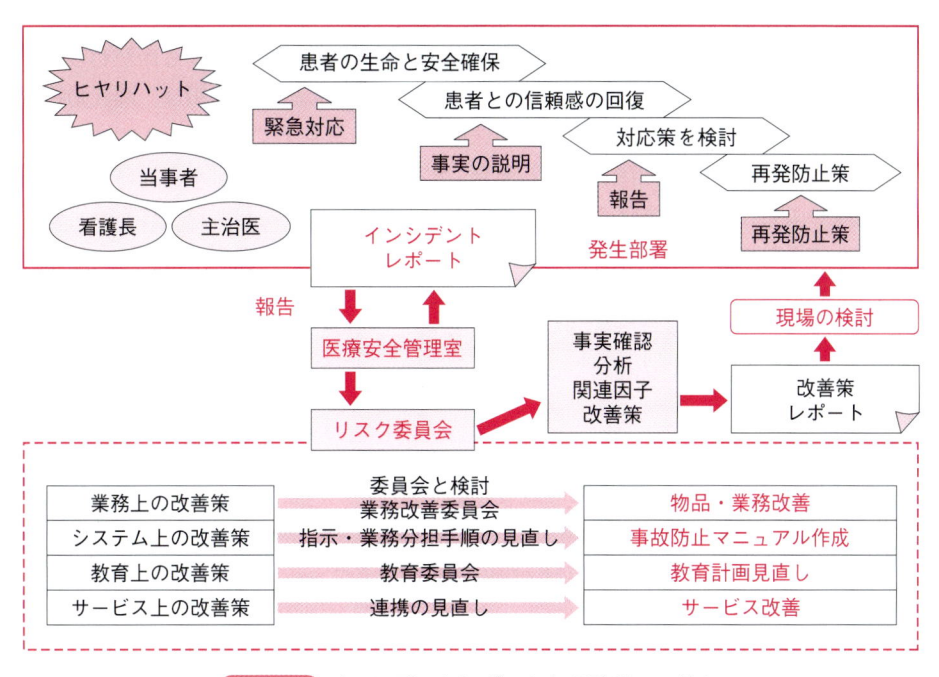

図14 インシデントレポートから改善への流れ

C 医事紛争と法的責任

1. 医事紛争
「医事紛争」とは医療をめぐって患者側が医療側に賠償などを要求し，紛糾することをいう．医療事故によるものがすべてではなく，医療従事者の態度や患者の誤解が原因となって紛争になることもある．日本では，医事訴訟の約半数で医療従事者の説明不足が医事紛争の原因となっている[2]．

2. 法的責任
医療事故に関連して，医療側に生じる法的責任として，民事責任，刑事責任，行政責任がある．民事責任は，民法上の不法行為ないし債務不履行によって発生した損害を金銭の賠償によって補償するものである．刑事責任は，医療過誤を起こした者が社会に対して負う責任であり，刑法の業務上過失致死傷罪が適用される．刑事罰が確定した場合，行政責任として，免許取消あるいは医業停止などの衛生法規上の責任を問われることがある．また公務員には，起訴休職などの分限処分，免職などの懲戒処分，禁固以上の刑が確定した場合の失職に関する規定が適用される．

3. 法的責任の要件
医療事故が発生した場合に，医療過誤として法的責任を負うのは，①過失の有無，②因果関係の有無，③損害発生の有無の3つの要件を満たした場合である．過失の有無は，リスクを認識予見すべき義務（結果予見義務）と悪い結果を回避すべき義務（結果回避義務）について義務違反があったかが問われる．

D 産科領域の医事紛争

1. 産科医療の特殊性
医事訴訟に占める産婦人科系の割合は二十数％であり，医師数の割合に比較して高い[2]．産婦人科医療のなかでも特に産科医療では，周産期医療の成績が向上しているにもかかわらず，訴訟のリスクは減少していない．産科医療の特殊性として，①妊娠・出産・産褥は，哺乳動物の生理的過程であり，本来病気ではないこと，②産科医療の対象は母と子であり，1人ではないこと，③出産とそれに伴う異常は，夜間休日を問わず発生する現象であり，正常から異常への急激な変化はまれではないこと，などがあげられる．このような特徴から，産科医療では不確定要素が多く，異常の発生を予見することが難しいことがわかる．一方，周産期医療の進歩による成績向上が，母子の安全への過剰な期待感を抱かせ，母子の結果が思わしくない場合に，医療者への不満が大きくなる一因となっている．このような状況を解決するために，産科医療補償制度が2009年に発足した．

2. 産科医療補償制度

a) 産科医療補償制度の目的
産科医療補償制度は，分娩に関連して発症した重度脳性麻痺の赤ちゃんとその家族の経済的負担を補償すること，原因を分析し再発を防止する情報を提供すること，さらに，これらにより紛争を防止または早期に解決すること，産科医療の質を向上させることが目的である[4]．

b) 産科医療補償制度の概要
補償対象は，本制度加入分娩機関管理下の出生体重2,000 g以上かつ妊娠33週以上の児に，身体障害者等級の1級または2級に相当する重症脳性麻痺が発生し，運営組織が補償の対象と

して認定した場合である．妊娠 28 週以上の児については，所定の要件で出生していれば，個別審査が行われる．

　補償金額は，一時金 600 万円と分割支給金 2,400 万円の計 3,000 万円であり，掛金は，1 分娩（胎児）あたり 30,500 円である．補償認定依頼期間は，1 歳の誕生日から 5 歳の誕生日までの間であり，脳性麻痺の診断協力医（小児科医）により診断される．運営組織は公益財団法人日本医療機能評価機構である[4]．

◆文献

1) 日本医療マネジメント学会, 監修. 坂本すが, 責任編集. 5 日間で学ぶ医療安全超入門. 東京: 学研メディカル秀潤社; 2008.
2) 杉本充弘, 編. リスクマネジメントの実際―産婦人科領域―医療安全管理のポイント. 大阪: 医薬ジャーナル社; 2003.
3) 中島和江, 児玉安司. ヘルスケアリスクマネジマント. 東京: 医学書院; 2000.
4) 公益財団法人日本医療機能評価機構ホームページ
　 http://www.sanka-hp.jcqhc.or.jp/outline/index.html.

〈杉本充弘〉

8. 産科領域のインフォームドコンセント

> **POINT**
> - インフォームドコンセントは,「医療の現場において患者の意志を尊重した医療やケアを医療従事者にしてもらう権利」を保証するためのものである.
> - 妊娠・出産は「生理的営み」であるが,その経過は正常から異常へ変化するリスクを内包している.
> - 周産期医療では「妊産婦の視点」と「赤ちゃんの視点」に立つことが必要である.
> - バースプランを活用することで,インフォームドコンセントに基づく産科医療が実践できる.
> - インフォームドコンセントを実践することで,「母と子」が満足できる医療サポートを提供することが可能となる.

A インフォームドコンセントとは

1. インフォームドコンセントは医療上の原則

　インフォームドコンセント（informed consent）とは,「医師は患者に病状をよく説明し,それに応じた必要な検査や治療についても十分な情報を提供し,患者はそれらを十分に理解し納得したうえで,自分の自由意志により検査や治療法を選択し,その同意に基づいて医師が医療を行う」という医療上の原則を意味している.これは十分な説明を受けたうえで,患者は納得・同意して検査や治療を受ける原則が医療において不可欠であるとする考え方である.
　インフォームドコンセントは従来の「医は仁術」という医師のパターナリズムに基づく医療から,患者の自己決定権（autonomy）を尊重する医療への転換の結果として生じてきた.医師–患者間の信頼関係を深め,スムーズな医療が行われることが期待される一方で,医療過誤裁判の場では重要資料として用いられている.

2. インフォームドコンセントの3つのステップ

　最初のステップは,医師が患者に病状や診断を説明し,その治療法について推薦順位を含めて選択肢を示すインフォームドチョイス（informed choice）の段階である.第2ステップは,それらの選択肢から患者が自己決定権により自分の受けたい医療を自主的に決定するインフォームドデシジョン（informed decision）の段階である.第3ステップは,同意書を作成し署名するインフォームドコンセント（informed consent）の段階である.インフォームドコンセントには3つのすべてのステップが必要である.

3. 患者への提供情報の内容と説明の仕方

　最初のステップで医師が患者に提供する情報の内容は,①病名や病状,②予想される検査や治療の目的と内容,③行われる検査や治療の予想される結果やそれに伴う危険性,④予想される医療行為以外の方法に関する情報,⑤検査や治療を受けないことにより予想される結果,などである（表9）.また,医師の説明の仕方は,①わかりやすい平易な言葉を使用する,②患者1人で

表9 インフォームドコンセントで説明すべき標準的な項目

- 病名および病状 ⎫
- 治療方針と治療期間 ⎬ クリニカルパスの利用
- 誰が実施するか ⎭
- 期待される効果
- 費用
- 危険性や苦痛
- 代替手段の内容
- 自由意志やセカンドオピニオンの保証
- 病院設備ならびに看護ケアの内容

なくできるだけ家族も含めて説明する，③イラストを利用するなど工夫する，④個別的な患者の心理的状態に対応した工夫をする，など患者の状況を適切に判断して行うことが大切である．

B 産科医療の特徴

1. 妊娠・出産・育児は「生理的営み」

　妊娠・出産は本来病気ではない．妊娠・出産とそれに続く母乳育児は，哺乳動物としての「生理的営み」である．妊産婦は正常に経過している場合は，自分が本来もっている力で出産することができる．一方，正常経過の妊産婦に病的状態で行われる管理が適用される場合は，自然に出産できる力がむしろ損なわれ，新たな医療の介入を必要とするようになる．さらに，正常経過への医療介入が頻繁に行われ日常化すると，主体的に出産をすべき妊産婦に医療者への依存傾向が生まれやすくなる．したがって，正常経過の妊産婦は病人ではないこと，また，妊娠・出産・育児は妊産婦とそのパートナーが主体的に取り組むことが本来の姿であり，医療者はそれをサポートする立場にあることを忘れてはならない．

2. 妊娠・出産に伴うリスク

　妊娠・出産は「生理的営み」であるが，その経過は正常から異常へ変化するリスクを内包している．妊娠初期のリスクとして，子宮外妊娠，流産，妊娠悪阻などがある．子宮外妊娠の頻度は全妊娠の 0.5〜2％，自然流産の頻度は 15％であり，決して少なくはない．さらに妊娠後期には妊娠高血圧症候群，常位胎盤早期剥離，前置胎盤，出産に伴う出血，帝王切開術時のリスクがあり，また，産後には肺血栓塞栓症，感染症のリスクがある．妊産婦死亡率は全体では出産 100,000 に対し 6.3 であるが，20 歳代が 5 前後であるのに対して，35 歳以上では 15.7 と 3 倍である．また，妊娠 12 週以後の自然死産率は出産 1,000 に対し 13.2 であり，早期新生児死亡率は出産 1,000 に対し 1.3 である．無事に健児が得られるにはそれなりのハードルがあり，妊娠・出産経過に伴うリスクの正当な評価と，適切な対応が求められる．

3. 「母と子」を対象とする「2.5 人称の視点」

　産科医療のいまひとつの特徴は，妊産婦と胎児の 2 つの生命が診療の対象となることであり，常に両者への影響を考慮しつつ医療を行わなければならない．「患者の視点」に立ち，ものを考えることが要求されるとき，「妊産婦の視点」と「赤ちゃんの視点」に立つことが必要である．ものを言えない胎児の代弁者としての立場が要求される状況にも遭遇するからである．さらに，妊産婦と胎児の 2 つの生命の安全性を確保し，両者に快適な環境を提供するには，両者の立場

に寄り添いつつも，冷静で科学的・客観的な判断を見失わない「2.5人称の視点」からの判断が必要である[1]．

C 産科医療におけるインフォームドコンセント

1. 医師と患者の相互関係モデル

医療における医師と患者の相互関係は，医療の内容により，①能動-受動モデル，②指導-協力モデル，③相互参加モデル，の3つのパターンに類型化される．能動-受動モデルとして救急医療における医師と意識障害などで適切な判断ができない患者の関係があげられる．医師は能動的，患者は受動的な立場であり，医師の指導力が優先する．緊急の処置が必要な場合にはインフォームドコンセントがなくともやむをえないこともあり，患者は治療についてはまったく受け身の立場となる．次に指導-協力モデルは，患者に判断力はあるが，急性疾患で治療法も限られていて，患者の選択の余地は乏しい場合などである．医師は患者に病状の説明をし，治療について同意をとるが，医師主導型の医療となり，患者は受け身の立場とならざるをえない．第3の相互参加モデルは，救急性を要しない場合であり，患者が医療に参加し医師と対等の立場から病気に対して医師と協力して行動するパターンである．医療における患者の自己決定権とインフォームドコンセントが尊重される．

2. 産科医療における相互関係モデル

産科医療は，正常に経過している場合には妊産婦の主体性を尊重し，医療者がこれをサポートする相互参加モデルとして展開されるが，病的状態が発生した場合には緊急度により能動-受動モデルや，指導-協力モデルの関係に切り替わることがある．産科医療は，母と子の安全を保障するうえで，正常から異常への急変が起こりうるリスクを常に内包している．

3. 産科医療の変化とインフォームドコンセント

妊娠・出産では，母と子がともに健やかであることが最も重要なことであるが，それに加えて，妊産婦の主体性を尊重することと，多様なニーズに応じて快適な出産環境を提供することも産科施設に求められるようになった．病状説明と必要な検査・処置・治療に関する十分な情報提供だけでなく，個別的な要望に対する情報提供と産科医療側からの適切なアドバイスも重要になっている．妊産婦は提供された情報を理解し納得したうえで，パートナーと相談し，検査・治療法・出産時の処置に関する選択を行い，その同意に基づいて医療を受けることになる．ただし，急速遂娩術・帝王切開術・緊急輸血など緊急を要する処置・治療では，インフォームドコンセントを行う時間的余裕がないことがあり，そのような場合は事後の説明と承諾になることを妊娠中に説明し，了解を得ておくことが必要である．

D バースプランの活用

1.「バースプラン」という言葉の普及

「バースプラン」という言葉は，日本では1990年代に入ってインフォームドコンセントの概念の普及と平行して広く使用されるようになった．妊婦とその家族の側からの「出産をめぐるいろいろな要望を盛り込んだ出産に関する計画書」と考えられてきた．最近では，「妊婦と医療者双方の相互理解を確認するプロセスに用いられる方法」として位置づけられ，その目的は「妊産婦が安心して安全に出産に臨めるように，妊婦と医療者双方に協力姿勢を築くこと」とされている．

2. バースプランの内容

　バースプランに取り上げられる内容は個々の妊婦で異なるが，①出産に対する考えと希望，②出産時の環境，③産科処置とケア，④産後の育児とケア，などが比較的多い（**表10**）[2]．産科処置とケアに関する細目をみると，分娩時の体位，呼吸法，和痛処置などに関する希望と，浣腸・剃毛・導尿，会陰切開，静脈ルート確保，陣痛促進薬の使用などはルーチン処置として行って欲しくないという要望である．医学的にこれらの処置が必要である場合は，個別的に状況をよく説明し，妊産婦が納得し，同意したうえで行うことになる．バースプランを検討することは，産科医療におけるインフォームドコンセントのプロセスの一部である．

表10　バースプランの項目

1. 妊娠・出産・育児に対する思いと希望
2. 出産時の環境
   ① 個室または LD(R)システム
   ② 室内環境（照明，BGM など）
   ③ 家族の立ち会い・付き添い
   ④ 出生児の写真・ビデオ撮影
3. 出産時の産科処置とケア
   ① 出産時の体位
   ② 呼吸法
   ③ 和痛処置
   ④ 浣腸・剃毛・導尿
   ⑤ 会陰切開
   ⑥ 静脈ルート確保・点滴
   ⑦ 陣痛促進薬
   ⑧ 臍帯血献血
4. 出産後（入院中）の育児とケア
   ① 出産直後の母子接触（カンガルーケア）
   ② 早期授乳
   ③ 母子同室（頻回授乳・自立授乳）
5. 出産後（退院後）の育児と居住環境
   ① 出産後の住居（自宅・実家・夫の実家・その他）
   ② 育児のサポーター（夫・両親・夫の両親・その他）
6. 出産したい施設

3. バースプランを支援する体制

　妊産婦が出産に関する希望や要望を医療者との話し合いの中でバースプランとしてまとめ，主体的に出産に臨むことが大切である．バースプラン作成過程には，妊婦健診での妊産婦と医療者の緊密なコミュニケーションが，またバースプラン実現には，出産の場での医療チームの連携が必要である．さらに産後のバースプランに応えるには，早期母子接触と母乳育児を支援する産科と新生児科のチーム連携が求められる．こうしたバースプラン支援体制は，その過程において多くのインフォームドコンセントによって形成されている．バースプランの活用は，インフォーム

ドコンセントに基づく産科医療の実践である．

E インフォームドコンセントの基盤

1. コミュニケーションの重要性

インフォームドコンセントが「説明義務違反」訴訟を回避するための形式的なものにならないようにすることが肝要である．そのためには医療者と患者との間の信頼関係を築くことが必要であり，コミュニケーションが重要である．臨床医は患者に話しかけ，患者に耳を傾けることに勤務時間の大部分を使うべきであり，自己修練することが求められる．

2. コミュニケーションのスキル

医療者が患者との会話を効果的にすることは一朝一夕で体得することはできない．効果的な会話は，学ばれ，研究され，計画され，経験されるものである．臨床における医療者と患者・家族との関係でのコミュニケーションスキルを日々の臨床の中で修得することが必要である．患者の人権を尊重する契約医療のなかで，医療者には本来医療に内在する人道・博愛の精神や慈しみの心をより一層大切にすることが求められる．医療者と患者・家族との十分なコミュニケーションがあって初めて，真のインフォームドコンセントが成立する．

◆文献

1) 杉本充弘. 周産期医療とインフォームド・コンセント. 周産期医学. 2004; 34: 969-72.
2) 杉本充弘. バースプラン. 周産期医学. 2004; 34: 1727-32.

〈宮内彰人〉

9. 産科領域のクリニカルパス

> **POINT**
> - クリニカルパスとはチーム医療を行うための「治療計画表」である．
> - クリニカルパスは「時間軸」「ケア介入」「ケアの標準化」「バリアンス」の4つの要素から成り立っている．
> - クリニカルパスの使用により，医療の標準化，医療の質の維持，医療資源の節約，ケアの向上に役立つ．

A クリニカルパスとは

　クリニカルパスとは，疾患単位のマネジメントの手法の1つで，医師や看護師，薬剤師をはじめとするコメディカルがチーム医療を行うための，いわゆる「治療計画表」である．一定の疾患のために入院する患者に対して，入院指導，入院時オリエンテーション，検査，ケア処置，食事指導，退院指導などをスケジュール表のようにまとめてある[1]．医療従事者用と患者用の2種類を作成し，医療の質の向上，すなわち安全でミスのない医療，チーム医療の展開，インフォームドコンセントの充実および患者中心の医療の推進のためのツールとして活用することができる．

　そもそもクリニカルパスは，米国で1983年に医療費が「出来高払い」から「DRG（診断群別包括支払いシステム）」になったことから始まる[1]．入院医療が出来高払いから定額払いになったことにより，在院期間の短縮を主目的としてクリニカルパスが導入された．本邦においても入院包括制度DPC（同じ病名の病気については，合併症があってもなくても，在院期間がどのくらいかかろうと，医療費は固定される）が始まり，医療の標準化を意識したクリニカルパスの作成が始まっている．

　産科領域では，妊娠期，分娩期，産褥期のパス，帝王切開術のパス，正常分娩，新生児のパスなどが活用されている．

B クリニカルパスの目的は

　①医療の質の保証
　②在院日数の短縮
　③標準化された医療の提供
　④情報公開による患者満足度の向上
　⑤チーム医療の促進
などである．

C クリニカルパスを構成する4つの要素

　クリニカルパスは，時間軸，ケア介入，ケアの標準化，バリアンス（変化要因）という4つの要素からなっている[1]．「治療計画表」なので，ある病気の患者のケアを標準的に進めるために，時間の経過を追って（時間軸），どこでどのようなケア介入がなされるか（ケア介入）が記入される．そして，それが合理的なものであるかどうかが検討され（ケアの標準化），さらに患者の特別な要因に応じた変更（バリアンス）がなされる．

　時間軸は，ケア介入の中身によって分単位，時間単位，週単位，さらに月単位と変わる．つまり，急性期なら次々とケア介入が必要であるが，慢性期であれば1カ月に1度というケア介入でもよい．疾患に応じて，この時間軸の上には，疾患の状態・疾患の急性度，回復状況，ADL（生活行動力）なども記入して，共通の理解を促すことができる．

　ケア介入は，疾患や疾病，病院，病棟によって異なる．ケア介入の単位（看護，安静度，リハビリテーション，食事，栄養，退院指導，検査，その他）で記入することもできるし，介入グループ（看護師，栄養士，理学療法士，作業療法士，ソーシャルワーカー，検査科，レントゲン科など）で記入することもできる．

　ケアの標準化とは，医療の質のbaselineを定めることで，その目的は，相互理解の促進，安全性の保持，多様性の調整，患者の保護などである．具体的には，病院などの医療機関のなかに作ったクリニカルパス委員会のなかで行われる．時間軸とケア介入を明確にしてから，疾患の治療やケアがどのようになされるべきかを検討する．一度標準化されたものであっても固定化されることはなく，常により合理的なものへ変えていく必要がある．

　バリアンスとは，標準化したクリニカルパスから逸脱したケア介入や時間軸の変化である．すなわちケアを行う上で質の向上や効率化を妨げる要因といえる．そのなかには，検査室のスタッフ不足や休日で検査ができないというシステムの問題や，患者や家族が治療やケアの受け入れを拒否するという問題，指示漏れや作業の遅れなどの医療スタッフの問題などが含まれる．こうした変化要因を明らかにしていくことによって，質の高い効率的なケアを提供していく上で何が障害になっているかが明確になっていく．

D クリニカルパスの実際

　日赤医療センターでは，平成11年度に事業計画に基づき，クリニカルパスを導入した．院内にクリティカルパス委員会が設置され，治療の標準化，業務の効率化などが検討されてきた．電子カルテ化に伴い，クリニカルパスも電子カルテ上に展開されており，医療従事者用のパスの活用によりケアの抜け，記入の漏れなどの防止に役立っている．実際に使用している患者用のパス（入院中のスケジュール）を図15（卵巣嚢腫手術），図16（帝王切開術）に示す．今後のスケジュールがわかり，目標を設定することで，回復へ積極的に参加してもらう[2]．また，帝王切開術後のパスでは，自分で体の変化をつかめるように記入式となっている．

　以下に作成の手順を示す．

a) 疾患の決定

　合併症の少ないものや，入院期間が一定のものなどが作成しやすい．産科領域では，卵巣嚢腫の手術のパス，帝王切開術のパス，正常分娩のパスなどが活用されている．

b) フォーマットの作成

　横軸が時間で，手術当日は手術前と後とに分けるとよい．具体的な月日は後で記入できるよう

9. 産科領域のクリニカルパス

空欄とする．縦軸は介入項目で，達成目標，治療・薬剤，処置，検査，活動・安静，食事，清潔，排泄，説明などのカテゴリーなどを作成する．産科特有のものでは「児心音」などを入れるとよい．

c）現状の把握

EBM（根拠に基づく医療），EBN（根拠に基づく看護）を参考に，現状のケアを検討する．

d）パス作成上の注意点

1) 目標は，標準的な目標を定めることで，治療の経過の目安となる．そのため，「排尿ができる」，「歩行ができる」など，具体的に定める．
2) 治療・薬剤はEBMに基づき内容を検討し，医療者用には具体的な薬剤を記入し，投与されたかわかるようにチェック欄を設ける．患者用には日数を表記する．
3) 処置，検査などもEBMに基づき，目標達成のための最低必要限の内容とする．
4) 活動・安静度は，具体的な表現を盛り込むようにする．
5) 医療従事者用には，新人スタッフでも理解できる表現をすることも重要である．患者用では，あくまで，「おおよその経過である」という説明を欄外に記しておくとよい．

図15 妊娠中の卵巣嚢腫術後のクリニカルパス

図16 帝王切開術後のクリニカルパス

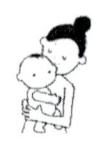

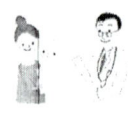

E クリニカルパスの有効性

　クリニカルパスは4つの側面から有効であるといわれており，それは，経済的アウトカム，臨床的アウトカム，機能的アウトカム，満足度の4つである．

　経済的アウトカムは，患者にとっては医療費が安くなるということであり，医療機関にとっては経費が節減できるということになる．これまで担当医師の経験に基づいて，治療計画がなされていたため，医師間で診療内容にばらつきがあり，そのなかには多くの無駄が含まれていた．そのため，EBM（科学的根拠に基づく医療）を導入して，患者を中心にしたチーム医療を行うことで過剰診療をなくし，医療費，経費の削減ができる．

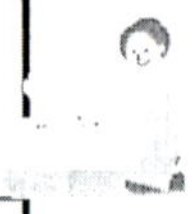

　また，パスに沿ってケアを提供することで，ケアの日程がずれこむということもなくなる．その結果，在院日数が短くなり患者の回転が速くなるのでベッド単価が上がる一方，患者にとっては決められた日数で退院が可能となる，という臨床的アウトカムとも結びつく．

　また，あらかじめスケジュールがわかっていることで，自分でよくなっていく過程が想定できる．そのため，患者のADL（生活行動力）など，機能の回復という機能的アウトカムが得られる．もちろん患者の満足度が上がるという満足度のアウトカムも向上する．

　クリニカルパスを導入したらその有効性を評価し，システムを検証する必要がある．

　それぞれの側面から有効性を検証することで，クリニカルパスは病院システムそのものを改革することになる．ケアにかかわるチーム全体のコミュニケーションをよくし，情報が一元化する

のでケアの記録が効率化する．また，パスのとおりにならないバリアンスが生じればその理由を出していくので，もともと病院や医師がもっていた問題点が明らかになることもある．検査スタッフが足りないとか，予約を過剰に入れすぎているなど，システム上の問題が分析されるため，病院全体の総合的質管理のためのツールにもなる[2]．

おわりに

クリニカルパスとは，医療を標準化し，医療の質を維持しながら医療資源の節約，ケアの向上に寄与している．現在，医療施設では電子カルテ化が進んでおり，それにリンクさせたクリニカルパスが浸透しつつある．「現在行われているケアの見直し」は定期的に必要であり，今後もアウトカムの評価に基づいたクリニカルパスの効果も評価していく必要がある．

◆文献

1) 阿部俊子．2 クリティカル・パスの上手な導入法・活用法—その目的・利点を理解し，患者の個別性へ対応する．In: 立川幸治．阿部俊子，編．クリティカル・パス わかりやすい導入と活用のヒント．東京：医学書院；1999. p.6-12.
2) 中川潤子，杉本充弘．帝王切開の術後管理と産褥生活．周産期医学．2003; 33: 1002-6.

〈中川潤子〉

10. 産科領域の院内感染対策と母子感染への対応

> **POINT**
> - 病院感染とは病院内に存在する感染源により入院患者，外来患者，医療従事者が感染症を発症することである．
> - 感染経路は接触感染，飛沫感染，空気感染が重要である．
> - 病院感染対策を行うため，ICT，ICC，NICC およびリンクナース会が設置されている．
> - 病院内感染予防の主戦略は標準的予防策である．

A 院内感染の定義と感染経路[1]

院内感染（病院感染）とは，病院内に存在する感染源により入院患者，外来患者，医療従事者が感染症を発症することである（入院して 48 時間以降に発症）．感染の発生には感染源，感染経路および感受性のある宿主が関連し，感染経路として接触感染，飛沫感染，空気感染が重要である．接触感染は患者同士や医療従事者と患者，あるいは器具を介した直接接触による感染で，病院感染で最も多い感染経路である（多剤耐性菌，ウイルス性腸炎，疥癬など）．飛沫感染は飛沫（5μm 以上）による感染で，咳やくしゃみなどにより感染する（インフルエンザ，ムンプスなど）．空気感染は飛沫核（微生物を含む 5μm 未満の粉塵小粒子）による感染で，長時間空中を浮遊し感染する（結核，麻疹，水痘など）．

B 病院内感染対策組織とその役割

病院感染対策を行うため，当センターでは院内感染対策室（infection control team: ICT）と院内感染症等予防対策委員会（infection control committee: ICC）が設置され病院感染対策をリードしているが，職員全員の協力が不可欠である（図 17）．

a）院内感染対策室（infection control team: ICT）

病院長直属の機関で，室長および感染管理医師（infection control doctor: ICD），感染管理看護師（infection control nurse: ICN），細菌検査部，薬剤部，事務担当者で構成される．ICT の主な役割はサーベイランス，感染症治療を含むコンサルテーション，感染防止対策の指導助言，アウトブレイク（集団発生）の監視および迅速な対応，教育，啓蒙などである．

b）院内感染症等予防対策委員会（infection control committee: ICC）

院内常設委員会で病院感染対策に関する最終審議機関である．

c）看護部感染対策委員会（nursing department infection control committee: NICC）

ICT や ICC と連携して活動する．NICC は各部署 1 名のリンクナースで構成される「リンクナース会」を主催し，リンクナースを通じて病院感染対策の周知や教育指導を実施する．

d）リンクナース会

リンクナースは各現場における情報収集を行い，NICC へ連絡し対応について相談する．また

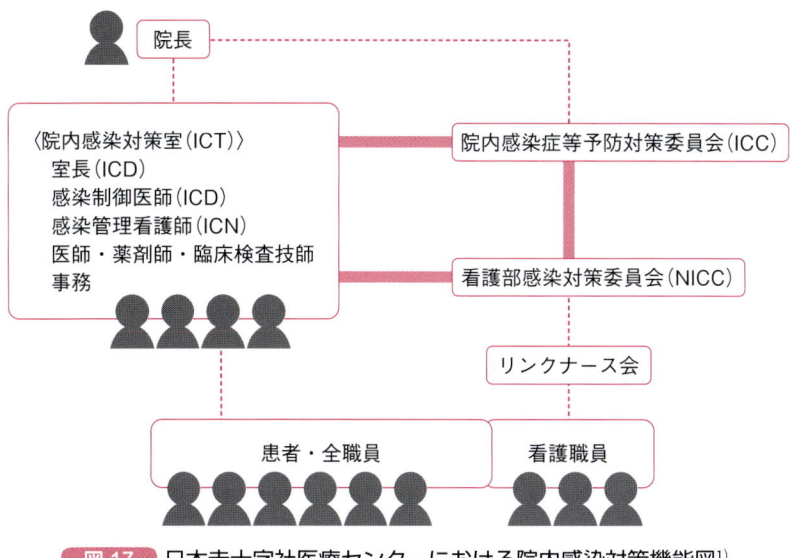

図17 日本赤十字社医療センターにおける院内感染対策機能図[1]

感染対策の実践にあたり，NICC に協力し職員に対する感染対策に関する教育や啓蒙を行う．

C アウトブレイク（集団発生）とその対策[2,3]

特定の感染症が集団発生した場合の適切な対応は重要な課題となっている．小規模のアウトブレイクは日常的に発生しており，それが拡大しないように早期に発見し対策をとることが重要である．一般にアウトブレイクを疑う場合としては，特定の感染症が統計学的に有意に増加した場合，特定の医療行為の感染率が一般的報告と比べて高い場合，通常みられない病原体の感染症が発生した場合などである（表11）．また施設内や周辺地域の感染症の発生率・状況に関するサーベイランス情報についても注意する必要がある．アウトブレイクが発生した場合，通常は ICT が中心となってその対策にあたり，また重大なアウトブレイクが発生した場合は所轄の保健所に報告を行う．

表11 日本赤十字社医療センターにおけるアウトブレイク時 ICT への報告基準[1]

1) 患者・職員を問わず，発熱（38.5℃以上），消化器症状（下痢嘔吐），発疹などの感染兆候があり，同様の症状を訴える者が同じ場所（同じ病棟，部署）で短い時間に 2 人以上いる場合〔想定感染症：インフルエンザ，ノロウイルス，アデノウイルス（結膜炎を含む）〕．
2) 上記以外にいつもと違う状況を感じたら．
   上記1），2）を察知したら速やかに ICT へ報告する．

D 病院内感染予防策[2,3]

病院内感染予防策の基盤をなしているのは，1996 年の米国疾病管理予防センター（CDC）ガイドラインで，それは標準予防策と感染経路別予防策から成り立っている．現在，病院内感染予防の主戦略は標準的予防策で，その対象は病院内でケアを受けているすべての患者であり，血

表12　日本赤十字社医療センターにおける主な処置別標準予防策[1]

分類	項目	手袋	マスク	ビニールエプロン	ゴーグル
清潔	口腔ケア（歯磨き，義歯の手入れなど）	○			○
	含嗽介助	○			
	髭剃り	○			
	沐浴	必要時			
	陰部洗浄・肛門部洗浄（座浴）	○			
排泄	排泄介助（オムツ交換，摘便，浣腸）	○		○	
	ストーマケア	○			
栄養	経管栄養	○			
	母乳の取り扱い（乳房マッサージ含）	○			必要時
環境	環境整備	必要時			
	血液，体液による汚染リネンの取り扱い	○	○	○（Pガウン）	必要時
	すべての排液処理時（吸引ビン・排尿袋・ドレーン排液など）	○	○	○	○
その他	死後の処置	○	必要時	必要時	
分娩介助	直接	○	○	○（Pガウン）	○
	間接	○	○	○	必要時
処置	採血（Aライン含む）	○			
	検体の取り扱い	○			
	脳脊髄液（頭蓋内圧亢進時）	○	必要時		
	嘔吐時	○	必要時	必要時	
	吐下血，喀血時	○	○	○	○
	坐薬・腟錠の挿入	○			
	注射（筋注・静注・硬膜外注など）	○			
	輸液の調合		○		
	抗がん剤，IVH	○	○	○	○
	排痰（肺理学療法など）	必要時	○		
	吸引	○	○	○	
	気道確保（エアウェイ挿管，抜管など）	○	○		
	心肺蘇生	○	○	○	
	カニューレ交換	○	○	○	○
	透析（HD・CAPDなど）	○			○
	導尿・留置カテーテルの交換	○			
	創傷処置（褥創，創洗浄）	○		必要時	必要時
	浸出液量のカウント	○			
	創洗浄（開放創）	○	○	○	○
	腟洗浄	○			
	薬浴	○			
	軟膏塗布	○			
	ドレーンの交換・抜去	○		○	必要時
	点眼，眼軟膏	○			
	点鼻，鼻出血処置，鼻血	○		必要時	
	点耳	○			
	除毛，臍処置	○			
	上下部消化管内視鏡　　　　　直接	○	○	○	○
	気管支鏡	○	必要時N95	○	

液, すべての体液, 分泌物（汗を除く）, 排泄物, 傷のある皮膚・粘膜は感染性があるものとして取り扱う（**表12**）. 必要とされる予防策は手洗い, 手袋の着用, マスク, アイプロテクション, フェイスシールド, ガウン, エプロン, ナースキャップ, 器具, 環境, リネン, 労働衛生と血液病原体, 患者配置などがあげられる.

1. 手洗い

感染対策の最も基本的な手技で, 血液, 体液, 分泌物, 排泄物, 汚染された物に触った後は手袋着用の有無にかかわらず手を洗う. また傷のある皮膚・粘膜に接した場合も同様である. さらに同一患者でも異なる部位の処置を行う場合にも適用される. 処置が終わった直後には手洗いをすることで他の患者や環境への病原体の運搬を防ぐことができる. 日常の手洗いは普通の石鹸でよいが, 感染が多発している場合や拡大している場合の手洗いには抗菌性石鹸か速乾式手指消毒薬を状況により選択し使用する. CDCでは2002年10月に「医療現場における手指衛生のためのガイドライン」を出しており, 手洗いの基本を, 従来推奨された石鹸と流水による手洗いから擦り込み式消毒用アルコール製剤による手指衛生を保つ考えに変更し, これを国際的標準とした.

2. 手袋の着用

血液, 体液, 分泌物, 排泄物, 汚染された物に触れる場合は手袋を着用する. その際, 手袋は清潔であれば非滅菌手袋で十分である. また粘膜や傷のある皮膚に触れる場合は直前に清潔な手袋を着用し, 同一患者でも異なる部位の処置を行う場合には別の手袋を着用する. 処置終了後はただちに手袋をはずし, 他の患者に接する場合はその前に手を洗う.

3. マスク, アイプロテクション, フェイスシールド

血液, 体液, 分泌物, 排泄物の飛沫を発生させる可能性がある操作やケアを行う場合には, 眼・鼻・口の粘膜を保護するためマスク, アイプロテクション（ゴーグル）, フェイスシールドを着用する. 飛沫感染を起こす病原体の予防にサージカルマスクは有効であるが, 空気感染を起こす病原体（結核など）には有効ではなく, その場合はN95微粒子マスクの使用が勧められる.

4. ガウン, エプロン

ガウンの着用は処置中の血液・体液・分泌物・排泄物の飛沫から皮膚を保護し衣服の汚染を防止する. その際は清潔であれば非滅菌ガウンでよく, 活動するのに十分余裕があり, かつ予測される飛沫（液体）量に合うものを選択する. 使用した（汚染された）ガウンはできるだけすぐに脱いで手を洗う. 素材は不透過素材（ポリエチレン, 塩化ビニールなど）がよい.

5. 労働衛生

針やメスなどの鋭利な器具・装置を扱うときは負傷しないよう注意する. また使用済みの針はリキャップしないようにし, ディスポ注射器やメスの刃なども含めて専用容器に廃棄する.

6. 患者配置

個室管理は直接・間接的な接触感染を防止するため重要である. 環境を汚染する患者や, 適切な衛生環境を維持することに協力できない患者（乳児, 小児, その他）は個室に入れる. また感染性の高い患者や疫学的に重要な感染の場合には, トイレ洗面付きの個室に入れることで感染の機会を減らす. 施設の状況で個室がない場合, または使用できない場合は感染症の専門家に相談し, 患者ベッドの配置を考える.

E 新生児室・産科病棟における感染予防策[2, 3]

1. 新生児室・産科病棟の感染管理

　新生児室・産科病棟における感染予防策の基本は，前述のCDCの標準予防策が適用される．入院中の新生児は各々が特異な細菌叢を有しているという意識で接し，新生児間で感染が起こらないよう注意する．入院に関しては原則として，一度退院した新生児が感染の疑いで再入院する場合は正常新生児室へは入院させない．医療従事者に感染あるいはその可能性がある場合は，呼吸器・皮膚・粘膜・消化器感染のある場合は直接新生児に接することを避ける．また浸出液を伴う皮膚病変がある場合は児への接触を禁ずる．さらに新生児室（産科病棟）勤務者は可能な限り，他の病院内施設に出入りしないよう心掛ける．

2. 手洗い

　患者に接する前後の手洗いは最も重要な感染予防策である．病棟勤務を始める前に抗菌性洗剤でブラシを用いて肘の上まで3分間手洗いを行いペーパータオルで拭き取る．その際は指輪・時計・腕輪などを取り外してから手洗いを行う．病棟勤務中は，手袋着用の有無にかかわらず新生児の処置や物品に触れる場合はその前後に必ず抗菌性石鹸で10秒間手を洗う．

3. 医療従事者の感染対策

　米国では周産期医療に従事する人間は，麻疹・風疹・ムンプス・水痘・B型肝炎などのウイルス，百日咳・破傷風・ジフテリア・結核などの細菌に対する抗体保有について検査を行うとしている．これは患児から医療従事者を守ることと，他の新生児への感染拡大を防ぐ目的も含まれる．またインフルエンザが流行する前にワクチンの接種を毎年行う．分娩の取り扱いに関してCDCでは介助する人間は滅菌されたガウン・手袋・マスク・キャップ・ゴーグル・靴カバーを着用するとしている．

◆文献

1) 日本赤十字社医療センター．院内感染症等予防対策委員会．病院感染対策マニュアル．平成22年度改訂．
2) 高木健次郎．院内感染防止策．日産婦誌．2007; 59: N506-9.
3) 高木健次郎．新生児室・産科病棟感染防止策．日産婦誌．2004; 56: N545-8.

〈安藤一道〉

11. 出産・産褥における母子支援
——変遷と新たな取り組み

> **POINT**
> - 出産・産後の適切な医療技術に関するWHOの勧告は，女性が自分の出産に主体的に対応する「人間的な出産」を重視し，女性の自律的反応を促進するケアを求めている．
> - 女性の産む力・育てる力を引き出す支援が快適性につながり，母親の快適性の確保は，子育てや次回の妊娠・出産によい影響を与える．
> - UNICEFとWHOは「母乳育児成功のための10カ条」を実践する産科施設を「赤ちゃんにやさしい病院（BFH）」と認定し，世界的規模の母乳育児推進活動「赤ちゃんにやさしい病院運動（BFHI）」を行っている．
> - 母乳育児は母と子の「こころ」と「からだ」の健康を推進する重要な役割をはたしている．

A 出産・産褥における母子支援の変遷

1.「お母さんにやさしい病院」
a）妊娠出産における快適性— WHOの勧告[1]
1）出産における適切な医療技術

出産における適切な医療技術のためのWHOコンセンサス会議が1985年ブラジルで開催された．個々の女性は適切な産前ケアを受ける基本的な権利をもつこと，女性は産前ケアの計画・実行・評価などすべてにおいて中心的役割をはたすこと，適切な産前ケアの理解と遂行には社会的・情緒的・心理的な要因が決定的であること，などの原則のもとに産前ケアに関する勧告が行われた．勧告には，母子同室，母乳育児の早期開始が含まれている．

2）産後における適切な医療技術

産後における適切な医療技術のためのWHOコンセンサス会議は1986年イタリアで開催された．産後ケアを行ううえの心構えと尊重すべき母子の権利として，出産場所と出産の第一介助者の選択，母子に対する身体の尊厳とプライバシーの保護，個人的・性的・家族的な経験としての出産の尊重，産後1カ月の適切な衣食住の提供，家族のケアに対して十分な財政的支援の保障，出産後の適切な医療の提供，虐待と育児拒否から子どもたちが守られること，などがあげられた．社会的平等を促進し，健康な女性と赤ちゃんのための医療サービスと適切なケアを提供すること，新生児の集中的救命システムに医療資源を分配すること，出産前後に適切な期間の有給産休を保障すること，父親が赤ちゃんとの関係を強め，母親を支援できるように，父親にも有給休暇を与えること，などが公的な機関へ勧告された．母乳育児に関する指導の内容については，1981年の第34回WHO総会で採択された決議案に従うことが勧告されている．

3）人間的な出産の必要性

出産・産後の適切な医療技術に関するWHOの勧告には，Wagner博士の提唱する「人間的な出産」を推進する立場が明確に示されている．「医療化された出産」では医師が常に管理するの

に対し,「人間的な出産」では女性が自分の出産に主体的に対応することが重要な違いである.また,陣痛と出産は自律神経系の機能により制御され,意識による制御はできない.したがって,実際の出産中のケアは,女性に協力して女性の自律的反応を促進するケアを行う「人間的な出産」と,生物学的プロセスを無視して薬剤投与や外科的処置を行う「医療化された出産」の2つのアプローチの組み合わせで行われており,「人間的な出産」の側面をより推進することが求められている.

b) マザーフレンドリー（母親にやさしい）ケア

アメリカの妊娠・出産サービスを改善する出産関連団体の連合 Coalition for improving maternity services（CIMS）は 1996 年に「マザー・フレンドリー・チャイルドバース・イニシアティブ」の 10 カ条を提唱し,実践している施設を「母親にやさしい出産施設」と認定している[2]. マザーフレンドリー（母親にやさしい）ケアの 10 カ条は, 1985・1986 年の出産・産後の適切な医療技術に関する WHO の勧告に基づき,「母乳育児のための 10 カ条」[3]を意識して作られ,次のような内容である.

①すべての出産する女性に,出産時の付き添い,陣痛時の支援,助産師のケアを制限することなく認めること.
②出産ケアの処置に関する正確でわかりやすい統計的情報を提供すること.
③文化的に十分なケア（宗教,価値観,慣習を尊重した対応）を提供すること.
④出産する女性が自由に歩いたり動いたり,体位の選択ができるようにすること.
⑤地域で支援してくれる人達と協力,相談,連携するために方針と手順を明確に定めること.
⑥科学的根拠に基づかない処置行為はルーチンには行わないこと.
⑦薬を使わないで痛みを逃がす方法をスタッフに教育し,鎮痛薬や麻酔薬の使用を勧めないこと.
⑧すべての母親とその家族に,触って,抱いて,母乳育児をするように励ますこと.
⑨新生児の宗教的理由以外の割礼を思いとどまらせること.
⑩「母乳育児成功のための 10 カ条」を達成するため努力すること.

c) 妊娠・出産の快適性確保のための諸問題の研究（厚生労働省「健やか親子 21」）[4]

健やか親子 21 の課題 2「妊娠・出産の安全性と快適性の確保と不妊への支援」に参加した,日本産婦人科医会,日本助産師会,日本母乳の会の 3 団体が 2004〜2006 年の 3 年間に行った研究である.研究成果として,「快適性」は,身体的（生理的）・心理的・行動的の 3 つの要素が組み合わされて成り立ち,満足感・自己肯定感・自己達成感などが含まれること,妊娠・出産の安全性と快適性は両立する概念であり,女性が本来もっている産む力,育てる力を引き出す支援が快適性につながること,母親の快適性の確保は,子育てや次回の妊娠・出産につながること,妊娠・出産・育児の生物学的過程で得られる快適性は,女性を母親にし,子を成長させ,家族機能を獲得させる社会学的過程に大きな影響を与えること,などが確認された.

d)「快適な妊娠出産のためのガイドライン（2006）」[5]

平成 17〜18 年厚生労働科学研究費補助金（子ども家庭総合研究事業）「快適な妊娠出産のためのガイドラインの開発に関する研究（主任研究者：島田三恵子）により,「快適な妊娠出産のためのガイドライン（2006）」が作成された.母親側からみて快適で満足な妊娠出産ケアの指標を科学的に抽出し,女性が安心して子どもを出産し,育てる楽しさを実感できる,豊かで安全な出産環境を整備するガイドラインが目標とされた.出産・産後の適切な医療技術に関する WHO

の勧告を，日本の「出産風土」のなかで展開するための手引きである．作成には産科医，新生児科医，助産師，疫学者，図書館司書らが参加し，母親である女性たちの意見も取り入れられた．病院機能評価機構ホームページの医療情報サービス Minds（マインズ）に公開されている．

2.「赤ちゃんにやさしい病院」(baby friendly hospital: BFH)

a) WHO の活動と母乳推進

WHO（世界保健機関）は，国際社会において医療政策が政治的な圧力を受けることなく立案・実施されることを願って，1948 年に国連の専門機関として創設された．1980 年代当時，世界の乳幼児死亡の約 1/4 は下痢が関連し，特に水の衛生状態がよくない開発途上国では，母乳で育てられた子に比べて人工栄養の子は下痢で死亡する率がきわめて高かった．そこで，世界的な母乳育児の衰退による子どもの健康悪化を防ぐために，世界各国に母乳育児を徹底させようという努力と試みが，UNICEF（国際連合児童基金）と協力して行われることになった．

b) UNICEF と WHO の母乳育児推進

1989 年 3 月に母乳育児を推進するため，共同声明として世界のすべての産科施設に「母乳育児成功のための 10 カ条」を提唱した（**表 13**）[3]．その内容は，産前・産後のヘルスケアに主眼を置いた母乳育児を推進するためのもので，すべての産科施設が 10 カ条のリストを活用して母乳育児を支援し，推進することができるようにした．11 月の国連総会では「児童の権利に関する条約」が採択され，24 条に「母乳で育てられることが子どもの権利である」と明記された．また，1990 年のイノチェンティ宣言では，①すべての母子が 4～6 カ月まで完全に母乳育児ができるようにすること，②その後は，子どもたちに適切で十分な食べ物を補いながら，2 歳かそれ以上まで母乳育児を続けるようにすること，③母乳育児に対する社会の意識を高め，周囲の環境を整え，母乳育児をサポートすることによって，子どもの栄養に関する理想を実現すること，などが述べられている．

さらに，1991 年に「母乳育児成功のための 10 カ条」を実践する産科施設を「赤ちゃんにやさしい病院（BFH）」として認定することにより，母乳育児を推進する世界的規模の活動を開始した．この母乳育児推進活動は「赤ちゃんにやさしい病院運動（baby friendly hospital initiative: BFHI）」とよばれている．

表 13　母乳育児成功のための 10 カ条

1. 母乳育児についての基本方針を文書にし，すべての関係職員がいつでも確認できるようにする．
2. この方針を実践するうえで必要な知識と技術をすべての関係職員に指導する．
3. すべての妊婦に母乳育児の利点と授乳の方法を教える．
4. 母親が出産後 30 分以内に母乳を飲ませられるように援助する．
5. 母親に飲ませ方をその場で具体的に指導する．また，もし赤ちゃんを母親から離して収容しなければならない場合にも，母親に母乳の分泌を維持する方法を教える．
6. 医学的に必要でないかぎり，新生児には母乳以外の栄養や水分を与えないようにする．
7. 母子同室にする．母親と赤ちゃんが終日一緒にいられるようにする．
8. 赤ちゃんが欲しがる時はいつでも母親が母乳を飲ませられるようにする．
9. 母乳で育てている赤ちゃんにゴムの乳首やおしゃぶりを与えない．
10. 母乳で育てる母親のための支援グループ作りを助け，母親が退院する時にはそのグループを紹介する．

c) 先進国における BFHI

　UNICEF と WHO の推進する母乳育児の視点は，母乳の利点は栄養面や衛生面だけに限られるものではなく，親と子の「こころ」と「からだ」の健康全体の推進にあると考える立場である．途上国では母乳育児による栄養面と衛生面の利点が際立ってみえるが，先進国においては，母乳育児による母子相互作用が注目され，母乳栄養から母乳育児へと視野が拡げられた．先進国である北欧のノルウェーやスウェーデンでは，母乳育児の視点に立って，政府のレベルで BFHI を推進しており，公立病院はほとんど BFH に認定されている（**表14**）[6]．分娩施設における BFH の割合は，ノルウェー81％，スウェーデン 100％に対して，アメリカと日本は 2％に満たない．福祉優先国家と経済優先国家の差異の一端を表している．

表14 世界31カ国のBFH施設（2008年）

国名	分娩施設数	BFH施設数	％	国名	分娩施設数	BFH施設数	％
オーストラリア	415	63	15.2	コソボ	23	16	70.0
オーストリア	105	12	11.4	ルクセンブルグ	6	3	50.0
ベラルーシ	113	28	24.8	マケドニア	30	28	93.3
ベルギー	144	13	9.0	ニュージーランド	79	63	79.7
カナダ	213	9	4.2	ノルウェー	53	43	81.1
クロアチア	35	4	11.4	ロシア	3000	255	8.5
デンマーク	31	12	38.7	セルビア	58	56	96.6
フィンランド	34	4	11.8	スロヴェニア	14	11	78.6
フランス	584	6	1.0	スペイン	520	13	2.5
ギリシャ	75	23	30.7	スウェーデン	52	52	100.0
ドイツ	933	33	3.5	スイス	111	60	54.1
アイルランド	20	7	35.0	タジキスタン	89	30	33.7
イタリア	700	19	2.7	イギリス	300	51	17.0
日本	3320	48	1.4	ウクライナ	680	115	16.9
カザフスタン	222	30	13.5	アメリカ	3599	63	1.8
韓国	532	55	10.3	平均	519	39.5	

d) 日本における BFHI

　日本における BFH の第1号は国立岡山病院（現国立病院機構岡山医療センター）であり，1991年に認定された．UNICEF と WHO が BFH の認定を始めた年で，先進国で第1号であった．次いで 1992 年に久留米市の聖マリア病院が認定された．この2施設は，UNICEF と WHO の直接現地調査により認定された．その後は一般社団法人日本母乳の会が UNICEF から BFH 認定業務を委託されている．日本の BFHI も徐々に広がり，2012 年 10 月現在，日本の BFH は 66 施設である[6]．

B 母子支援の取り組み

1. 早期母子接触

a) カンガルーケア

人と人とが直接肌を触れ合わすことを皮膚接触（skin to skin contact）という．母親と赤ちゃんの皮膚接触は，その様子からカンガルーケア（早期母子接触）とよばれている．カンガルーケアは，1970年代に南米コロンビアの病院から広まった．早産や低出生体重児が多く，保育器が不足し困窮していたこの病院では，母親達がカンガルーケアで赤ちゃんを抱き続けたところ，感染症による児死亡が著しく減少し，育児拒否も減少した．先進国では，母親の「こころ」の変化に注目が集まり，世界中のNICUにカンガルーケアが広がった．その後，正期産の分娩直後にもカンガルーケアが普及していった．

b) 新生児覚醒と母親認識行動

出生直後の赤ちゃんは，分娩に伴うストレスにより血中カテコールアミンが増加し，30分〜2時間は覚醒状態にあり，目を見開き，母の声や周囲の様子に反応を示し，母親を認識する．また，嗅覚と触覚を駆使して，母親の乳首を探しあて吸啜する．その後，血中カテコールアミンが急速に減少し，深い眠りに入る．

c) 分娩室での早期母子皮膚接触（early skin to skin contact：ESTS）

出産直後の母親は，分娩ストレスにより血中カテコールアミンが増加し，精神状態が高揚し，わが子を認識する感受性が亢進している．ESTS開始後，児の乳首吸啜により，血中プロラクチンとオキシトシンが上昇し，乳汁産生・分泌と子宮収縮が促進され，母性行動が促される．出産直後の1〜2時間を赤ちゃんと密着して過ごすことは，母親の愛着形成を促し，親子の絆づくりやその後の母乳育児によい影響を与える．しかし，赤ちゃんは肺呼吸開始という劇的な変化の後で，まだ呼吸循環や血糖値が不安定な状態であり，体温，経皮酸素飽和度など注意深い観察が必要である．赤ちゃんの体温，呼吸，心拍数に加えて酸素化の評価が重要であり，パルスオキシメーターの右手装着が推奨される．出生10分後の経皮酸素飽和度90％以上が目安である．

2. 母子同室

a) 母子同室と母子異室

母子同室とは，母と子が出生直後より24時間常に同室で過ごすことである．哺乳動物では，出生直後は同床・同衾であり，母子分離は自然の姿に反する行為である．母子異室制度は，1900年代初頭に感染から赤ちゃんを守るため新生児室を作った米国で普及したが，1940年代には母子相互作用の意義が認識され，批判の目が向けられた．しかし日本では，終戦後GHQの指導で新生児室が普及し，母子分離と安易な人工乳投与が行われた．その後，感染症のリスクが減少した現在でも母子異室の出産施設は少なくない．

b) 母子同室と母乳育児

「母乳育児成功のための10カ条」の第7条は母子同室にすること，第8条は赤ちゃんが欲しがるときには，いつでも母乳を飲ませられるようにすること（自律授乳）である．母乳育児の確立には，早期授乳，頻回授乳，自律授乳が重要であり，母子同室の環境が必要である．医療提供者が業務効率重視の観点から母子を分離することは，親子の絆・愛着形成を妨げることにつながる．母子を同室とし大切な期間を活かすことが重要である．

3. 母乳育児支援

日本の社会情勢のなかで，幼児虐待，家庭崩壊，いじめ，引きこもり，不登校，学級崩壊など

年	母乳栄養率（%）
1960	70.5
1970	31.7
1980	45.7
1985	49.5
1990	44.1
1995	46.2
2000	44.8
2005	42.4
2010	51.6

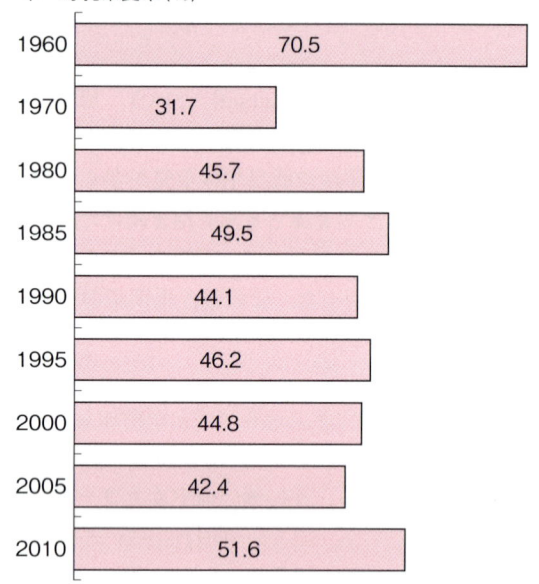

図18 日本の母乳栄養率（生後1カ月時）の推移（1960〜2010年）

が社会問題として取り上げられてきた．これらの社会問題の背景の1つとして母乳育児の衰退が無関係であるとはいえない．日本の母乳栄養率（生後1カ月）は，厚生省（厚生労働省）の調査では1960年70.5％，1970年31.7％，1990年44.1％，2000年44.8％，2005年42.4％，2010年51.6％であり（図18）[6]，母乳育児が十分には行われなかった世代に問題が起きている可能性がある．「抱いて授乳，抱かれて哺乳」という行為を通して，親と子の愛着が形成され，「基本的信頼関係」が構築される．新生児が人とのコミュニケーションの心地よさを感じることによって，人に対する信頼感が育まれると考えられている．一方，母乳育児中の母親にはマタニティブルーズの発症が少なく，母乳育児は母親の「こころ」の健康にもよい影響を及ぼしている．したがって，母乳育児は母と子の「こころ」と「からだ」の健康を推進する重要な役割をはたしているといえる．「母乳育児成功のための10カ条」の実践が求められる．

◆文献

1) Wagner M. 著. 井上裕美, 河合 蘭, 監訳. WHO勧告にみる望ましい周産期ケアとその根拠. 大阪: メディカ出版; 2002. p.351-99.
2) Birth Network National and Citizens for Midwifery: Mother-Friendly Childbirth? Highlights of the Evidence. http://www.motherfriendly.org
3) WHO/UNICEF: The Ten Steps to Successful Breastfeeding. 1989.
4) 橋本武夫. 妊娠・出産の快適性確保のための諸問題の研究. 平成16年度〜平成18年度厚生労働科学研究（子ども家庭総合研究事業）総合研究報告書. 2007. p.3-34.
5) 島田三恵子. 科学的根拠に基づく快適な妊娠・出産のためのガイドラインの開発に関する研究. 平成17年度〜平成18年度厚生労働科学研究（子ども家庭総合研究事業）総合研究報告書. 2007. p.1-92.
6) 杉本充弘, 編. 「赤ちゃんにやさしい病院」とは. チームで支える母乳育児. 東京: 医学書院; 2011. p.1-11.

〈杉本充弘〉

12. 妊婦・授乳婦への薬剤投与における注意点

　一般社会のなかでは，妊娠中の薬物治療によって必ず奇形が起こるのではないかとの大きな誤解があり，不必要な不安を抱いている妊婦が少なくない．同様に母乳に関しても薬物治療中は授乳を中止するなどの消極的な対応がとられることが多く，母乳育児の利点が活かされない結果となることがある．

　実際には催奇形性が証明されている薬は数えるほどであり，母乳移行によって児への有害な影響が証明されている薬もごくわずかであるが，多くの薬について確固たる情報が少ないためこのような現状となっている．

　このため，妊娠，授乳中の薬物治療は，診断によってその必要性が十分確認された上で実施されるべきであり，患者にも理解を得た上で行う必要がある．同時に薬物の胎児や乳児への影響についても，医療者間で矛盾のない情報にもとづく説明を行い，納得して母体の治療が継続できるよう配慮することが重要である．

　国内の情報源である医薬品添付文書は医薬品使用時の重要な基本情報であり，唯一法的根拠とされるものであるが，妊婦，授乳婦への情報提供にあたる場合，この記載内容だけでは対応できない状況が多い．このため，疫学調査をもとにした海外情報などをもとに評価し，薬物治療が実施されており，ときには医薬品添付文書禁忌（妊婦・授乳婦に使用できない）とされている医薬品も治療上必要であれば患者の同意を得た上で使用することがある．

A 妊婦への薬剤投与における注意点

POINT

- 妊娠中の薬物治療は診断によってその必要性が十分確認された上で実施されるべきである．
- 妊娠中の薬に関する情報は医薬品添付文書だけでは不十分であり，疫学調査をもとにした情報が必要である．
- 初期の器官形成期では奇形，中期・後期では胎児毒性など妊娠時期を踏まえた母体，胎児両者の状況に応じた対応が必要である．
- 喘息，甲状腺機能亢進症，てんかんなどの疾患では薬物治療によって母体の疾患自体をコントロールすることが重要であり，各ガイドラインに準じて薬物治療が行われる．
- 一般的な疾患（マイナートラブル）の治療には，多くの疫学調査で問題ないとされている薬を選択することが妥当である．軟膏剤，貼付剤，吸入薬，点眼薬，点鼻薬など局所に投与するほとんどの外用薬はおおむね非妊娠時と同様に使用できる．

　各薬剤の妊娠中の使用に関する評価は疫学調査をもとにした米国食品医薬品局（FDA）やオーストラリア医薬品評価委員会・先天性異常部会（ADEC）など既存の海外情報を利用することが

できる．一般的にはこれらの情報を網羅的にまとめた「妊婦・授乳婦の薬」[4] などの成書が活用しやすい．ただし成書を利用する上では必ず手引きを確認し，間違えた理解や過大評価をしないよう十分注意する必要がある．現在，FDAのPregnancy Categoryは見直し中で，今後内容の変更が予定されており，新規情報にも目を向ける必要がある．

1. 薬の胎盤通過性

薬自体を評価する項目としては，動物の生殖試験結果や，胎盤通過性に関する項目があげられる．胎盤通過性を規定する因子には分子量，脂溶性，イオン化，蛋白結合率などがあり，分子量が300～600以下のものは通過し，1000以上になると通過しない．イオン化が強いほど通過しにくく，脂溶性のものは通過しやすい．また，蛋白との結合率が高いほど通過しにくい[5]．

2. 妊娠時期と薬の影響

妊娠初期は胎児の器官が形成される時期で，大奇形（先天性心疾患や口唇口蓋裂など）が最も発生する時期である．合併症や，薬剤使用がない場合でも大奇形の発生率は3％前後とされている．妊娠中期以降では胎児の環境や，発育に及ぼす影響である胎児毒性に注意が必要である．降圧薬のアンジオテンシン変換酵素阻害薬（ACE），アンジオテンシン受容体拮抗薬（ARB）による羊水減少は頭蓋冠低形成を，また腎血流の低下による腎機能異常を起こすことがある．さらに，妊娠後期では非ステロイド性消炎鎮痛薬による動脈管閉鎖などに注意が必要である[5]．

3. ガイドラインによる薬物治療

a）喘息[1]

吸入ステロイド薬を中心とした発作予防が原則．喘息治療薬による胎児異常の発生率は増加しない．

b）甲状腺機能亢進症[2]

治療薬はプロピルチオウラシル（PTU）とチアマゾール（MMI）があり，効果，副作用の点からはMMIが推奨される．

しかし器官形成期のMMI使用で頭皮欠損，食道閉鎖などの報告があるため妊娠初期の使用中止，計画妊娠が推奨されている．

c）てんかん[3]

てんかん治療中の妊婦では治療上の必要性が高い場合抗てんかん薬の投与は可能．

薬物治療により先天異常の可能性があるので，計画妊娠が望ましい．リスクを低下させる投与量設定，1剤でのコントロールなどが推奨されている．

4. 一般的な疾患（マイナートラブル）の薬物治療[4]

使用できる薬の代表例を**表15**に示すが，可能であれば，軟膏剤，貼付剤，吸入薬，点眼薬，点鼻薬など局所に投与する外用薬を第1選択とする．

12. 妊婦・授乳婦への薬剤投与における注意点

表 15 一般的な疾患（マイナートラブル）に使用できる薬の例[4]

分類	一般名	医薬品名
解熱・鎮痛薬	アセトアミノフェン	カロナール，ピリナジン
下剤	酸化マグネシウム ピコスルファートナトリウム センノシド	酸化マグネシウム，マグラックス ラキソベロン アローゼン，プルゼニド
胃粘膜保護	スクラルファート テプレノン レバミピド	アルサルミン セルベックス ムコスタ
下痢止め	ロペラミド	ロペミン
鎮咳薬	デキストロメトルファン臭化水素酸塩	メジコン
気道潤滑薬	カルボシステイン アンブロキソール塩酸塩	ムコダイン ムコソルバン
抗菌薬 　ペニシリン系 　セフェム系 　マクロライド系 　ホスホマイシン系	 アンピシリン アモキシシリン スルタミシリン セファクロル セフカペン・ピボキシル セフジトレン・ピボキシル クラリスロマイシン ホスホマイシン	 ビクシリン アモリン，サワシリン，パセトシン ユナシン ケフラール フロモックス メイアクト クラリス ホスミシン
抗ヒスタミン薬	d-クロルフェニラミンマレイン酸塩	ポララミン

表16 ヒト疫学調査で催奇形性が報告されている薬（文献5一部改編）

分類	一般名（商品名）	報告
抗てんかん薬	バルプロ酸ナトリウム（デパケン）	二分脊椎，胎児バルプロ酸症候群
	フェノバルビタール（フェノバール）	口唇裂，口蓋裂，他
	フェニトイン（アレビアチン，ヒダントール）	胎児ヒダントイン症候群
	カルバマゼピン（テグレトール）	催奇形性
	トリメタジオン（ミノアレ）	胎児トリメタジオン症候群
アミノグリコシド系抗結核薬	カナマイシン硫酸塩（カナマイシン），ストレプトマイシン硫酸塩（硫酸ストレプトマイシン）	非可逆性第VIII脳神経障害，先天性聴力障害
多発性骨髄腫治療薬	サリドマイド（サレド）	サリドマイド胎芽病（上肢・下肢形成不全，内臓奇形）
	レナリドミド（レブラミド）	催奇形性
免疫抑制薬	*シクロホスファミド（エンドキサン）	中枢神経系先天異常
抗リウマチ薬	*メトトレキサート（リウマトレックス）	メトトレキサート胎芽病
プロスタグランジン薬（胃粘膜保護）	ミソプロストール（サイトテック）	メビウス症候群，早流産
角化症・乾癬治療薬（ビタミンA類）	エトレチナート（チガソン）	頭蓋・顔面・脊椎・四肢欠損骨格異常など
ビタミンA（大量）	レチノールパルミチン酸エステル（チョコラA）	催奇形性
子宮内膜症用剤	ダナゾール（ボンゾール）	女児外性器の男性化
抗血栓薬	ワルファリン（ワーファリン）	点状軟骨異常栄養症，中枢神経系先天異常

*抗がん剤として使用する場合，他の抗がん剤についても対象外としている

表17 ヒト疫学調査で胎児毒性が報告されている薬（文献5一部改編）

分類	一般名（商品名）	報告
アンジオテンシン変換酵素阻害薬（ACE）	カプトプリル（カプトリル），エナラプリルマレイン酸塩（レニベース），他	（妊娠中期・後期）羊水過少，胎児腎障害・無尿，四肢拘縮，頭蓋・顔面の変形
アンジオテンシン受容体拮抗薬（ARB）	カンデサルタンシレキセチル（ブロプレス），バルサルタン（ディオバン），ロサルタンカリウム（ニューロタン），他	（妊娠中期・後期）羊水過少，胎児腎障害・無尿，四肢拘縮，頭蓋・顔面の変形
テトラサイクリン系抗菌薬	アクロマイシン，ミノマイシン，他	（妊娠中期・後期）歯牙の着色，エナメル質の形成不全
非ステロイド性抗炎症薬	インテバン，ボルタレン，他	（妊娠後期）羊水過少，胎児動脈管収縮，胎児循環持続症，新生児壊死性腸炎

B 授乳婦への薬剤投与における注意点

> **POINT**
> - 授乳中の薬物治療は診断によってその必要性が十分確認された上で実施されるべきである．
> - 授乳中の薬に関する情報は医薬品添付文書だけでは不十分であり，疫学調査をもとにした評価が必要である．
> - 帝王切開術や疾患による薬物治療，低出生体重児やNICUへの入院など，母子の状況に応じた母乳育児支援が必要である．
> - 母乳育児による母子双方の利点を医療者，患者とも十分理解したうえで母乳育児に取り組むことが重要である．
> - 薬物治療を受けた母体の母乳から乳児が摂取する薬の量は微量であり，多くの薬では乳児に影響を及ぼすことはないと考えられている．

薬の情報は米国小児科学会（AAP），世界保健機構（WHO）の評価を用いることが多い．ただし米国小児科学会の情報は2001年以降更新しないことを宣言しており，今後の新規情報源としてはDrugs Lactation Database（LactMed）（http://toxnet.nim.nih.gov/cgi-bin/sis/htmigen?LACT）のようなデータベース（無料）が有用と考えられる．

1. 薬の母乳移行性

薬物母乳移行を規定する薬の因子としては分子量，イオン化，脂溶性，蛋白結合率があげられる．分子量が小さく，水溶性の薬物は細孔を通過し母乳中に移行すると考えられている．血液中でイオン化しない非イオン型分子である弱塩基性の薬物は移行しやすい．脂溶性の薬物は脂肪滴に溶け込み母乳中に移行すると予測されている．蛋白結合率の高い薬物は移行に関する遊離型の薬物が少なく，移行性が低いと考えられる．また，母乳移行量の指標として，母乳中と母体血漿中の薬物濃度の比（M/P：milk plasma比），乳児の摂取量と母体の摂取量の比（RID：relative infant dose）などが用いられる[6]．

2. 母体・乳児の状況

母体が高年齢，初産，帝王切開分娩の場合は母乳率が低くなるとされている．また，早産児，低出生体重児では正期産児に比べ哺乳力も弱く，直接授乳できないことがある．NICUへの入院など，母親と隔離される場合には，搾乳により児への授乳を行う．低出生体重児では，母体へ投与された薬物によるリスクが通常より高くなる可能性があるため，哺乳力低下，傾眠傾向など児の観察が必要である．

3. 母乳育児の推進

母子双方における母乳のメリットを考慮し，母乳育児を推進する．そのためには，不必要な授乳中止を回避できるよう，薬自体の信頼性のある情報提供と，「授乳してから薬を服用する」など，母子双方の状況に則した具体的な対応を示す必要がある．授乳中も問題なく使用できる薬については国立成育医療センター妊娠と薬情報センター 授乳と薬についての情報が簡便に参照できる．

（http://www.ncchd.go.jo/kusuri/junyuu.html）

表 18 授乳中注意が必要な薬（抗がん剤除く）（文献 7 一部改編）

分類	一般名（商品名）	報告
中枢神経用薬	フェノバルビタール（フェノバール）	鎮静，離脱時の痙攣，メトヘモグロビン血症
	プリミドン（プリミドン）	鎮静，哺乳障害
	エトスクシミド（ザロンチン，エピレオプチマル）	鎮静，哺乳力低下，過度の興奮
	炭酸リチウム（リーマス）	チアノーゼ，体温低下
ヨード剤	ヨウ化カリウム	甲状腺機能低下

◆文献

1) 日本アレルギー学会，喘息ガイドライン専門部会，監修．喘息予防・管理ガイドライン．2009.
2) 日本甲状腺学会．バセドウ病薬物治療のガイドライン．2011.
3) 日本てんかん学会．てんかんを持つ妊娠可能年齢の女性に対する治療ガイドライン．2007.
4) 杉本充弘，編著．妊婦・授乳婦の薬．東京：中外医学社；2009.
5) 林　昌洋，佐藤孝道，北川浩明，編集．実践・妊娠と薬．2版．東京：じほう；2010.
6) 水野克己．母乳と薬．東京：南山堂；2009.
7) American Academy of Pediatrics Committee on Drugs. The transfer of drugs and other chemicals into human milk. Pediatrics. 2001; 108: 776-89.

〈植松和子〉

§2 各論

1. 妊娠の成立

> **POINT**
> - 妊娠は受精卵の着床をもって始まる．
> - 妊娠の成立には，卵子・精子・卵巣黄体機能および子宮内膜が関与する．
> - 卵子はLHサージにより二次卵母細胞となり，第2減数分裂中期で排卵される．
> - 成熟精子は受精能を獲得し先体反応後に成熟卵子と受精する．
> - 受精後4〜5日目に桑実胚となり子宮腔に達し，6〜7日目に胚盤胞となり子宮内膜に着床する．

A 妊娠の定義

妊娠は受精卵の着床をもって始まり，妊娠が成立するためには卵子発生と排卵，精子発生，受精および着床のステップが必要で，着床には卵巣黄体機能および子宮内膜が関与する．

B 卵胞発育過程とヒト単一卵胞発育機序

ヒト卵胞の発育過程は原始卵胞，一次卵胞，二次卵胞，前胞状卵胞（preantral follicle），初期胞状卵胞および胞状卵胞に分類される．原始卵胞から二次卵胞への発育は妊娠5〜6カ月頃に始まり閉経まで持続し，1個の原始卵胞から二次卵胞の発育までは約120日間かかる．前胞状卵胞から直径2〜5mmの胞状卵胞になるまでに約70日を要する．一方，直径2〜5mm以上の胞状卵胞は周期的ゴナドトロピンの変動に反応して発育し，約14日間で排卵する（図1-1）．

正常月経周期において，卵胞の発育は月経開始日の約2日前より始まる．すなわち黄体の退縮によりプロゲステロン（P），エストラジオール（E_2），インヒビンAの分泌低下が起こり，これらが合同して黄体期後期〜卵胞期初期に血中卵胞刺激ホルモン（FSH）値の上昇と黄体化ホルモン（LH）パルス頻度の増加をもたらす．血中FSHの上昇により直径2〜5mmの卵胞群が発育を開始し（卵胞群の発育；recruitment），さらに最もFSHに対する感受性のある卵胞が8〜10mmに達する頃には卵胞群間に大きさの偏りが発生し主席卵胞が出現する（主席卵胞の選別；selection）．主席卵胞のみが発育しその他の卵胞群は閉鎖卵胞に陥る（主席卵胞の発育；dominance）（図1-2）．

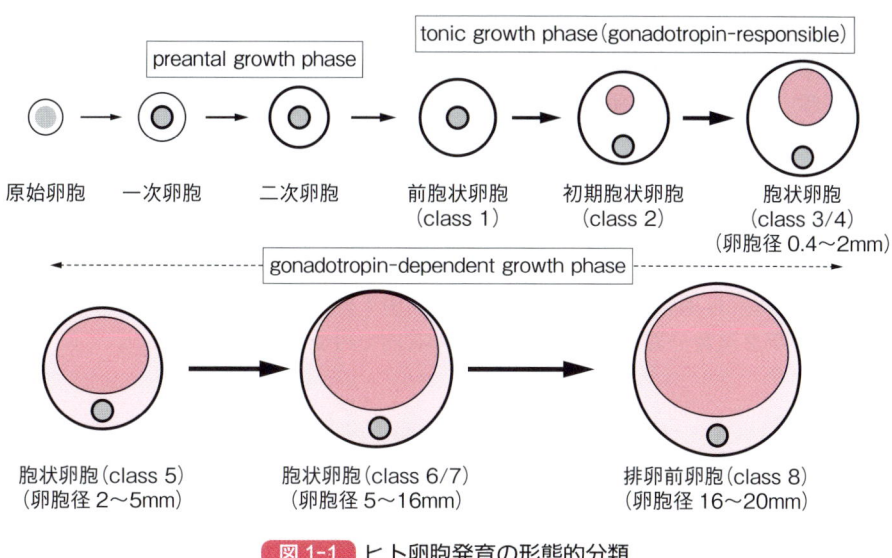

1. 妊娠初期　A. 正常

図1-1　ヒト卵胞発育の形態的分類

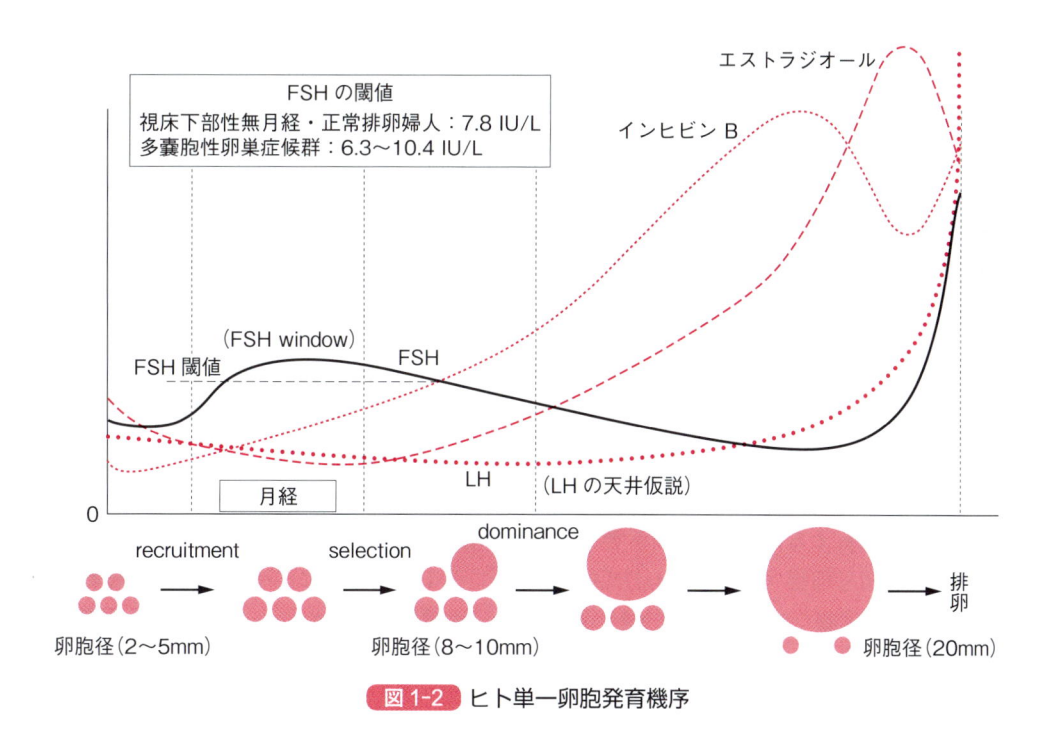

図1-2　ヒト単一卵胞発育機序

C 卵子発生過程

　卵巣の卵祖細胞数は，胎生8週後に約60万個，20週頃に600～700万個に増加し，出生時には100～200万個，思春期に30～40万個，その後35歳まで毎月1000個（卵胞）の割合で減少する．胎生12週以降の卵巣では，一部の卵祖細胞がDNA合成期に入り一次卵母細胞（44+XX，4nDNA）となり，第1減数分裂前期の終わりには休止期に入る（小児期）．休止期の一次卵母細胞は巨大な核である卵核胞をもっている．原始卵胞から排卵前卵胞には一次卵母細胞があり，LHサージにより第1減数分裂が再開すると，一次卵母細胞の核膜が消失し染色体凝縮が起こる（卵核胞崩壊）．一次卵母細胞は第1減数分裂により第1極体を放出し二次卵母細胞（22+X，2nDNA）となり，第2減数分裂中期で排卵され，卵管内で再び分裂を停止する．

D 排卵機序

　排卵とは「排卵前卵胞が卵巣の表面に突出した卵胞斑の部分で破裂し，内部の卵子・卵胞液・顆粒膜細胞などを排出する破裂現象」である．卵胞の発育とともにE_2産生は増加し，血中E_2値が200～300pg/mL以上の状態が2～3日続くと視床下部からの性腺刺激ホルモン放出ホルモン（GnRH）パルス分泌が上昇し，下垂体前葉からゴナドトロピン（特にLH）の大量放出（LHサージ）が起こり，LHサージ開始から36～40時間後，LHピークから10～12時間後に排卵する．また排卵前卵胞の顆粒膜細胞にはLH受容体が出現し，顆粒膜細胞はLHの作用でコレステロールから少量のPを産生し，これが下垂体からのLHを増強する（**図1-2**）．

　LHサージにより排卵前卵胞の内莢膜細胞層の血管網の拡充と血管透過性の亢進が起こり，卵胞液が増加して卵胞が急激に増大する．また蛋白分解酵素の活性化により，卵胞壁頂部ではコラーゲンなどの分解により卵胞壁の菲薄化および血栓の形成が起こる．さらに卵胞壁基底部付近では平滑筋が収縮し卵胞斑に向けて卵胞内圧を集中することによって卵胞は破裂する．これらの排卵過程には卵胞壁を構成する顆粒膜細胞，莢膜細胞，線維芽細胞，マクロファージを中心とした炎症細胞，平滑筋細胞，血管内皮細胞，血小板などから分泌される種々の生理活性物質が関与している．

E 精子発生過程

　精巣におけるテストステロン（T）合成は視床下部-下垂体-精巣系の調節を受ける．思春期にGnRH分泌が亢進し血中FSHやTの増加により精子形成が開始される．精子は精細管でつくられ，最も未熟な精祖細胞から精母細胞，精子細胞，成熟精子へと変化する．ヒトでは精祖細胞から成熟精子に発育するのに64日間を要する．思春期以降に精祖細胞は，DNA複製にて2倍体となった一次精母細胞（44+XY，4nDNA）となり，第1減数分裂にて1個の一次精母細胞から2個の二次精母細胞（44+XY，2nDNA）となる．二次精母細胞はただちに第2減数分裂を開始し，1個の二次精母細胞から2個の精子細胞（22+Xあるいは22+Y，1nDNA）となり，核の濃縮・尾部の発達を経て成熟精子となる．

F 受精機序

　腟内に射精された成熟精子は子宮腔内から卵管膨大部に達し，排卵前卵胞より排卵された卵子（二次卵母細胞）と出合う．精子は精巣上体において運動能を獲得するが，射出直後の精子は受精できる状態にはない．これは精巣上体または精漿由来の受精能獲得抑制因子が精子表面に付着

しているためで，これが子宮・卵管内で徐々に剥脱してゆくことにより受精能獲得（capacitation）が起こる．また精漿中には受精能獲得を促進する受精促進ペプチドの存在も知られている．ヒトの受精能獲得時間は5～6時間で，受精能を獲得した精子はさらに運動能を増加させる．精子の頭部は先体（acrosome）に被われており，精子が卵子に接近すると，精子頭部先端にある先体の先体外膜と原形質膜が癒合して先体表面に小孔が生じ，先体内の蛋白分解酵素もしくは酵素様物質が放出される（先体反応；acrosome reaction）．これらの酵素もしくは酵素様物質により透明体をはじめとする卵子の保護層を溶解もしくは分散させ，精子が卵細胞表面へ接着し卵へ侵入する．成熟精子が卵子の透明体を貫通しその頭部が卵子内に入ると，卵子は透明体反応により他の精子の侵入を防ぐとともに，第2減数分裂を再開し第2極体を放出し成熟卵子（22＋X，1nDNA）となり，精子の頭部が雄性前核，卵子の核が雌性前核となり両者が融合して受精が終了する．

G 着床機序

受精が成立すると受精卵は細胞分裂を繰り返しながら卵管内を移動し，受精後4～5日目には桑実胚となり子宮腔に達し，6～7日目に胚盤胞となり孵化（ハッチング）して子宮内膜に接触する．排卵後の卵巣黄体には莢膜-黄体細胞と顆粒膜-黄体細胞があり，E_2およびP産生が亢進し子宮内膜は分泌期子宮内膜に変化する．子宮内膜が受精卵の着床を受容する期間（implantation window）は排卵後4～5日目からの数日間で，卵巣黄体機能は子宮内膜を介して着床と密接に関連している．

胚盤胞は絨毛膜を形成する栄養胚葉と胎児を形成する胎児胚葉からなり，胎児胚葉を子宮内膜面に向けて対峙し，その後栄養胚葉と子宮内膜上皮が接触する．接触開始後に絨毛膜は急速に増殖し細胞性栄養膜細胞（ラングハンス細胞）と合胞体栄養膜細胞（ジンチチウム細胞）に分化し着床を開始する．合胞体栄養膜細胞は細胞性栄養膜細胞が細胞融合することによって形成され，着床が進むにつれて合胞体栄養膜細胞層のなかに裂孔が形成され，子宮内膜の螺旋動脈から血液が供給され子宮胎盤循環が始まる（受精後8～12日目）．最も初期の絨毛は，受精後13～14日目に索状に配列した合胞体栄養膜細胞の小柱構造の中心部に細胞性栄養膜細胞層が増生した一次絨毛で，受精後15～18日目には胎児外中胚葉由来の間質組織が形成された二次絨毛，さらに受精後19日目以降には絨毛間質内に胎児血管を認める三次絨毛へと発達する．絨毛はガス交換に関与する自由絨毛と子宮壁に接着する付着絨毛からなり，付着絨毛先端から母体脱落膜へ向かって絨毛外栄養膜細胞が子宮筋層まで侵入し強固な接着を形成する．このようにして着床（妊娠）が成立する．

〈安藤一道〉

2. 妊娠の診断

1. 妊娠初期　A. 正常

> **POINT**
> - 妊娠初期の診断はおもに hCG 測定によってなされる．
> - 妊娠に伴う症状には続発無月経，悪心・嘔吐，頻尿，乳房軟化，だるさなどがあげられる．
> - 市販の妊娠検査薬は妊娠 4 週頃（予定月経が来る頃）から全例陽性となる．
> - 正常妊娠においては，妊娠 4 週に GS，妊娠 6 週に胎芽心拍が確認できる．
> - 妊娠初期に経腟超音波診断（TV）の頭殿長（CRL）所見から妊娠週数を確認・補正する．

A 定　義

　　妊娠とは「受精卵の着床から始まり，胎芽または胎児および付属物の排出をもって終了するまでの状態」と定義される．妊娠初期の診断はおもにヒト絨毛性性腺刺激ホルモン（hCG）の測定によってなされ，超音波診断法により流産，異所性妊娠，絨毛性疾患などの異常妊娠や多胎妊娠を診断する．妊娠に伴う自覚症状や他覚所見の診断精度は高くはないが，異常妊娠の鑑別には有用である．

B 問診，視診，内診所見

　　妊娠に伴う症状には続発無月経，悪心・嘔吐・食思不振・唾液分泌過多などの悪阻症状，頻尿，乳房軟化，だるさなどがあげられる．問診に際しては，これらの自覚症状を聴取するとともに，最終月経開始日，月経周期異常，性交および性交日，避妊，不妊治療，急激な体重変動などを問診する．また腹痛や性器出血など異常妊娠を示唆する自覚症状も聴取する．妊娠に伴う症状がないことが必ずしも妊娠の否定にはならないこと，また不正性器出血を月経と誤認して妊娠に気づかないこともあり，生殖年齢の女性では常に妊娠の可能性を念頭に置いて診察することが必要である．なお基礎体温（BBT）を測定している場合，高温相が 3 週間以上持続していれば妊娠の可能性が高い．

　　妊娠が成立すると子宮は軟化・腫大する．また妊娠 8～12 週頃には子宮への血流増加により外陰部や腟，子宮腟部が青っぽく着色されるのが観察される．

C hCG 測定

1. hCG の構造および産生部位

　　hCG は 92 個のアミノ酸配列を有する α 鎖（hCG-α）と 145 個のアミノ酸配列を有する β 鎖（hCG-β）の非共有結合により形成される糖蛋白ホルモンで，hCG-α は黄体化ホルモン（LH），卵胞刺激ホルモン（FSH），甲状腺刺激ホルモン（TSH）の α 鎖と共通で，hCG-β が異なる．LH の血中半減期が 25～30 分であるのに対して hCG は約 24～37 時間と長い．

　　絨毛から分泌される hCG には分子量 36,700 で糖鎖が 25～30％ を占める通常の hCG と，分子

量 41,000 で糖鎖を 35〜40％含有する hyperglycosylated hCG（hCG-H）があり，通常の hCG は合胞体栄養膜細胞から，hCG-H は細胞性栄養膜細胞および絨毛外栄養膜細胞から産生される．妊娠中の全 hCG に占める hCG-H の割合をみると，胚盤胞が着床する時期で 94％を占め，妊娠 4 週で 68％，妊娠 5 週で 50％，妊娠 6 週で 25％，妊娠 7〜12 週で 10％，妊娠中・後期は 1％以下で，hCG-H は妊娠初期の主要な hCG である[1]．

2. hCG の生物学的作用

hCG は hCG/LH 受容体と結合して生物学的作用を発揮するが，その受容体は卵巣黄体細胞，細胞性栄養膜細胞，脱落膜，子宮筋組織，螺旋動脈などに存在し，多様な生物学的作用を示す．通常の hCG は黄体からのプロゲステロン産生を促進して妊娠初期の黄体機能を維持する作用，細胞性栄養膜細胞から合胞体栄養膜細胞への分化を促進する作用，子宮筋層の螺旋動脈の血管新生を促進する作用，子宮筋の収縮を抑制する作用，胎児の成長に合わせて子宮を増大させる作用などがある．また母体のマクロファージ活性を抑制して胎児胎盤組織の拒絶反応を抑制する作用や，臍帯の成長・発達を促進する作用，さらに胎児の肺・肝臓・腎臓・脾臓・小腸・大腸には hCG/LH 受容体が存在することから胎児の臓器の成長・分化に関与していることが示唆される．

3. hCG 測定原理

血中 hCG 値と尿中 hCG 値はきわめてよく相関し，hCG の測定法（免疫測定法：immunometric assay）にも血中 hCG 定量法と尿中 hCG 半定量法がある．血中 hCG 定量法は測定範囲が 2.0〜1,000 mIU/mL で，きわめて高濃度の場合には測定値が異常に低値（高濃度フック現象）となることから希釈して測定する必要がある．血中 hCG 値は受精後 8〜10 日目には測定可能で，その後妊娠 6 週末まで血中 hCG 値は 2 日で約 1.5 倍ずつ増加し，妊娠 8〜10 週で最高値（$8〜16 \times 10^4$ IU/mL）に達し，その後減少し妊娠 20 週頃に低値（$2〜4 \times 10^4$ IU/mL）となり，以後は分娩まで横這いである．これに対して市販の妊娠検査薬は簡便かつ短時間で診断できる尿中 hCG 半定量法で，さらに高感度（25〜50 mIU/mL）で妊娠 4 週頃（予定月経が来る頃）から全例陽性となる．なお尿中 hCG 測定に際しても尿中 hCG 濃度が極端に高い場合に偽陰性となることがある（プロゾーン現象）ので注意が必要である．血中 hCG 定量法は煩雑で時間を要することから，正常妊娠の診断に際しては尿中 hCG 半定量法を用いる．

D 超音波診断法

超音波診断法には経腹法と経腟法があり，経腟超音波診断（TV）の発達により妊娠初期の正確な診断が可能になった．妊娠初期の TV 所見として胎嚢（gestational sac；GS），頭殿長（crown-rump length；CRL），胎芽心拍数（embryonic heart rate；EHR）および卵黄嚢（yolk sac；YS）が観察される（図 1-3a, b，図 1-4a, b）．

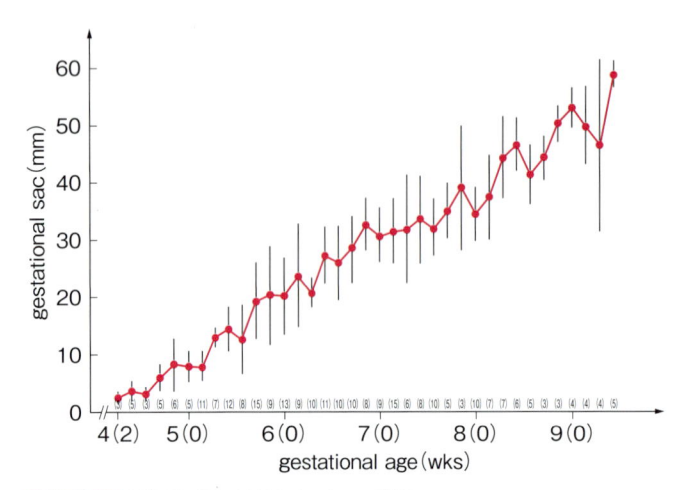

図 1-3a 妊娠初期の胎囊（GS）の推移
　2方向の平均GS径（平均値±標準偏差）を示し，妊娠週数との相関係数は 0.892（p < 0.01）であった．（　）：症例数

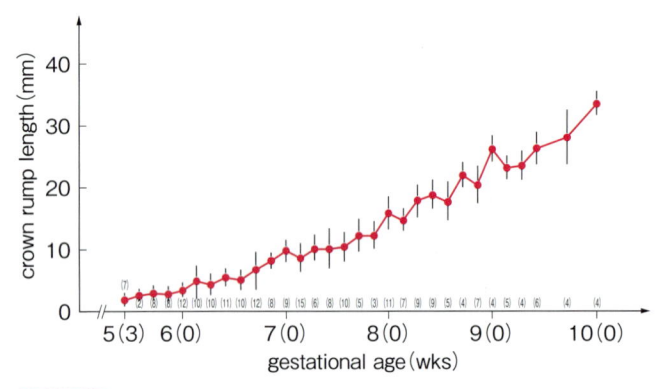

図 1-3b 妊娠初期の頭殿長（CRL）の推移
　CRL（平均値±標準偏差）を示し，妊娠週数との相関係数は 0.959（p < 0.01）であった．（　）：症例数

　正常妊娠においては，妊娠4週になると肥厚した子宮内膜内に高輝度の絨毛膜で縁取られたGSが確認できるようになる．妊娠5週になるとGSは10mm以上となり内部に2～3mmのYSが観察され，妊娠5週末にはYSに接して点状の胎芽（embryo）が確認され100bpm前後の心拍数が検出されるようになる．妊娠6週にGSは20mmを超え10mm以下のCRLおよび120bpm前後の心拍数となる．妊娠7週にCRLは10mmに達し，心拍数は140bpm前後で羊膜が描出される．妊娠8週ではCRLが20mmに近づき，心拍数160～170bpmで頭部内の脳胞（第4脳室）が目立つようになる．妊娠9週でCRLは25mm前後，心拍数は170～180bpmでピークになる（図 1-5a, b）．また臍帯付着部位が太くみえ生理的臍帯ヘルニアが観察され，側脳室内への脈絡

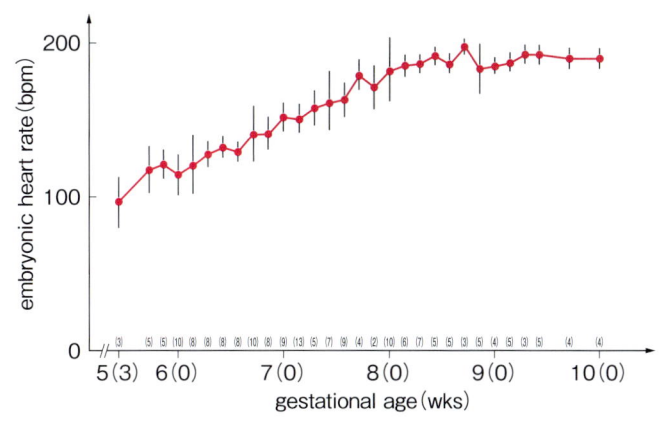

図 1-4a 妊娠初期の胎芽心拍数（EHR）の推移
EHR（平均値±標準偏差）を示し，妊娠週数との相関係数は 0.846（p < 0.01）であった．（　）：症例数

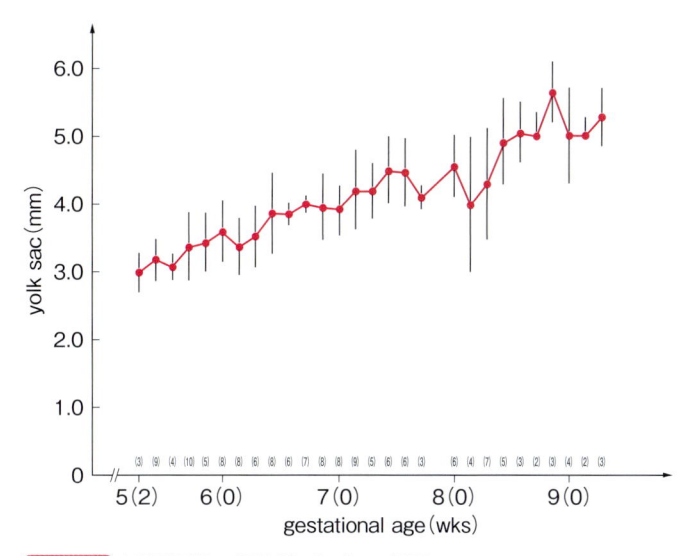

図 1-4b 妊娠初期の卵黄嚢（YS）の推移
2 方向の平均 YS 径（平均値±標準偏差）を示し，妊娠週数との相関係数は 0.748（p < 0.01）であった．（　）：症例数

叢の出現が目立つようになる．妊娠 11 週には CRL は 40mm に達し大きな臓器や四肢も観察可能となる．

このように正常単胎妊娠において妊娠 4〜8 週の GS は 1mm／日の速度で増大するが，妊娠初期週数と CRL が最も相関し誤差は± 2.9 日であり必ず TV にて妊娠週数を確認・補正する．

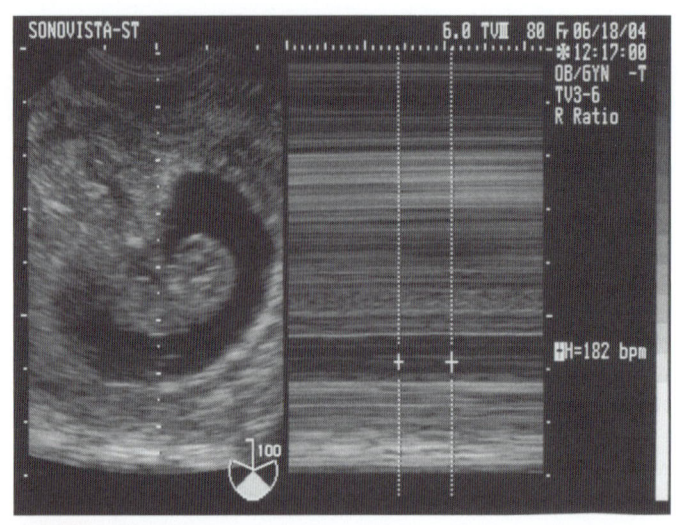

図 1-5a 妊娠 9 週の TV 像
CRL25mm，FHR 182bpm の正常胎芽が観察される．

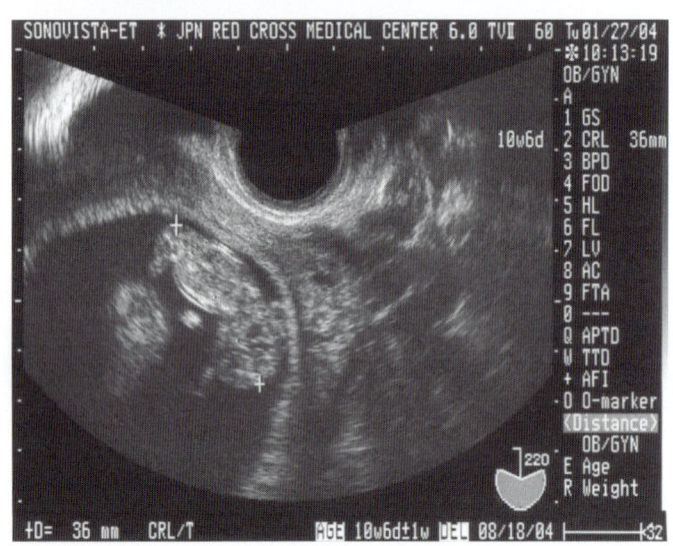

図 1-5b 妊娠 10 週の TV 像
CRL36mm の胎児が観察される．

◆文献
1) Cole LA. Biological functions of hCG and hCG-related molecules. Reprod Biol Endocrinol. 2010; 8: 102.

〈安藤一道〉

1. 妊娠初期　A. 正常

3. 出生前診断

> **POINT**
> - 出生前診断には，広く出生前に胎児の健康状態，発育を診断するものと，狭義の胎児先天異常の診断がある．
> - 先天異常は新生児の3～5％にみられ，出生前診断の対象となるのは，染色体異常，先天代謝異常，単一遺伝子の異常，形態的な異常で診断が可能な疾患である．
> - 母体の高年齢化とともに，トリソミー21（Down症候群）などの常染色体トリソミーが増加する．
> - 検査を行うにあたっては，倫理的な問題を伴うため，十分な遺伝カウンセリング体制が必要となる．
> - 確定的検査である，羊水検査，絨毛検査と，非確定的検査である血清マーカー検査などがある．
> - ソフトマーカーとよばれる超音波検査での特徴的な所見の取り扱いには，十分に注意を払い，中立の立場での情報提供につとめることが求められる．

A 概念

　妊娠中に胎児が何らかの疾患に罹患していると思われる場合や，何らかの理由で胎児が疾患を有する可能性が高いと考えられる場合に，その正確な病態を知る目的で検査を行うことが出生前検査・診断であり，その検査を行うに当たっての十分な説明・カウンセリングが出生前相談である．

B 診断の対象

　出生前診断には，広く出生前に胎児の健康状態，発育の具合を診断するものと，狭義の胎児先天異常の診断がある．先天異常は新生児の3～5％にみられるが，このうち出生前診断の対象となるのは，染色体異常や先天代謝異常やそのほかの単一遺伝子の異常，形態的な異常で診断が可能な疾患などである．

C 染色体異常

　ヒトの染色体は22対44本の常染色体と2本の性染色体からなり，合計46本ある．精子と卵子はその半数の23本の染色体からなり，この精子と卵子が受精した結果，受精卵では再び46本の染色体となる．母体の年齢の上昇に伴い，21番の染色体が3本あるトリソミー21（Down症候群，図1-6）が表1-1のように上昇する．頻度は少ないが，トリソミー18，トリソミー13も同様に上昇する．また，染色体異常児は流産しやすいので，母体年齢が同じでも妊娠週数が進

むにつれて染色体異常の確率は低下する．Down症候群は染色体異常の代表的な疾患で，知的発達・運動発達の遅延のほか，注意する合併症に先天性心疾患，消化管奇形，視覚の障害，難聴，小児白血病などがある．

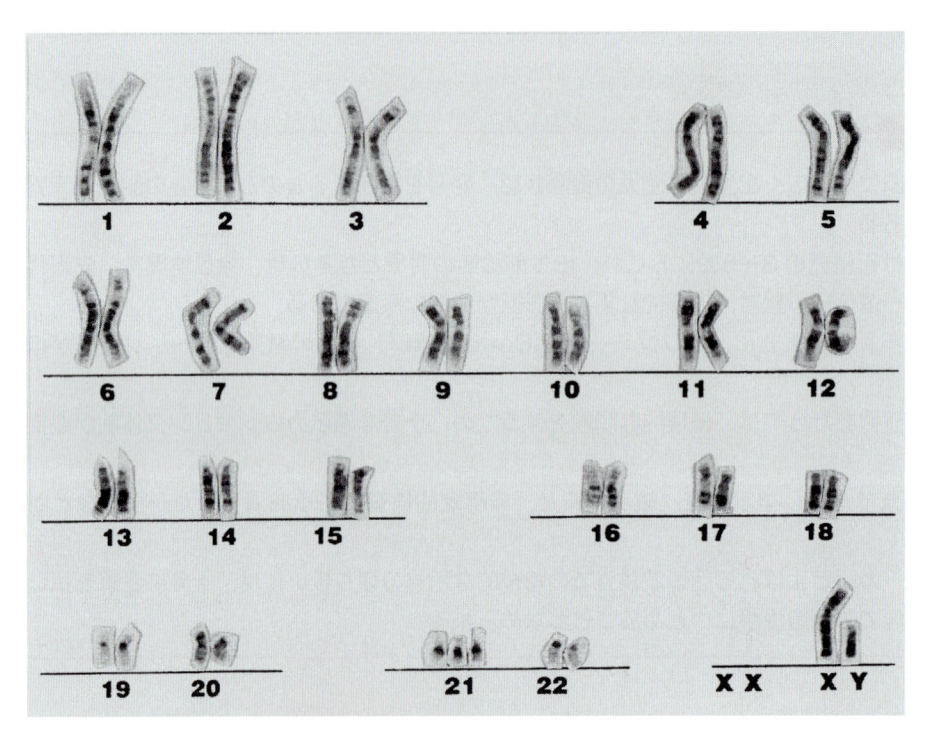

図 1-6 Down症候群の染色体核型

表 1-1 母体年齢別・妊娠週数別トリソミー21，18，13の確率
（日本産科婦人科学会/日本産婦人科医会，編．産婦人科診療ガイドライン産科編 2011. p.54-8)[1])

母体年齢	トリソミー21 妊娠週数				トリソミー18 妊娠週数				トリソミー13 妊娠週数			
	12	16	20	40	12	16	20	40	12	16	20	40
20	1,068	1,200	1,295	1,527	2,484	3,590	4,897	18,013	7,826	11,042	14,656	42,423
25	946	1,062	1,147	1,352	2,200	3,179	4,336	15,951	6,930	9,778	12,978	37,567
30	626	703	759	895	1,456	2,103	2,869	10,554	4,585	6,470	8,587	24,856
35	249	280	302	356	580	837	1,142	4,202	1,826	2,576	3,419	9,876
36	196	220	238	280	456	659	899	3,307	1,437	2,027	2,691	7,788
37	152	171	185	218	354	512	698	2,569	1,116	1,575	2,090	6,050
38	117	131	142	167	272	393	537	1,974	858	1,210	1,606	4,650
39	89	100	108	128	208	300	409	1,505	654	922	1,224	3,544
40	68	76	82	97	157	227	310	1,139	495	698	927	2,683
41	51	57	62	73	118	171	233	858	373	526	698	2,020
42	38	43	46	55	89	128	175	644	280	395	524	1,516

表の読み方：例えば37歳，妊娠16週妊婦のトリソミー21児の確率は1/171であると判読する．

D 先天代謝異常

　先天代謝異常症は，生まれつきの酵素異常により物質代謝が障害されて病気が発症するもので，多くは常染色体劣性遺伝かX染色体劣性遺伝の形式をとる．いくつかの疾患では，絨毛検査や羊水検査により胎児細胞での酵素欠損や異常代謝産物の証明やDNA診断が可能である．

E カウンセリング体制

　出生前検査・診断には，十分な専門知識をもった医師による実施のほか適正な遺伝カウンセリング体制が必要であり，現在，臨床遺伝専門医や遺伝カウンセラーの認定制度がある．事前に妊婦および夫（パートナー）に十分な遺伝カウンセリングを行って，双方からのインフォームドコンセントを得た上で検査を実施する必要がある．特に出生前診断および関連する検査については，医学的，倫理的および社会的問題が関与していることに留意し，胎児が罹患児である可能性を診断する検査を行う意義，診断限界，母体・胎児に対する危険性，合併症，検査結果判明後の対応などについて検査前によく説明する．中立の立場に立ち，あくまでも情報提供に努め，指示的な説明にならないように留意する．

F 検　査

　確定診断を目的とする検査と非確定的検査（スクリーニング検査など）に分かれる．

1. 確定診断を目的とする検査

　画像診断的検査の一部も含まれることはあるが，そのほとんどは羊水穿刺，絨毛採取などによる染色体検査，遺伝子検査である．これらの検査は胎児の細胞や組織を直接的に検査し，診断を確定させるために実施される．

a）絨毛検査

　妊娠10〜14週までに経腹的あるいは経腟的に胎盤の一部である絨毛を採取する．胎児染色体の分析のほか，代謝異常，DNA診断が可能な疾患の罹患の有無を調べる．十分な量の細胞が得られるので，培養を行わなくても染色体分析が可能であり，また実施時期も早いため，妊娠の早い時期に結果を得ることができる．ただし，流産のリスクは1〜3％あり，羊水検査に比べると高い．また妊娠10週未満では安全性が確認されていない．絨毛採取では約1％に染色体モザイクが検出され，そのほとんどは染色体異常が絨毛組織・胎盤に限局した胎盤限局性モザイク（confined placental mosaicism：CPM）であり，胎児の染色体は正常である．このような場合，羊水検査による胎児染色体の再確認検査が必要である．

b）羊水検査

　胎児の染色体を分析する最も一般的な方法であり，妊娠15〜18週に経腹的に子宮内の羊膜腔まで穿刺し（羊水穿刺），羊水と胎児由来の浮遊細胞を得る．染色体分析が可能となるまで，1〜2週間細胞培養を要する．検査に伴う流産のリスクは0.3％程度で，この時期の自然流産の頻度と比較して高くはない．胎児染色体分析のほか，代謝異常，DNA診断が可能な疾患の罹患の有無を調べる．妊娠15週未満に行う早期羊水穿刺や経腟的羊水穿刺は，その安全性が確認されていない．

c）胎児採血

　臍帯や胎盤表面の血管から胎児血を採取して染色体異常，代謝異常，DNA診断が可能な疾患の罹患の有無，胎児の貧血状態などを調べる．手技の安全性に問題があり，限られた場合にのみ

行われている．
- d）絨毛採取，羊水穿刺など侵襲的な検査についてのガイドライン

以下に検査の対象を示す．
①夫婦のいずれかが，染色体異常の保因者である場合
②染色体異常症に罹患した児を妊娠，分娩した既往を有する場合
③高年齢妊娠の場合
④妊婦が新生児期もしくは小児期に発症する重篤なX連鎖遺伝病のヘテロ接合体の場合
⑤夫婦の両者が，新生児期もしくは小児期に発症する重篤な常染色体劣性遺伝病のヘテロ接合体の場合
⑥夫婦の一方もしくは両者が，新生児期もしくは小児期に発症する重篤な常染色体優性遺伝病のヘテロ接合体の場合
⑦その他，胎児が重篤な疾患に罹患する可能性のある場合

2. 非確定的検査（スクリーニング検査など）

母体血清マーカー検査とよばれる母体血液中の胎児または胎児付属物に由来する妊娠関連蛋白質の測定による，血液生化学的検査である．また，ほぼ全妊婦を対象に日常的に行われる超音波検査は well-being を判断するルーチン検査であるとともに，出生前診断となりうることに十分留意する必要がある．

a）母体血清マーカー検査

母体血中のαフェトプロテイン（AFP），ヒト絨毛ゴナドトロピン（hCG），非結合型エストリール（uE3），インヒビンAの増減と母体年齢から胎児がDown症に罹患している確率を算出する．ほかに，18トリソミーや無脳児，神経管の形成異常についても算出が可能である．

これまでは，1999年に厚生科学審議会，日本人類遺伝学会，日本産科婦人科学会によりそれぞれ出された見解に準拠して「医師は，母体血清マーカー検査に関して妊婦に対し積極的に知らせる必要はない」とされてきた．しかし妊婦や社会の母体血清マーカー検査に対する認識，遺伝カウンセリング体制の整備状況が進んでいる現在では，適切な遺伝カウンセリング体制のもとで産婦人科医が妊婦に対して，母体血清マーカー検査について，適切に情報を提供することが求められている．

具体的には，検査の原理を説明した上で事前に以下の説明が必要である．
①この血清マーカー検査は，スクリーニング検査であり，確定診断ではないこと，つまり，Down症候群であるという確定診断や，Down症候群ではないという除外診断はできないこと
②検査を受けるかどうかはカップルでよく話し合って判断・選択するものであること
③結果がどのくらいの確率であった場合に次のステップとして羊水検査を選択するかについては，カップル自身が判断する必要があること

b）妊娠初期の超音波スクリーニング検査

超音波検査所見で，直接的に胎児の異常を示すわけではないが，それに対応した胎児異常の存在する確率が上昇すると報告されている所見について，ソフトマーカーとよばれる．胎児後頸部の浮腫（NT: nuchal translucency），鼻骨低形成（欠損），腎盂軽度拡張，側脳室軽度拡張などが報告されている．しかし，日本人における信頼性のある基準データは現在，存在していない．

通常の妊婦検診における超音波検査で偶然にソフトマーカーが認められた場合に，その説明が

不十分で過度にカップルに対して不安を与えてしまう場合がある．また，NT の肥厚が発見されると，医療機関がすぐに羊水検査をすすめてしまうことも重大な問題となる．遺伝カウンセリングが可能な医療機関に紹介するなどして，結果の解釈，意味や，確定診断を得るための検査の内容およびリスクなどについての十分な説明が必要である．

G NT について

　NT は，超音波検査により妊娠 10～14 週間において，胎児矢状断面で胎児頸部皮下貯留液最大幅として測定する．胎児染色体異常検出を目的とした出生前診断の一種である．母体血清マーカーと同様に，産婦人科医は妊婦に求められれば説明することを前提として，「NT 検査の存在を積極的に妊婦に知らせる必要はない」とされている．

　正確な測定のためには，①妊娠 10～14 週間で測定する，②超音波画像の拡大率が十分であり，胎児上半身が大きく描出されていること，③矢状断面で計測されていること，に留意する．また，検査前から「胎児異常に関する情報提供」を希望している妊婦に対しては所見を説明する必要があるが，「情報提供を希望しない」妊婦もいることに注意する必要がある．「胎児異常に関する情報提供」の希望有無が確認できていない妊婦に対しては，倫理的側面に配慮し慎重に対応する．

　正確に測定された NT 値のもつ意味，今後の診断過程については以下のように説明する．
① NT 値が 3mm，4mm，5mm，および 6mm 以上の場合，トリソミー21，トリソミー18，あるいはトリソミー13 の確率は当該患者の年齢別確率よりも約 3 倍，18 倍，28 倍，および 36 倍高くなる．
② NT ≧ 3.5mm で染色体正常の出生児は，90％強の無病生存が期待できる．
③ 95 パーセンタイル値は週数増加（11～13 週 6 日間）につれ 2.1mm から 2.7mm へと増大する．週数に関連なく 99 パーセンタイル値は 3.5mm である．
④ 染色体異常の確定診断のためには羊水検査が必要である．

H 着床前診断

　生殖補助技術の発展に伴い，体外受精の初期胚の一部を取り出し，遺伝子診断を行う着床前遺伝子診断の技術が開発された．妊娠が成立した後に胎児の異常の有無を知る出生前診断は，その異常が判明したときには現実的に人工妊娠中絶につながる．そのため母親の精神的および身体的ストレスから解放する方法として開発された技術である．しかしわが国では多くの議論の上，限定した対象に対してのみ臨床研究という位置づけで各症例ごとに日本産科婦人科学会における倫理委員会の審査を経て実施されている．重篤な単一遺伝子病に続いて，習慣流産の既往をもつ均衡型の染色体構造異常を有するカップルに対しても追加適応が認められた（**表 1-2**）．しかし高年齢出産に対する常染色体トリソミーを対象とした着床前スクリーニングは行われていない．客観的なカウンセリングが行われるように，第三者機関における遺伝カウンセリングが求められている．

表 1-2 承認されている着床前診断対象と遺伝子型
（末岡 浩. 日産婦誌. 2010; 62 (9): N145-9)[2]）

1. デュシェンヌ型筋ジストロフィー（DMD）：X連鎖性―欠失型・微小変異型
2. 筋強直性ジストロフィー：常染色体優性―反復配列の異常伸長
3. Leigh脳症：ミトコンドリア病―ミトコンドリアDNAの点変異型
4. 副腎白質ジストロフィー：X連鎖性―点変異型
5. オルニチントランスカルバミラーゼ欠損症：X連鎖性―点変異型
6. 均衡型転座保因者の習慣流産

I 最近の話題

　母体血中に存在する胎児由来の細胞やDNA断片を用いて行う無侵襲的出生前診断（NIPT: Non-Invasive Prenatal Testing）が注目されている．米国では，2011年10月に臨床検査として母体血中DNA断片を用いてのDown症候群（トリソミー21）の診断サービスが開始された．Down症候群の感度は99.1％，特異度は99.9％とされている．しかし，検査で「陽性」と出ても，胎児がトリソミー21である可能性は，その集団における罹患頻度により異なる．母体年齢が40歳（トリソミー21の頻度が1/100）では「陽性」で，実際に罹患しているのは（陽性的中率）約90％であり，35歳（1/300）では約75％となる．いずれの場合でも検査で「陰性」と出た場合には，99.9％は罹患していないことになる[5]．

　検査の原理や結果の解釈を含めた検査前後の十分な遺伝カウンセリングの重要性がますます高まることになり，日本においても2012年10月現在，臨床研究として開始するにあたっての基準づくりが進められている．

◆文献

1) CQ106 NT肥厚が認められた時の対応は？ In: 日本産科婦人科学会/日本産婦人科医会，編．産婦人科診療ガイドライン産科編2011. p.54-8.
2) 末岡 浩．クリニカルカンファレンス 4 不育症 1）着床前診断．日産婦誌．2010; 62 (9): N145-9.
3) 日本産科婦人科学会．「出生前に行われる検査および診断に関する見解」改訂案．平成23年2月26日．
4) 笠井靖代．出生前診断．In: 坂井建雄，五十嵐隆，丸井英二，編．からだの百科事典．東京：朝倉書店；2004. p.489-90.
5) Palomaki GE, Deciu C, Kloza EM, et al. DNA sequencing of maternal plasma reliably identifies trisomy 18 and trisomy 13 as well as Down syndrome: an international collaborative study. Genet Med. 2012; 14: 296-305.

〈笠井靖代〉

1. 流 産

POINT

- 流産（abortion）とは妊娠22週未満の妊娠中絶をいう．妊娠12週未満のものを早期流産，妊娠12週以降22週未満のものを後期流産という．
- 流産の頻度は全妊娠の約15％であり，その約90％は早期流産である．母体年齢が上昇すると流産率は増加する．
- 早期流産の原因は主に胎児側にあり，染色体異常が最も重要な原因である．
- 早期流産に対する有効な治療法はなく，切迫流産に対する安静や薬物療法も役立たない．
- 後期流産の原因は母体側の因子の割合が増加し，感染や頸管無力症などの病態に応じて治療する．
- 母乳継続中に妊娠した場合，授乳は流産率に影響しない．

A 定 義

流産とは妊娠22週未満の妊娠中絶をいう．胎児または母体の病的原因により自然に起こるものを自然流産 spontaneous abortion，人為的に行われるものを人工流産 induced（artificial）abortion という[1]．

B 分 類

1. 妊娠期間による分類（図1-7）

a）早期流産（early abortion）
　　妊娠12週未満の流産をいう．
b）後期流産（late abortion）
　　妊娠12週以降22週未満の流産をいう．

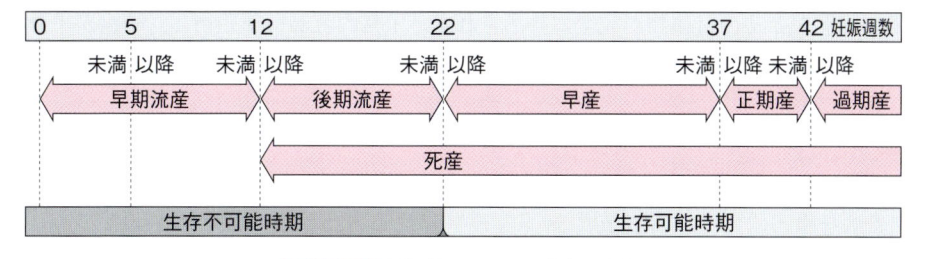

図1-7 妊娠期間による流産の分類

2. 臨床的形式による分類（図1-8）

a）切迫流産（threatened abortion）

妊娠22週未満で，胎芽あるいは胎児およびその付属物はまったく排出されておらず，子宮口も閉鎖している状態で，少量の子宮出血がある場合をいう．下腹痛の有無にかかわらない．流産への移行状態と考えられ，正常妊娠過程への復帰が可能でもある状態とされているが，必ずしも流産の状態を表現したものでなく，初期妊娠時の子宮出血を主徴とした症状に対する名称である．

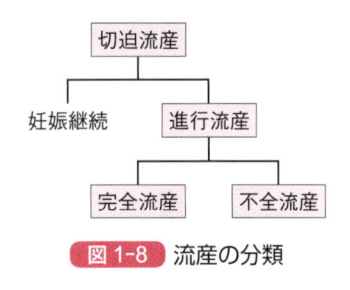

図1-8 流産の分類

b）進行流産（inevitable abortion）

胎芽あるいは胎児およびその付属物は排出されていないが，流産が開始し，下腹痛・出血が強く，子宮頸管が開大し，保存的治療の対象にならない状態をいう．

c）稽留流産（missed abortion）

胎芽あるいは胎児が子宮内で死亡後，症状がなく子宮内に停滞している状態をいう．

d）感染流産（infectious abortion）

性器感染を伴った流産であり，多くは流産経過中に子宮内感染が起こったことによる．放置すれば敗血症へと進行することもあり，この場合，敗血症流産（septic abortion）という．

e）化学的流産（chemical abortion）

妊娠反応が陽性となった後，超音波断層法により胎嚢などの所見は確認されず，しかも腹痛や子宮口開大などの流産徴候を伴うことなく月経様の出血をみた場合をいう．妊娠検査薬の感度が高くなったことで診断されるようになったものであり，生化学的妊娠ともよばれ，現在のところ，日本産科婦人科学会の定義では，流産回数には含めない．経腟超音波検査での胎嚢の確認が可能となる妊娠5週以前の流産と考えられるが，子宮外妊娠や妊娠5週以後の完全流産と鑑別する必要がある．

f）習慣流産（habitual abortion）

連続3回以上の自然流産を繰り返した状態をいう．

3. 子宮内容の状態による分類

a）完全流産（complete abortion）

胎芽あるいは胎児とその付属物が完全に排出された状態をいう．

b）不全流産（incomplete abortion）

胎芽あるいは胎児とその付属物が完全に排出されず，子宮内容が一部残留し，子宮が十分収縮せず，子宮口も閉鎖せず，出血などの症状が持続している状態をいう．

C 頻度

臨床的に確認された妊娠の10～15％が流産となり，妊娠女性の25～50％が流産を経験している[2]．厚生省心身障害研究班報告（平成3～5年度）による自然流産の頻度は14.9％であり，早期流産は13.3％，後期流産は1.6％である．

一般に母体年齢が上昇すると流産率が増加することが知られている．母体年齢別にみると35歳を過ぎる頃から流産率の増加がみられ，35～39歳では20％，40歳以上では40％以上が流産に終わるとされる．

D 原因と発生機序

　流産の原因は多岐にわたるが，大きく胎児側の因子と母体側の因子に分けられる．前者では染色体異常，遺伝子病があり，後者では子宮の異常，黄体機能不全，感染症，内分泌疾患，母児間免疫異常などがある（**表 1-3**）．また，環境や薬剤（喫煙，アルコールなど）による影響も存在する．

　早期流産に関しては胎児あるいは胎芽の染色体異常が最も重要な原因である．早期流産の胎児あるいは絨毛の染色体検査を行うと 50〜60％ に染色体異常が認められる．この頻度は加齢とともに増加することが報告されている．内分泌異常として黄体機能不全や高プロラクチン血症が流産に関与しているとされている．母体疾患による流産要因としては糖尿病や甲状腺機能異常があり，妊娠前からのコントロールを良好にすることで流産率の増加を予防できる．喫煙によって染色体異常のない流産（euploid abortion）が増加することが報告されている[3]．また，頻回の飲酒や過度のコーヒー摂取により流産率が増加するという報告もある．

　後期流産においてはその原因として，母体側の因子の割合が増加する．後期流産の 30〜40％ において染色体異常が認められ，染色体が正常な胎児異常と合わせて約 50％ に胎児側の因子があると考えられている．母体側の因子としては感染，頸管無力症，子宮奇形，子宮筋腫などの早産と共通する因子があげられる．感染と後期流産の関連に関しては，早産と同様に絨毛膜羊膜炎と細菌性腟症が重要視されている．頸管無力症は「妊娠中期以降に切迫流早産徴候を自覚しないにもかかわらず子宮口が開大し胎胞が形成されてくる状態」と定義され，頸管裂傷などの外傷性，先天性，その他に起因するといわれている．全妊娠中の 0.05〜1％ に認められるとされ，後期流産の 15〜20％ を占めるとされている．習慣流産の原因として抗リン脂質抗体症候群と妊娠中期以降の胎児死亡との関連が確認されている．

表 1-3 流産の原因

胎児側因子	母体側因子
妊卵の異常：染色体異常など	子宮の異常：頸管無力症，奇形，筋腫
胎児付属物の異常	卵巣機能異常：黄体機能不全，高プロラクチン血症など
多胎妊娠	内分泌疾患：糖尿病，甲状腺機能異常
	感染症
夫婦間因子	自己免疫性疾患
免疫異常（免疫応答の異常など）	その他の母体合併症
血液型不適合	染色体異常
	外傷
原因不明	放射線被曝
	薬物
	精神的因子
	食物

E 症状

流産の症状は一般に性器出血および下腹痛である．しかしながら，性器出血は妊娠中にしばしば認められる症状であり，20〜25％の妊婦に妊娠初期に性器出血を認めることが報告されている．妊娠初期に性器出血を認めたもののうち約半数が流産に至る．

後期流産の場合，出血に加えて子宮収縮，子宮口の開大または頸管の短縮，胎胞の腟内脱出などを認めることがある．絨毛膜羊膜炎から流産に至る場合，発熱，悪臭を伴う帯下，子宮の圧痛などの症状が加わる．

F 検査と診断

超音波検査により，子宮内胎囊の有無，大きさ，胎芽（胎児）の心拍動の有無を確認し，診断する．

正常な妊娠経過では妊娠4週0日前後より，尿中hCG（ヒト絨毛性ゴナドトロピン；検出感度20〜50Ul/L）が検出される．通常48時間で血中hCG濃度は2倍に増加するため，hCG値の上昇が不良な場合は流産の補助診断となる．

経腟超音波検査で妊娠4週中頃より子宮内に胎囊を認める．妊娠5週中頃〜6週前半に胎芽（胎児）の心拍動が検出される．経腹超音波検査では妊娠4週後半〜5週後半より胎囊が認められ，妊娠6週後半〜7週後半に心拍動を認めるようになる．これらを参考にして診断を行うが，早期流産の診断には正確な妊娠週数の決定が重要である．

1. 切迫流産

胎芽（胎児）が生存している可能性があり，子宮収縮，性器出血，子宮口の開大または頸管の短縮，または胎胞の腟内脱出のいずれかが認められた場合に診断される．

＜鑑別診断＞
- 性器出血があるとき：子宮腟部びらんや頸管ポリープの有無をクスコ診で確認する．前置胎盤や絨毛膜下血腫，胎盤剝離の有無を超音波検査で確認する．子宮収縮は下腹痛として訴えるので，虫垂炎，腫瘍，便秘，円靱帯の牽引による痛み，手術後の癒着などと鑑別する．

2. 稽留流産

稽留流産を疑う所見は，①胎囊の最大径が4cm以上で心拍動を認めないとき，②基礎体温などより排卵（受精）時期が確実である場合，経腟超音波検査で妊娠7週以降または経腹超音波検査で妊娠8週以降に心拍動を認めないとき，などである．

胎芽・胎児が確認できない場合の診断は，適切な間隔を開けて複数回の診察後に行う．

＜鑑別診断＞
- 異所性妊娠：子宮内に明瞭な胎囊がみえないとき，常に異所性妊娠を疑う必要がある．子宮外に胎囊や胎芽（胎児）が認められれば，異所性妊娠と診断される，
- 胞状奇胎：超音波検査による所見とhCGの定量法で鑑別する．

G 治療

流産の治療はその臨床的病態によって異なる．

1. 流産診断後の取り扱い

a）稽留流産，進行流産，不全流産

待機的管理もとりえるが，外科的治療（子宮内容除去術）を原則とする．胞状奇胎・異所性妊

娠などに留意し，また子宮内容遺残による予定外の入院・手術の危険があることを説明する．

子宮内容除去術は子宮頸管を拡張し，胎児，胎児付属物，凝血塊などの子宮内容を胎盤鉗子で除去し，さらにキューレットで搔爬する手術方法である．合併症として，子宮穿孔や頸管裂傷などの子宮損傷や術後出血・感染などがある．

なお，海外では抗プロゲステロン剤（mifepriston），プロスタグランジン製剤（misoprostol），メトトレキセートなどの薬剤を用いた方法も行われているが，本邦では認められていない．

b）完全流産

外科的治療（子宮内容除去術）は原則行わずに，異所性妊娠，子宮内外同時妊娠などにも注意しながら経過を観察する．出血，腹痛などの症状の消失，経腟超音波検査で子宮内容の完全排出，hCG値の非妊時レベルへの低下を確認する必要がある．

2. 切迫流産への対応

妊娠 12 週未満の切迫流産に対して有効な治療法は現在のところ知られていない．

a）安　静

切迫流産症例に対して安静療法として，ベッド上安静を指示する．治療効果については医学的根拠はない．胎児心拍確認後に絨毛膜下血腫を認める場合には，安静療法が有効である可能性がある[6]．

b）薬物療法

児心拍確認後の切迫流産では，黄体ホルモン療法や hCG などの薬物療法を考慮してもよい．また，妊娠 16 週以後で子宮収縮があれば子宮収縮抑制薬（塩酸リトドリン）の投与も行われる．ただし，いずれもその有効性については証明されていない．

c）感染の治療

細菌性腟症や頸管炎から絨毛羊膜炎を生じ子宮収縮が起こると考えられ，後期流産・早産予防のため早期に感染の診断，治療が必要である．

細菌性腟症については，特に流・早産の既往がある場合に治療の対象となり，メトロニダゾールやクリンダマイシンの投与が行われる．一方，絨毛膜羊膜炎が原因となった切迫流産の場合，母体の治療を目的に抗菌薬投与が行われる．

3. 頸管無力症

頸管無力症の原因としては，先天性の子宮頸部低形成，頸部疾患に対する円錐切除術後など種々の病態が考えられる．しかし，ほとんどの症例は原因不明であり，頸管が開大する前には診断されず，初産例や前回正期産の妊婦ではその診断は難しい．抑制不能な子宮収縮，また臨床的絨毛膜羊膜炎の除外によって診断されている．

治療としては，McDonald 法や Shirodkar 法による頸管縫縮術（図 1-9）が行われるが，臨床的絨毛膜羊膜炎，あるいは抑制不能な子宮収縮を認める頸管長短縮例に対する縫縮術は禁忌とされている．

§2. 各 論

A. McDonald 法　　　　　　　　　　B. Shirodkar 法

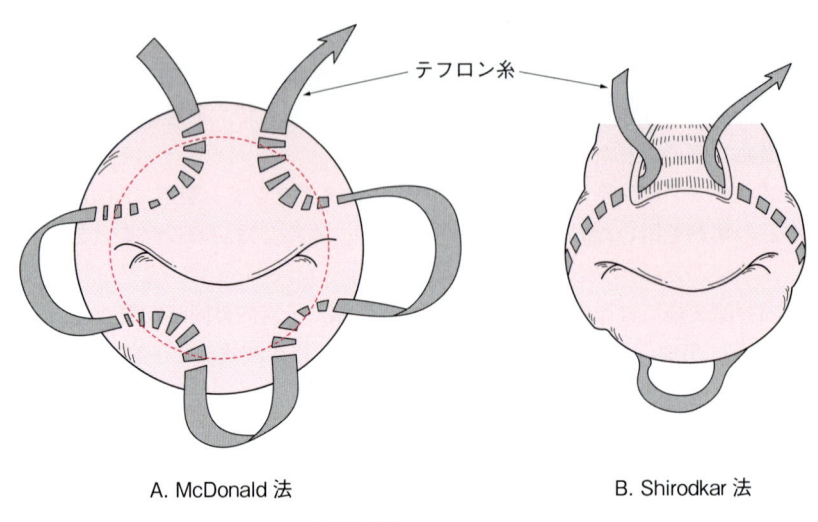

図 1-9　頸管縫縮術

H　習慣流産

　原因の有無にかかわらず，3回以上流産を繰り返す場合，習慣流産とよび，1%程度の頻度である．また，流産を2回以上繰り返した場合を反復流産といい，連続2回以上の流早産・死産を繰り返し，生児を得られない状態を不育症という．

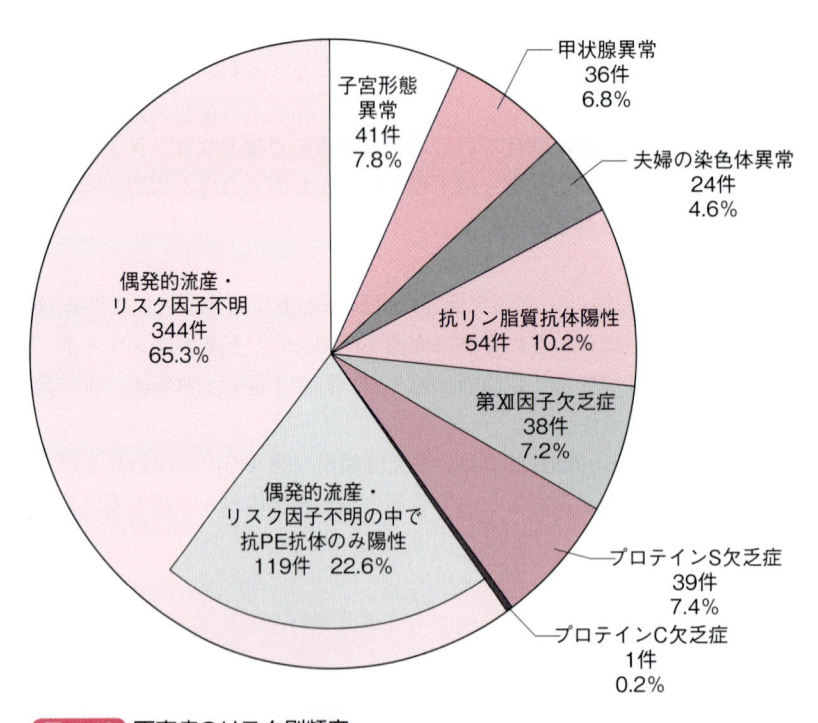

図 1-10　不育症のリスク別頻度
平成 21 年度厚生労働科学研究班（齋藤班）
n ＝ 527（年齢 34.3 ± 4.8 歳 既往流産回数 2.8 ± 1.4 回，重複有 43 件）

原因として，①母体の異常では，子宮の器質的異常（奇形，筋腫，頸管無力症），内分泌異常，感染症，全身性疾患（高血圧を伴う腎疾患，重症貧血症など），免疫学的異常，②夫婦間の異常では，免疫学的異常，夫か妻の染色体異常，胎児（あるいは胎芽）の染色体異常，致死遺伝子の一致，夫婦間の赤血球型不適合などがある．厚生労働科学研究班（齋藤班）では，不育症のリスク因子の頻度（図 1-10）は子宮形態異常 7.8％，甲状腺異常 6.8％，夫婦いずれかの染色体異常 4.6％，抗リン脂質抗体陽性 10.2％，第 XII 因子欠乏症 7.2％，プロテイン S 欠乏症 7.4％，プロテイン C 欠乏症 0.2％であった．残りの 65.3％はリスク因子不明の偶発的流産であった．

　治療として抗リン脂質抗体陽性（抗カルジオリピン抗体，ループスアンチコアグラントなど）では低用量アスピリン療法やヘパリン療法，子宮奇形や頸管無力症に対しては手術療法が行われる．

　原因不明のものでは，次回妊娠が無治療で継続できる率は平均して 60～70％である．夫リンパ球免疫療法はごく限られた症例に対して行われる．

I 予後

　20～25％の妊婦に妊娠初期に性器出血を認めることが報告されており，これを切迫流産と診断すれば，そのうち約半数が流産に至ることになる．

J 妊産婦ケアのポイント

　妊娠 12 週未満の切迫流産症例に対して，流産予防効果が証明された薬物療法は存在しない．したがって，切迫流産時には他疾患（ごく初期の妊娠，稽留流産，異所性妊娠，不全流産，進行流産，絨毛性疾患など）を想定し，必要に応じて鑑別診断を進めることや，過度の出血や高度腹痛に対して適切に対応することが求められる．

　また，軽度の切迫流産徴候（少量の出血や軽度腹痛）を主訴とした外来診療時間外受診や必要以上の安静をする必要はないことを，十分に説明しておく．なお，少量の出血とは月経時に認められる出血量と同等以下の出血量を目安とする．

　母乳継続中に妊娠した場合，授乳は流産率に影響しない．

◆文献

1) 日本産科婦人科学会，編．産科婦人科用語集・用語解説集．改訂第 2 版．2008．
2) CQ204 反復・習慣流産患者の診断と取り扱いは？　日本産科婦人科学会/日本産婦人科医会，編．産婦人科診療ガイドライン産科編 2011．p.76-81．
3) Harlap S, Shiono PH. Alcohol, smoking, and incidence of spontaneous abortions in the first and second trimester. Lancet. 1980; 2: 173-8.
4) Verd S, Moll J, Villalonga B. Miscarriage rate in pregnancy- breastfeeding overlap. Contraception. 2008; 78: 348-9.
5) Ishii H. Does breastfeeding induce spontaneous abortion?　J Obstet Gynaecol Res. 2009; 35: 864-8.
6) Ben-Haroush A, Yogev Y, Mashiach R, et al. Pregnancy outcome of threatened abortion with subchorionic hematoma: possible benefit of bed-rest?　Isr Med Assoc J. 2003; 5: 422-4.

〈宮内彰人〉

1. 妊娠初期　B. 異常

2. 異所性妊娠

POINT
- 異所性妊娠とは受精卵が子宮体部内膜以外の場所に着床することである．
- 卵管妊娠，頸管妊娠，卵巣妊娠，腹腔妊娠に分類され，卵管妊娠が95%を占める．
- 早期診断には経腟超音波診断（TV）が有用で，血中hCGの定量も補助診断として用いられる．
- 治療は外科的治療，薬物療法，および待機療法に大別される．全身状態が安定している卵管妊娠の外科的治療は主に腹腔鏡下手術が選択される．
- 外科的治療後は異所性妊娠存続症に留意し，血中hCG値が陰性化するまで経過観察する．
- 薬物療法の適応基準は，全身状態が安定している未破裂の卵管妊娠で，血中hCG値＜5,000 mIU/mL，胎児心拍がない，病巣の大きさ＜3〜4cmの場合で，MTX単回筋注法が推奨される．

A 概念

　異所性妊娠とは受精卵が子宮体部内膜以外の場所に着床することで，着床部位により卵管妊娠，頸管妊娠，卵巣妊娠，腹腔妊娠に分類される．また子宮内外同時妊娠や既往帝王切開術瘢痕部妊娠も異所性妊娠に含まれる．異所性妊娠の母体死亡率は1980〜1984年の1.15（出生10万あたり）から2003〜2007年には0.50まで減少しているが，今日でも適切な診断・治療が行われなければ母体死亡に至ることがある．

B 疫学，頻度，リスク因子

　異所性妊娠の頻度は全妊娠の1〜2%と推定され，その内訳は卵管妊娠が95%を占め，このうち膨大部妊娠が82%，峡部妊娠が10.8%である．これに対して，卵管間質部妊娠は2.5%，頸管妊娠は1.3%，卵巣妊娠は2.5%，腹腔妊娠は0.6%ときわめてまれである．また既往帝王切開術瘢痕部妊娠は2,000妊娠に1例，子宮内外同時妊娠は，自然妊娠では30,000例に1例，生殖補助医療（ART）後妊娠例では1.5%である．異所性妊娠のリスク因子として異所性妊娠手術や卵管手術の既往，子宮内避妊器具の挿入，骨盤腹膜炎の既往などあげられ，ART後妊娠では子宮内外同時妊娠と頸管妊娠の頻度が高い．

C 診断
1. 問診

　異所性妊娠の典型的な自覚症状として続発無月経，腹痛，性器出血があげられるが，破裂前には続発無月経のみの場合もある．また不正性器出血を月経と誤認して妊娠に気づかないこともあり，生殖年齢の女性では常に妊娠の可能性を念頭において診察することが重要である．異所性妊娠の診断に際しては妊娠週数を正確に把握することが重要で，最終月経開始日，月経周期異常の

有無を聴取し妊娠週数を推定する．この際に基礎体温を測定していれば排卵日から正確な妊娠週数の算出が可能で有用である．

2. 妊娠検査法

排卵前のLHサージから8〜10日後に血中hCGは検出可能で，妊娠8〜10週で最高値に達し，その後は減少し妊娠20週頃に低値となり以後分娩まで推移する．hCG測定法には尿中hCG半定量法と血中β-hCG定量法があるが，市販の妊娠検査薬は簡便かつ短時間で診断できる尿中hCG半定量法で，さらに高感度（25〜50IU/L）で妊娠4週頃（予定月経がくる頃）から全例陽性となる．ゴナスティックW（持田製薬）は最小検出感度が25IU/Lの妊娠診断試薬であるが，同時に1,000IU/LのhCG濃度も測定可能で異所性妊娠の補助診断として有用である．

3. 内診・経腟超音波検査

妊娠反応が陽性の場合には内診および経腟超音波診断（TV）にて着床部位を同定する．TVの発達により正常単胎妊娠では妊娠4週末には子宮体部内膜に胎嚢（GS）が確認される．GSが確認できない場合は着床部位不明妊娠（PUL）と診断され，早期の正常子宮内妊娠，子宮内妊娠の流産，絨毛性疾患が鑑別としてあげられる．正常単胎妊娠のGSは1mm/日の速度で増大しGSが3mm以上になるとTVにて同定可能となる．またTVにてGSが確認できる血中hCG値は1,500〜2,000 mIU/mLで妊娠6週末まで血中hCG値は2日で約1.5倍に増加することから，PULの場合は3〜4日毎にTVを実施し着床部位の同定につとめる（図1-11）．

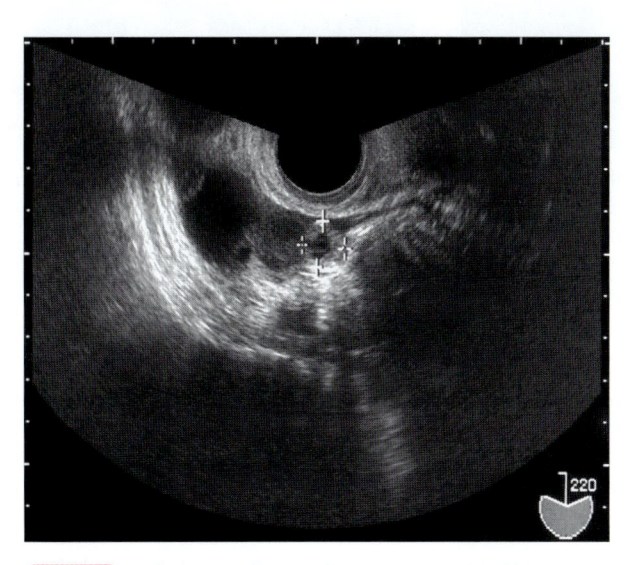

図1-11 排卵誘発後妊娠：妊娠6週1日＋右卵管妊娠
直径43×18mmの右卵巣に接してecho free space（EFS）とその周囲に直径13×13mmのwhite ringを，その内部に直径3.7mmのyolk sac様リングを認める．同日の血中β-hCG値は4,004 mIU/mLであった．

4. その他の検査法

血中hCGが低値で減少傾向なく推移するPULでは，不全流産や稽留流産と異所性妊娠の鑑別を目的に子宮内膜試験掻把術が実施されることがある．またMRIも頸管妊娠や既往帝王切開術瘢痕部妊娠，間質部妊娠，腹膜妊娠などの場合に補助診断として有用である（図1-12a, b）．

Douglas窩の液体貯留が出血か否かはDouglas窩穿刺により確認される.

突然の下腹痛,性器出血,ショック状態で救急搬送された異所性妊娠破裂例の場合,腹腔内のEFSにより経腹超音波検査でも子宮・卵巣の描出が可能で,バイタルサインをチェックしつつ子宮内にGSがないこと,妊娠反応が陽性であることを確認しつつshock indexや上腹部(モリソン窩)のEFSの程度から腹腔内出血量の程度を推測する.

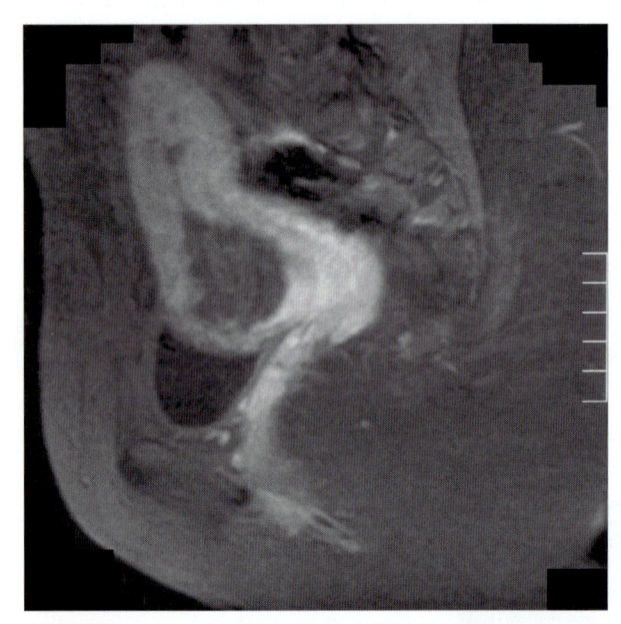

図1-12a 前2回帝王切開術瘢痕部妊娠(MRI)
子宮頸部の既往帝王切開創部を中心に血腫を認める.

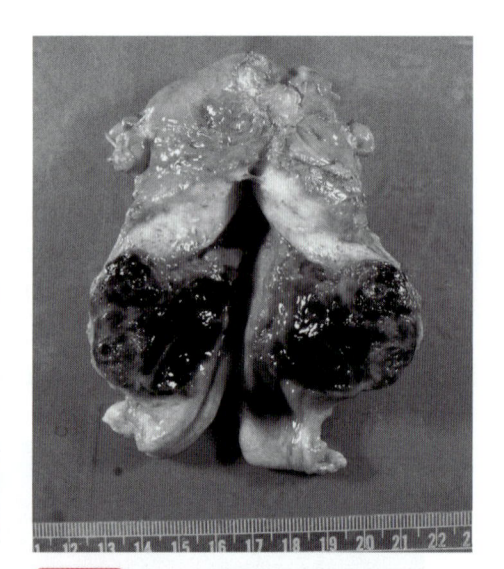

図1-12b 前2回帝王切開術瘢痕部妊娠(摘出子宮)
既往帝王切開創部を中心に凝血塊を認め,子宮頸部筋層内に浸潤している.

D 治療

異所性妊娠の治療は外科的治療,薬物療法,および待機療法に大別される.

1. 外科的治療法

全身状態が安定している卵管妊娠では腹腔鏡下手術が第1選択となる.腹腔鏡下手術には卵管切開術(卵管温存手術)と卵管切除術があり,卵管温存手術の適応基準としては挙児希望があり,病巣の大きさ<5cm,血中hCG値≦10,000mIU/mL,初回卵管妊娠,胎児心拍がない,未破裂卵管の場合があげられている.なお卵管妊娠を合併した子宮内外同時妊娠では卵管切除術を実施する.大量の腹腔内出血によりショック状態の場合は,輸血・輸液療法にて全身状態の改善を図りつつ緊急開腹手術(卵管切除術)を実施する.また卵巣妊娠では腹腔鏡下卵巣楔状切除,卵管間質部妊娠では腹腔鏡下または開腹手術(卵管角部楔状切除術),頸管妊娠や既往帝王切開術瘢痕部妊娠では子宮摘出あるいは子宮温存を希望する場合には薬物療法や子宮動脈塞栓術などが試みられる.

a) 異所性妊娠存続症

外科的治療後も異所性絨毛が存続し血中hCG値の低下が不良あるいは再上昇して陰性化が得

られない病態を異所性妊娠存続症といい，その頻度は4～15％で，特に腹腔鏡下卵管切開術で頻度が高い．したがって外科的治療を選択した場合でも血中hCG値が陰性化するまで経過観察することが必要である．

2．薬物療法

適応基準は全身状態が安定している未破裂の卵管妊娠で，治療後のfollow upが可能，血中hCG値＜5,000mIU/mL，胎児心拍がない，病巣の大きさ＜3～4cmの場合である．薬物療法には葉酸拮抗薬であるメソトレキセート（MTX）が使用される．MTXの投与法には全身投与法と局所投与法があり，全身投与法として50mg/m^{2}を1回筋注する単回投与法が推奨される．薬物療法中は血中hCG値を週1～2回測定し，有意のhCG低下がみられない場合は2回目の薬物療法を実施し血中hCG値が陰性化するまで経過観察する．また治療中は全身状態にも留意し，腹痛の増強や貧血症状の増悪などがみられた場合はただちに診察し，卵管破裂が疑われた場合は緊急手術に移行する．

適応症例を厳選すれば薬物療法の成功率は80～90％に達し，腹腔鏡下卵管切開術の治療成績と同等である．しかし，病巣の病理組織学的確認は，外科的治療の場合のみ可能である．また治療後の卵管通過性や次回子宮内妊娠の頻度および異所性妊娠再発率は同程度と報告されている．

3．待機療法

GSが確認できないPULや異所性妊娠が疑われても無症状で全身状態が安定しており，血中hCG値が低値（≦200mIU/mL）で減少傾向にある場合は，注意深い観察の下に血中hCG値が陰性化するまで経過観察することも可能である．

E 異所性妊娠治療後の妊娠予後

異所性妊娠治療後の再発頻度は約15％，2回の異所性妊娠治療後の再々発率は30％と報告されている．また挙児希望がある場合の12カ月後の累積妊娠率は約60％と報告され，妊娠率の低下には母体年齢（35歳以上），不妊歴，卵管損傷の程度が関与する．外科的治療後自然妊娠例の90％以上が術後18カ月以内に起こることから，外科的治療後12～18カ月経過しても妊娠成立しない場合や反対側の卵管損傷がある場合はARTが推奨される．

〈安藤一道〉

3. 胞状奇胎

> **POINT**
> - 胞状奇胎の超音波所見は multivesicular pattern が特徴的である．
> - ごく早期の胞状奇胎は，multivesicular pattern が認められず，通常の流産と区別がつきにくい場合があるが，絨毛の肥厚や子宮内腔の液体貯留像などが特徴的な所見となる．
> - 絨毛癌の続発を見逃さないために，胞状奇胎娩出後の管理が重要であり，次回妊娠までにも一定の避妊期間をもうける必要がある．

A 定義

　　胞状奇胎は，胎盤絨毛の栄養細胞から発生するものであり，肉眼的に絨毛が囊胞化して認められるものをいう[1]．しかし，組織学的検査を併用して診断を確認することが望ましい．絨毛性疾患取扱い規約によると，絨毛の囊胞化は，腫大した絨毛の短径が 2mm を超えるものとされている．
　　絨毛の全部が囊胞化していて胎児を認めない全胞状奇胎と，一部のみが囊胞化していて胎児を認める部分胞状奇胎に分類される（表 1-4）[1]．

表 1-4　絨毛性疾患の臨床的分類[1]

1) 胞状奇胎 hydatidiform mole
    (1) 全胞状奇胎（全奇胎）complete hydatidiform mole（complete mole）
    (2) 部分胞状奇胎（部分奇胎）partial hydatidiform mole（partial mole）
2) 侵入胞状奇胎（侵入奇胎）invasive hydatidiform mole（invasive mole）
    (1) 侵入全胞状奇胎（侵入全奇胎）invasive complete hydatidiform mole
    (2) 侵入部分胞状奇胎（侵入部分奇胎）invasive partial hydatidiform mole
3) 絨毛癌 choriocarcinoma
    (1) 妊娠性絨毛癌 gestational choriocarcinoma
        a. 子宮絨毛癌 uterine choriocarcinoma
        b. 子宮外絨毛癌 extrauterine choriocarcinoma
        c. 胎盤内絨毛癌 intraplacental choriocarcinoma
    (2) 非妊娠性絨毛癌 non-gestational choriocarcinoma
        a. 胚細胞性絨毛癌 choriocarcinoma of germ cell origin
        b. 他癌の分化異常によるもの choriocarcinoma derived from dedifferentiation of other carcinomas
4) 胎盤部トロホブラスト腫瘍 placental site trophoblastic tumor
5) 類上皮性トロホブラスト腫瘍 epithelioid trophoblastic tumor
6) 存続絨毛症 persistent trophoblastic disease
    (1) 奇胎後 hCG 存続症 post-molar persistent hCG
    (2) 臨床的侵入奇胎 clinical invasive mole
    (3) 臨床的絨毛癌 clinical choriocarcinoma

B 頻度

アジアでは欧米（出生数1,000に対し0.5～1）に比べて発生頻度が高く，日本では出生数1,000に対して0.71である[2]．

C 原因

全胞状奇胎では，受精後に卵子の核が消失した場合や，核のない卵子に精子が受精した場合，精子の染色体のみで細胞分裂が始まるが，胎児は形成されずに絨毛組織のみが増殖する．

部分胞状奇胎は，精子が2つ受精し，三倍体を形成し，胎児と奇胎成分が混在する．

D 診断

症状は，無月経，つわりなどの妊娠症状（history），性器出血（bleeding），週数に比して大きな子宮（enlargement），子宮の軟らかさ（softness），妊娠高血圧症候群様症状（toxemia）などが知られており，「HBEST」と表現されてきた．しかし，現在は妊娠初期に超音波検査をほとんどの症例で行っているため，従来より早い週数で発見されることが多く，これらの症状を伴わない症例が増えている[3]．

超音波検査では，multivesiclar patternとよばれる嚢胞像が子宮内腔に認められる（図1-13，14）．早期の胞状奇胎の場合は，絨毛および脱落膜に相当する部分の異常な肥厚像と，不整な液体貯留像が特徴である．全胞状奇胎では胎嚢を認めないため，正常妊娠でないことが比較的容易にわかる．一方，部分胞状奇胎は胎嚢が確認されるので，早期に診断することが難しいことがある．一般に部分胞状奇胎は三倍体であるため，妊娠初期に流産に至るが，その時点でmultivesicular patternが認められない場合は，病理組織学的検査を行わない限りは胞状奇胎と診断できない．絨毛膜の異常な肥厚像と液体貯留像を認めた場合は，胞状奇胎を疑い，病理学的検査を行うべきである．

なお，卵巣に黄体嚢胞が認められることが多い．これは，高くなったhCGに反応した卵巣の腫大であり，治療後は自然に消失する．

超音波検査にて嚢胞病変を疑った場合は血中hCGを測定する．胞状奇胎の場合は非常に高値

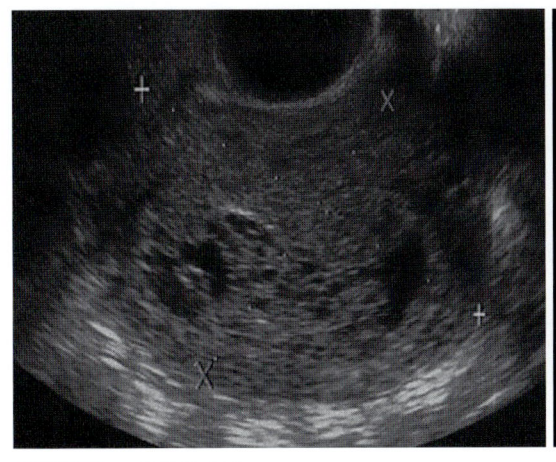

図1-13 部分胞状奇胎
胎嚢と奇胎が共存

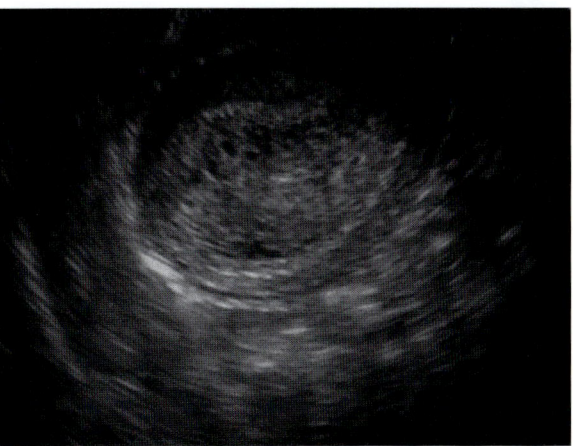

図1-14 全胞状奇胎
子宮内には奇胎のみ存在

になる．ただし，早期の胞状奇胎の場合は必ずしも高くないため注意が必要である．

MRI（magnetic resonance imaging）は，胞状奇胎の子宮筋層への浸潤の有無を確認するために有用である．

子宮内容除去術を行い，肉眼的，組織学的に囊胞化した絨毛を確認する．診断基準は短径が2mmを超える絨毛の存在である．

肺転移を起こしやすいので，週数の進んだ胞状奇胎では，造影CTなどを行い病変の有無を確認する．

E 治療

絨毛癌の30～40％は胞状奇胎妊娠後に続発する．先行妊娠から絨毛癌続発のリスクは胞状奇胎妊娠で著しく高い．特に，40歳以上の症例，転移性胞状奇胎，侵入奇胎が絨毛癌続発のハイリスクグループである．

胞状奇胎妊娠後の管理には，一次管理と二次管理がある．

1. 一次管理

胞状奇胎妊娠後，絨毛組織を除去して，hCGゼロの完全寛解に至るまでの管理である．要点は，胞状奇胎の搔把，hCG値推移の観察，絨毛組織遺残病巣の発見，遺残絨毛組織の除去である．

子宮内容除去術後1週目に再搔把を行い，子宮内に絨毛組織の遺残がないことを確認する．

子宮内容除去術日を0日として，その後，hCG値の測定を行う．**測定開始後5週で1000mIU/mL，8週で100mIU/mL，24週でカットオフ値をチェックポイントとして，基準値より低いことを確認する**[1]．いずれの時点でもこの測定値を下回る場合を経過順調型，いずれか1つでも上回る場合を経過非順調型に分類する．hCG値が順調に低下しない場合は，メソトレキセート投与などの化学療法を行う．

2. 二次管理

カットオフ値に低下したhCGの再上昇の有無を確認することで，絨毛癌続発を早期に発見するための管理である．絨毛癌の続発は1年以内が最も多いが，数年後に出現することもあるので，特に期間は設定されていない．**挙児希望がある場合，胞状奇胎娩出後，hCGのカットオフ値以下が約3～6カ月間続いていれば，妊娠を許可してもよい．**

◆文献
1) 日本産科婦人科学会・日本病理学会，編．絨毛性疾患取扱い規約，改訂第3版．東京：金原出版；2011.
2) 上岡陽亮．〔産科出血 診断・治療のポイント〕胞状奇胎．臨床婦人科産科．2009; 63(1): 39-43.
3) 大場 隆，三好潤也，片渕秀隆．早期胞状奇胎の診断．産婦人科治療．2009; 99(4): 419-24.

〈渡邊理子〉

1. 妊娠初期　B. 異常

4. 妊娠悪阻

> **POINT**
> - "つわり"の症状が悪化し,治療を必要とする状態になった場合に妊娠悪阻という.
> - 食事に関するアドバイスや精神的支援を行うことで,つわりから妊娠悪阻に悪化することの予防となる.
> - 脱水に対して十分な輸液と,Wernicke脳症の予防のため,輸液にビタミンの補充を行う.
> - 深部静脈血栓症の発症に注意する.
> - 症状が続く場合は他の消化器疾患の除外を行う.

A 定 義

妊娠初期における消化器系を主体とした症状で,悪心,嘔吐,食欲不振,嗜好の変化などを"つわり"という.つわり症状が悪化して,食事摂取が困難となり,体重減少,脱水,栄養障害,代謝障害などをきたし,治療を必要とする状態を妊娠悪阻という.重篤な場合,ビタミン欠乏によるWernicke脳症[*1]を発症し,Korsakoff症状[*2]を残す症例も報告されている.

B 頻 度

"つわり"と称される悪心,嘔吐などの消化器症状は妊婦の50～80％に認められる.入院治療を必要とするものは0.05～2％とされているが,診断基準や,人種により頻度は異なる.

C 原因と発生機序

内分泌学的要因として,ヒト絨毛性ゴナドトロピン(hCG),甲状腺ホルモン,エストロゲン,プロゲステロンなどの関与が指摘されている.その他,代謝性変化,精神医学的要因などが考えられているが,詳細は不明である.

D 予 防

つわり自体は病的なものではないが,食事に関するアドバイスや精神的支援を行うことで,妊娠悪阻に悪化することの予防となる.社会的環境の変化や,精神的素因も関与しているため,心理的なサポートは重要である.

[*1] Wernicke脳症：ビタミンB_1欠乏症による脳症で,眼球運動障害,運動失調,意識障害を三徴候とする.
[*2] Korsakoff症状：記銘力障害,逆行性健忘,作話を特徴とし,不可逆的で慢性的な経過を辿り,視床の背内側核の病変によるとされている.

E 診断

悪心，嘔吐の遷延化，5％以上の体重減少，尿ケトン体陽性の3つが妊娠悪阻の主な診断基準となる[1]．

a) 症状からの診断

妊娠5〜6週ごろより，悪心，嘔吐，食欲不振，唾液の過剰分泌などの消化器症状を認める．早朝空腹時に発症することが多いため，morning sickness ともよばれているが，早朝のみに出現するのは1.8％のみで，80％の症例は1日中起こると報告されている．妊娠8〜12週がピークで，妊娠16週ころには自然治癒するものが多い．

嘔吐に加え，代謝異常による全身症状や，ときに気分不快症状を呈することもある．

b) 検査所見

尿検査でケトン体が陽性となる．進行例では蛋白尿を認めることもある．

血液検査では，血清蛋白・アルブミンの減少，貧血，AST や ALT の上昇，BUN の増加などを認める．

c) 鑑別診断

妊娠中に，悪心・嘔吐を呈する他の疾患（胃・十二指腸潰瘍，肝疾患，膵炎，虫垂炎，腹膜炎など）と鑑別することが重要である．鑑別疾患を表1-5 に示す．鑑別のポイントは発生時期で，ほとんどの場合，妊娠9週以前に発生する．妊娠9週以降に症状が出現したら，他の疾患も考慮する必要がある．そのほか，妊娠悪阻に典型的でない腹痛，発熱，頭痛などの身体的所見，肝酵素，アミラーゼ，甲状腺ホルモンなどの血液生化学的検査の異常，既往歴などに注意する．

表 1-5 悪阻と鑑別すべき疾患

消化器疾患	胃腸炎，消化管狭窄，消化性潰瘍，虫垂炎，膵炎，肝・胆道系疾患，胃癌など悪性腫瘍
泌尿生殖器疾患	腎盂腎炎，尿管結石，尿毒症，卵巣嚢腫茎捻転，変性子宮筋腫
代謝性疾患	糖尿病性ケトアシドーシス，甲状腺機能亢進症，ポルフィリン症，Addison 病
神経疾患	偽脳腫瘍，中枢神経系腫瘍，前庭疾患，片頭痛
妊娠に関連するもの	急性妊娠脂肪肝，妊娠高血圧症候群
その他	薬物中毒，心因性

F 管理と治療

治療は対処療法が中心で，脱水に対して十分な輸液を行う．輸液にはビタミン B_1 を添加してWernicke 脳症を予防する．必要に応じて入院のうえ点滴療法を行う．入院の目安は 4kg（もしくは 5％）以上の体重減少，嘔吐による電解質のバランス異常，ケトーシス，肝腎機能障害などをきたしている場合などである．

精神的不安から症状が悪化していることもあり，不安が軽減するように生活環境を整え，少量の食事摂取と水分補給を促す．また，悪阻は深部静脈血栓症のリスク因子であるため，発症に注意する．

a) 輸液療法

適当量の Na，K，Cl，乳酸もしくは重炭酸，グルコースを含んだ溶液を，1日1,000〜

3,000mL，嘔吐が軽減するまで輸液する．
b）ビタミンの補給
　ビタミン B_1 は水溶性ビタミンで体内貯蔵量が少ないので必ず補充する．これが欠乏するとWernicke脳症を引き起こす．また，ビタミン B_6 はアミノ酸や糖代謝に必要な補酵素であり，妊娠悪阻に有効であるとの報告がある．その他，ビタミン B_{12}，ビタミンCなどを補充する．
c）薬物療法
　制吐剤（メトクロプラミド製剤，プロクロルペラジン，ヒドロキシジンなど），漢方薬（小半夏加茯苓湯，半夏厚朴湯，五苓散など）などが使用される．妊娠悪阻の発症時期は胎児の器官形成期に一致するため，薬物使用は慎重に行う．

G 予　後

　妊娠悪阻により，流産や早産，低出生体重児の発生率には影響を与えないとされる．しかし，悪心・嘔吐の症状が続く場合は，上部消化管内視鏡やそのほかの検査も行う必要がある．

H 最新の話題

　つわりの対策として指圧，心理療法，催眠療法などがある．

◆文献
1) Goodwin TM, Montoro M, Mestman JH. Transient hyperthyroidism and hyperemesis gravidarum: clinical aspects. Am J Obstet Gynecol. 1992; 167: 648-52(II).

〈中川潤子〉

1. 妊娠初期のケア

> **POINT**
> - 妊娠に伴う身体の変化，生活の変化，役割の変化にスムーズに適応できるように支援する．
> - 妊婦自身がセルフケア能力を発揮し，妊娠による変化に適応していけるように支援する．
> - 妊娠期初期から妊娠全般を見通し，それぞれの各妊娠期の変化の概要を妊婦自身がイメージし，その上で，妊娠初期の「今」は何が必要か考え行動できるように支援する．

A 妊娠の受容と役割獲得への支援

　　妊娠の受容の状況によってその後の妊婦の保健行動が左右される場合が多い．妊娠の受け入れ状況を確認し，受け入れが十分でないときは，その要因についても把握を行い，受容の過程を見守る．また，望んだ妊娠で受け入れがよくても，不安が強いと主体的な行動につながらないことがある．通常，妊娠は期待感と不安感のアンビバレントな感情を抱く時期ともいわれている．妊娠の過程は新しい役割を獲得する過程でもある．指示的に関わるのではなく，妊婦の話を聞くなかでその妊婦の気持ちを引き出し，妊婦自身が自分の思いに気づき，次の行動を選び取っていけるように，十分に話を聞き見守る姿勢で関わる．

B 身体の変化に対する支援

　　妊娠初期は，身体の体形的変化の自覚は少ない時期であるが，一方で，妊娠を維持するホルモンの分泌により，さまざまな体調の変化が現れやすい時期である．これらの変化に対して，妊婦自身が自分に合った対処方法を選択し，うまく付き合っていけるように支援する．

1. つわり

　　つわりは，妊婦の多くが体験する妊娠の代表的な体調の変化であり，妊娠5週ごろから始まり，16週ごろにはおさまることが多い．主な症状は，嘔気や嘔吐であるが，症状や程度は個人差が大きく，精神的な因子にも影響を受けやすい．

　　ケアのポイントとしては，①食事は，基本的に食べたいものを食べたいときに少しずつ摂取するように勧め，特に水分の補給を十分に行うように伝える．②起床時や空腹時に症状が出現しやすいので，あめやクラッカーなどすぐに口に運べるものを携帯することを勧める．③この時期に児の成長に必要な栄養素は少量なので，無理にバランスよく食べようとしなくてもよいことを説明し「赤ちゃんのために食べなければ」という心理的負担を軽減する．④気分転換を図ることで，つわりが軽減することがあるので，室内で軽く体を動かしたり，外に出て散歩をしたりすることなどを勧める．

　　また，嘔吐が続き，水分補給が困難で，排尿が十分みられないときには，脱水症状を引き起こしている可能性があるので，病院受診の必要があることを伝える．

2. ねむけ・だるさ

この時期はねむけやだるさを訴える妊婦も多い．これらの症状により，妊娠前はできていた仕事が効率よく進められず，そのような自分自身に不全感を感じる妊婦も少なくない．身体が新しい生命を受け入れるために，必要なホルモンが分泌されそのために引き起こされる症状であることを説明し，自分自身の身体の欲求にこたえ十分に休息を取ること，また，1日の生活のなかでメリハリをつけ，自分自身が心地よい生活のリズムをみつけるよう勧める．また，ねむけやだるさなどを感じるときは車の運転などは避けるよう話をする．

3. 便　秘

妊娠初期はホルモンの影響で，腸管の蠕動運動が抑制され便秘を引き起こしやすい．便秘によりさらに，つわりの症状を増悪させることがあるので，便秘の予防についての説明をする．食物繊維の豊富な野菜，海藻類を摂取する，朝起きがけに冷たい水分を摂取し腸の働きを促すなど食生活を工夫したり，便意を感じたら我慢せずゆっくり排便の時間をとること，毎日決まった時間にトイレに行くようにすることなど排便の習慣を見直したりすることなどを勧める．

4. 乳房の張り

乳房の張りは，妊娠に気づく前から自覚されることも多い．これらもホルモンの働きによるものである．妊娠初期には特別な手入れは必要ないが，下着がきつく感じられるようであれば，しめつけ感の少ない下着を選び装着することをすすめる．また，妊娠初期からすでに乳房は変化をはじめ，産後の母乳育児の準備を始めていることを伝え，自分自身の身体への関心を高めること，母乳育児への関心を高めることにつなげる．

また，長子の母乳育児中の妊娠の場合，母乳育児の継続の可否について質問を受けることがある．まずは，母乳の授乳により流産を引き起こす心配はないことを説明し，長子の年齢・食事摂取状態，妊婦自身の母乳育児についての意思などを確認したうえで，妊婦の希望に応じアドバイスをしていく．

C 生活の変化の適応を促す支援

1. 食生活

つわりの症状が落ち着きはじめたら，バランスに目を向けた食事摂取を心がけるよう促す．妊娠初期には，非妊時の量にプラスして摂取する必要はないが，まずは，日頃の食生活を振り返るように促し，バランスが保たれているか，保たれていない場合は，どこをどのように改善していけばよいかを妊婦自身が気づけるように関わる．「妊産婦のための食事バランスガイド」（図1-15）などを参考に，妊娠期に適した1日の食事摂取量，内容を具体的に伝える．その際，食事内容だけでなく，食事を取る時間帯や1日の3食のバランスなどについても確認し，必要に応じてアドバイスをしていく．

また，妊娠10カ月での体重の増加の目安を示すことも重要である．非妊時のBMIを算出し，この時期に妊婦個々に適した体重増加量の目安を示す（表1-6, 7）．

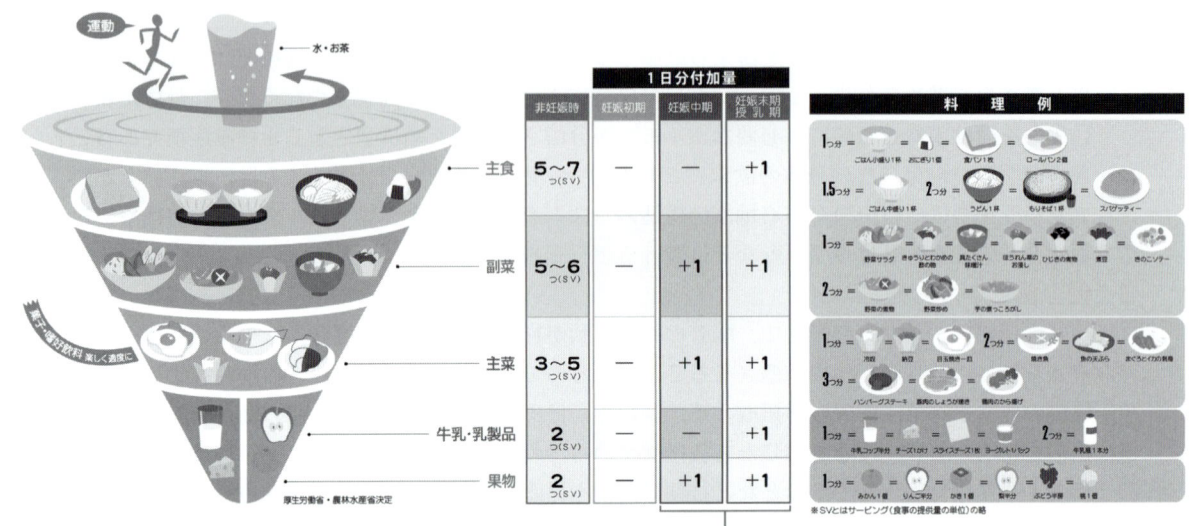

§2. 各論

図1-15 妊産婦のための食事バランスガイド[1]

このイラストの料理例を組み合わせるとおおよそ2,200kcal。非妊娠時・妊娠初期（20～49歳女性）の身体活動レベル「ふつう（Ⅱ）」以上の1日分の適量を示しています。

食塩・油脂については料理の中に使用されているものであり、「コマ」のイラストとして表現されていませんが、実際の食事選択の場面で表示される際には食塩相当量や脂質も合わせて情報提供されることが望まれます。

厚生労働省及び農林水産省が食生活指針を具体的な行動に結びつけるものとして作成・公表した「食事バランスガイド」（2005年）に、食事摂取基準の妊娠期・授乳期の付加量を参考に一部加筆

表1-6 体格区分別妊娠全期間を通しての推奨体重増加量[1]

体格区分	推奨体重増加量
低体重（やせ）：BMI 18.5 未満	9～12kg
ふつう：BMI 18.5 以上 25.0 未満	7～12kg*1
肥満：BMI 25.0 以上	個別対応*2

・体格区分は非妊娠時の体格による．
・BMI（Body Mass Index）：体重（kg）/身長（m）²
*1 体格区分が「ふつう」の場合，BMIが「低体重（やせ）」に近い場合には推奨体重増加量の上限側に近い範囲を，「肥満」に近い場合には推奨体重増加量の下限側に低い範囲を推奨することが望ましい．
*2 BMIが25.0をやや超える程度の場合は，おおよそ5kgを目安とし，著しく超える場合には，他のリスク等を考慮しながら，臨床的な状況を踏まえ，個別に対応していく．

表1-7 体格区分別妊娠中期から末期における1週間あたりの推奨体重増加量[1]

体格区分	1週間あたりの推奨体重増加量
低体重（やせ）：BMI 18.5 未満	0.3～0.5kg/週
ふつう：BMI 18.5 以上 25.0 未満	0.3～0.5kg/週
肥満：BMI 25.0 以上	個別対応

・体格区分は非妊娠時の体格による．
・BMI（Body Mass Index）：体重（kg）/身長（m）²
・妊娠初期については体重増加に関する利用可能なデータが乏しいことなどから，1週間あたりの推奨体重増加量の目安を示していないため，つわりなどの臨床的な状況を踏まえ，個別に対応していく．

2. 嗜好品，服薬
a）たばこ
　たばこには多くの有害物質が含まれており，その1つであるニコチンは血管を収縮させ，それにより子宮胎盤循環血流量は減少し，胎児の低酸素状態を引き起こす．これは，妊婦自身の喫煙はもちろんのこと，受動喫煙も同様の影響があるので，家族に喫煙者がいる場合にも禁煙を促す．ただし，依存性が強いため，妊婦自身が喫煙のリスクを理解していても，禁煙に至るには困難である妊婦も少なくない．専門の禁煙外来の紹介することも支援の1つである．

b）飲　酒
　妊婦の摂取したアルコールは胎盤を通して胎児に移行する．妊娠中にアルコールを摂取すると生まれた児に発達の遅れ，中枢神経の障害などを伴う先天異常がみられることがある．これを「胎児性アルコール症候群（FAS）」とよぶ．飲酒が及ぼす胎児への影響と飲酒の時期・頻度・量の関係は不明な点も多いため，妊娠全期間を通して飲酒を避けるように話す．また，母乳にアルコールが移行するため，授乳期も飲酒を控える必要があることを伝える．

c）服　薬
　胎児の器官が形成される妊娠初期は，薬物の影響を受けやすい時期なので，安易に服用しないように説明し，日ごろから体調管理につとめ，薬に頼らない体づくりをすすめる．ただし，以前から疾病のコントロールなどのために服用している場合，急に中断すると，病状を悪化させることがある．服薬がある場合には申し出るように話し，服薬継続の有無・量の増減・薬剤の種類の変更などについては医師と相談していく．また，服薬したことを不安に思っている場合などは，服薬の状況，時期などを正確に把握したうえで丁寧に対応する．

3. 運　動
　適度な運動は身体の血行を促し，リフレッシュ効果があり，心身の健康維持に有効である．出血，下腹部の違和感など切迫流産の症状などがみられず，正常な妊娠経過であれば，散歩は妊娠初期から推奨される．ただし，妊娠中は非妊時よりも疲れやすいので，運動と休息との適度なバランスが必要である．

D　セルフケア能力を引き出す支援

1. 地域の保健医療サービスに関する情報提供
　妊娠が確定したら，居住地の自治体の役所または保健所・保健センターに妊娠を届け出て，母子健康手帳の交付を受けるよう説明する．母子健康手帳は妊娠や分娩の記録だけでなく，児が小学校入学までの健康の記録であり，児と自分自身の健康状態の把握に有用であり，また，医療者との共通のツールとして，情報の共有にも役立つことを説明する．そして，妊婦健診時はもちろん，日々の外出の際には母子健康手帳を携帯するように勧める．

　また，母子健康手帳交付は居住地域との接点をもつ機会となる．健診の公費負担制度や出産前教室などのサービスはもちろんのこと，育児期に利用可能なサポートシステムなど，居住する地域の公的サービスの情報収集を積極的に行い，自分に合ったサービスを選択し活用するように促す．

2. 妊婦健康診査の受診
　妊婦健康診査は妊娠経過が順調に経過しているかを査定し，正常逸脱の早期発見を目的としている．正常な経過であれば妊娠23週までは4週間に1回，妊娠24週から35週までは2週間に

❤ご妊娠おめでとうございます❤

いよいよ妊婦生活がスタートしました。
赤ちゃんに会える日が今から待ち遠しいですね。

自分らしく満足の出来る出産を迎えることが、
『楽しい育児のスタート』となります。
そのためには『自分で産む』出産めざして、
新しい家族を迎えるために
妊娠中からこころとからだの準備を
自分自身で行っていくことが大切です。

日本赤十字社医療センターの産科スタッフ一同は、
妊婦健診やお産の入院生活を通してそのお手伝いをしています。

このマタニティノートでは
当センターの産科の特徴や、妊婦健診および入院生活、
母乳育児についてなどを紹介しています。
読むだけではなく予定を書き込んだり、健診の結果をはさんだり、
「My」マタニティノートとして、
ぜひ、ご自身のこころとからだの準備にお役立てください。
当院で健診の日には必ずお持ちください。

-1-

5. 妊娠カレンダー

予定日は40週0日です。日にちを記入し、ご自身の妊娠週数を確認してください。
健診日には○を付けておきましょう。

月	週＼日	0日	1日	2日	3日	4日	5日	6日	健診目安	メモ欄
1か月	0週	/	/	/	/	/	/	/	3~4週間に1回	
	1週	/	/	/	/	/	/	/		
	2週	/	/	/	/	/	/	/		
	3週	/	/	/	/	/	/	/		
2か月	4週	/	/	/	/	/	/	/		
	5週	/	/	/	/	/	/	/		
	6週	/	/	/	/	/	/	/		
	7週	/	/	/	/	/	/	/		
3か月	8週	/	/	/	/	/	/	/		
	9週	/	/	/	/	/	/	/		
	10週	/	/	/	/	/	/	/		
	11週	/	/	/	/	/	/	/		
4か月	12週	/	/	/	/	/	/	/		
	13週	/	/	/	/	/	/	/		
	14週	/	/	/	/	/	/	/		
	15週	/	/	/	/	/	/	/		
5か月	16週	/	/	/	/	/	/	/		
	17週	/	/	/	/	/	/	/		
	18週	/	/	/	/	/	/	/		
	19週	/	/	/	/	/	/	/		
6か月	20週	/	/	/	/	/	/	/		
	21週	/	/	/	/	/	/	/		
	22週	/	/	/	/	/	/	/		
	23週	/	/	/	/	/	/	/		
7か月	24週	/	/	/	/	/	/	/	2~3週間に1回	
	25週	/	/	/	/	/	/	/		
	26週	/	/	/	/	/	/	/		
	27週	/	/	/	/	/	/	/		
8か月	28週	/	/	/	/	/	/	/		
	29週	/	/	/	/	/	/	/		
	30週	/	/	/	/	/	/	/		
	31週	/	/	/	/	/	/	/		
9か月	32週	/	/	/	/	/	/	/		
	33週	/	/	/	/	/	/	/		
	34週	/	/	/	/	/	/	/		
	35週	/	/	/	/	/	/	/		
10か月	36週	/	/	/	/	/	/	/	毎週	
	37週	/	/	/	/	/	/	/		
	38週	/	/	/	/	/	/	/		
	39週	/	/	/	/	/	/	/		
	40週	/	/	/	/	/	/	/		
	41週	/	/	/	/	/	/	/		
		0日	1日	2日	3日	4日	5日	6日		

-8-

6. 妊婦健診スケジュール

妊婦健診のスケジュールです。ご自身の妊娠中から出産までのスケジュールをたててみましょう。

		健診の目安	検査		母乳育児	バースプラン	マタニティクラス	入院申込み	わたしのやることリスト
1か月	0週	3~4週に1回	□第1回セット検査 □第2回セット検査	□子宮頸部細胞診・内診					
	1週								
	2週								
	3週								
2か月	4週								
	5週								
	6週								
	7週								
3か月	8週								
	9週								
	10週								
	11週								
4か月	12週							□入院の申込みは20週までに	
	13週								
	14週								
	15週		□貧血検査・糖負荷検査						
5か月	16週				□乳房の手入れを始めましょう □ベビー人形で抱っこ体験をしてみましょう □おっぱい教室に参加しましょう	□中期のバースプランを書いてみましょう	□マタニティクラスの参加は16週から		
	17週								
	18週								
	19週								
6か月	20週								
	21週								
	22週								
	23週				☆乳房の再確認				
7か月	24週	2~3週に1回							
	25週								
	26週		□貧血検査・不規則抗体						
	27週								
8か月	28週								
	29週								
	30週								
	31週								
9か月	32週			☆GBS検査	□お産に向けて乳房の手入れを確認しましょう □赤ちゃんとの生活の準備をしましょう	□後期のバースプランを書いてみましょう □入院準備をしましょう（時期・持ち物の確認）			
	33週								
	34週								
	35週								
10か月	36週	毎週							
	37週			□内診					
	38週								
	39週								
	40週								
	41週								

産後健診　　年　　月　　日（　　曜日）予定

☆印は必要な方のみ行います。

-9-

図 1-16 妊婦用パンフレット
妊婦が主体的に妊娠期を過ごせるような工夫を施こす.

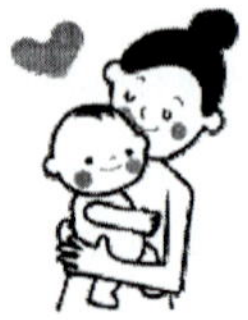

1回，妊娠36週からは1週間に1回の間隔で受診する．妊婦には，健康診査の目的を伝え，定められた間隔で妊婦健康診査を受診することが母子の健康を保つために必要であることを説明する．さらに，日々の健康管理は妊婦自身が主体的に行う必要がある．そのためにまずは，分娩予定日を知らせ，妊娠週数の数え方を確認する．そして，妊娠週数に伴う身体の変化，児の成長・発達についての概要を説明し，妊婦自身が出産までのおおまかなイメージをもてるように関わる．さらに，定期健診以外の異常時の受診のタイミングについて説明する．初期においては，出血，下腹部痛などの症状がみられたときは受診を勧める．

医療機関によっては，妊婦が自分自身の妊娠生活に関心をもち，主体的に出産・育児を見通したスケジュールが立てられるように工夫を凝らしたパンフレットなどを使用し，セルフケアを引き出す支援を行っている（**図1-16**）．

3. 分娩場所の選択

最近では，産科医不足により分娩が可能な施設が減少しているため，分娩数を制限し，早々に予約を締め切っている施設が多い．そのため，妊娠初期から分娩施設の情報収集を勧める．その際，妊婦自身がどのようなお産を望むのか，妊婦と胎児の健康状態，家族の意向，家と分娩施設からの距離などを念頭におき，安全で快適なお産に向けて分娩施設の選択に必要な情報収集ができるように促す．

E 家族への支援

妊娠は，夫をはじめ，長子，父母，義父母など妊婦を取り巻く家族にとっても，妊婦と同様に，役割の変化が求められる大きなできごとである．家族同士が互いに思いやりながらお互いをサポートしていくことができるように，家族が妊婦健診に同行した際などには，妊娠についてのそれぞれの思いや受け止めを確認し，必要な知識の提供を行うなど，支援をしていく．

◆文献

1) 「健やか親子21」推進検討会．食を通じた妊産婦の健康支援方策研究会．妊産婦のための食生活指針―「健やか親子21」推進検討会報告書―．平成18年2月．
    <http://www.mhlw.go.jp/houdou/2006/02/h0201-3a.html>
2) 森　恵美，責任編集．助産師基礎教育テキスト第4巻　妊娠期の診断とケア．東京：日本看護協会出版会；2009. p.159-74.
3) ペリネイタルケア編集室，編．ペリネイタルケア．2005年夏季増刊．新しいKnow-Howを学ぶ．これからの出産準備教室．大阪：メディカ出版；2005. p.35-6, 37-9.
4) 遠藤俊子，他編．新版助産師業務要覧．増補版．東京：日本看護協会出版会；2011. p.38-47.
5) 杉本充弘．はじめてでも安心！大満足の妊娠と出産．東京：日本文芸社；2004.

〈鈴木恵子〉

1. 母体の生理的変化

> **POINT**
> - 妊娠によって全身の臓器に様々な変化が生じる.
> - 妊娠中の血液検査・生理検査の正常値は，非妊時の正常値と異なるものが少なくない.
> - 妊娠中は循環器・呼吸器・腎臓・糖代謝に特に負荷がかかりやすい.

　妊娠による母体の変化は全身の臓器系に生じ，受精の直後から始まる．その変化は，ほとんどが胎児・胎盤からの刺激によって生じ，妊娠している間持続するが，分娩・授乳が終了すると妊娠前の状態に戻る．

　妊娠による変化は母体にとって負荷となる．妊娠中の生理的（正常な）変化が非妊時の基準値からは逸脱していることも少なくない．多くの妊婦は妊娠による変化に適応できる．しかしその一方で，特に高年妊婦や合併症のある妊婦では妊娠への適応がうまくいかず，未発症の疾患が顕在化したり，既存の疾患が増悪したりすることもある．

　妊婦の診療にあたっては，正常のものを異常と誤診しないように「妊婦としての正常値」（表2-1）を理解しておくとともに，「妊娠によって負荷がかかりやすい臓器系」に注意して疾患の早期発見・重症化予防に努めることが重要である．

A 生殖器の変化

1. 子宮体部

　非妊時の子宮は重量70g，内腔の容積10mL程度であるが，妊娠末期には重量1100g，容積5L（多胎妊娠などでは20L以上になることもある）にまで増大する．子宮を構成する平滑筋細胞が伸展・肥大するとともに，膠原線維や弾性線維がそれに伴って増生する．妊娠初期には子宮筋層が厚くなるが，妊娠が進むにつれて筋層は薄く伸展性に富むようになり，妊娠末期には筋層の厚みは1cm程度になる．

　妊娠12週頃には子宮の形状も妊娠前の洋ナシ型から球型となり，大きさも骨盤腔に収まりきらなくなる．子宮は骨盤腔外に出る大きさになると右側を下にする方向に回旋する．妊娠の進行につれて子宮は腹壁に接して頭側前方に張り出すとともに，小腸を側方頭側に押しやるようになる．妊婦が仰臥位になると，子宮は脊柱と腹部大動脈・下大静脈の上に乗る格好になる（図2-1）．

　妊娠初期から子宮は局所的に不規則な収縮を起こすようになる（発見者の名を取ってBraxton Hicksの収縮とよばれる）．分娩が近づくにつれて子宮は全体が協調的にリズミカルに収縮するようになる．

　子宮の血流も妊娠が進むにつれて増加する．妊娠末期には子宮への血流が600〜700mL/分，子宮胎盤血流が500mL/分に達する．

2. 妊娠中期〜後期　A. 正常

表 2-1 妊娠中の血液検査の基準値

検査項目	単位	非妊時	第1三半期	第2三半期	第3三半期
ヘモグロビン	g/dL	12〜15.8	11.6〜13.9	9.7〜14.8	9.5〜15.0
ヘマトクリット	%	35.4〜44.4	31.0〜41.0	30.0〜39.0	28.0〜40.0
赤血球数	万/mm³	400〜520	342〜455	281〜449	271〜443
白血球数	/mm³	3,500〜9,100	5,700〜13,600	5,600〜14,800	5,900〜16,900
好中球数	/mm³	1,400〜4,600	3,600〜10,100	3,800〜12,300	3,900〜13,100
リンパ球数	/mm³	700〜4,600	1,100〜3,600	900〜3,900	1,000〜3,600
血小板数	万/mm³	16.5〜41.5	17.4〜39.1	15.5〜40.9	14.6〜42.9
プロトロンビン時間	秒	12.7〜15.4	9.7〜13.5	9.5〜13.4	9.6〜12.9
活性化部分トロンボプラスチン時間	秒	26.3〜39.4	23.0〜38.9	22.9〜38.1	22.6〜35.0
フィブリノーゲン	mg/dL	223〜496	244〜510	291〜538	301〜696
アンチトロンビン活性	%	70〜130	89〜114	78〜126	82〜116
プロテインC活性	%	70〜130	78〜121	83〜133	67〜135
プロテインS活性	%	65〜140	57〜95	42〜68	16〜42
Dダイマー	μg/mL	0.22〜0.74	0.05〜0.95	0.32〜1.29	0.13〜1.7
総蛋白	g/dL	6.7〜8.6	6.2〜7.6	5.7〜6.9	5.6〜6.7
アルブミン	g/dL	4.1〜5.3	3.1〜5.1	2.6〜4.5	2.3〜4.2
AST	U/L	12〜38	3〜23	3〜33	4〜32
ALT	U/L	7〜41	3〜30	2〜33	2〜25
LDH	U/L	115〜221	78〜433	80〜447	82〜524
ALP	U/L	33〜96	17〜88	25〜126	38〜229
γGTP	U/L	9〜58	2〜23	4〜22	3〜26
総ビリルビン	mg/dL	0.3〜1.3	0.1〜0.4	0.1〜0.8	0.1〜1.1
間接ビリルビン	mg/dL	0.2〜0.9	0.1〜0.5	0.1〜0.4	0.1〜0.5
直接ビリルビン	mg/dL	0.1〜0.4	0〜0.1	0〜0.1	0〜0.1
胆汁酸	μmoL/L	0.3〜4.8	0〜4.9	0〜9.1	0〜11.3
アミラーゼ	U/L	20〜96	24〜83	16〜73	15〜81
BUN	mg/dL	7〜20	7〜12	3〜13	3〜11
クレアチニン	mg/dL	0.5〜0.9	0.4〜0.7	0.4〜0.8	0.4〜0.9
尿酸	mg/dL	2.5〜5.6	2.0〜4.2	24〜4.9	3.1〜6.3
Na	mEq/L	136〜146	133〜148	129〜148	130〜148
K	mEq/L	3.5〜5.0	3.6〜5.0	3.3〜5.0	3.3〜5.1
Cl	mEq/L	102〜109	101〜105	97〜109	97〜109
Ca	mg/dL	8.7〜10.2	8.8〜10.6	8.2〜9.0	8.2〜9.7
総コレステロール	mg/dL	<200	141〜210	176〜299	219〜349
HDLコレステロール	mg/dL	40〜60	40〜78	52〜87	48〜87
LDLコレステロール	mg/dL	<100	60〜153	77〜184	101〜224
トリグリセリド	mg/dL	<150	40〜159	75〜382	131〜453

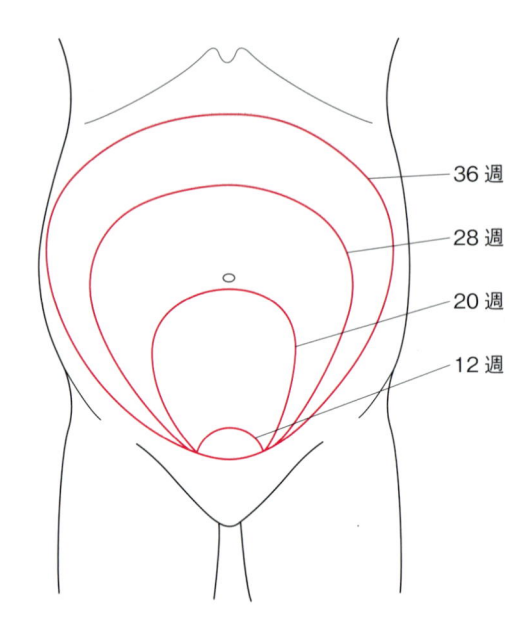

図 2-1 子宮の大きさの変化

2. 子宮頸部

妊娠成立 1 カ月後から子宮頸部は軟化して色調も暗赤色調になる．子宮頸管腺が増生して腔方向に発達するため，外子宮口周囲が乳頭状で赤くみえる子宮腟部偽びらんが広がる．子宮頸管内は粘りの強い粘液で満たされる．この粘液は免疫グロブリンやサイトカインに富んでおり，腟内の病原微生物が子宮内に上行することを防いでいる．

3. 腟

妊娠初期から腟の血管が増生し，粘膜が紫色調を呈するようになる（Chadwick sign）．粘膜も厚みを増し，腟壁のしわも深くなる．腟分泌物は増加し，乳白色を呈する．腟内の乳酸桿菌が腟粘膜由来のグリコーゲンを分解して産生した乳酸の影響で，腟内はpH 3.5～6の酸性に保たれる．

4. 卵 巣

排卵後に形成された黄体は，妊娠が成立すると絨毛細胞から産生されるhCGの作用によって活性化されて妊娠黄体となる．妊娠黄体からの黄体ホルモンの産生は妊娠の維持に不可欠で，受精後 4～5 週に最大となる．この時期に黄体を切除すると黄体ホルモンの減少により流産を引き起こす．受精後 6 週（妊娠 8 週）を過ぎると，胎盤から産生される黄体ホルモンが増加するので卵巣を切除しても流産の原因にはならない．妊娠黄体が増大して 5cm 以上の嚢胞を形成することがある．通常は妊娠中期になると縮小する．

まれに妊娠黄体腫とよばれる充実性腫瘤や多発性黄体化卵胞嚢胞（黄体化過剰反応）とよばれる両側性嚢胞性腫瘤を形成することがある．いずれも妊娠が終結すると退縮する．

B 乳房の変化

妊娠 8 週頃から乳房の腫大・緊満が認められる．乳頭は増大・突出し，濃い色調になる．乳輪も拡大し，乳輪内にMontgomery腺とよばれる隆起（肥大した皮脂腺に由来する）を形成する．血管系も発達し，静脈が皮膚から透見されるようになる．妊娠 10 週頃から黄色調の初乳が分泌されるようになる．

C 皮膚の変化

暗褐色の色素沈着が顔面，乳輪，外陰，腹壁正中部，手術瘢痕部などに出現する．顔面，特に鼻や頬部に点状に出現する色素沈着を妊娠雀斑という．これらの色素沈着は分娩後しばらくすると退縮する．

妊娠中のエストロゲンの増加により，顔面，上胸部，上腕などにクモ状血管腫とよばれる放射状の毛細血管拡張がみられることがある．また手掌紅斑がみられることもある．これらの血管の変化は分娩後速やかに消失する．

妊娠中期以降子宮や乳腺組織の増大などに伴って真皮・皮下脂肪の膠原線維や弾性線維が破綻して，腹壁，乳房，大腿に妊娠線とよばれる赤色調でわずかに陥凹した皮膚線条が出現する．分娩後は瘢痕化して白色調を呈するようになる．

子宮の増大により左右の腹直筋の間が開大する腹直筋離開を起こすことがある．

D 代謝の変化

1. 体重増加

子宮の増大，胎児・胎盤の成長，羊水の増加，乳房の増大，循環血液量の増加および細胞外液の増加により体重が増加する．妊娠中の生理的な体重増加は日本人の場合 BMI 18.5〜25.0 では 7〜12 kg とされている．基礎代謝量は非妊時に比べて 10〜20％増加し，双胎ではさらに 10％増加するとされている．

2. 水代謝

妊娠成立直後から水分の貯留傾向が起こる．この水分貯留は，非妊時よりも低い血漿浸透圧で口渇自覚やバソプレッシン（抗利尿ホルモン）分泌が起こることによる．正期産では，胎児・胎盤・羊水として 3.5 L，母体の血液などの細胞外液および増大した子宮・乳房などでの貯留として 3 L，計 6.5 L の水分が貯留する．

妊婦では下肢の浮腫が特に夕方以降に認められることが多い．妊娠による水分貯留，妊娠子宮による下大静脈の圧迫，および細胞間質の膠質浸透圧低下が下半身の浮腫に関与している．

3. 蛋白代謝

妊娠中約 1 kg の蛋白が増加する．そのうち半分の 500 g が胎児・胎盤分であり，残りの半分が子宮筋，乳腺，血球・血漿成分などの母体の増加分である．妊娠中に増加する蛋白需要は，母体の骨格筋蛋白の異化でまかなわれるのではなく，食物由来の蛋白を有効に利用することにより満たされている．

4. 糖代謝 （図 2-2）

妊娠時には空腹時低血糖，食後高血糖，および高インスリン血症が認められる．末梢組織はインスリンに反応して血中のブドウ糖を取り込むが，妊娠中は非妊時よりもインスリン分泌が亢進しているにもかかわらず，インスリンに対する反応が悪くなる（インスリン抵抗性）ために食後高血糖を呈する．妊娠中にみられる食後高血糖は胎児の糖利用を容易にしている．

空腹時には非妊時と比べて血糖値が低下するだけでなく，血中の遊離脂肪酸やトリグリセリドが増加してそれら脂質の利用が亢進する．そのため妊娠中に空腹が遷延すると血中ケトン濃度が高くなりやすい．

5. 脂質代謝

血中の脂質，リポ蛋白は妊娠中増加する．

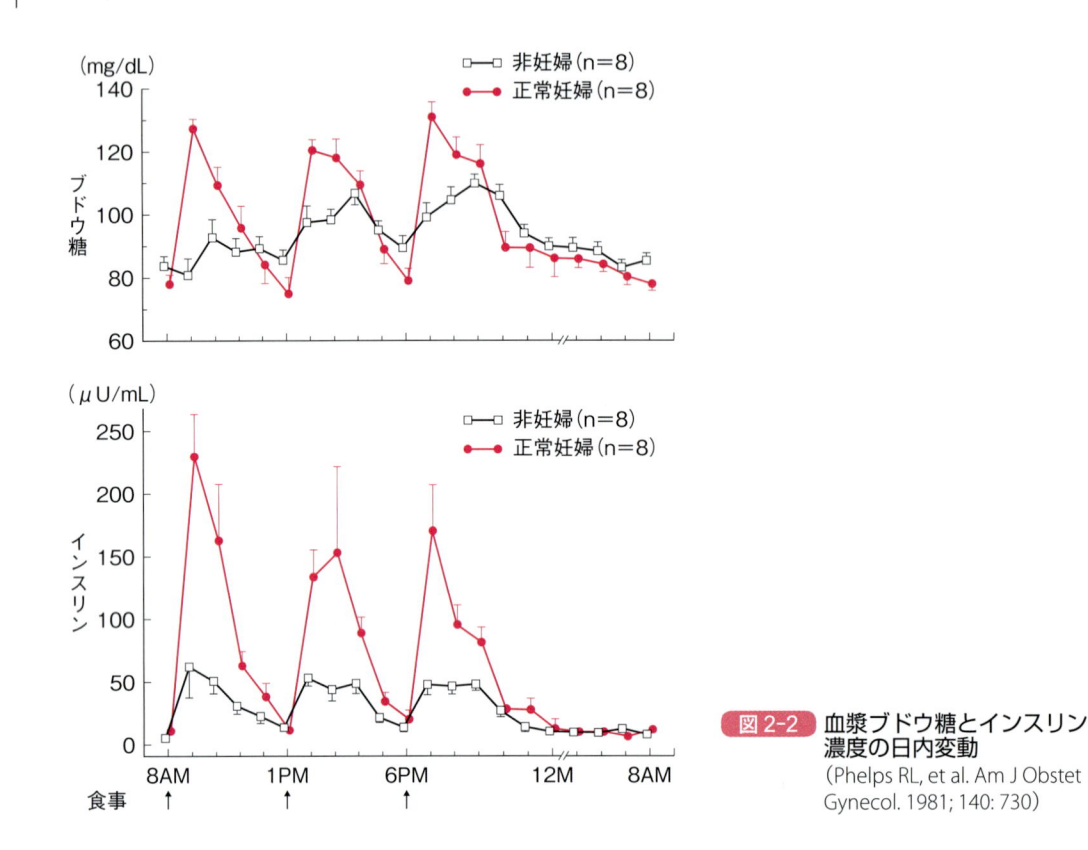

図 2-2 血漿ブドウ糖とインスリン濃度の日内変動
(Phelps RL, et al. Am J Obstet Gynecol. 1981; 140: 730)

妊娠中の脂肪蓄積は主として妊娠中期に体幹部を中心に起こり，妊娠後期には減少する．

6. 電解質代謝

妊娠中 Na が 1,000mEq，K が 300mEq 程度体内に蓄積されるが，血清濃度はわずかに低下する．

血清 Ca 濃度はアルブミン濃度の低下に伴って低下するが，イオン化 Ca 濃度は非妊時と同様に保たれる．

7. 鉄代謝

妊娠中には 1,000mg の鉄が必要とされる．胎児・胎盤に必要な量が 300mg，母体の赤血球の増加に必要な量が 500mg，および母体の消化管などから喪失する量が 200mg である．妊娠前の女性の鉄貯蔵量は 300mg 程度とされており，食餌からの鉄の補充がなければ妊娠中の需要を賄えず，鉄欠乏性貧血を呈するようになる．母体が鉄欠乏の状態でも胎盤は胎児側に鉄を輸送できるため，胎児の鉄需要はほぼ満たされる．

E 血液の変化

1. 血液量と赤血球（図 2-3）

妊娠により血液量が増加する．妊娠初期より増え始め，妊娠中期に急速に増量する．妊娠後期には増加率は鈍るものの，非妊時に比べて 40 から 45％も多い量になる．血液を構成する血球（主として赤血球）・血漿ともに増量するが，血漿の増加分のほうが多いため，ヘマトクリット，ヘモグロビン濃度は低下し，血液の粘性が低下する．

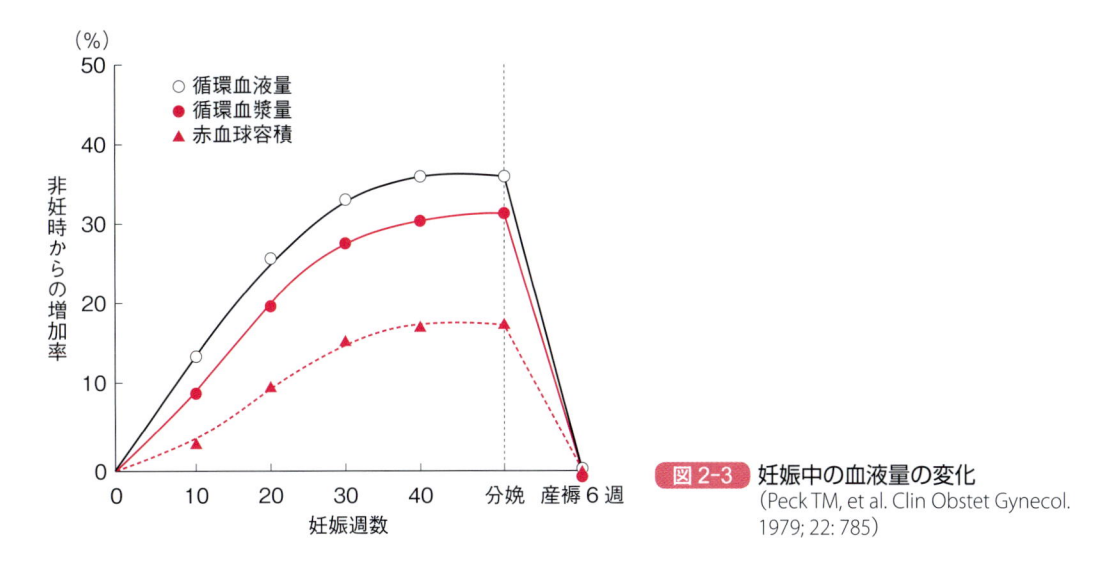

図 2-3 妊娠中の血液量の変化
(Peck TM, et al. Clin Obstet Gynecol. 1979; 22: 785)

　妊娠中に血液が増えることは，胎児の需要を賄うために増加した子宮血流の維持，下大静脈圧迫による下半身からの血液還流減少に対する補充，分娩時の失血に対する予備力といった点で有利に働く．

2. 白血球

　妊娠中は白血球数が増加する．非妊時の正常値が 4,000〜8,000／mm³ であるのに対して，妊娠中は 5,000〜12,000／mm³，分娩時には平均値が 15,000／mm³ まで増加し，20,000／mm³ 以上となることもまれではない．

　好中球の数は増加するものの，血管内皮細胞への接着能や遊走能が低下しており，免疫能は妊娠中に低下している．妊娠中には自己免疫性疾患の改善がしばしば認められる．また病原微生物に対して感染しやすくなる．

3. 血小板

　血小板数は妊娠が進むにつれて，血漿増量による希釈と子宮胎盤循環による消費の影響で軽度に低下する．

4. 凝固線溶系

　妊娠中は血液凝固能が亢進している．第 XI 因子および第 XIII 因子以外の凝固因子は妊娠中増加する．第 I 因子であるフィブリノーゲンは非妊時の 200〜400mg／dL から妊娠後期には 300〜600mg／dL に増加する．凝固抑制物質についてはアンチトロンビンは不変で，プロテイン C 活性は軽度に低下し，プロテイン S 活性は著しく低下する．

　妊娠中の線溶能については減弱しているとする報告が多い．

F　循環器系の変化

1. 心　臓

　妊娠子宮の増大とそれに伴う横隔膜の挙上により，心臓は左上方に押し上げられる．少量の心嚢液の貯留がしばしば認められることもあり，胸部 X 線撮影では心陰影が拡大する．心拍出量は妊娠初期から増加する．妊娠 28〜32 週には心拍出量が非妊時の 40％増となり，妊娠後期にはやや減少する．分娩時にはさらに心拍出量が増加し，努責をかける分娩第 2 期には非妊時安静

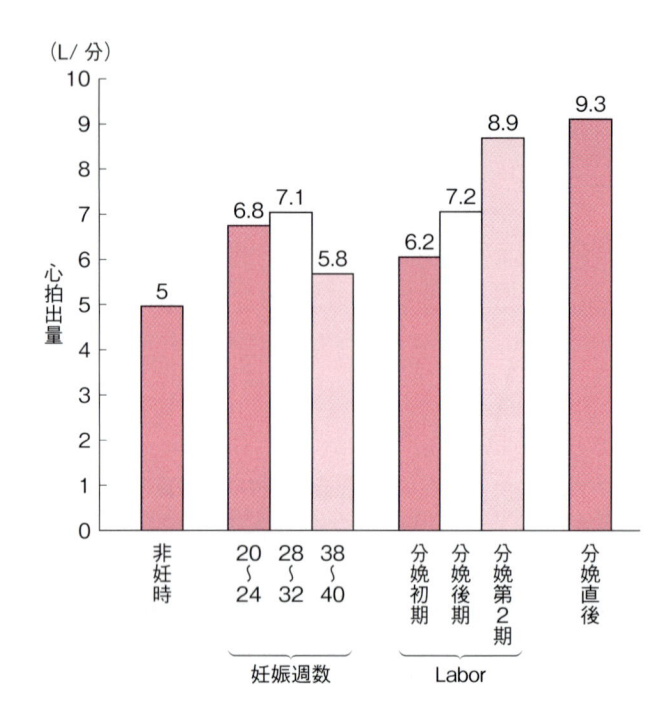

図 2-4 妊娠中の心拍出量
(Ueland K, et al. Clin Obstet Gynecol. 1975; 18: 41)

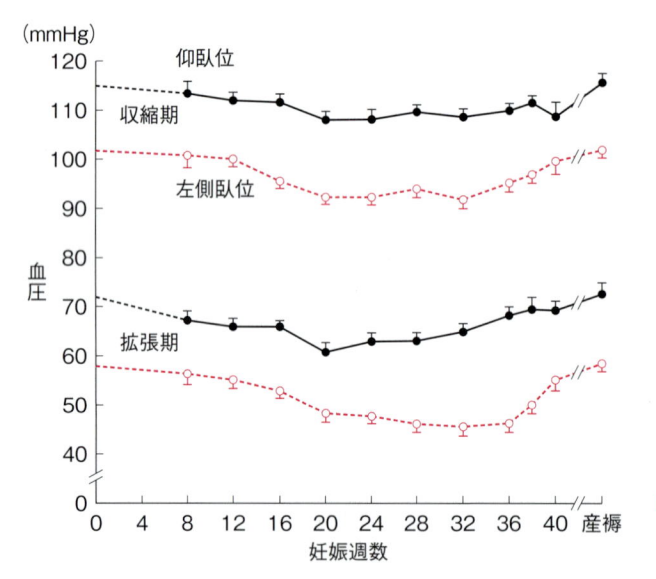

図 2-5 妊娠中の血圧の変化
(Wilson M, et al. Am J Med. 1980; 68: 97)

時の2倍ほどになる（図 2-4）.
　安静時の心拍数も非妊時に比べて10拍/分程度増加する.

2. 血圧（図 2-5）

　正常妊娠では動脈圧（血圧）は低下する．妊娠24〜26週ごろ最も低下し，その後やや上昇するが，通常は妊娠前より低い．収縮期動脈圧よりも拡張期動脈圧のほうが低下の度合いが大きい．

　静脈圧は肘静脈では妊娠による変化がみられないが，大腿静脈では妊娠子宮による下大静脈・

骨盤内静脈の圧迫によって非妊時の8mmHgから妊娠後期に24mmHgまで上昇する．このため妊娠中は下肢の浮腫，下肢・外陰の静脈瘤，痔核が多く認められる．また下半身の静脈の血流速度も低下するため，深部静脈血栓症を起こしやすくなる．

3. 仰臥位低血圧症候群

仰臥位の姿勢では増大した子宮によって下大静脈が圧迫されるために，下半身からの静脈還流量が減少して心拍出量が低下する結果，低血圧を起こす．これを仰臥位低血圧症候群といい，妊娠後期で起こりやすい．血圧の低下に伴って，子宮への血液循環も悪くなって胎児心拍パターンの異常が認められることもある．仰臥位低血圧症候群は，多胎・羊水過多など著しく大きい子宮，脱水や出血による循環血液量の減少，脊椎麻酔・硬膜外麻酔による神経原性の末梢血管拡張がある場合に起こりやすい．

G 呼吸器系の変化

子宮の増大に伴って横隔膜が挙上する．胸郭が横に広がることで肺の容積の減少をある程度補うが，全肺気量・残気量・機能的残気量は減少する．

呼吸数は変化しないが，1回換気量および安静時分時換気量は増加する．換気量の増加のため動脈血二酸化炭素分圧$PaCO_2$は低下する．$PaCO_2$の低下とプロゲステロンによる呼吸中枢刺激作用により，妊婦は呼吸促迫感を訴えることが多い．$PaCO_2$低下による呼吸性アシドーシスに対して動脈血中重炭酸イオンHCO_3^-の低下で代償するため，動脈血pHの上昇は軽度にとどまる．動脈血酸素分圧PaO_2は妊娠中変化がみられない．

妊娠による機能的残気量と気道閉塞時肺気量（closing volume）減少および酸素消費量の増加のために，呼吸器疾患合併妊婦は妊娠中に症状の悪化を起こしやすい．

H 尿路系の変化

1. 腎臓および腎機能

妊娠中腎臓はわずかに増大する．糸球体濾過率（glomerular filtration rate; GFR）および腎血漿流量は妊娠初期から増加し，妊娠中期には非妊時の1.5倍に達し，分娩時までその量を維持する．正常妊娠では血清中の尿素窒素（BUN）・尿酸は低下する．血清クレアチニン値の平均値も非妊時0.7mg/dLから妊娠中0.5mg/dLに低下する．妊娠中に血清クレアチニン値が0.9mg/dL以上になった場合は腎障害が示唆される．

尿糖は妊娠中，糸球体濾過率の増加と尿細管での再吸収の低下のため，血糖値が正常範囲内であってもしばしば認められる．尿蛋白は正常妊娠では検出されない．

2. 尿　管

子宮が骨盤腔を越える大きさになると骨盤分界線のところで尿管を圧迫するため，尿管はその頭側で拡張する．右の尿管・腎盂は左よりも拡張が強いことが多い．子宮が右側に傾くこと，拡張した右卵巣静脈が右尿管と交叉すること，および左側ではS状結腸が尿管と子宮との間を走行するのに対して右側ではクッションとなる構造がないことが，右の尿管・腎盂に拡張が強いことの原因である．妊娠中は尿流が滞りやすいため，腎盂腎炎を起こしやすい．また尿管の圧迫に伴って尿管結石様の腰背部痛を訴えることがある．

3. 膀　胱

増大した子宮により圧迫されるため，膀胱容量は減少し，頻尿を生じやすくなる．膀胱内圧が

上昇するが，尿道閉鎖圧も上昇するため，尿の禁制は保たれる．しかし半数以上の妊婦が妊娠後期までに尿失禁を経験するといわれる．

妊娠後期に児頭が下降すると，膀胱は頭腹側に圧排され，粘膜も浮腫状になるため，膀胱炎を起こしやすくなる．分娩進行に伴い，児頭が骨盤内に嵌入すると尿閉を起こしやすくなる．

I 消化器系の変化

1. 消化管

子宮の増大に伴って，胃・腸管は頭側に変位する．非妊時は右下腹部にある虫垂の圧痛点は妊娠が進むと右側腹部上方に移動するため，虫垂炎の診断が困難になることがある．

胃内容排出時間は妊娠中変化がみられない．しかし分娩中の妊婦では胃内容排出時間が著しく延長する．緊急帝王切開術など分娩中に麻酔を導入する際に誤嚥性肺炎を起こしやすいので注意を要する．

妊娠中は胸やけが起こりやすい．妊娠子宮による胃の挙上と食道括約筋圧の低下により胃内容が食道に逆流しやすくなることが原因とされる．

歯肉は腫脹充血して出血しやすくなる．

痔核は妊娠中高頻度に認められる．子宮によって下大静脈や骨盤の静脈が圧迫されるため，圧迫部より足側にある静脈圧が上昇し，直腸の静脈が拡張して痔核となる．妊娠中に起こりやすい便秘も痔核を増悪させる原因となる．

2. 肝臓

肝臓の大きさは妊娠中変化がみられないが，肝血流量は増加する．

血液生化学検査では，血清アルカリフォスファターゼ（ALP）が胎盤からも産生されるため著しく増加する．血清アルブミンの総量は増加するが，循環血漿量がそれ以上に増加するために血清中の濃度としては低下する．アスパラギン酸トランスアミナーゼ（AST），アラニントランスアミナーゼ（ALT），γグルタミルトランスペプチダーゼ（γGTP），ビリルビンは非妊時に比べてわずかに低下する．

3. 胆嚢

妊娠中胆嚢の収縮力は低下して胆汁うっ滞が生じやすくなる．胆嚢内でうっ滞した胆汁中のコレステロール飽和度が上昇するためコレステロール結石が形成されやすくなる．このことが多産婦に胆石が多い原因とされる．

胆汁うっ滞のため血清胆汁酸濃度も上昇する．胆汁酸は全身のかゆみの原因となるため，約20％の妊婦で妊娠瘙痒症が認められる．

J 内分泌系の変化

1. 下垂体

妊娠中に下垂体の体積は増大する．下垂体前葉から分泌されるホルモンそのものは妊娠の維持に必須ではなく，下垂体を妊娠中に摘出しても，糖質コルチコイド，甲状腺ホルモンおよびバソプレッシンを補充すれば妊娠継続と自然分娩が可能である．

下垂体前葉から分泌されるプロラクチンは妊娠中に著しく増加し，非妊時の10倍の血中濃度に達する．プロラクチンは乳腺細胞の増殖と乳汁分泌を促す．プロラクチンが欠損すると分娩後に乳汁分泌が起こらない．

2. 甲状腺

　　甲状腺の体積は妊娠中に軽度増大する．甲状腺ホルモンの分泌量は非妊時の1.5〜2倍に増加する．血清チロキシン（T4）濃度とチロキシン結合グロブリンは妊娠初期から増加して，妊娠18週頃から分娩まで高値を維持する．遊離型チロキシン（fT4）は，妊娠初期にhCGの上昇に反応してわずかに増加するが，妊娠中期以降は非妊時と同程度かやや低い値になる．

3. 副　腎

　　副腎の形態は妊娠中ほとんど変化しない．

　　糖質コルチコイドであるコルチゾールの母体副腎からの分泌は妊娠中ほとんど変化しないが，コルチゾールのクリアランスが低下するため，妊娠後期にはその血中濃度が上昇する．

　　鉱質コルチコイドであるアルドステロンとデオキシコルチコステロンの血中濃度は妊娠中増加する．

　　硫酸デヒドロエピアンドロステロン（DHEA-S）濃度は，胎盤でのエストロゲンへの転換が亢進しているために低下する．

　　アンドロゲン（アンドロステンジオンおよびテストステロン）は妊娠中増加する．

K 骨・関節の変化

　　妊娠の進行とそれによる子宮の増大に伴って脊椎の前彎が増強する．骨盤の関節である仙腸関節，仙尾関節，恥骨結合の可動性が増加する．これらが相まって妊婦は腰痛を訴えることが多い．

　　脊椎の前彎の影響は腰部だけにとどまらず，頸部の屈曲と上肢帯の下垂を増強することで上肢の痛みを起こすことがある．

〈山田　学〉

2. 妊婦健診

> **POINT**
> - 体重増加，血圧，尿検査などの他覚所見，腹部緊満感，出血などの自覚所見を正確に評価する．
> - 異常所見を認めたら，必要な検査を行い，慎重な経過観察あるいは入院管理とする．
> - 産婦の主体的な出産と母乳育児を支援する．

　日本赤十字社医療センターの産科では，母子の安全とともに産婦が主体的に産む出産の支援を基本方針としている．そのため産婦にはバースプランを書いてもらい，それに沿って，できるだけ自然分娩を目指している．また，母乳育児を推進し，2000年にWHOユニセフから「赤ちゃんにやさしい病院」（BFH: Baby Friendly Hospital）に認定されている．乳房の検診を行い母乳育児に備えるとともに，乳癌の早期発見にも努めている．

　妊婦健診は医師と助産師外来で交互に行い，産科のチーム診療として行われ，情報は電子カルテで共有している．助産師外来は妊娠22週以後であるが，low risk妊婦だけでなく，ほとんどすべての妊婦が対象である．もし，何か問題があれば医師にすぐ連絡する．その他，出生前相談，糖尿病，胎児精密超音波検査，薬相談の外来がある．数年前からは診療所や助産院を対象としたオープンシステムおよびセミオープンシステムを始めている．健診は体重測定，血圧測定，尿検査（蛋白・糖），浮腫の有無，子宮底長・腹囲測定を毎回行う．医師の健診では超音波検査をほぼ毎回行い，胎児計測と異常の有無，胎盤位置，羊水量をみている．助産師外来では一般健診と細かなアドバイスを行っている．

A 健診時に毎回行う検査

a）体　重

　非妊娠時BMI（Body Mass Index）（体重kg÷身長m^2）18.5未満のやせ，BMI 25以上の肥満の妊婦は特に体重増加が適正か確認する．BMI 18.5未満では推定体重増加量9〜12kg，18.5〜25.0では7〜12kg，25以上では個別に対応するが，5kgが目標である．

b）血　圧

　妊娠高血圧症候群（pregnancy induced hypertension: PIH）は「妊娠20週以降，分娩後12週までに高血圧がみられる場合，または高血圧に蛋白尿を伴う場合のいずれかで，かつこれらの徴候が偶発合併症によらないもの」であり，浮腫は含まれていない．収縮期血圧140〜160mmHg，拡張期血圧90〜100mmHgなら，減塩食として自宅血圧測定で1週間程度経過観察も可能である．ただし，頭痛などの自覚症があれば入院とする．初期から血圧が高い場合は本態性高血圧症や腎疾患，内分泌疾患（原発性アルドステロン症，褐色細胞腫など）の可能性がある．

c）尿検査

尿蛋白陽性なら減塩食とし，血圧に注意する．また，腎疾患も疑う．尿糖陽性ならば妊娠糖尿病（gestational diabetes mellitus: GDM）が疑われるが，腎での糖排泄閾値の低下によることも多い．

d）浮　腫

妊娠後期の浮腫は生理的で病的意義はない．ただ早期（妊娠28週未満）や全身性では心疾患，腎疾患の可能性がある．

e）子宮底長・腹囲

週数より大きければ heavy for date（HFD）児，羊水過多，子宮筋腫合併など，小さければ胎児発育不全（FGR），羊水過少などを疑う．

B 医師の診察

1. 各妊娠週数での健診と検査

a）妊娠16〜21週頃

後期流産の予防が大切である．子宮頸部円錐切除既往，流早産の既往，腹痛，出血などに注意する．子宮口開大の有無の確認，腟分泌物培養，経腟超音波での頸管長測定を行う．その後の健診でも必要時にはこれらの検査を行う．

b）妊娠22〜27週頃

早期早産の予防および前期破水に注意する．この時期の早産児は，2010年の当院の院内出生36例では死亡例は1例（染色体異常）だが，長期的予後は必ずしも良好とはいえず，極力注意が必要である．

- 妊娠20〜24週頃に貧血検査，GCT（50 g糖負荷試験）を行っており，当院ではGCTが130mg/dL以上では75gOGTTをしている．HbA1c，インスリン検査も行い，空腹時血糖≧92mg/dL，1時間値≧180mg/dL，2時間値≧153mg/dLの1点以上の妊娠糖尿病（GDM）（診断基準は2010年7月1日に改定），あるいはHbA1c≧6.5％（NGSP：国際標準値）など異常が認められれば，産科糖尿病外来に受診となる．

c）妊娠28〜34週頃

児は十分育つ週数であるが，早産の予防は大切である．

- 妊娠28〜30週頃に貧血と不規則抗体検査を行う．RhD（−）の場合は間接Coombs検査陰性を確認後，抗D免疫グロブリン注射を行うことが多くなった（分娩後にも行う）．間接Coombs検査が16倍以上では胎児貧血発症の可能性を考慮する．胎児貧血の評価には羊水での450nmでの吸光度の測定などがあるが，近年，超音波パルスドプラ法を用いた胎児中大脳動脈最高血流速度（MCA-PSV）測定による胎児ヘモグロビン値の推定が用いられている．
- 骨盤位は妊娠28週頃までは自己回転することを期待して自然経過とする．その後は児背を上にした側臥位法をする（膝胸位はしない）．妊娠35週頃になれば外回転術を考慮する．

d）妊娠35週頃以降

分娩に備えながら胎児のwell beingの評価を行う．

- NST（non-stress test）は妊娠34週以後には2週間に1回程度している．30分程度の胎児心拍数モニターを確認し，基線baseline（正常範囲110〜160bpm），細変動variability（正常範囲5〜25bpm），一過性徐脈decelerationの有無で，RAS（reassuring status）かNRAS

（nonreassuring status）かを判定している．
- 骨盤X線計測はCPDが疑われる場合に妊娠37週以後に行うことがある．
- B群連鎖球菌（GBS）検査は妊娠33〜37週頃に行う．

e）妊娠41週0日以降

妊娠41週0日からは入院管理としている．

2. 超音波検査

a）推定児体重

児頭大横径（biparietal diameter: BPD）と大腿骨長（femur length: FL），腹部前後径（anterior-posterior trunk diameter: APTD）と腹部横径（transverse trunk diameter: TTD），あるいは腹部周囲長（abdominal circumference: AC）から算定する．胎児発育不全（fetal growth restriction: FGR）（−1.5SD以下）では精査を行い，入院管理とすることもある．発育不全型と栄養不良型に分けられ，前者は妊娠前半期に発症することが多く，身体は全体的に小さい．後者は頭囲や身長に比し体重が少ない．原因として前者では胎児の異常，後者では臍帯卵膜付着，妊娠高血圧症候群などがある．heavy for date（HFD）（＋1.5SD以上）では母体の糖尿病（diabetes mellitus: DM）が疑われる．

b）胎児奇形

頭部では水頭症の有無，胸部では心臓の4腔断面とthree vessel viewの確認，腹部では胃胞像および膀胱の確認，その他の異常の有無をみる．異常があれば胎児精密超音波外来で検査，あるいは入院管理も行う．

c）羊水量

測定には羊水指数（AFI）か羊水ポケット（AFP）を用いる．前者では25cm以上を羊水過多，5cm未満を羊水過少とする．後者ではそれぞれ8cm以上，2cm未満である．羊水過多や羊水過少がみられれば，入院管理を行うこともある．羊水過多では胎児の食道閉鎖や十二指腸閉鎖，母体の糖尿病などを疑う．羊水過少では胎児の腎無形成，尿路閉塞などが疑われるが，母体の破水のことがあるので注意が必要である．なお，羊水量は妊娠30〜34週頃が最大で，その後は徐々に減少し，妊娠42週には羊水過少レベルになる．

d）胎 盤

胎盤位置の確認，臍帯付着部位や臍帯の異常の有無をみる．前置胎盤であれば出血などの症状がなくても妊娠34〜35週で入院管理とする．MRIは胎盤位置確認に重要である．また，自己血貯血をして，帝王切開術は妊娠37〜38週に予定する．

e）多胎妊娠

ほとんどは双胎である．2絨毛膜2羊膜（DD），1絨毛膜2羊膜（MD），1絨毛膜1羊膜（MM）の場合がある．DD双胎に比べ，MD双胎，特にMM双胎ではリスクが高い．MD双胎では約15％にみられる双胎間輸血症候群（twin to twin transfusion syndrome: TTTS）が重要で，両児の体重差，羊水過多・羊水過少の有無をみる．従来から羊水除去術が行われていたが，最近は妊娠16〜26週未満では胎児鏡下胎盤吻合血管レーザー凝固術が行われることもある．DD双胎は妊娠32週以後も外来での健診が可能だが，MD，MM双胎は早めの入院管理が行われる．

C 助産師外来

4年目以上の助産師による健診を行っている．診察内容は次のようである．
① 体重，血圧，尿検査，下腿浮腫の異常有無
② 子宮収縮や出血などの症状の有無確認
③ 子宮底長・腹囲の計測
④ Leopold 触診法で胎児・胎向の確認
⑤ ドップラーで児心音聴取
⑥ 前回健診の検査結果確認
⑦ マイナートラブルや日常生活へのアドバイス

助産師外来の基本概念は，リスク因子にかかわらず，その時の妊娠経過に問題がないか診察することであり，**正常な妊娠経過を逸脱**した次のような場合は医師に連絡する．
① 血圧 140/90mmHg 以上
② 尿蛋白や尿糖が（＋）
③ Hb11.0g/dL 未満，そのほかの検査データの異常
④ 切迫早産徴候がある場合（腹部緊満感，出血，帯下増加）
⑤ 児心音の徐脈やリズム不整
⑥ マイナートラブル以外の体調不良
⑦ その他，薬の処方が必要な場合など

助産師外来の特徴としては，次のようなことがあげられる．
① 妊娠・出産・産褥過程における担当チームの継続ケアが可能であり，産婦が安心しやすい．
② 個別的なリスクに応じたアドバイスやバースプランの作成など妊婦がいろいろ相談しやすい．
③ 妊娠中から関わることで信頼関係が築かれ，責任をもったケアの継続により助産師自身のレベルアップができる．
④ 医師と助産師が健診を行うことで妊婦の待ち時間が短縮される．

その他，保健相談，乳房外来でさまざまな助言や支援，相談を行っている．

D バースプラン

妊娠中期（妊娠16週頃）と妊娠後期（妊娠34週頃）に提出する．

a）妊娠中期

胎動のわかる頃で，妊婦自身の体や心の変化，母親になることや赤ちゃんに対する気持ち，どのような出産をしたいかなど，妊娠中から分娩までの準備をパートナーとともに話し合う．

b）妊娠後期

分娩までもう少しの時期であり，出産に対する期待や不安，赤ちゃんへのメッセージ，産後の生活などについてパートナーとともに話し合う．

それに対して，医師や助産師がアドバイスをし，希望に添えるよう支援をして，出産および育児は産婦と家族が主体的に行えるよう配慮する．

E 乳房検診

妊娠16週頃と妊娠34週頃に医師および助産師が行う．

a）妊娠16週頃

　乳房と乳頭形態，腫瘍の有無の確認をするとともに，自己検診を勧める．過去に数件乳癌が発見されている．また，母乳の利点の説明し，母乳育児に対しての動機づけを行う．この時期は乳房を圧迫しない，乳管のつまり（乳栓）をとる，などの手入れ法を説明している．陥没乳頭などでも授乳は十分可能であり，アドバイスをしている．

b）妊娠34週頃

　乳頭・乳輪の硬さ（軟らかさ），乳管開通の確認，乳管開通の手入れ法などを説明する．

F　その他の外来

　①出生前相談外来：遺伝相談や染色体検査を行う．
　②糖尿病外来：耐糖能検査異常がある妊婦の治療を行う．
　③胎児精密超音波検査：胎児奇形の疑いや胎児発育不全の場合に詳しい検査を行う．
　④薬相談外来：妊娠中や授乳期の薬の服用についての相談に薬剤師と医師が答える．

G　（セミ）オープンシステム

　日本赤十字社医療センターとの診療連携に加入して，健診は主に当院以外で受け，分娩は当院でするシステムで，妊婦の安全性と利便性を確保したシステムである．

a）セミオープンシステム

　主に分娩を扱わない産科医療施設を対象とし，健診は近くの産科医療施設で行い，分娩は当院でするシステムである．妊娠20週前に一度当院を受診してもらい，その後は妊娠35週頃以後から分娩まで当院で健診を行う．健診結果は共通診療ノート（母子手帳より大きめで21×15cm）に記入する．母子手帳と同様の記入欄の他に，推定児体重の記入欄などや特記事項も書けるようになっており，必要事項が伝わるようになっている．

b）オープンシステム

　現在は主に助産院が利用している．健診は助産院あるいは嘱託医で行い，妊娠20週前および妊娠35週頃に当院でポイント健診を行う．分娩は助産院の助産師が来院して当院で立ち会うシステムである．必要時には当院の医師や助産師も支援する．

〈石井康夫〉

2. 妊娠中期〜後期　A. 正常

3. 胎児発育とその評価

A 胎児発育

POINT
- 胎児の発育は，妊娠初期に細胞数が増加し，後期では細胞の肥大が主体となる．
- 胎児発育不全（fetal growth restriction: FGR）についても，細胞数が少ない場合と，細胞の大きさが小さい場合とに分けて考えることができる．

　生物の発育は，細胞数の増加と細胞の肥大による．ヒトの胎児は妊娠20週頃までは細胞数が急激に増加する．妊娠28〜32週頃は細胞数の増加と肥大が混在し，これ以降では細胞の肥大が主体となる．胎児の体重の増加はこの細胞が肥大する時期に最も顕著である．妊娠40週の全期間を概観すると，約3/4経過した妊娠30週の時点での胎児の体重は，分娩時の約半分の1,500gにすぎず，残りの1/4の期間で約2倍の3,000gに達する．

　FGRについても，細胞数が少ない場合と，細胞の大きさが小さい場合とに分けて考えることができる．妊娠の早い段階から始まるFGRは細胞数が抑制されたもので，原因として，胎内感染や染色体異常などの先天性疾患があげられる．妊娠の後半に起こるFGRは細胞の肥大化が抑制されたもので，主因は子宮胎盤の機能不全である．細胞の大きさは栄養状態が改善されれば正常化するが，細胞数が少ないことについての回復は困難と考えられている．ただし，以上の分類は概念的なものであり，厳密な分類ができるわけではない．

B 各臓器の発育

1. 呼吸器系

POINT
- 肺胞の発達は妊娠28週頃にほぼ出生時と同じ構造となる．
- サーファクタントの欠乏により，広範な無気肺をきたした病態が呼吸窮迫症候群（respiratory distress syndrome: RDS）である．
- ステロイドホルモンは肺の発育とサーファクタントの産生を促進するため，早産が予測されるときに母体に投与する．
- 羊水過少が早期に起こると肺の低形成が起こる．

　胎児では，酸素の取り込みなどのガス交換は胎盤で行われており，肺では行われていない．しかし，出生直後からその機能を担う必要があり，胎児期に発育している必要がある．肺がガス交換を行うためには，肺胞の発達，肺血管系の発達，肺サーファクタントの生成と分泌が必要である．

　肺胞の発達は，偽腺様期，管腔期，終末嚢期または別名肺胞形成期に分けられる．これらの時

期が進行するのに伴って，肺胞を形成している細胞が，厚い円柱上皮から，立方上皮，扁平上皮と薄いものが主体となり，ガス交換が容易な構造へと変わっていく．妊娠28週頃にはほぼ出生時と同じ状態となる．

　肺の血管系は，肺胞周囲の毛細血管の数が妊娠週数とともに増加し，またその壁が薄くなり，肺胞内腔に突出するようになる．妊娠28週頃にはほぼ出生時と同じ状態になる．

　肺サーファクタントは妊娠20週頃より産生されはじめ，肺胞腔に分泌される．妊娠の進行に伴い，肺胞を形成している上皮細胞がⅠ型とⅡ型に分かれる．Ⅰ型の上皮細胞は将来のガス交換の場となる細胞で，Ⅱ型上皮細胞は肺サーファクタントの産生を行う細胞である．サーファクタントは肺胞内の表面張力を低くして，肺胞が虚脱することを防ぐ役割をもつ．妊娠20週頃より産生が始まり，妊娠週数とともに次第に増加し，妊娠末期に急速に増加する．妊娠28週頃には何とか大気中で呼吸可能な程度のサーファクタント分泌が認められる．サーファクタントの欠乏により，広範な無気肺をきたした病態がRDSである．

【臨床との関連事項】

a）妊娠週数

　肺が成熟し，呼吸が可能となる時期としては，妊娠28週頃が一応の目安となる時期である．現在は人工サーファクタントが使用されるため，生育限界はより早い週数となっている．

b）ステロイドホルモン

　ステロイドホルモンは肺の発育と肺サーファクタントの産生を促進する．これを利用して，早産が予測されるときに，母体に胎盤通過性のよいベタメタゾンやデキサメタゾンを投与することが行われている．対象は妊娠34週未満の早産が予測される例である．

c）羊水

　羊水過少が早期に起こると肺の低形成が起こることが知られている．これは，羊水が少ないと，肺胞液が羊水中に流出してしまうことや，羊水過少からくる肺の物理的圧迫が原因として考えられている．

　肺サーファクタントは多くがレシチンというリン脂質からなる．胎児の肺で形成された肺胞液は羊水中に分泌されるため，これを測定することで，肺の成熟度を予測することが考えられる．しかし，羊水量は個体差が大きいため，その濃度でレシチン量を正確には測定できない．一方，スフィンゴミエリンは細胞膜に存在する一般的なリン脂質で，肺成熟とは関係なく羊水中に存在している．臨床的には，これを利用して，羊水中のレシチン／スフィンゴミエリン（L／S）比を評価して，肺の成熟度を判定している．

2. 循環器

POINT

- 胎児の循環は，胎盤と臍帯動静脈によって連絡し，静脈管，卵円孔，動脈管があることが，出生後と大きく異なっている．
- 酸素濃度の高い血液を，脳などの上半身に送っている．
- 胎児が低酸素になると，脳への血流が増加する．
- 心拍数の細変動と一過性頻脈は胎児の状態が良好であることのサインである．
- 臍帯が圧迫されると変動一過性徐脈が起こる．
- 低酸素になると遅発一過性徐脈が起こる．

妊娠6週頃から，経腟超音波検査にて心拍が確認される．妊娠12週頃には心臓の基本的な構造がほぼできあがる．胎児の循環は，胎盤と臍帯動静脈によって連絡していること，静脈管，卵円孔，動脈管があることが，出生後と大きく異なっている．胎盤から十分な酸素を含んだ血液は臍帯静脈を介して胎児に戻る．この約半分は肝にいくが，残りは静脈管を介して，直接下大静脈に入り，右房に流入する．この大部分は卵円孔を通り，左房，左室，上行大動脈へと向かい，酸素濃度の高い血液を，脳などの上半身に送ることになる．上半身から右房に戻った血液は主に右室に入り，動脈管を通り下半身に向かう．このように，胎児では左室系で酸素濃度が高い．また，心拍出量はシャントの存在により，右室のほうが多い．

胎児の心拍数は成人と同様に，心拍数を減少させる副交感神経と，増加させる交感神経のバランスによって変動している．また，頸動脈，大動脈洞に圧受容体があり，血圧が上昇すると心拍数を減少させる．

【臨床との関連事項】

a) 血流の再分配

胎児が低酸素になると，左心系の血流量が増加する．これによって，脳への血流が増加する．これは，生体の防御反応と考えられ，超音波ドプラ検査では，中大脳動脈の動脈波形の抵抗係数の減少として現れる．

b) 心拍数

胎児の心拍数は交感神経と副交感神経のバランスに影響され変動する．これが心拍数の細変動であり，妊娠20週頃に出現する．妊娠28週頃以後には，細変動の大きい時期と小さい時期がはっきりするようになる．細変動があること，胎児の大きな動きに伴う一過性頻脈があることは，胎児の状態が良好であることのサインである．一方，一過性徐脈は，子宮収縮との関わりから，遅発，早発，変動性のタイプがある．変動一過性徐脈は臍帯が圧迫されると血圧が上昇し，圧受容体を介して副交感神経の反射が起こるためと考えられている．遅発一過性徐脈は，低酸素になると交感神経系が刺激されて血圧が上昇し，圧受容体を介して徐脈になることと，心筋自体への低酸素の影響との，両方の機序が考えられている．

3. 脳，神経系

POINT

■ 脳室周囲白質軟化症（periventricular leukomalacia: PVL）は妊娠24〜32週で起こりやすい．

妊娠初期に将来の脳をかたちづくる前脳，中脳，菱脳の3つの脳胞が形成され，その後前脳は大脳半球となる終脳と間脳に分化，菱脳は橋と小脳になる後脳と，延髄になる髄脳に分化し，合計5個の脳胞へと変化する．脳の重量は妊娠末期には約400gとなる．

胎児の行動は基本的には反射で，大脳皮質と連絡するのは出生後である．妊娠が進行するにつれて，静止している時期と活動している時期が出現し，妊娠32週頃にはリズムが明瞭になってくる．胎児の呼吸様運動は妊娠20週頃には認められる．聴覚は妊娠26〜29週には機能しはじめているといわれる．

【臨床との関連事項】

早産児の脳性麻痺の主要な病態の1つであるPVLは妊娠24〜32週で起こりやすい．神経細

胞は，髄鞘化によって信号の跳躍伝導が可能になり，非常に速い速度で情報の伝達が可能になる．胎児の脳神経の髄鞘化の時期は部位によって異なるが，上記の時期が主要な時期であり，この時期は酸素消費が多く，虚血に弱いと考えられている．これ以前ではかえって虚血による障害は起こりにくい．また，未熟児では脳血流の自己調節能が低く，さらにこの時期には，脳表面からの血管と脳室側からの血管の境界領域が未発達でこの部位の血液の低還流が起こりやすいともいわれている．血流の自己調節能が低いことは，逆に血流量が増加したときには出血しやすくなることを意味する．

したがって，生命維持といった視点から肺の成熟は妊娠 28 週頃が 1 つの目安となるが，脳の障害という視点からは，妊娠 32 週以前はまだ危険な時期といえる．

C 胎児発育の評価

POINT
- 胎児発育の評価は，妊娠の初期は経腟超音波，中期以降は腹部からの超音波検査が施行される．
- 妊娠 10 週頃には，形態的にはほぼ完成している．奇形の発生が問題になるのはこれ以前である．妊娠 10 週以降は胎児（Fetus）とよぶ．

胎児の発育はほとんど超音波検査によって評価される．妊娠の初期は経腟超音波，中期以降は腹部からの超音波検査が施行される．

胎児の頭と体幹が分かれて形態がはっきりしてくるのは，妊娠 7 週以降である．妊娠 10 週頃には，形態的にはほぼ完成されている．妊娠 10 週未満を胎芽（Embryo），10 週以降を胎児（Fetus）とよぶ．このため，薬の催奇形性などが問題になるのはこれ以前である．妊娠 10 週以降は，薬による機能的な影響はありうるが，奇形という構造的な意味での心配はなくなる．

1. 妊娠週数の修正

POINT
- 妊娠の初期で，排卵日が特定できず，胎児が 1 週間分以上小さい場合に，妊娠週数を修正する．
- 妊娠 11 週までは胎児の頭殿長（crown rump length: CRL），それ以降は児頭横径（biparietal diameter: BPD）で修正する．

最終月経から妊娠週数を計算する方法は，最終月経開始日から 14 日前後に，性交渉と排卵があって妊娠したと仮定している．しかし，実際には 3 週目以降に妊娠する場合も多く，この場合，最終月経からの計算では不正確となる．こうした例では，胎児の大きさを元に，妊娠の週数を推定し，修正するという方法が広く行われている．胎児の大きさで妊娠の週数を修正するのは，排卵日が確定されない，最終月経からの週数から予測されるより胎児が小さく，その大きさから推定される週数が 1 週間以上ずれている，妊娠初期である，という条件をすべて満たしている場合である．

妊娠 8 週から 12 週頃の時点では，CRL とよばれる胎児の頭から殿部までの長さで，妊娠週数

を推定できる．成人で測定する座高に近い．この間，CRL は 1 週間に約 1cm ずつ増加する．およそ 9 週で 2cm，10 週で 3cm，11 週で 4cm となる．妊娠 12 週を超えると，胎児が躯幹を屈曲，あるいは伸展させている程度によって，頭殿長の差が大きくなるため，これで週数を推定することは適当ではなく，児頭の大横径である BPD によって行う．

2. 胎児の大きさ[1]

> **POINT**
> - 胎児の発育評価は，頭部，腹部，大腿骨をそれぞれ測定して，計算式によって推定体重を算出する．
> - 頭部の大きさは児頭大横径（biparietal diameter: BPD）を計測する．
> - 腹部の大きさは横断像で体幹前後経（anterior-posterior trunk diameter: APTD）と横径（transverse trunk diameter: TTD）を計測して積を求めるか，腹囲（abdominal circumference: AC）を計測する．
> - 大腿骨は長さ（femur length: FL）を計測する．

胎児の大きさを評価することは産科の管理で重要である．なかでも，胎児の体重を推定することは基本的な手技である．胎児の体重は，頭部，腹部，大腿骨をそれぞれ測定して，計算式によって推定することが広く行われている．

a) 頭部の計測法（図 2-6）

頭部で最も頻繁に計測されるのは BPD である．正確な測定のためには，正確に横断像になっていることと，横断像の高さが正しいことが必要である．正確な横断像とするために，脳の正中にある大脳鎌を表す正中線エコーが頭部断面の正中に位置するような像とし，高さの基準となる透明中隔腔を描出する．

頭大横径の標準発育曲線を図 2-7 に示す．

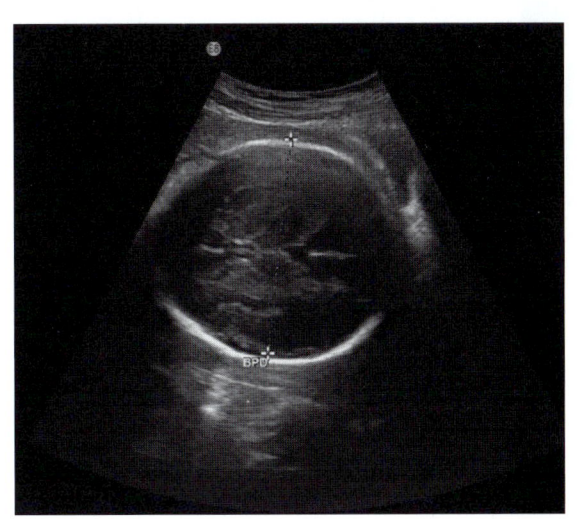

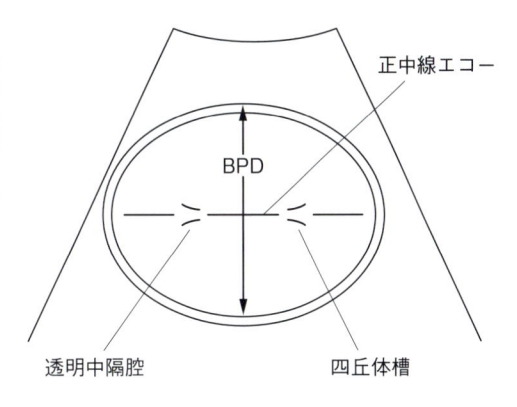

図 2-6 児頭大横径（BPD）の計測
正中線エコーを頭部の正中とし，透明中隔腔を描出する．

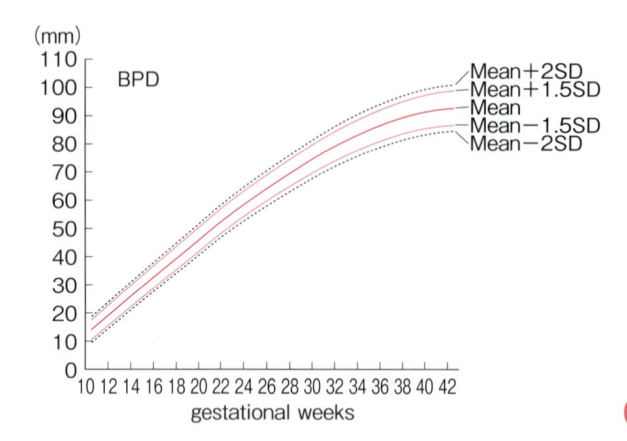

図 2-7 児頭大横径（BPD）の標準曲線[3]

b）腹部の計測法（図 2-8）

腹部で計測するのは横断面である．頭部の計測法と同様に，正確な測定のためには，正確に横断像になっていることと横断像の高さが正しいことが必要である．正確な横断像を得るために大動脈と直交させるという操作を行い，高さを決定するために臍静脈が腹壁から 1/3〜1/4 に位置するようにする．この断面で APTD × TTD あるいは AC を計測する．

図 2-9 に AC の標準曲線を示す．

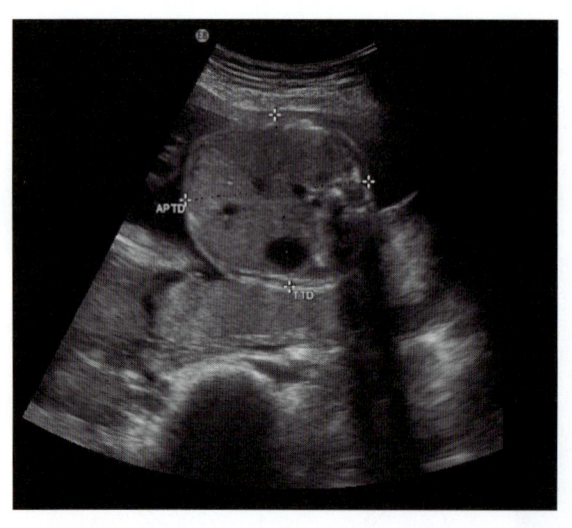

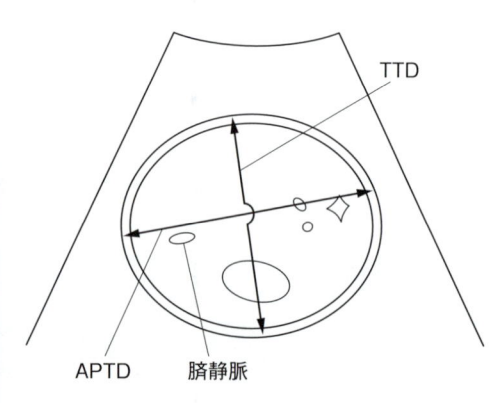

図 2-8 胎児腹部（APTD, TTD）の計測
横断像で計測する．大動脈に直交する断面で，臍静脈が腹部側 1/3〜1/4 の位置に描写されている．

2. 妊娠中期〜後期　A. 正常

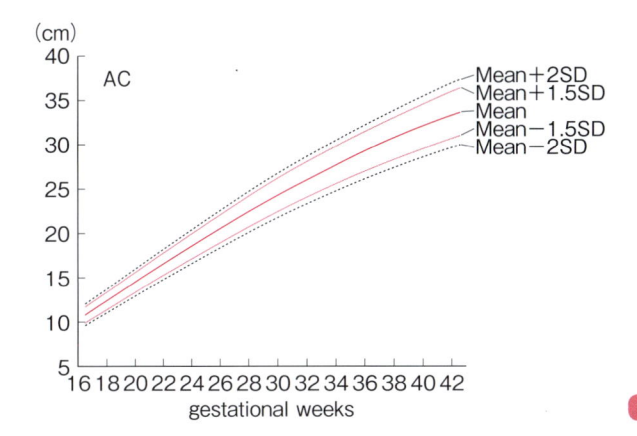

図 2-9　AC の標準曲線[3]

c）大腿骨の計測法（図 2-10）

　大腿骨は長さである FL を計測する．大腿骨を画面上なるべく水平とし，高輝度なエコーで描写される部分の両側の中央同士で測定する．

　図 2-11 に FL の標準曲線を示す．

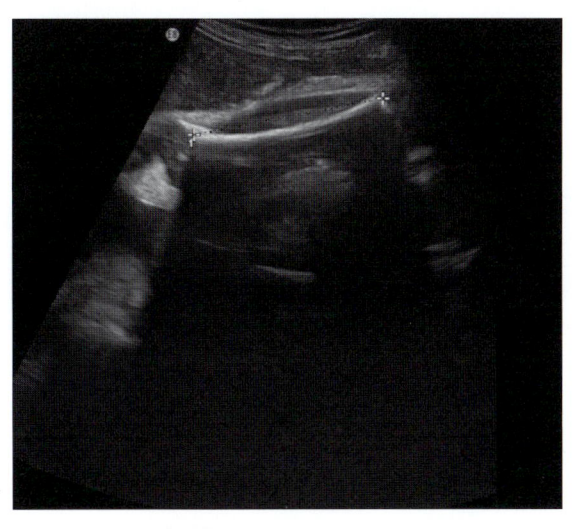

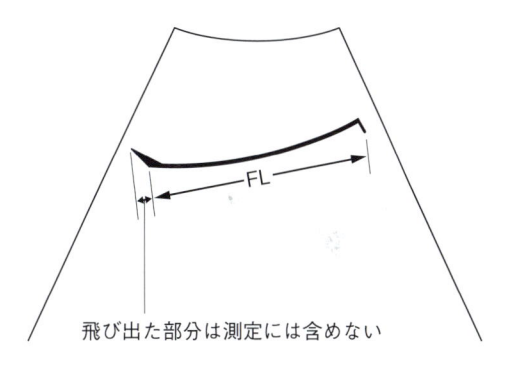

図 2-10　大腿骨長（FL）の計測
大腿骨を画面上なるべく水平として高輝度部分の中央同士の間で計測する．

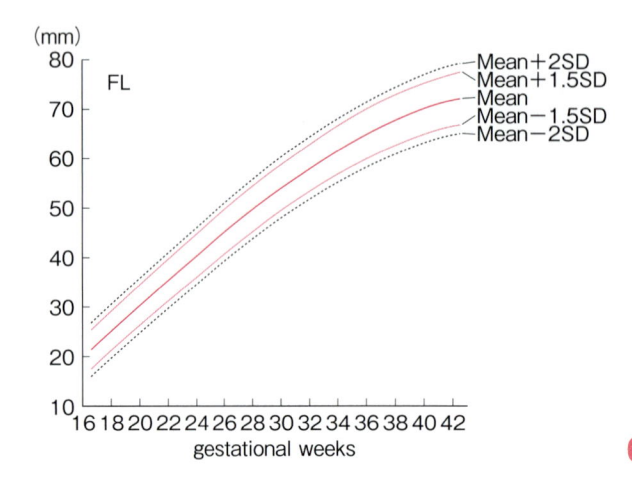

図 2-11 大腿骨長（FL）の標準曲線[3]

d）胎児の推定体重

上記の測定値より，胎児の推定体重（estimated fetal body weight: EFBW）を計算する．推定する式として以下のものがある[2,3]．

$$EFBW = 1.07 \times BPD^3 + 3.42 \times APTD \times TTD \times FL$$
$$EFBW = 1.07 \times BPD^3 + 0.3 \times AC^2 \times FL$$

図 2-12 に胎児体重標準曲線を示す．

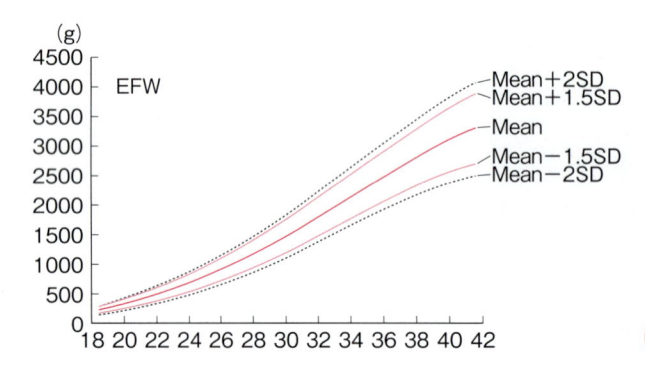

図 2-12 推定体重の標準曲線[4]

◆文献

1) 梁　栄治. 助産師と研修医のための産科超音波検査. 東京: 診断と治療社; 2010.
2) Shinozuka N, Okai T, Kozuma S, et al. Formulas for fetal weight estimation by ultrasound measurements based on neonatal specific gravities and volumes. Am J Obstet Gynecol. 1987; 157: 1140.
3) 日本超音波医学会. 超音波胎児計測の標準化と日本人の基準値. 超音波医学. 2003; 30: J415.
4) 篠塚憲男, 他. 超音波計測における基準値の作成. 超音波医学. 1996; 23: 877.

〈梁　栄治〉

2. 妊娠中期～後期　A. 正常

4. 胎児付属物

A 胎盤
1. 胎盤の発生 （図2-13）

POINT
- 胎盤は母体側由来の床脱落膜と胎児側由来の絨毛膜有毛部から形成される．

　妊娠が成立すると子宮内膜は厚さを増し，間質細胞が脱落膜細胞とよばれる形態に変化する．この脱落膜化した内膜のなかに受精卵が埋没していくような形で着床する．受精卵は絨毛膜で覆われているが，子宮内腔と反対側，すなわち子宮筋層側の脱落膜方向に向かって，絨毛膜から絨毛が侵入していく．絨毛が侵入していく側の脱落膜を床脱落膜，侵入している絨毛の部分を絨毛膜有毛部とよぶ．胎盤は，この母体側の床脱落膜と，胎児側の絨毛膜有毛部から形成される．絨毛は脱落膜を融解，破壊する．このため，母体の血液はこの脱落膜の欠損部に流入し，血液腔を生じる．これが絨毛間腔となり，このなかに絨毛が浮遊する形となる．

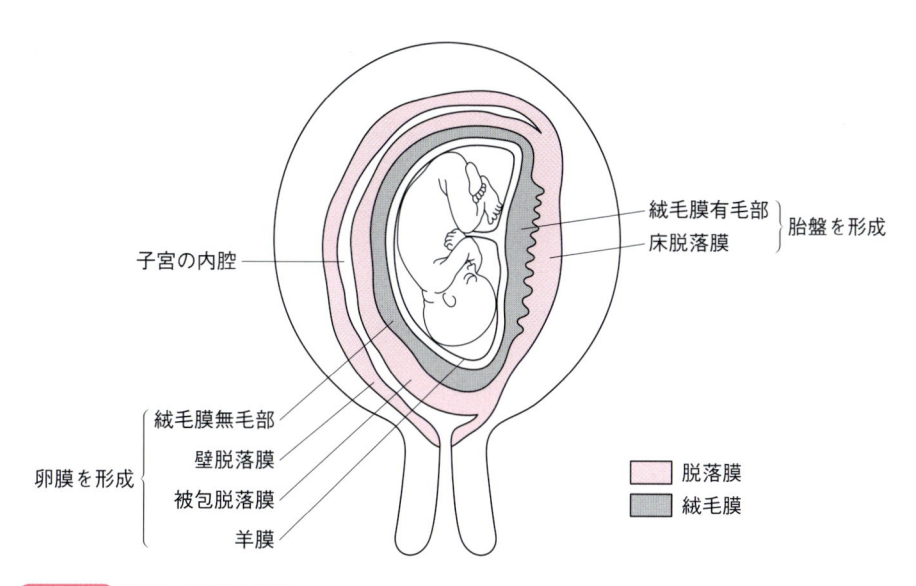

図2-13　胎盤，卵膜の発生
胎盤は母体側由来の床脱落膜と胎児側由来の絨毛膜有毛部から形成され，卵膜は羊膜，絨毛膜無毛部，被包脱落膜，壁脱落膜が癒合してできる．

§2. 各 論

2. 胎盤の構造（図2-14）

> **POINT**
> - 絨毛は母体血に満たされた絨毛間腔に浮遊し，ガス交換をしている．
> - 胎盤の胎児面は絨毛膜板，母体面は脱落膜からなる基底板である．
> - 胎盤は胎盤中隔によって分画されているが，絨毛間腔はつながっている．

　胎盤は円盤状で，妊娠末期には直径15～20cm，重さ約500gとなる．胎盤の羊水腔側を胎児面，子宮壁に付着している側を母体面とよぶ．

　胎児面は絨毛膜板によって形成され，表面を羊膜が覆っている．絨毛膜板から約20本の幹絨毛が絨毛間腔に向かって懸垂し，ここから多数の絨毛が絨毛間腔内に浮遊し，母体血と接し，母児間の物質交換を行う．一部の絨毛は付着絨毛として母体側の脱落膜に付着し，両者の結合を行っている．また，胎児面には臍帯が付着している．臍帯には2本の動脈と1本の静脈があり，付着部位から放射状に血管が分枝し，さらに幹絨毛，絨毛内へと分枝している．胎児から臍帯動脈を通り，絨毛内の血管を流れ，母体血とのガス交換が行われて酸素化された血液は臍帯静脈に集まり，胎児に戻る．

　娩出された胎盤の母体面を覆う膜は基底板とよばれ，脱落膜からなる．なお，胎盤がはがれる際には，脱落膜が分離する形となる．基底膜は平坦ではなく，胎盤中隔によって，胎盤葉（コチレドン）に分画されている．胎盤中隔は，胎盤を母体側1/3程度の厚さまでを分画しており，絨毛間腔は胎児側で交通している．妊娠中には，子宮動脈からつながるらせん動脈が基底版を貫いて，絨毛間腔内に母体血を流入させている．なお，絨毛側の細胞が子宮に侵入する程度が浅く，結果的にらせん動脈の十分な拡張が起こらないことが，妊娠高血圧症候群の原因として注目されている．

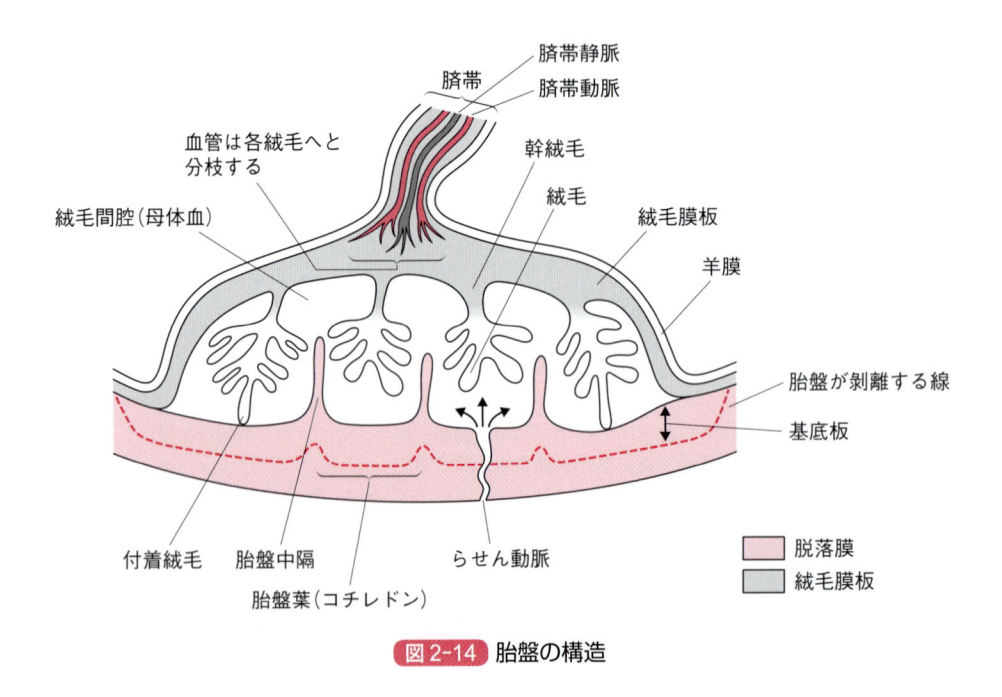

図2-14 胎盤の構造

3. 胎盤での物質交換

> **POINT**
> - ガス交換は単純拡散によって行われる．
> - 胎児のヘモグロビンは母体のヘモグロビンより高い酸素親和性をもつ．
> - グルコースは促進拡散によって移行する．
> - 免疫グロブリンはIgGのみが移行する．

a）ガス交換

　胎盤でのガス交換は単純拡散によって行われる．すなわち，酸素分圧の高い絨毛間腔の母体血から低い絨毛の胎児の血液に酸素が移行する．しかし，この分圧の差は小さいため，胎児は低い酸素分圧の環境下にある．これに適応するため，成人とは異なったいくつかの特徴がある．酸素を運ぶ主なものは赤血球中のヘモグロビンであるが，胎児のヘモグロビンは母体のヘモグロビンより高い酸素親和性をもつ．また，ヘモグロビン濃度自体も高い．これによって低い酸素分圧下でも多くの酸素を取り込むことができる．体重あたりの心拍出量も大きく，さらに，胎児循環は，酸素濃度の高い血液が重要な臓器に優先的に配分される構造となっている（前項．胎児発育とその評価．B．各臓器の発育．2．循環器の項，120頁参照）．

　二酸化炭素の移行も単純拡散で，酸素と比べると非常に速やかに行われる．

b）グルコース

　グルコースは生体にとって基本的なエネルギーであるが，胎児にとってはさらに発育のための主要な栄養素である．胎盤における母体血から胎児血のグルコースの輸送は拡散であるが，能動的に行う促進拡散である．したがって胎児へのグルコースの移動は母体の血糖に依存している．妊娠中，特に食後に血糖が上昇しやすいのは，胎児へのグルコース供給という点で合目的であると考えられるが，逆に母体が極端な高血糖となると胎児も高血糖に曝されるということになる．

c）その他

　アミノ酸濃度は胎児血のほうが母体血より高いため，胎盤で能動的に輸送されていると考えられるが，詳細は不明である．免疫グロブリンはIgGのみが母体側から胎児側に移行する．これは，免疫的に未熟な新生児期の感染防御に重要な役割をもつ．しかし逆に，血液型不適合妊娠，母体の甲状腺疾患，血小板減少症などによって，母体側に異常抗体が存在する場合に，胎児に移行し，悪影響を及ぼすこともある．

B 卵膜

> **POINT**
> - 卵膜は羊膜，絨毛膜無毛部，被包脱落膜，壁脱落膜が癒合したもの（図2-13）．

　受精卵が脱落膜内に埋没するように着床するため，胎盤が形成される側と反対側，すなわち，受精卵の子宮内腔側も絨毛膜と脱落膜に覆われている．これを絨毛膜無毛部と被包脱落膜とよぶ．また受精した側と子宮内腔を超えて反対側の子宮内膜も脱落膜化しており，壁脱落膜とよぶ．胎児の発育に伴い，羊膜内の羊水が増加すると，羊膜，絨毛膜無毛部，被包脱落膜，壁脱落

膜は密に接するようになり，癒着し，1枚の薄い膜となる．これが卵膜である．

C 臍帯

> **POINT**
> ■ 臍帯動脈は2本，静脈は1本で酸素化された血液は静脈内を流れる．

　臍帯は胎児の臍輪から出て，胎盤の胎児面に付着するもので，妊娠末期には長さ50〜60cm，直径1.5cm程度の索状の構造である．胎盤との付着部位によって，中央，側方，辺縁，卵膜付着に分類される．辺縁付着と卵膜付着は胎児発育不全や機能不全の原因となりうる．臍帯の表面は羊膜鞘で覆われ，内部にワルトンジェリーを有し，平均12回ほど捻転している．この構造によって圧迫を受けにくいといわれている．捻転数が少ない，あるいは逆に多い過捻転であると，血流の障害が起こりやすいと考えられている．また臍帯には2本の動脈と1本の静脈がある．胎児から臍帯動脈を通った血液は絨毛内を流れ，母体血とのガス交換が行われて酸素化された血液は臍帯静脈を通って胎児に戻る．臍帯血流は胎児心拍出量の約40％がある．臍帯が圧迫されると，血圧が上昇するため，圧受容器を介して反射が起こり，変動一過性徐脈が出現する．

D 羊水

> **POINT**
> ■ 妊娠中期以降の羊水は主に胎児の尿による．
> ■ 羊水量は超音波検査による半定量法で評価される．

　妊娠の初期の羊水は，卵膜を介しての母体血漿成分の漏出が主要なものと考えられている．妊娠中期以降は胎児の尿が主なものとなる．したがって，その組成は妊娠初期には母体血清に近く，中期以降は胎児尿に近い．羊水量は妊娠32週頃までは増加し，妊娠33〜34週にはピークで約800mLに達し，その後は漸減する．これは妊娠30週以降に，胎児が羊水を嚥下する量が増加するためと考えられている．羊水量の評価は，超音波検査で羊水腔を測定するという半定量的な方法が頻用されている．方法としては，最大の羊水ポケットを測定する方法と，子宮を4分割して，それぞれでの最大羊水深度を測定して合計する amniotic fluid index（AFI）がある．羊水過多の原因としては，双胎間輸血症候群の受血児のように，胎児の尿量が多い場合や，消化管閉塞のように羊水を嚥下できない場合がある．

　逆に羊水過少となるのは，胎児発育不全など胎児の尿量が少ない場合や，前期破水がある．

　羊水は，妊娠中には胎児を外界からの機械的な刺激や温度変化から守っている．また分娩時には子宮収縮による圧力を分散している．前期破水などで羊水量が減少した状態では，臍帯が圧迫されやすい．また，胎児の発育にも重要で，特に肺の発育に必須である．ポッター症候群という腎臓が形成されない一連の疾患では胎児の尿が産生されないが，そのために羊水が極端に少なく，肺の発育が障害されている．また胎児の尿中には炎症を抑制し，妊娠を継続させる方向に働くといわれている尿中トリプシンインヒビターが存在し，ウリナスタチンとして臨床への応用が試みられている．

〈梁　栄治〉

2. 妊娠中期〜後期　A. 正常

5. 胎児 well-being の評価

> **POINT**
> - 胎児が十分な酸素と栄養の供給を受け，元気で順調に発育している状態を「胎児の well-being が良好である」という．
> - 胎児の well-being を低侵襲で評価する方法として超音波検査や胎児心拍数モニタリングが用いられる．

A 胎児 well-being と胎児低酸素症・酸血症

　子宮内にいる胎児も，出生後と同様に酸素を用いた代謝を営むことで生命維持のために必要なエネルギーを得ている．胎児が生命維持および成長に必要十分な酸素と栄養の供給を母体から得て，元気でかつ順調に発育している状態を胎児 well-being が良好であるという．一方，酸素利用が障害されて胎児の元気がない状態を胎児 well-being が不良であるという．

　胎児の血液中酸素濃度が低下する（低酸素血症）と，胎児は脳・心臓などの生命維持に直接関与する臓器への血流量を増やす一方で，肺・腎・消化管などへの血流を減らす「血流の再配分」を行い，限られた酸素を有効に利用しようとする．また胎動を減少させて酸素消費量を抑える．低酸素状態が慢性化すると，胎児はエリスロポエチン産生亢進を介して赤血球を増加させ，酸素運搬能を高める．胎児はこのような代償機能を用いて低酸素状態に適応しようとする．

　しかし，さらに低酸素状態が持続・進行すると代償機能では追いつかなくなり，全身の臓器に機能不全を起こすようになる（低酸素症）．細胞は酸素を使用しない代謝（嫌気呼吸）を行うが，嫌気呼吸では少ないエネルギーしか産生できないばかりでなく，乳酸などの有機酸を産生して代謝性アシドーシスをもたらす．また胎盤循環不全のために胎児血からの二酸化炭素クリアランスが低下すると呼吸性アシドーシスとなる．代謝性アシドーシスと呼吸性アシドーシスが進行すると胎児の血液は正常値の pH7.4 より酸性に傾くようになる（酸血症；アシデミア）．酸塩基平衡が酸性に傾くと，細胞内の代謝はさらに障害される．低酸素症と酸血症は，脳において神経細胞障害により低酸素性虚血性脳症（hypoxic ischemic encephalopathy；HIE）を起こす．さらに心臓においては心筋細胞の収縮力を低下させ，心拍出力低下から循環不全を起こし，最終的には胎児死亡となってしまう．

　胎児の well-being を的確に評価し，well-being が不良な胎児を適切なタイミングと方法で娩出することは，周産期死亡や児の後遺症の減少につながる．胎児低酸素症・酸血症の直接的な指標である胎児血の酸素分圧・pH を測定する方法は，胎児の採血が必要になるため侵襲が大きく，日常的には行うことができない．そのため超音波検査や胎児心拍数陣痛図検査といった低侵襲の検査で胎児の well-being を評価する方法が開発されている．

B 胎児 well-being の評価法

1. 超音波検査

a) 超音波パルスドプラ法による胎児血流モニタリング

超音波が移動する物体に照射されると，反射した超音波の周波数は物体の移動速度に応じて変化する．この性質（Doppler 効果）を用いて体内の血流速度波形を計測するのが超音波パルスドプラ法である．この方法で計測される血流速度は超音波の照射ビームに一致する方向の速度であるので，同じ血管で計測しても超音波プローブの位置や向きによって血流波形が変化する．そのため血流速度波形の評価には速度そのものの測定値ではなく，速度の比の指標である RI （resistance index）や PI （pulsatility index）が一般的に用いられる（図 2-15）．

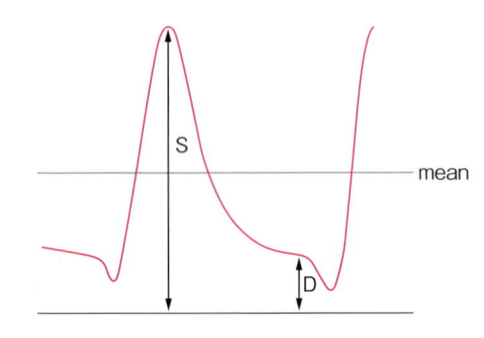

図 2-15 パルスドプラ法での血流計測
S: 収縮期最高血流速度
D: 拡張末期血流速度
mean: 平均血流速度
resistance index (RI) = (S-D)/S
pulsatility index (PI) = (S-D)/mean

（1）臍帯動脈血流（図 2-16）

胎盤循環の指標として臍帯動脈血流の観察が行われる．胎盤に梗塞や血管の収縮があると臍帯動脈より末梢（胎盤側）の血管抵抗が上昇する．末梢血管抵抗が高くなると動脈の拡張期血流速度が低下し，臍帯動脈 RI （UmARI）が上昇する．循環障害がさらに悪化すると臍帯動脈血流は拡張期に途絶（図 2-17）や逆流（図 2-18）がみられるようになる．臍帯動脈拡張期途絶・逆流例は周産期死亡率が高いため，娩出のタイミングをはかりながら厳重な管理を要する．

（2）中大脳動脈血流（図 2-19）

胎児の血液中酸素濃度が低下する（低酸素血症）と，胎児は脳・心臓などの最重要臓器への血流量を増やす一方で肺・腎・消化管などへの血流を減らす「血流の再配分」を行い，限られた酸素を有効に利用しようとする．中大脳動脈の拡張が起こると拡張期血流速度が増加し，中大脳動脈 RI （MCARI）が低下する．この現象を brain-sparing effect という．

胎児貧血症例では中大脳動脈の最高血流速度が上昇することが知られており，血液型不適合妊娠などにおける胎児貧血のスクリーニング方法として用いられている[1]．

b) 羊水量

羊水は羊膜・胎盤・胎児皮膚からの分泌液と胎児の尿・肺分泌液からなるが，妊娠 20 週以降はその大部分が胎児の尿に由来する．胎児が慢性的な低酸素症になると，血流の再配分により腎血流量が低下するために尿の産生が低下して羊水量が減少する．

羊水量の評価には羊水インデックス（amniotic fluid index；AFI）や最大垂直羊水ポケット（maximum vertical pocket；MVP）が指標として用いられる（測定法については「§2-2-B-6. 羊水過多，羊水過少」の項，162 頁を参照）．AFI の場合 5cm 以上，MVP の場合 2cm 以上を正常とし，それ未満を異常とする．

2. 妊娠中期〜後期　A. 正常

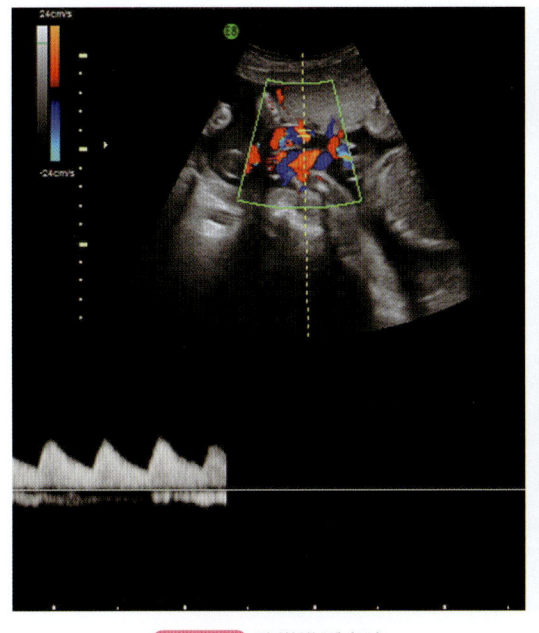

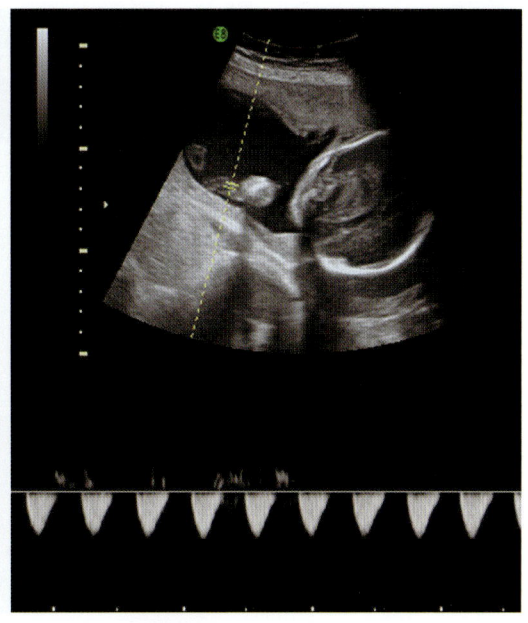

図 2-16　臍帯動脈血流

図 2-17　臍帯動脈血流途絶

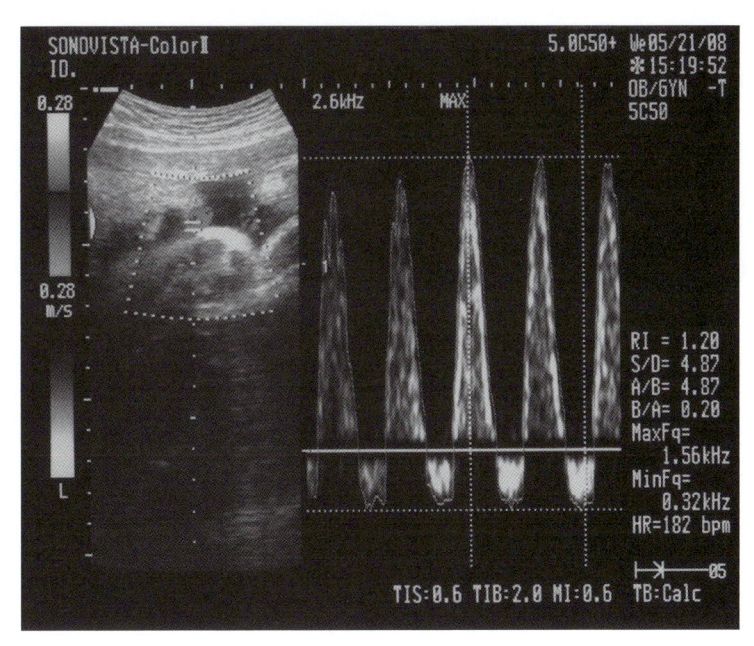

図 2-18　臍帯動脈血流逆流

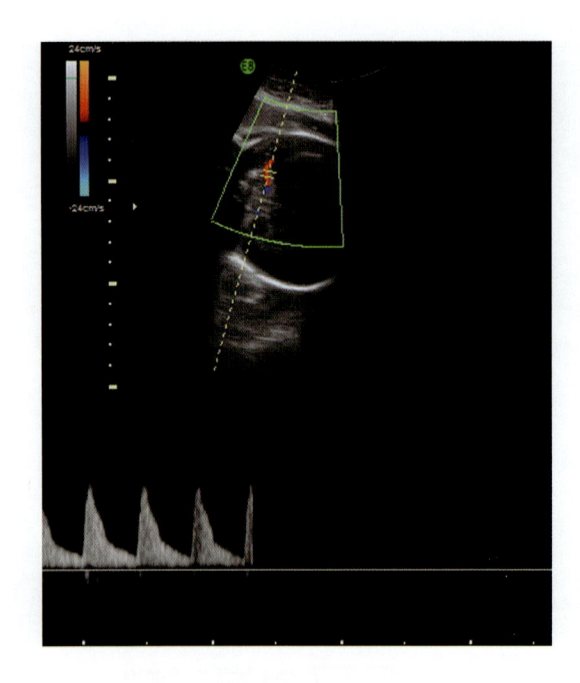

図 2-19　中大脳動脈血流

2. 胎児心拍数モニタリング

胎児心拍数モニタリング (CTG) は分娩中の胎児 well-being の評価法として用いられるだけでなく，妊娠中（陣痛発来前）の胎児の評価法としても有用である（「§2-3-A-4. CTG とその評価」の項，285 頁参照）．子宮収縮というストレスがない状態で胎児心拍数モニタリングを行う方法を non-stress test（NST）といい，子宮収縮というストレスを人工的に加えた状態で心拍数モニタリングを行う方法を contraction stress test（CST）という．

a) non-stress test（NST）

妊娠中に自然の状態で胎児心拍数を記録する NST は非侵襲的で簡便なため広く行われている．

判定基準としては，40 分間の記録のうち任意の 20 分間に，15 秒以上持続して 15bpm 以上心拍数が増加する一過性頻脈が 2 回以上認められた場合を reactive NST と判定する．それ以外を non-reactive NST と判定する．

reactive NST と判定された場合，その時点で胎児の状態がよいことが高い精度で保証される．一方，non-reactive NST と判定されたなかで，実際に胎児の状態が悪い症例は 50％程度と考えられている．特に，一過性頻脈が判定基準を満たさないために non-reactive とした症例の 90％は偽陽性であったことが報告されている．したがって，明らかな胎児機能不全パターンを示している場合を除いては，non-reactive NST のみで胎児の状態が悪いと判断するのではなく，CST や超音波検査のデータを参考にして胎児 well-being を判定しなければならない．

NST 施行中に一過性徐脈が認められた場合には，分娩中の場合と同じ判定基準を用いる（「§2-3-A-4. CTG とその評価」の項参照）．

b) contraction stress test（CST）

胎盤機能の異常が疑われる例で，人工的に子宮収縮を起こしてその負荷に対する胎児心拍数の反応によって胎児の状態を判定する方法．オキシトシンを持続点滴して，40 秒から 60 秒持続する子宮収縮が 10 分間に 3 回認められるまで少量ずつ増量する（oxytocin challenge test; OCT）．

子宮収縮を誘発する方法として母体乳頭刺激を用いる場合もある．

　子宮収縮の半数以上に伴って遅発一過性徐脈が認められた場合を陽性，一過性徐脈も変動一過性徐脈も認められない場合を陰性と判定する．CSTで陰性の場合は児の状態はよく，突発的な異変がない限り1週間以内に胎児死亡になることはきわめてまれ（0.4/1000）と報告されている．一方，CSTが陽性の場合に，実際には児の状態が悪くないことも多い．CST陽性で児がその後に通常の分娩に耐えられた例は25〜75％と報告されている．

　早産・子宮破裂・性器出血のリスクのある症例および明らかな胎児機能不全例はCSTの禁忌である．

3. biophysical profile score（BPS）

　超音波検査で評価される羊水量，胎児呼吸様運動，胎動，胎児筋緊張と胎児心拍数モニタリング（non-stress test）所見の5項目をスコア化して胎児のwell-beingを評価する方法で，1980年にManningらが提案した[2]．BPP（biophysical profile）と略されることもある．NST単独で管理した場合よりもBPSを用いたほうが周産期死亡率を低下させることが報告されている．

a）BPSの評価項目

（1）胎児呼吸様運動

　30分間の観察で，30秒以上持続する律動的な胎児呼吸様運動が1回以上認められる場合を正常とし，認めない場合を異常とする．胎児低酸素症では胎児呼吸様運動が早期から消失する．

（2）胎　動

　30分間の観察で，躯幹や四肢の単発あるいは複合した運動を3回以上認められる場合を正常とし，2回以下の場合を異常と判定する．

（3）胎児筋緊張

　30分間の観察で，静止時に屈曲位にあった脊柱や四肢が胎動に伴い伸展し，速やかに元の屈曲位に戻る動作が1回以上認められる場合を正常とし，認めない場合を異常とする．

（4）羊水量

　羊水ポケットの垂直径が2cm以上ある場合を正常とし，それ未満の場合を異常と判定する．

（5）non-stress test

　15bpm以上の心拍数上昇を伴う持続時間15秒以上の一過性頻脈が，20分間に2回以上認められる場合を正常とし，認められない場合を異常と判定する．

b）BPSを用いた産科管理

　上記の5項目を基準に従って評価し，正常であれば2点，異常であれば0点とし，5項目の合計点で胎児の状態を判定する．

　管理指針としてManningらが示したものを**表2-2**にあげる．

c）modified BPS

　BPSでは胎児の運動を観察するので，正しい評価のためには時間がかかる．そのためBPSを簡略化して，NSTとAFI（amniotic fluid index）の2項目で評価するmodified BPS（mBPS）が考案され[3]，胎児のwell-beingの評価法として有用性が認められている．

表2-2 BPSに基づく管理指針

BPS	解釈	管理指針
10点	正常	リスク因子がなければ1/週の検査
8点 羊水量正常 羊水量減少	正常 慢性低酸素疑い	リスク因子がなければ1/週の検査 37週以降であれば分娩，それ以外では各プロトコールに従って再検
6点 羊水量正常 羊水量減少	低酸素疑い	36週を超えて，頸管が成熟していれば分娩 再検しても6点以下なら分娩 再検して8点以上なら，各プロトコールに従って再検 分娩
4点	低酸素が強く疑われる	同日再検し，6点以下なら娩出
0〜2点	低酸素がほとんど確定的	児娩出

◆文献

1) Mari G, Deter RL, Carpenter RL, et al. Noninvasive diagnosis by Doppler ultrasonography of fetal anemia due to maternal red-cell alloimmunization. Collaborative Group for Doppler Assessment of the Blood Velocity in Anemic Fetuses. N Engl J Med. 2000; 342: 9-14.

2) Manning FA, Plat LD, Sipos S, et al. Antepartum fetal evaluation; development of a fetal biophysical profile score. Am J Obstet Gynecol. 1980; 136: 787-91.

3) Clerk SL, Sabay P, Jolley K. Nonstress testing with acoustic stimulation and amniotic fluid volume assessment: 5973 tests without unexpected fetal death. Am J Obstet Gynecol. 1989; 160: 694-7.

〈山田 学〉

2. 妊娠中期〜後期　B. 異常

1. ハイリスク妊娠

> **POINT**
> - 周産期医療においては，妊娠前，妊娠中，分娩時，産褥期の時系列にそって発生するリスク因子を，適切に評価する．
> - 周産期医療のゴールは，母親が自信をもって育児に向き合えるようなることであり，妊娠・出産・育児を連続した視点でとらえる．
> - 40歳以上では，流産，染色体異常，妊娠糖尿病，妊娠高血圧症候群，前置胎盤，常位胎盤早期剥離，帝王切開分娩，周産期死亡の頻度が有意に上昇している．
> - 高年初産の分娩管理については，年齢因子だけにとらわれずに個別にリスクを評価する．
> - 肥満妊婦では，正常妊婦に比し，妊娠高血圧症候群，糖代謝異常，巨大児の発症率や帝王切開率が高くなる．また，肥満妊婦の栄養指導は，極端なエネルギー制限をするべきではない．
> - 母体基礎疾患のなかには産褥期に急性増悪するものがある．大量出血や産科DIC，脳出血など母体の重篤な合併症は，救命救急科や脳外科，麻酔科，循環器科との連携が必要である．

A ハイリスク妊娠とは[1]

　ハイリスク妊産婦とは，母児のいずれかまたは両者に重大な予後不良が予想される妊娠を指している．正常に経過していた妊娠に産科合併症が生じた場合や妊娠前から何らかの基礎疾患をもちながら妊娠し分娩する場合である．

　一般に正常妊娠とよばれるローリスク妊産婦は，一次産科医療機関で管理されることが望ましいが，その場合は正常に経過している妊産婦に生じたリスク因子を早期に発見して，地域の高次施設と速やかに連携することが重要である．また，母体に基礎疾患が存在し，すでにその診断ならびに管理が行われている妊婦では，関連する診療各科と連携し，妊娠前や妊娠初期から十分な情報を共有することが必要である．さらに産科担当医は，産科管理を行う立場から，妊娠が基礎疾患に与える影響を十分に理解し，チーム医療の主導となって方針の決定に当たらなければならない．

B 産科リスクの評価の難しさ[2]

　表2-3に，妊娠前，妊娠時，妊娠中，分娩時，産褥期の時系列にそって発生しうるリスク因子を示した．

　妊娠前の評価としては，母体年齢，経産回数，子宮筋腫，乳癌，内科疾患などの合併症，手術既往（帝王切開術，流産手術，子宮筋腫核出術），肥満などがあげられる．妊娠時には，体外受精などの不妊治療，多胎妊娠，胎児の先天異常や染色体異常などがある．妊娠中のリスクとしては，早産徴候，感染症，妊娠高血圧症候群，妊娠糖尿病，胎児・胎盤・羊水量の異常などがある．分娩時のリスクとしては，破水時期，微弱陣痛，胎児機能不全，分娩様式として帝王切開分

表 2-3 産科リスクの評価[2]

妊娠前	母体年齢，経産回数，合併症（子宮筋腫，乳癌，内科疾患など） 手術既往（帝王切開術，流産手術，子宮筋腫核出術）
妊娠時	不妊治療，多胎妊娠，先天異常，染色体異常
妊娠中	早産徴候，感染症，妊娠高血圧症候群，妊娠糖尿病，胎児・胎盤・羊水量の異常
分娩時	破水時期，微弱陣痛，胎児機能不全，帝王切開分娩，鉗子・吸引分娩，産道損傷，肩甲難産，弛緩出血
産褥期	育児不安，マタニティブルーズ，産後うつ，児童虐待

娩や鉗子・吸引分娩，産道損傷，肩甲難産，弛緩出血などがある．そして産褥期には，育児不安，マタニティブルーズ，産後うつ，児童虐待などがあげられる．

このように周産期医療においては，時系列にそって，新たなリスクが発生しうるため，安全性の限界がある．ある時点までは順調に経過しても，次の段階でどのようなリスクが発生するか予知できないことも多く，分娩前にローリスク群とハイリスク群とに単純には分けられない．高年初産婦における分娩リスクを考える場合にも，母体が高年齢であることや初産であること以外に，それぞれの時期で発生したリスクが重なって，分娩時に影響を与えることになる．また，周産期医療に関わる医療者にとっては，マタニティーブルーズや産後うつについても，適切な対応や精神科医との連携が期待されている．周産期医療のゴールは，母親が自信をもって育児に向き合えるようになることであり，妊娠・出産・育児を連続した視点でとらえる必要がある．

C 妊娠リスクスコア（表 2-4，表 2-5）[3]

医療施設の機能別役割分担を明確にし，リスクに応じた妊娠の分散のため，諸外国で用いられている妊娠リスクスコアを参考として，わが国の現状に合った項目・重み付けを検討し，厚生労働科学研究班で新しい「妊娠リスクスコア」が作成された．低リスク群（0～1点），中等度リスク群（2～3点）か，ハイリスク群（4点以上）と分類される．周産期センターで取り扱う症例については，ハイリスク群は低リスク群に比して，帝王切開分娩，分娩時出血多量，早産，NICU 入院の頻度が 7～10 倍の高率であり，このスコアの妥当性を示している．

D 高年齢妊娠について

表 2-6 に米国での 1999 年から 2002 年における多施設，単胎，無選択妊婦，総計 36,056 症例を対象とした前方視的研究結果を示す[4]．40 歳以上では，流産，染色体異常，先天異常，妊娠糖尿病，前置胎盤，常位胎盤早期剝離，早産，低出生体重児，帝王切開分娩，周産期死亡の頻度が，35 歳未満と比較して有意な上昇を示している．

日赤医療センターにおける 2008 年から 2010 年の統計[2,5]では，40 歳以上の高年初産群においては，25～29 歳の初産コントロール群に比較して有意に高かったものは以下のとおりであった．妊娠前の合併症としては，子宮筋腫合併は，15.0％（対照群 1.6％），子宮筋腫核出術既往は 9.4％（対照群 0.3％），ART（生殖補助医療）妊娠は 33.1％（対照群 0.4％），妊娠中の合併症として前置胎盤が 4.2％（対照群 0.4％）であった．帝王切開率は，38.0％（対照群 11.4％），帝王切開分娩時に 1000mL を超える大量出血の割合が，29.4％（対照群 14.5％）であった．帝王切

開分娩時の大量出血の要因には，子宮筋腫合併・子宮筋腫核出術既往や前置胎盤などがあげられた[6]．また，経腟分娩の場合に，腟壁・外陰部血腫の発症率が3.8%（対照群0.53%）であった．高年初産婦では，帝王切開率が高くなるが，帝王切開分娩では出血量が多くなる傾向があり，難易度の高い手術が要求されることになる．また，腟壁・外陰部血腫の発症は，初回の経腟分娩の際に特に注意が必要である[7]．一方，経腟分娩の既往のある高年経産婦では，帝王切開率は母体の年齢上昇による増加を認めなかった[2]．高年初産婦の分娩管理については，年齢因子だけにとらわれずに個別にリスク評価を行うことが重要である．

また，高年齢妊娠では，乳癌の合併のリスクが高くなり，35歳以上では800人に1人の頻度となる[8]．2cmを超えない病期1期の段階での早期診断を目標とすると，超音波検査などの画像検査を積極的に取り入れる必要がある．

表2-4 妊娠リスクスコア（初期）

	リスクスコア		リスクスコア
1. 基本情報			
40歳以上	(5)	15歳以下，35～39歳	(1)
体重100kg以上	(5)	身長150cm未満	(1)
		BMI 25以上	(1)
		初産婦	(1)
2. 既往歴（内科疾患合併）			
高血圧：投薬中	(5)	慢性腎炎	(2)
糖尿病：薬物療法中	(5)	気管支喘息	(2)
抗リン脂質抗体症候群	(5)	全身性エリテマトーデス	(2)
3. 産婦人科既往歴			
重症妊娠高血圧症候群既往	(5)	早産既往	(2)
早剥既往	(5)	死産・新生児死亡既往	(2)
		胎児発育不全既往	(2)
		帝切既往	(2)

表2-5 妊娠リスクスコア（後半期）

	リスクスコア		リスクスコア
4. 現在の妊娠について			
感作されたRh(-)	(5)	生殖補助医療後妊娠	(2)
MD双胎*，3胎以上	(5)	性感染症	(2)
糖尿病：インスリン療法中	(5)	DD双胎*	(2)
重症妊娠高血圧症候群	(5)	切迫早産	(2)
羊水過多	(5)	早産期前期破水	(2)
前回帝切＋前置胎盤	(5)	羊水過多	(2)
		前置胎盤	(2)
		胎児発育不全	(2)
		骨盤位	(2)

*MD（1絨毛膜 2羊膜），DD（2絨毛膜 2羊膜）

表 2-6 母体年齢と産科的合併症のリスク（35歳未満との比較）(Cleary-Goldman J, et al. Obstet Gynecol. 2005; 105: 983-90)[4]

転帰	35〜39歳 vs コントロール群 Adj OR (95%CI)	p	40歳 vs コントロール群 Adj OR (95%CI)	p
切迫流産	1.0 (0.9〜1.1)	0.65	1.1 (0.9〜1.3)	0.31
流産	**2.0 (1.5〜2.6)**	**< 0.001**	**2.4 (1.6〜3.6)**	**< 0.001**
染色体異常	**4.0 (2.5〜6.3)**	**< 0.001**	**9.9 (5.8〜17.0)**	**< 0.001**
先天奇形	**1.4 (1.1〜1.8)**	**0.003**	**1.7 (1.2〜2.4)**	**0.002**
妊娠高血圧	0.8 (0.7〜1.0)	0.02	1.0 (0.8〜1.4)	0.94
妊娠高血圧症候群	0.9 (0.7〜1.2)	0.60	1.1 (0.7〜1.6)	0.81
妊娠糖尿病	**1.8 (1.5〜2.1)**	**< 0.001**	**2.4 (1.9〜3.1)**	**< 0.001**
前置胎盤	**1.8 (1.3〜2.6)**	**0.001**	**2.8 (1.6〜4.6)**	**< 0.001**
常位胎盤早期剥離	1.3 (0.9〜1.8)	0.21	**2.3 (1.3〜3.8)**	**0.002**
切迫早産	0.9 (0.8〜1.0)	0.15	0.9 (0.7〜1.2)	0.39
早産期前期破水	1.2 (0.9〜1.5)	0.20	1.2 (0.8〜1.9)	0.41
早産	1.0 (0.9〜1.1)	0.61	**1.4 (1.1〜1.7)**	**0.001**
低出生体重児	1.1 (0.9〜1.3)	0.17	**1.6 (1.3〜2.1)**	**< 0.001**
巨大児（> 4,500g）	1.4 (1.1〜1.8)	0.004	0.8 (0.4〜1.4)	0.38
吸引・鉗子分娩	1.1 (0.9〜1.2)	0.57	0.9 (0.7〜1.2)	0.54
帝王切開分娩	**1.6 (1.5〜1.7)**	**< 0.001**	**2.0 (1.8〜2.3)**	**< 0.001**
周産期死亡	1.1 (0.6〜1.9)	0.74	**2.2 (1.1〜4.5)**	**0.03**

E 母体体重至適増加量と肥満について

　母体体重管理は適正な胎児発育や妊娠高血圧の発症防止さらには母体の将来の肥満防止を目指したものであり，本邦では1988年に主に妊娠中毒症（現在の妊娠高血圧症候群）を予防する立場から，やせ型妊婦（BMI < 18）：10〜12kg，標準型（BMI 18〜24）：7〜10kg，肥満型（BMI > 24）：5〜7kgの各基準値が用いられてきた．しかし，その後2005年には，厚労省による新しい基準（3型分類）が発表され，やせ群（BMI < 18.5）：9〜12kg，標準群（BMI 18.5〜25）：7〜12kg，肥満群（BMI > 25）：個別対応（5kg程度）の各範囲が示された．これらの基準値は近年の出生体重漸減傾向を考慮した妥当なものと思われる[9, 10]．

　肥満妊婦では，正常妊婦に比し，妊娠高血圧症候群，糖代謝異常，巨大児の発症率や帝王切開率が高くなることが知られている．肥満者では，食後の血糖値がインスリン抵抗性により高値となることが特徴である．妊娠時には，その末期において食後の高血糖と血中インスリン値の上昇が生理的に生じることが特徴であり，肥満女性の妊娠時のインスリン抵抗性の増大が考えられる．肥満妊婦の栄養指導に関しては，極端なエネルギー制限はするべきではないと考えられている[11]．

F ハイリスク妊娠の分娩・産褥管理

　ハイリスク妊娠の一部には経腟分娩が不可能な例もあり，帝王切開術が絶対的に適応となる場合がある．また，ハイリスク要因が悪化して母体が危機的状況となり，児を娩出して妊娠を終結させるために緊急帝王切開術を行う症例も少なくない．したがって，ハイリスク妊産婦の管理で

はいつでも帝王切開術を行える体制下に妊娠・分娩管理を行う必要がある．さらに，ハイリスク妊産婦では産褥期にも注意を要する．分娩による母体の循環動態のダイナミックな変化は，妊娠高血圧症候群や多胎妊娠における母体の肺水腫などの重篤な合併症を起こしやすくする．さらに妊娠に伴う凝固能の亢進は産褥期の血栓症リスクを高める．一方，母体基礎疾患の一部には産褥期に急性増悪するものがある．大量出血や産科 DIC，脳出血などの母体の重篤な合併症に対しては，救命救急科や脳外科，麻酔科，循環器科などとの連携が必要となる[1]．

◆文献

1) 大西淳仁, 池ノ上 克. ハイリスク妊産婦の分娩管理. 日産婦誌. 2008; 60: N61-4.
2) 笠井靖代, 尾崎倫子, 杉本充弘. 年齢因子は分娩に影響するか. 日周産期・新生児誌. 2012; 48: 585-94.
3) 中林正雄. ハイリスク妊娠の評価と周産期医療システム. 日産婦誌. 2007; 59: N257-60.
4) Cleary-Goldman J, Malone FD, Vidaver J, et al. Impact of maternal age on obstetrics outcome. Obstet Gynecol. 2005; 105: 983-90.
5) 笠井靖代, 板岡奈央, 杉本充弘. 高年初産婦における妊娠分娩リスクの解析. 日周産期・新生児誌. 2010; 46: 681.
6) 尾崎倫子, 笠井靖代, 杉本充弘. 高年初産における分娩リスクについての解析. 日産婦誌. 2011; 63: 510.
7) 板岡奈央, 笠井靖代, 杉本充弘. 分娩後の外陰・腟壁血腫症例の検討. 日産婦東京会誌. 2007; 56: 429-33.
8) 熊田絵里, 笠井靖代, 杉本充弘. 妊娠期・授乳期乳癌 17 例の検討. 日周産期・新生児誌. 2012; 48: 1-6.
9) 上田康夫. 母体体重管理. 日産婦誌. 2007; 59: N361-6.
10) 妊産婦のための食生活指針.「健やか親子 21」推進検討会報告書. 2006.
11) 杉山 隆. 妊産婦と栄養. 日産婦誌. 2010; 57: N478-85.

〈笠井靖代〉

2. 妊娠高血圧症候群

> **POINT**
> - 「妊娠中毒症」から「妊娠高血圧症候群」に名称が変更され定義が改められた．新基準では高血圧が診断に不可欠で浮腫や蛋白尿のみの場合は含まれない．
> - 既往歴，家族歴，妊娠分娩歴，生活習慣などの問診，および肥満度，血圧測定，尿蛋白検査を行い，予防・早期発見を心がける．
> - 安静，食事療法，薬物療法で症状，所見の悪化を防止し，分娩のタイミングと方法を選択する．
> - 母体に脳出血，子癇，皮質盲，肺水腫，HELLP 症候群，肝機能障害，腎機能障害などのさまざまな合併症を起こしやすい．また常位胎盤早期剝離，胎児発育不全，胎児機能不全，羊水過少などが起こりやすく児へのリスクも高い．
> - 将来的に高血圧，糖尿病など生活習慣病を発症しやすいため，産後も健康管理についてサポートが必要である．
> - 子癇は救急性の高い病態であり，他疾患の除外を念頭におきつつ，母体の全身管理，痙攣発作の治療，児のモニタリングなど迅速に対応する．

A 定義

2005 年 4 月にそれまでの「妊娠中毒症」から「妊娠高血圧症候群（PIH: pregnancy induced hypertension）」に名称が変更されて，定義が改められた[1]．

表 2-7 妊娠高血圧症候群の病型分類（日本産科婦人科学会による）

1. 妊娠高血圧腎症（preeclampsia）
    妊娠 20 週以降に初めて高血圧が発症し，かつ蛋白尿を伴うもので分娩後 12 週までに正常に復する場合
2. 妊娠高血圧（gestational hypertension）
    妊娠 20 週以降に初めて高血圧が発症し，分娩後 12 週までに正常に復する場合
3. 加重型妊娠高血圧腎症（superimposed preeclampsia）
    (1) 高血圧症が妊娠前あるいは妊娠 20 週までに存在し妊娠 20 週以降に蛋白尿を伴う場合
    (2) 高血圧と蛋白尿が妊娠前あるいは妊娠 20 週までに存在し，妊娠 20 週以降にいずれか，または両症候が増悪する場合
    (3) 蛋白尿を呈する腎疾患が妊娠前あるいは妊娠 20 週までに存在し，妊娠 20 週以降に高血圧が発症する場合
4. 子癇（eclampsia）
    妊娠 20 週以降に初めて痙攣発作を起こし，てんかんや二次性痙攣が否定されるもの．
    痙攣の起こった時期により，妊娠子癇・分娩子癇・産褥子癇とする．

妊娠 20 週以降，分娩後 12 週まで高血圧がみられる場合，または高血圧に蛋白尿を伴う場合のいずれかで，かつこれらの症状が単なる偶発症によるものでないものをいう．

表 2-7 に示すように妊娠高血圧腎症，妊娠高血圧，加重型妊娠高血圧腎症，子癇の 4 つの病型に分類される．また，重症，軽症の病型を高血圧，蛋白尿の程度によって分類したものを表 2-8 に，発症時期による分類を表 2-9 に示した．

表 2-8 症候による亜分類（日本産科婦人科学会による）

	血圧	蛋白尿
軽症	次のいずれかに該当する場合 　収縮期血圧　140mmHg 以上で 160mmHg 未満 　拡張期血圧　90mmHg 以上で 110mmHg 未満	原則として 24 時間尿を用いた定量法で判定し，300mg/日以上で 2g/日未満
重症	次のいずれかに該当する場合 　収縮期血圧　160mmHg 以上 　拡張期血圧　110mmHg 以上	2g/日以上 蛋白尿の重症度の判定は 24 時間尿を用いた定量によることを原則とする．随時尿を用いた試験紙法による場合は，連続して 3 ＋以上（300mg/dL 以上）

表 2-9 発症時期による分類

早発型（early onset type: EO）：妊娠 32 週未満に発症
遅発型（late onset type: LO）：32 週以降に発症

B 頻　度

妊娠高血圧症候群は全妊婦の約 5〜10％にみられる．また，妊娠高血圧腎症の頻度は 2〜3％で，高血圧を示した場合の 15〜25％が妊娠高血圧腎症へ進展する．子癇の頻度は先進国では 2,000〜3,700 例に 1 例とされる[2]．PIH では子癇の発症頻度は 1〜2％である．子癇発症の時期は分娩前 38〜53％，分娩中 13〜36％，産褥早期 11〜44％とされ，分娩 48 時間以降にもみられると報告されている[1]．

C 原因と発生機序

原因はいまだ不明であるが，発生機序として種々の因子が引き金になって血管内皮の障害が関与しているとされている[3]．血管内皮の障害によって血管が攣縮し，末梢血管抵抗が上昇することにより高血圧が起こる．また，血管透過性亢進により血管濃縮や血管内脱水・浮腫が発症し，血液凝固能異常により慢性 DIC 状態に至るとされている．

また，子癇の病態としては以下の 2 つが考えられている[2]．脳血管障害に加えて血圧の上昇により脳血管関門が破綻することで脳血圧の自己調節能が喪失した結果，脳血管が拡張し血流過剰となり，血管性脳浮腫が引き起こされる（forced dilatation theory）．

急激に脳血圧が上昇することにより脳血管の過剰収縮が起こり，血管攣縮に引き続く脳虚血による脳浮腫が引き起こされる（vasospasm theory）．

D 予防と予知

日本妊娠高血圧学会による妊娠高血圧症候群管理ガイドラインによると，決定的な予防法はないとしている[1]．しかし，経験的には減塩・栄養指導・安静などが有効とされる．

妊娠前，および妊娠時の妊娠高血圧症候群のリスク因子を表 2-10 に示した．

また，子癇のリスク因子は 10 代妊娠，初産婦，双胎，子癇既往，妊娠蛋白尿，妊娠高血圧症候群，HELLP 症候群である．しかし子癇は高血圧が軽度，あるいはみられていなかった妊婦でも起こる．分娩子癇の 25〜30％は発症前に高血圧，蛋白尿いずれも認められない[2]．硫酸マグネシウムを投与することで子癇予防効果があるが，入院管理や降圧薬による治療が予防に有効かどうかは判明していない[2]．

いずれにおいても既往歴，家族歴，妊娠分娩歴，生活習慣などを注意深く問診し，肥満度，血圧測定，尿蛋白検査を行い，ハイリスク群においては特に予防・早期発見を心がけるようにする．

表 2-10 妊娠高血圧症候群のリスク因子

妊娠前：
肥満
母体高齢（40 歳以上）
高血圧，腎疾患
糖尿病
自己免疫疾患（抗リン脂質抗体症候群，SLE など）
血栓性素因
体外受精
家族歴に妊娠高血圧症候群・高血圧・糖尿病あり
既往歴に妊娠高血圧症候群
妊娠時：
初産婦
前回から 5 年以上の妊娠間隔
多胎妊娠
妊娠初期母体高血圧
尿路感染症
歯周病

E 症状

妊娠高血圧症候群では初期に自覚症状を訴えることはほとんどない．重症になると頭痛，意識障害などの中枢神経症状，目のかすみ・目のちらつきなどの視力障害，心窩部痛などが出現することがある．

子癇では定義にあるとおり，痙攣発作が主症状である．ただ，まったく突然に発症する場合もあるが，表 2-11 に示す何らかの前駆症状を示すことが多い[1]．

表 2-11 子癇の前駆症状

・頭痛，頭重感，不穏
・眼華閃発，視力減退，複視
・心窩部痛，悪心，嘔吐

F 診断

上述した定義・分類に従って診断する．

G 治療・管理

PIH の早期発見のためには，妊婦健診において血圧測定・尿蛋白検査や超音波検査による児発育・羊水量の評価が大切である．

血液一般検査では，血液濃縮のためヘモグロビン値，ヘマトクリット値が上昇し，血小板数は重症化に伴い低下する．生化学検査では，血中総蛋白とアルブミン値が尿中排泄や血管外漏出のため低下し，尿酸値も重症化に伴い上昇する．慢性 DIC を合併しやすいため，APTT，PT，フィブリノゲン，FDP，D-ダイマー，TAT，ATIII などの凝固系検査を行う．尿検査では蛋白定量を行い，尿量を計測するとともに尿中 β_2 マイクログロブリン，NAG などを調べ尿細管障

害の有無をチェックする．また，肺水腫，胸水貯留，心不全の検索が必要な場合には心電図や胸部X線撮影を行う．

胎盤機能低下による胎児発育不全，羊水過少症，および胎児機能不全が起こりやすいため，胎児の発育やwell-beingを評価する．そのためには，超音波検査にて胎児発育を調べ，各計測値の推移を標準発育曲線と比較する．超音波血流計測では，脳などの胎児重要臓器の血管抵抗を減少させ血流供給の配分を変化させている（brain sparing effect）所見がみられることがあり，その際には臍帯動脈RI値（resistance index）の上昇と胎児中大脳動脈（MCA）RI値の低下を認める．

いずれの検査においても単回の値だけではなく妊娠週数の進行による変化を観察していくことが必要である．

PIHの根治療法は妊娠の終了である．しかし，週数によっては児が未熟であり妊娠期間の延長を目的として待機的治療を行う場合がある．

1. 安 静

安静により，交感神経の緊張緩和，妊娠子宮による下大動脈の圧迫解除が起こり，子宮や腎への血流量が増加する効果が期待できる．ストレスを避け，規則正しい生活とする．

2. 食事療法

PIHの発症や重症化を予防するためには適切な体重管理が必要である．塩分摂取に関しては，予防のためには10g/日以下，発症後は重症度にかかわらず7〜8g/日程度とする．水分摂取については，循環血漿量の減少を認めるため，極端な制限は行わない．

3. 薬物療法

重症例では安静および食事療法のみでは無効なことが多く，その場合には降圧薬が必要になる．利尿薬は血液濃縮，循環血漿量低下を増悪させ高血圧を悪化させるため肺水腫などの場合以外は用いない．降圧の目標は収縮期血圧140〜150mmHg，拡張期血圧90〜100mmHgとし，平均動脈圧の低下は20％以内にとどめて急激な血圧の低下を避ける．降圧薬初回投与時や薬剤増量時には，血圧の急激な変動により胎盤血流の低下を起こして胎児機能不全のひきがねとなる可能性があるため，胎児心拍数モニタリングを行って児の状態に注意する．また，降圧薬の多くは妊婦への投薬は禁忌，あるいは慎重投与などが明記されており，投与の際には十分な説明を行うことが必要である．2011年よりラベタロール，および妊娠20週以降のニフェジピンの使用については禁忌ではなく有益性投与となった．PIHで主に使用される降圧作用をもつ薬剤を**表2-12**にまとめた．

子癇は救急性の高い病態であり母児の迅速，適切な管理が求められる．血圧が高い，蛋白尿陽性などリスクが高い場合には陣痛発来後定期的に血圧を測定する．頭痛，視覚異常あるいは上腹部痛などを訴えた場合には血圧測定を行う．分娩時に重症高血圧（**表2-8**参照）を認めた場合には硫酸マグネシウムを使用する．特に急激な血圧上昇を認めた場合にはさらに降圧薬を併用する．痙攣発作が起きた場合には全身管理，痙攣発作の治療とともに，他疾患の除外も念頭において必要な検査を進めていく．子癇への対応を**表2-13**に示した．

表 2-12 妊娠高血圧症に用いられる降圧作用をもつ薬剤

<内服薬>

薬剤名	薬品名	投与量	主な副作用
ヒドララジン	アプレゾリン	30～200mg/日	動悸,頻脈,頭痛
メチルドーパ	アルドメット	250～2000mg/日	肝障害,傾眠,抑うつ
ラベタロール	トランデート	150～450mg/日	肝障害,頭痛
ニフェジピン	アダラートL	30～120mg/日	頭痛,頻脈

<静注薬>

薬剤名	薬品名	使用量
ヒドララジン	アプレゾリン	0.5～10mg/hr
ニカルジピン	ペルジピン	0.5～10μg/kg/min
硫酸マグネシウム*	マグネゾール	初回 4g/10～15min その後 1～2g/hr

*硫酸マグネシウム（$MgSO_4$）
Mgの血中治療域は 4～8mEq/L であるため,過量にならないよう血中 Mg 濃度をモニターしながら投与する.副作用には,顔面紅潮,口渇感,倦怠感,目のかすみ,悪心・嘔吐などがあり,投与中には膝蓋腱反射減弱・呼吸抑制の有無に留意する.

表 2-13 子癇への対応

1. 母体の全身管理:
   バイタルサインのモニタリングを行いつつ,気道確保（A）,呼吸の確認・補助（B）,
   　循環（C）管理: 誤嚥や舌損傷を防止,酸素投与　必要に応じて挿管・人工呼吸管理
   血圧管理: 胎児機能不全に注意しつつ 140～160/90～100mmHg を目標に降圧
   痙攣の抑制: ジアゼパム静注 5～10mg あるいは硫酸マグネシウム 4～6g を 10～15 分でゆっくり静注.その後 1～2g/hr 投与し痙攣再発予防

2. 鑑別診断のための検査: 脳出血,脳梗塞などを除外する.
   血液検査（血算,アンチトロンビン活性,肝酵素,LDH,FDP,D-ダイマー,動脈血ガス分析など）
   麻痺などの有無,瞳孔の左右差,四肢筋力など
   頭部 CT,MRI など画像診断

3. 胎児の well-being をモニタリング
   母体の全身状態が安定したところで娩出タイミングをはかる.
   発作コントロール不良の場合,胎児機能不全や常位胎盤早期剥離が疑われる場合には急速遂娩

H 分娩の時期と方法

妊娠 37 週以降は分娩による妊娠終了（ターミネーション）を考慮するが,妊娠週数が早い場合は,母児両方の状態を把握し,母体の臓器障害の可能性,児の成熟度および子宮内環境を考慮し分娩時期を決定する.ターミネーションを考慮すべき所見を**表 2-14**にまとめた[2].早期娩出が必要な母体側適応としては,治療中に症状や所見の悪化が認められた場合,子癇,常位胎盤早期剥離,HELLP 症候群などを合併した場合である.胎児側適応としては,胎児機能不全の所見

表 2-14 ターミネーションを考慮すべき所見

- 調節困難な重症の高血圧　＞ 180/110mmHg
- 著明な体重増加　＞ 3kg/週
- 尿中蛋白量増大　＞ 5g/日
- 胎児 well-being の悪化所見（NST などによる）
- 胎児発育の 2 週間以上の停止
- 血小板減少傾向がありかつ以下のいずれかが認められる場合
　　血小板数　＜ 10万/μL もしくは GOT/LDH の異常値
- アンチトロンビン活性が減少傾向にありかつ以下のいずれかが認められる場合
　　アンチトロンビン活性　＜ 60％もしくは GOT/LDH の異常値

や児の発育停止がみられる場合である．妊娠週数によっては児肺成熟促進をはかるために経母体的ステロイド投与を考慮する．分娩方法は母児の全身状態と内診所見を考慮して決定する．

I 予後

PIH では母体に脳出血，子癇，皮質盲，肺水腫，HELLP 症候群，肝機能障害，腎機能障害などのさまざまな合併症を起こしやすい．また常位胎盤早期剥離，胎児発育遅延，胎児機能不全，羊水過少などにより児へのリスクも高まる．妊娠終了後，症状や所見は軽快することが多いが，産後 6 週を過ぎても高血圧が持続する場合には，内科的疾患などが基礎にないか検索が必要である．また，PIH を認めた妊産婦の場合，将来的に高血圧，脳血管障害，虚血性心疾患，糖尿病，高脂血症などを発症しやすい．このため産後も食事，生活習慣などの健康管理ができるようサポートしていく．

子癇による死亡はまれであるが，DIC，多臓器不全，中枢神経障害など重篤な合併症を数十％に認めるので ICU などで集中的な管理を行う．

J ケアのポイント

妊婦健診において，既往歴，家族歴，妊娠分娩歴，生活習慣などの問診，および肥満度，血圧測定，尿蛋白検査を行うことで PIH のリスクを評価し，早期発見できるようにする．また，子癇は高血圧が軽度，あるいは認められない場合でも起こることもあるので，頭痛，視覚異常などの症状がないか観察し，必要に応じて血圧を測定しその変動に注意する．もし痙攣発作が起こったときにはスタッフをできるだけ多く集め，手分けして全身管理，検査，児のモニタリング，必要なら急速遂娩の準備を行う．

PIH では分娩後も高血圧が持続することがある．この際，降圧薬を引き続き使用する場合にただちに授乳を中止する必要はない．降圧薬の必要性と母乳育児のメリットについて十分なインフォームドコンセントを得るようにする．降圧薬の多くは母乳に移行するが短期間の使用であれば母乳栄養児への影響はほとんどないと考えられている．妊娠をきっかけに PIH が認められた場合には将来的に生活習慣病を発症しやすいため，産後も食事や運動など健康管理に留意して生活するようアドバイスする．お産が終わったら診療は終わり，というのではなく，産科スタッフには女性の生涯にわたる健康管理をサポートすることが求められる．

◆文献
1) 日本妊娠高血圧学会, 編. 妊娠高血圧症候群（PIH）管理ガイドライン 2009. 東京: メジカルビュー社; 2009.
2) 日本産科婦人科学会/日本産婦人科医会, 編. 産婦人科診療ガイドライン産科編 2011.
3) 日本妊娠高血圧学会, 編. よくわかる妊娠高血圧症候群 Q&A―新基準のガイダンス. 東京: 金原出版; 2011.

〈木戸道子〉

3. HELLP症候群

> **POINT**
> - 溶血（Hemolysis），肝酵素上昇（Elevated Liver Enzyme），血小板減少（Low Platelet）をきたす疾患である．
> - 初期の迅速な対応と，他疾患との鑑別を念頭においた詳細な病態評価が求められる．

A 定義

溶血（hemolysis），肝酵素上昇（elevated liver enzyme），血小板減少（low platelet）をきたす疾患で，Weinsteinが1982年に，各症状の頭文字をとったこの症候群を提唱した．

B 頻度

全妊婦の0.5〜0.9％に発生し，重症妊娠高血圧腎症の10〜20％に合併する．妊娠末期（主に30週以降）に発症することが多いが，1/3は分娩後に発症する．多胎妊娠に発症することが多い．また，常位胎盤早期剝離，子癇患者ではしばしばHELLP症候群を合併し，妊娠高血圧腎症重症妊婦では，20％がHELLP症候群を合併する．

C 原因と発生機序

妊娠高血圧症候群と共通の病態を有しており，ターミネーションが治癒に導く．
血管内皮の機能不全，損傷が病態の基本にある．血管透過性が亢進し，血漿成分が血管外に漏出しやすくなり，浮腫が発症する．循環血液量の減少により，乏尿になり，長期になるとBUN，クレアチニン，尿酸値が上昇する．血漿量減少が激しいと，組織への酸素運搬が障害され，肝細胞の血流不全となり，GOT/GPT値が上昇する．血管内皮細胞の傷害がひどい場合は，血管攣縮も起こりやすくなる．傷ついた血管内皮修復のために血小板が消費されるため，血小板が減少する．血管内皮に損傷があれば，赤血球が破壊され，溶血が起こる．

D 症状

心窩部痛で発症することが多く，嘔気，嘔吐を伴うことが多い．
他に黄疸，血小板減少に伴う出血症状，子癇発作の前駆症状としての頭痛，眼症状，全身症状として倦怠感，浮腫，発熱など．
50％の症例で，急激な体重の増加と全身浮腫がみられる．また，発症の数日前に倦怠感を伴うことが多い．発熱，下痢，食欲不振など，脱水を伴う偶発症状は，HELLP症候群発症に促進的に作用するため，前駆症状としてこれらが認められることがある．

E 診断

上記症状を訴えた場合や，妊娠高血圧症候群が悪化した場合はただちに血液検査を行い，早期診断に努める．診断基準を**表 2-15**に示す．

溶血（貧血，LDH 上昇，間接ビリルビン上昇，赤血球破壊像），肝機能異常（GOT，GPT，LDH 上昇），血小板低下を認める．進行すると，凝固異常（FDP，TAT，PIC の上昇やフィブリノゲンの低下，ATIII の低下）など，DIC の所見がみられるようになる．

早期に発見し，早期にターミネーションされた場合には，DIC になることも少なく回復も速い．早期発見のためには血管透過性亢進による症状（浮腫や蛋白尿）が出現した症例においても，血小板数，ATIII 活性測定を心がけ，その推移に注意すれば，HELLP 症候群，急性妊娠性脂肪肝のハイリスク群を絞り込むことができる．多胎妊娠では，妊娠性血小板減少症や妊娠性アンチトロンビン欠乏症を呈する頻度が高くなるため，多胎妊娠管理においても，血小板数，ATIII 活性を測定し，その動向に注意する．

鑑別疾患として重要なものに，急性妊娠脂肪肝（AFLP：acute fatty liver of pregnancy）があり，妊娠に伴って発症する脂肪肝である（**表 2-16**）．発症頻度は 1／10,000 とまれであるが，劇症型で，母児ともに予後不良な疾患である．症状は倦怠感，悪心，嘔吐，上腹部痛で，HELLP 症候群によく似ている．検査所見は，ATIII 活性低値，尿酸高値，BUN／クレアチニン高値，肝機能異常，LDH 高値，血小板数は軽度減少から正常範囲となる．また，血漿グルコースの低下が特徴的である．検査値による診断基準はなく，AFLP の診断には肝生検で脂肪肝を確認することが必要である．進行すると，ATIII 活性と血小板数が減少し，DIC となり，救命困難になる場合もある．

表 2-15 HELLP 症候群の診断基準（Sibai BM, et al. Am J Obstet Gynecol. 1993; 170: 1000-6）[1]

1. 溶血：末梢血スメアによる異常赤血球の出現
   LDH ≧ 600IU／dL
   総ビリルビン ≧ 1.2mg／dL
2. 肝酵素上昇：AST ≧ 72IU／dL
   LDH ≧ 600IU／dL
3. 血小板減少：血小板数 < 100,000／mm^3

表 2-16 HELLP 症候群と急性妊娠脂肪肝との比較（水上尚典．日産婦誌．2008; 60: 85-91）[2] より一部改変）

	HELLP 症候群	急性妊娠脂肪肝
発症時期	妊娠中期以降	妊娠中期以降
自覚症状	上腹部違和感，食欲不振，倦怠感	上腹部違和感，食欲不振，倦怠感
血小板減少	あり	ない場合もある
ATIII 活性減少	ない場合もある	あり
GOT 上昇	あり	あり
LDH 上昇	あり	あり
妊娠高血圧症候群	90%に先行	50%に先行
多胎	なりやすい	なりやすい
妊娠性血小板減少症	先行することが多い	先行しない場合もある
妊娠性 ATIII 減少症	先行しない場合もある	先行することが多い
循環血漿量減少	あり	あり
肝細胞内脂肪滴沈着	少ない	多い

F 治療

　妊娠中にHELLP症候群と診断した場合は，妊娠を終了させることが治療となるため，診断がつき次第，急速遂娩を行う．分娩様式は母児の状況により判断する．母体への侵襲を少なくするため可能であれば経腟分娩を試み，帝王切開分娩の場合は，血小板の低下やDICの合併に注意して行う．出血傾向があれば，硬膜外および脊椎麻酔は禁忌である．

　保存的療法を表2-17に示した．血圧上昇があれば，降圧薬を投与して血管拡張をはかるとともに，アルブミンの輸液を行い，循環血液量を増加させることが大切である．ただし，血管透過性が亢進している状態では，アルブミンの投与がかえって肺水腫など重篤な状態を引き起こすので注意が必要である．凝固障害を改善し，新たな血小板凝集を防ぐためにアスピリン，ヘパリン，ATIIIの投与を行う．必要に応じて，輸血や血小板製剤，ATIII製剤などを投与し，DICの治療を分娩に先立って開始する．

　重症例では，多臓器不全への対応が重要になる．腎不全に対しては人工透析，肝不全に対しては血漿交換，肺水腫に対しては人工呼吸器管理を行う．

表2-17 HELLP症候群の治療（友田昭二．日産婦誌．1999; 51: 31-4)[3]より一部改変）

- 循環血液量増大
    - 安静
    - アルブミン投与
    - クリスタロイド（低分子デキストランなど）
- 抗血栓薬
    - 低用量アスピリン
    - ヘパリン
    - AT III
- 免疫抑制薬
    - 副腎皮質ステロイド
- その他
    - 新鮮凍結血漿
    - 血漿交換
    - 血液透析

◆文献

1) Sibai BM, Ramodan MK, Usta I, et al. Maternal morbidity and mortality in 442 pregnancies with hemolysis, elevated liver enzymes, and low platelets (HELLP syndrome). Am J Obstet Gynecol. 1993; 170: 1000-6.
2) 水上尚典．17) HELLP症候群，急性妊娠性脂肪肝．日産婦誌．2008; 60: 85-91.
3) 友田昭二．HELLP, TTP, HUSの診断およびその管理．日産婦誌．1999; 51: 31-4.

〈渡邊理子〉

2. 妊娠中期〜後期　B. 異常

4. 常位胎盤早期剥離

POINT
- 常位胎盤早期剥離は全分娩の 0.5％に発生する．
- 腹痛と性器出血を主症状とする．
- 切迫早産で CTG に異常があれば早剥を疑う．
- 診断が遅れた場合，母児双方の予後が不良となる．
- 性器出血や腹痛，子宮収縮などの症状を訴える患者の診察に当たっては常に早剥を念頭におき，CTG を装着する．
- 急速遂娩が治療の原則であり，抗 DIC 療法，抗ショック療法も並行して行う．

A 定義（概念）

　正常位置に付着している胎盤が，妊娠中または分娩経過中の胎児娩出以前に，子宮壁から剥離するものを常位胎盤早期剥離（早剥）という．胎盤が付着している部分の基底脱落膜に出血が起こり，そこに形成された血腫（胎盤後血腫）がさらに胎盤を子宮壁から剥離していく．胎盤と子宮壁と間の剥離が進むと，胎盤と子宮との間で行われていた酸素・栄養などの物質のやりとりが急激に減少し，胎児の代謝機能が悪化する．また，剥離した子宮壁および胎盤から母児とも失血する．さらには胎盤後血腫部分で活性化した血液凝固因子が母体血中に流入して播種性血管内凝固（DIC）を引き起こす．これらの機序により母児双方にとって致命的になりうる疾患である．

B 頻度

　分娩 200 件あたり 1 件（0.5％）程度の頻度で発生する．そのうち 10％程度が胎児死亡に至る重症例である．

C 原因

　常位胎盤早期剥離の約半数は妊娠高血圧症候群などの母体高血圧に伴っていることが知られている．妊娠高血圧症候群では脱落膜内のらせん動脈の攣縮が脱落膜間質を虚血性に壊死させることによって早剥を発症させるとの説がある．

　妊娠 36 週以前の前期破水および早期産では早剥の頻度が高い．早期産では子宮内感染が関与していることが多いが，感染によって生じた脱落膜の炎症が出血を起こしやすくすると考えらえている．

　交通事故や暴力による腹部の外傷，外回転術，破水による多量の羊水流失，双胎の一児娩出後などに早剥を発症する例もあり，それらの例では胎盤・子宮にかかる物理的な力の関与が想定される．

　表 2-18 に早剥の危険因子をあげる．

表2-18 常位胎盤早期剝離の危険因子（Cunningham FG, et al. ed. Williams Obstetrics. 23rd ed. McGraw-Hill; 2010. p.764 一部改変）

	相対危険度
1. 前回早剝の既往	10〜25 倍
2. 血栓傾向（血小板血症など）	3〜7 倍
3. 切迫早産前期破水	2.4〜4.9 倍
4. 妊娠高血圧症候群	2.1〜4.0 倍
5. 慢性高血圧	1.8〜3.0 倍
6. 多胎妊娠	2.1 倍
7. 羊水過多	2.0 倍
8. 喫　煙	1.4〜1.9 倍
9. 高年齢の頻産	1.3〜1.5 倍
その他：子宮筋腫，コカイン服用，外傷など	

D 予 防

　喫煙やコカイン摂取をしている妊婦で有意に早剝の頻度が高いことが報告されている．違法薬物を禁止するのは当然であるが，妊婦に禁煙を指導することはこの点でも重要である．

E 症 状

　母体の主症状は腹痛と性器出血であるが，胎盤剝離の程度と場所により重症度が異なる．
　腹痛は胎盤後血腫による子宮壁の伸展と子宮内圧の上昇，および子宮収縮によって起こる．子宮後壁付着の胎盤が剝離した場合には腰背部痛を訴えることがある．子宮に限局した圧痛があり，重症例では「板状硬」と表現される子宮壁の過緊張状態が認められる．子宮収縮は頻回で間欠期が短く，ときに持続性になる．
　性器出血は，胎盤と子宮壁の間に生じた出血が卵膜と子宮壁の間を伝って子宮口から出てくるもので，胎盤付着部位が内子宮口に近いほど認められやすい．性器出血は母体の失血の一部にすぎず，発症時の性器出血量は早剝の重症度に必ずしも相関しない．性器出血が認められない潜伏出血（concealed bleeding）例のほうがむしろ母児の予後が不良なことが多い（図2-20）．
　胎盤と子宮との間に貯留した血液が卵膜を浸透すると血性羊水を呈する．また血液が子宮筋層から子宮漿膜に浸透するとCouvelaire子宮とよばれる紫色に変色した状態となる（図2-21）．
　母体の失血量が多くなると，頻脈，血圧低下，冷汗，顔面蒼白，乏尿などのショック症状を呈するようになる．また胎盤由来の活性化凝固因子の母体血中への流入と母体の凝固因子の消費のため，播種性血管内凝固（DIC）の状態となり，さらに出血が多くなるという悪循環に陥ってしまう．重症例での母体死亡率は1％程度とされ，常位胎盤早期剝離は母体死亡原因の約10％を占めている．
　胎児側は母体以上に胎盤剝離の悪影響を受ける．胎盤の剝離面積が広がるにつれて胎児機能不全が重症化し，50％以上剝離すると高率に子宮内胎児死亡となる．

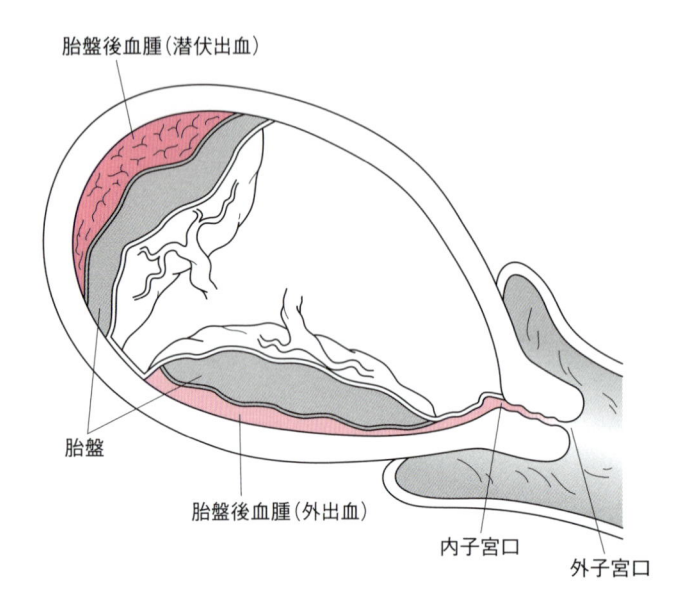

図 2-20 胎盤早期剥離による出血のパターン

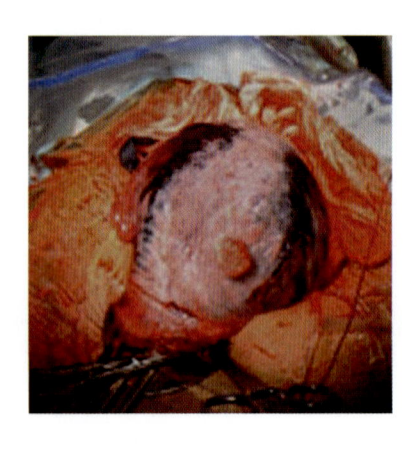

図 2-21 Couvelaire 子宮

F 診 断

　性器出血や腹痛，子宮収縮などの症状を訴える患者の診察にあたっては常に早剥を念頭におく必要がある．外出血が少量の場合や腹痛が軽度の場合は切迫早産や前駆陣痛と判断されがちなので，早剥を見逃さないよう注意を要する．診断の遅れは児の予後を悪化させるため，同時進行的に全身所見の診察，超音波検査，胎児心拍数陣痛図検査（CTG），血液・尿検査を行い，迅速な診断を心がける．

1. 理学的所見

　重症例では来院時からショック症状を呈していることがあるので，血圧・脈拍などのバイタルサインは必ず確認する．

　腹部所見で子宮筋の緊張の強度と持続時間，圧痛の有無，子宮底長を確認する．内出血が多いと子宮底は妊娠週数に比して上昇する．

　内診では性器出血を認めることが多い．子宮口の開大度は症例により異なる．未破水の場合に

は緊満した胎胞を，既破水の場合には血性羊水を認めることが多い．

2. 超音波検査

最初に経腹超音波で胎児心拍と胎盤の付着部位を確認する．胎児が徐脈となっており，かつ生存が期待できる在胎妊娠週数であれば，この時点で急速遂娩の準備を進める．

超音波による胎盤後血腫像は，発症早期では胎盤に比べて高輝度から等輝度にみえ，時間が経過すると低輝度にみえるとされる．しかし超音波による早剝の診断は，特異度は高いものの感度が低いことが報告されている．すなわち早剝でないものを超音波検査で早剝と誤診することは少ないが，実際には早剝であっても超音波で診断できない場合は少なくない．超音波検査で早剝所見が得られなくても，以下にあげる検査と臨床経過の観察が必要であり早剝を見逃さないよう注意する．

性器出血が多い場合には経腟超音波検査により前置・低置胎盤を鑑別する．

3. 胎児心拍数陣痛図検査（CTG）（図 2-22）

早剝で認められる子宮収縮は頻回で間欠期が短いことが多く，陣痛図で「さざ波様」と表現される．また持続的な子宮収縮や過強陣痛がみられることもある．

胎児心拍数モニタリングでは，胎盤の剝離が進むにつれて基線細変動の低下，遅発一過性徐脈や変動一過性徐脈，遷延徐脈が認められる．胎児貧血が進行した場合には sinusoidal pattern が認められることもある．基線細変動の低下や軽度の遅発一過性徐脈は見逃されやすいが，胎児の低酸素症・アシドーシスを示す所見であるので特に注意する．

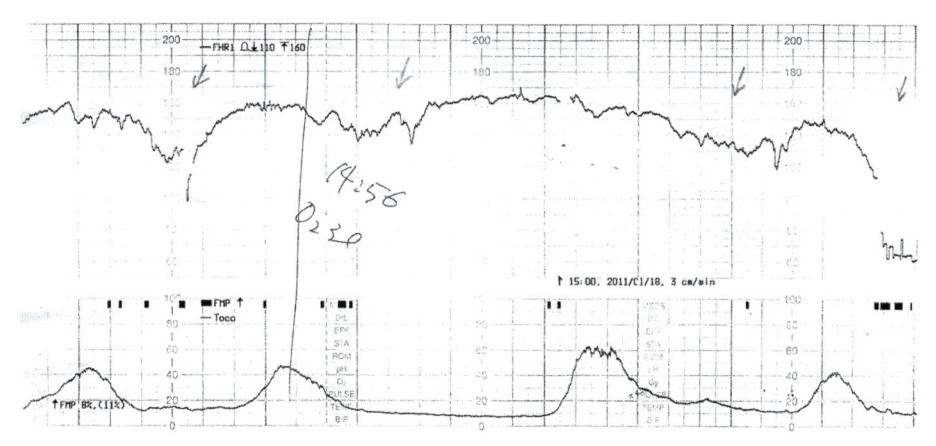

図 2-22 妊娠 33 週，常位胎盤早期剝離例の胎児心拍数陣痛図
頻回の子宮収縮と遅発一過性徐脈を認める．

4. 血液・尿検査

血算，血液凝固系検査，血液生化学検査，尿定性検査を行う．上記の検査で早剝の可能性が高い場合は血液型の確認とクロスマッチ用の採血も行う．

発症の比較的早期から FDP・D ダイマーの増加とフィブリノゲン低下（妊娠後期のフィブリノゲンの正常値は 300〜600mg/dL であるので，300mg/dL 未満を低下と判断する）が認められやすい．DIC の進行や出血の増加に伴って，ヘモグロビン・血小板数・アンチトロンビン活性の低下や PT・APTT の延長が認められる．尿蛋白もしばしば陽性となる．

表 2-19 産科 DIC スコア

以下に該当する項目の点数を加算し，8〜12 点：DIC に進展する可能性が高い，13 点以上：DIC

基礎疾患	点数	臨床症状	点数	検査	点数
早　剥（児死亡）	5	急性腎不全（無尿）	4	FDP　　　　：10μg/dL 以上	1
〃　　（児生存）	4	〃　　（乏尿）	3	血小板　　　：10万/mm³ 以下	1
羊水塞栓（急性肺性心）	4	急性呼吸不全（人工換気）	4	フィブリノゲン：150mg/dL 以下	1
〃　　（人工換気）	3	〃　　（酸素療法）	1	PT　　　　：15 秒以上	1
〃　　（補助換気）	2	臓器症状（心臓）	4	出血時間　　：5 分以上	1
〃　　（酸素療法）	1	〃　　（肝臓）	4	その他の検査異常	1
DIC 型出血（低凝固）	4	〃　　（脳）	4		
〃　　（出血量：2L 以上）	3	〃　　（消化器）	4		
〃　　（出血量：1〜2L）	1	出血傾向	4		
子　癇	4	ショック（頻脈：100 以上）	1		
その他の基礎疾患	1	〃　　（低血圧：90 以下）	1		
		〃　　（冷汗）	1		
		〃　　（蒼白）	1		

臨床症状と血液検査所見から産科 DIC スコア（**表 2-19**）を採点し，8 点以上であれば DIC に対する治療を開始する．

G 治療

　胎盤剥離の進行を抑える治療法は現在のところ存在しない．胎盤の早期剥離によって発症した胎児機能不全や母体の出血・凝固因子の消費は，胎児胎盤が子宮内にある状態では改善できない．したがって急速遂娩が母児の治療の原則である．さらに早剥では来院時にすでに母体の全身状態が悪い場合がある．また来院時には全身状態が保たれていても胎盤剥離の進行に伴って出血性ショックや DIC が顕在化することも少なくない．したがって母体の全身管理も急速遂娩と並行して行わなければならない．

　一方，早剥のなかでも比較的軽症で母児の健康状態が保たれており，かつ妊娠週数が早い場合には，異常胎児心拍パターン・血腫増大傾向・母体の血液凝固異常などが出現しない限り，妊娠を継続する選択肢もある．

1. 急速遂娩

　内診を行って経腟分娩が短時間のうちに可能かどうか判断する．子宮口の開大が不十分な場合，胎児の生存が期待できれば帝王切開術を行う．

　短時間での経腟分娩が期待できる場合は，娩出時間をさらに短縮するために鉗子・吸引分娩を選択することが多い．子宮内胎児死亡例や児の生存が期待できない例に対しては，帝王切開分娩では母体の負担が大きいので当センターでは原則として分娩誘発を行っている．

　早剥に対して経腟分娩を行う場合は早期に人工破膜を行うことが推奨されている．破膜を行うことで，分娩進行が促進されること，子宮内圧を低下させて胎盤剥離面の出血を減らし，かつ胎盤由来の活性化凝固因子の母体循環への流入を減らして DIC の進行を抑制することが期待されている．

2. 抗DIC療法

早剥症例に対しては血液凝固検査異常の有無にかかわらず，メシル酸ガベキセート（FOY）またはメシル酸ナファモスタット（フサン）の持続点滴を診断時から胎盤娩出24時間後まで行っている．

アンチトロンビン活性が低下している場合にはアンチトロンビン製剤を1500〜3000単位投与する．

低フィブリノゲン血症やPT・APTTの延長を認める場合には新鮮凍結血漿を積極的に投与して血液凝固異常の補正をはかる．また，血小板数が5万/mm^{3}以下に減少している場合には血小板輸血を行う．

3. 抗ショック療法

早剥では性器出血の内出血のため，母体の循環血漿量が不足した状態になっているため，十分量の補液を行う．また，貧血・循環不全により酸素運搬能が低下していることが多いため，母体に酸素投与を行う．ヘモグロビンの低下を認めた場合には赤血球濃厚液の輸血を行う．循環不全が高度な場合には，ドパミンなどの血管作動薬が必要なこともある．

H 予後

早剥による周産期死亡率は減少傾向にあるものの10%を超えている．また全周産期死亡の原因の10〜20%が早剥であると報告されている．母体死亡は近年まれになっているが，母体死亡率は早剥のない場合に比べると7倍に達する．

早剥の後の妊娠における早剥の再発率は10%程度と報告されており，早剥既往のない妊婦と比較した相対危険度は10〜25倍に上る．

I 最近の話題

Elliottらは妊娠中期から少量の性器出血が持続し，正常量であった羊水が，破水がないにもかかわらず次第に減少する病態を慢性早剥羊水過少症候群（chronic abruption-oligohydramnios sequence）と提唱した[1]．絨毛膜と子宮との間に凝血を認めることが多く，胎盤の一部が剥離した状態で妊娠が継続したものと考えられる．高率に早産となり，出生児は慢性肺疾患となることが多い．

◆文献

1) Elliott JP, Gilpin B, Strong TH Jr, et al. Chronic abruption-oligohydramnios sequence. J Reprod Med. 1998; 43: 418-22.

〈山田　学〉

5. 前置胎盤（低置胎盤を含む）

POINT

- 前置胎盤とは胎盤が正常より低い部位の子宮壁に付着し，組織学的内子宮口を覆うかその辺縁が同子宮口にかかる状態と定義される．
- 内子宮口を覆う程度により全前置胎盤，部分前置胎盤，辺縁前置胎盤に分類される．
- 頻度は妊娠20週以降の分娩あたり0.4％で，全前置胎盤が2/3，後壁付着が3/4を占める．
- 合併症・出血がない前置胎盤例では，一般的に妊娠28週以降，遅くとも妊娠34週までに入院し，妊娠37週以降に予定帝切分娩を実施する．
- 胎盤辺縁から内子宮口までの距離が20mm以内の低置胎盤では帝切率が上昇するため，前置胎盤に準じた対応が必要である．

A 定 義

「胎盤が正常より低い部位の子宮壁に付着し，組織学的内子宮口を覆うかその辺縁が同子宮口にかかる状態」と定義される．

B 分 類

前置胎盤は組織学的内子宮口を覆う程度により全前置胎盤（total placenta previa），部分前置胎盤（partial placenta previa），辺縁前置胎盤（marginal placenta previa）に分類されている．この分類法はもともと内診所見に基づく分類で，胎盤が開大した内子宮口の全部を覆う場合を全前置胎盤，一部を覆う場合を部分前置胎盤，辺縁に達する場合を辺縁前置胎盤とされた．しかし今日，前置胎盤の診断は内子宮口が閉鎖した状態で超音波断層法により診断するのが一般的で，実際に部分前置胎盤と辺縁前置胎盤を鑑別するのは容易ではない．そこで産科婦人科用語集（日本産科婦人科学会編，改訂第2版）では，「暫定的に組織学的内子宮口を覆う胎盤の辺縁から同内子宮口までの最短距離が2cm以上の状態を全前置胎盤，2cm未満の状態を部分前置胎盤，ほぼ0cmの状態を辺縁前置胎盤」と定義している．これに対して低置胎盤（low-lying placenta）とは「胎盤が正常より低い部位の子宮壁に付着するが，組織学的内子宮口を覆っていない状態」と定義され，「超音波断層法で診断する場合，組織学的内子宮口とそれに最も近い胎盤辺縁との距離が2cm以内の状態を目安とする」とされている．Oppenheimer[1]は，低置胎盤が定義上は前置胎盤ではないが臨床的にはそれに準じた管理や対応が必要であることから，胎盤辺縁から内子宮口までの距離が20mm以上離れている場合，距離が11〜20mmの場合，距離が0〜10mmの場合，および距離の如何にかかわらず内子宮口を覆っている場合に分類している．

C 頻度，リスク因子

頻度は妊娠20週以降の分娩1,000あたり4例（0.4％）と報告されているが，当センターにお

ける過去15年間の前置胎盤頻度は，妊娠22週以降の分娩21,791例中257例（1.18％）であった（表2-20）．また2000年1月〜2010年5月までに妊娠22週以降に分娩した222例の単胎前置胎盤症例の検討から，全前置胎盤が67％，部分・辺縁・低置胎盤が33％と全前置胎盤が2/3を占め，胎盤付着部位では前壁付着が17％，中央付着が8％，後壁付着が75％と後壁付着が3/4を占めた．前置胎盤のリスク因子としては既往帝切回数，多産婦，高年齢，既往子宮内膜掻爬術，生殖補助技術（ART），喫煙，多胎妊娠，男児などが指摘されている．

表2-20 日本赤十字社医療センターにおける過去10年間の前置胎盤の推移

	2001年	2002年	2003年	2004年	2005年	2006年	2007年	2008年	2009年	2010年	2001-2010年
総分娩数	1,853	1,926	2,006	1,923	1,942	2,129	2,331	2,478	2,478	2,725	21,791
前置胎盤	10 (0.54)	24 (1.25)	20 (1.00)	17 (0.88)	19 (0.98)	21 (0.99)	34 (1.46)	37 (1.49)	38 (1.53)	37 (1.36)	257 (1.18)

（　）：妊娠22週以降の頻度（％）

D 症状，合併症

前置胎盤の特徴的症状は妊娠20週以降の無痛性の子宮出血で約70〜80％に認められる．しかし約10〜20％では子宮収縮に伴う子宮出血を認め，一方まったく無症状の場合も10％未満で認められる．前置胎盤では癒着胎盤を合併する頻度が5〜10％と報告されており，当センターの成績でも単胎前置胎盤222症例中17例（7.6％）に癒着胎盤を合併していた．また骨盤位・横位などの胎位異常や破水を起こしやすく，さらに胎児発育不全（fetal growth restriction：FGR）や羊水塞栓症との関連，低置胎盤・辺縁前置胎盤と前置血管や臍帯卵膜付着との関連も指摘されている．

E 診断法

前置胎盤の診断には超音波断層法が用いられる．超音波断層法には経腹法と経腟法があり，胎盤の位置異常の診断はまず経腹法にてスクリーニングを実施し，前置胎盤や低置胎盤が疑われる場合は経腟法を実施する．前置・低置胎盤の診断に際しては内子宮口の同定が最も肝要で，子宮頸部中央に観察される2本の高輝度帯状エコー像（頸管腺）や高輝度線状エコー像とその周囲の低輝度エコー像（頸管腺分泌物）から頸管像を同定し，その上端と羊膜腔が接する部位を内子宮口と診断する．妊娠22週頃までは子宮下節の局所収縮のために羊膜腔が上方に移動し羊膜腔と接する部位まで5〜6cmと計測される場合もあるので注意が必要である．子宮下節は妊娠中期以降に伸展し胎盤付着部位も上方へ相対的に変位することから，前置胎盤の診断は妊娠24週以降に確定する．一方，低置胎盤の場合は妊娠30週以降でも変化することから分娩予定日の1カ月前頃に確定すべきである．なおMRIは超音波診断の所見が不正確なときや後壁付着の前置胎盤，胎盤辺縁が不明瞭な低置胎盤などの診断に有用である．

a）前置癒着胎盤の画像診断所見

前置癒着胎盤を術前に100％診断することは不可能であるが，前置癒着胎盤を疑わせる超音波・カラードプラ・MRIの特徴的所見として胎盤直下の脱落膜や筋層に相当する透瞭像（sonolucent zone）の消失，胎盤内の拡張した絨毛間腔（placental lacunae）の存在（図2-23），胎盤付着部

位の筋層や膀胱壁の非薄化・不整・途絶（図 2-24），拡張した絨毛間腔の激しい血流像（flow void），周囲の筋層や組織に向かう血流像（turbulent lacunar flow），膀胱への子宮突出像（abnormal uterine bulging）などがあげられ，特に placental lacunae に関しては grade 0（lacunae なし），grade 1+（1〜3 個の小さな lacunae），grade 2+（4〜6 個の大きなまたはより不規則な形の lacunae），grade 3+（多くの大きなまたは不規則な形の lacunae）と grade 分類（Finberg, 1992）され，grade 2+ 以上では前置癒着胎盤が強く示唆される．なお MRI は後壁付着の前置癒着胎盤が疑われる場合や子宮筋層・子宮傍結合織・膀胱への浸潤を評価するのに有用で，超音波診断と併用することにより診断精度が向上する．

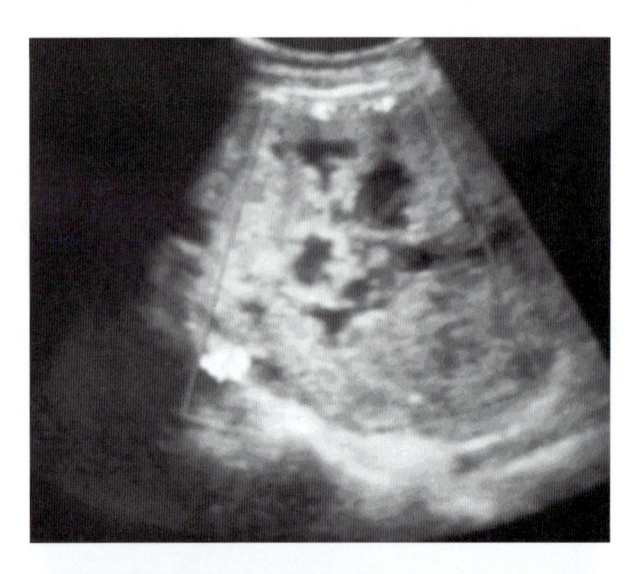

図 2-23 前置癒着胎盤症例の妊娠 30 週 5 日の経腹超音波所見
全前置胎盤で胎盤内に拡張した多数の不規則な形の絨毛間腔（placental lacunae grade 3+）が観察され前置癒着胎盤が強く示唆される．

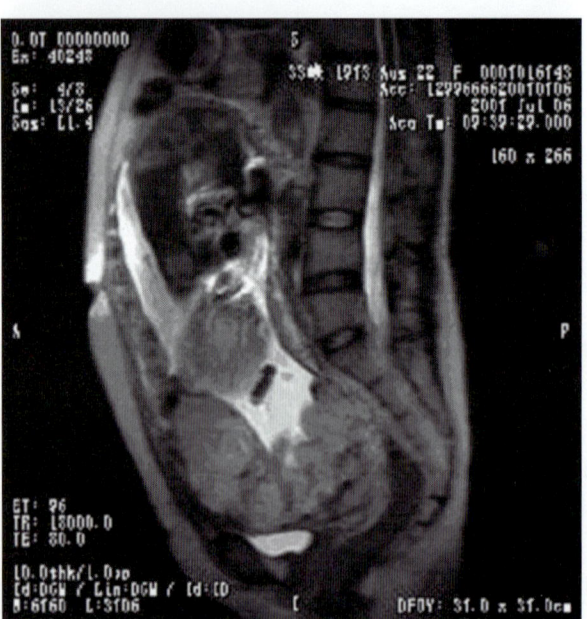

図 2-24 前置癒着胎盤症例の妊娠 30 週 5 日の MRI 所見
上記症例の MRI 所見で，子宮筋層の菲薄化や辺縁不整を認め前置癒着胎盤が強く示唆される．

F 治療

　合併症のない前置胎盤例で出血がない場合は，一般的に妊娠28週以降，遅くとも妊娠34週までに入院し，妊娠37週以降に予定帝王切開（帝切）分娩を実施する．この際，前壁付着例や胎盤切開例で有意に輸血頻度が高率であることから，帝切分娩時には胎盤を避けて児を娩出すること，また胎盤娩出後子宮出血が多い場合は子宮腔内にヨードホルムガーゼを挿入する．これに対して出血がある場合はただちに入院管理とし，児が十分に体外生存可能な週数（妊娠34週または2,000g以上）になるまで妊娠を継続する．この間に子宮収縮抑制薬（塩酸リトドリン）や抗菌薬投与，妊娠24～34週では合成グルココルチコイド療法（ベタメタゾン；12mg，24時間間隔で2回投与），自己血貯血（600～1,200mL）などを実施する．緊急帝切分娩の適応は，治療に抵抗する子宮収縮を認め子宮出血が持続する場合や胎児機能不全の出現，母体生命を脅かす大量の子宮出血，妊娠34週以降に有意の子宮出血が持続する場合などがあげられる．妊娠30週以前に出血する例では輸血の頻度が高く早産率も高いと報告されており，当センターの検討でも妊娠32～36週の早産帝切分娩例で輸血頻度が高かった（**図2-25**）．

　低置胎盤の場合，胎盤辺縁から内子宮口までの距離が0～10mmの場合の帝切率が78％（17/50症例），距離が11～20mmの場合が34％（39/50症例）であることから，分娩予定日の28日以内に実施された超音波所見で20mm以上の場合帝切分娩の適応はないが，20～0mmでは帝切分娩の必要があり，内子宮口を覆っている場合は帝切分娩の適応である．

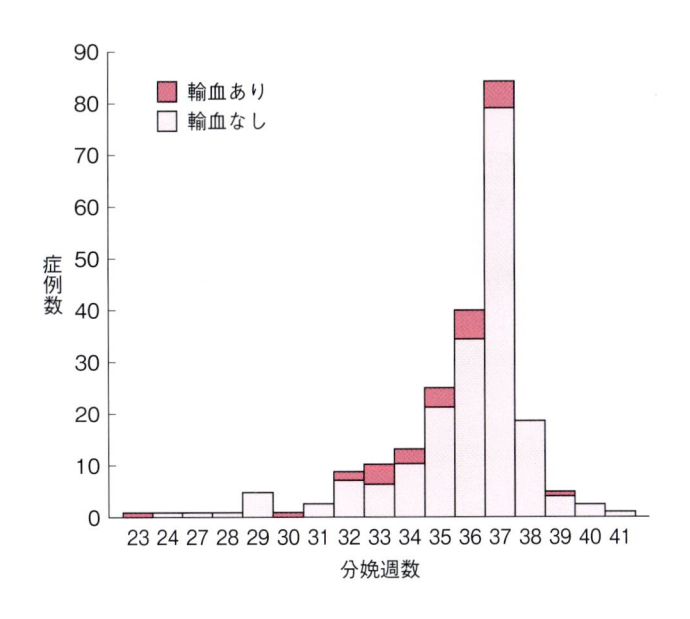

図2-25 輸血の有無別にみた前置胎盤症例の分娩時期

◆文献

1) Oppenheimer LW, Farine D. A new classification of placenta previa: measuring progress in obstetrics. Am J Obstet Gynecol. 2009; 201: 227-9.

〈安藤一道〉

6. 羊水過多，羊水過少

> **POINT**
> - 羊水過多とは，日本においては「妊娠の時期を問わず，羊水量が800mLを超えると判断される場合」であり，羊水過多症とは，「これに臨床的に何らかの自他覚症状を伴う場合」であると定義されている．
> - 羊水過多の原因としては妊娠糖尿病（GDM）や胎児奇形，胎児間輸血症候群（FFTS）などがあり，原因検索が必要である．
> - 羊水過多により，切迫早産や常位胎盤早期剥離などのリスクが上昇するため，管理が重要である．
> - 羊水過少についての羊水量の明確な基準はないが，50〜100mL以下を羊水過少とすることが多い．
> - 羊水過少の原因としては胎盤機能不全や前期破水などがある．
> - 羊水過少は，胎児機能不全のリスクが上昇するため，厳重な管理が必要である．

A 定義

　羊水量は，妊娠中に正確に計測することは不可能であり，また，妊娠経過中に変動するため（図2-26），正常な量を定義することは難しいが，娩出時に流出した量や，エコー計測において推測される量などから定義している．

　羊水過多とは，日本産科婦人科学会では「妊娠の時期を問わず，羊水量が800mLを超えると判断される場合」としているが，アメリカでは2000mL以上を羊水過多としている．羊水過多

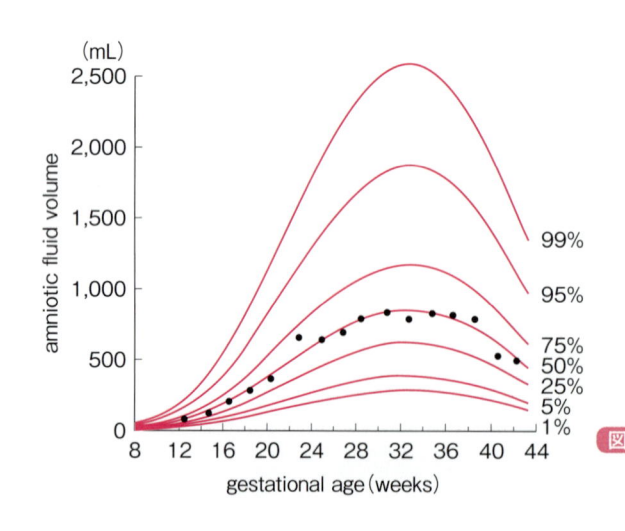

図2-26 妊娠経過に伴う羊水量の変化（Brace RA, et al. Am J Obstet Gynecol. 1989; 161: 382-8）[4]

症とは,「これに臨床的に何らかの自他覚症状を伴う場合」である[1].

臨床的な症状とは, 子宮体積が物理的に大きくなることによって生じる, 胃の圧迫による食欲不振, 嘔気・嘔吐や, 横隔膜挙上・腹腔内圧の増大による呼吸困難感, 下大静脈の圧排によって生じる仰臥位低血圧などを指す.

羊水過少の明らかな定義はされていないが, 日本では妊娠中期以降で羊水 100 mL 以下を, アメリカでは 300 mL 以下を羊水過少としている.

B 頻度

羊水過多の頻度は 0.1〜1.5%, 羊水過少の頻度は 1〜2% である.

C 原因と発生機序

妊娠中期以降は, 羊水量は主に胎児尿産生・胎盤の羊水産生と, 胎児の嚥下による消費, 破水による羊水の流出, などとのバランスで成り立っている. このバランスに何らかの異常をきたした場合に, 羊水過多, 羊水過少となる (図 2-27).

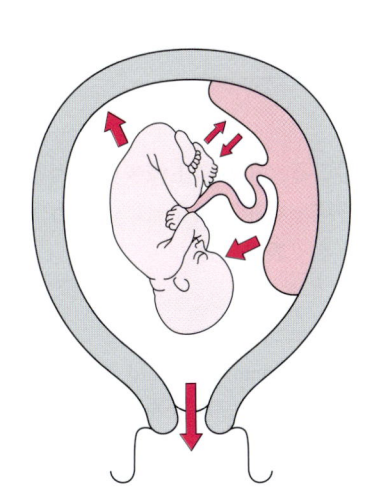

図 2-27 羊水量のバランス

1. 羊水過多

羊水過多は, 羊水産生が過剰になったり, 胎児による消費が減少したりする場合に起こる. 前者の原因としては, 母体の糖尿病などによる巨大胎盤, 胎児間輸血症候群 (feto-fetal transfusion syndrome: FFTS) での受血児の循環血液量増加による尿産生増加, 無脳児などの胎児髄液の羊水腔漏出, 後者の原因としては, 胎児の主な羊水の吸収部位である小腸より口側での消化管閉鎖 (食道閉鎖・十二指腸閉鎖など), 胎児染色体異常などによる嚥下障害などがある (表 2-21).

表 2-21 羊水過多・羊水過少の原因となる疾患

A. 羊水過多
  1. 母体側原因
      糖尿病（妊娠糖尿病も含む）
  2. 胎児側原因
      上部消化管通過障害（食道閉鎖，十二指腸/小腸上部閉鎖，横隔膜ヘルニア）
      中枢神経系異常（無脳症，全前脳症，二分脊椎，水頭症）
      筋骨格系異常（筋緊張性ジストロフィー，致死性四肢短縮症）
      染色体異常（21 トリソミー，13 トリソミー・18 トリソミー），胎児尿崩症
      一絨毛膜性双胎（双胎間輸血症候群），胎児腫瘍（仙尾部奇形種）
      胎児水腫（免疫性および非免疫性），胎盤異常（胎盤血管腫）
  3. 特発性
B. 羊水過少
  1. 羊水流出：前期破水
  2. 胎児腎尿路系の器質的異常：腎の無形成・形成不全，多嚢胞腎，尿路閉鎖
  3. 胎児尿量産生の機能的減少：子宮内胎児発育遅延，過期妊娠
  4. 医原性：利尿薬・非ステロイド系消炎鎮痛薬投与
  5. 特発性

2. 羊水過少

羊水過少は，羊水産生の減少や破水による羊水の漏出から起こる．羊水産生減少の原因としては，妊娠高血圧・膠原病や過期産による胎盤機能不全，臍帯巻絡・臍帯圧迫などによる臍帯血流量の減少，腎無形成などの胎児先天奇形によるもの，などがある（表 2-21）．

D 羊水過多・羊水過少の診断

児娩出経腹超音波検査により AFI（amniotic fluid index），AFP（amniotic fluid pocket）を計測し，AFI 標準値の 97％tile である AFI ≧ 24〜25cm あるいは AFP ≧ 8cm を羊水過多，5％tile である AFI ≦ 5cm あるいは AFP ≦ 2cm を羊水過少とする[2,3]．

また，日赤医療センターでは，母体の腹囲・子宮底も羊水量異常のスクリーニングとして重要な指標と考えている（表 2-22）．基準値と比べ，明らかに子宮底が大きい，あるいは小さい場合は超音波診断と合わせ，羊水過多・羊水過少の評価が必要である．

E 羊水過多・羊水過少の合併症

1. 羊水過多の合併症

子宮増大による下大静脈圧排から母体の下肢深部静脈血栓症や，切迫早産，破水時の臍帯脱出，常位胎盤早期剝離などが起こりうるので注意が必要である．

2. 羊水過少の合併症

妊娠中期から認められる羊水過少の場合，肺低形成，四肢の関節の拘縮・変形などが起こる可能性がある．肺低形成の程度は出生後児の生命予後に関わる．また，羊水過少により臍帯圧迫が起こりやすくなっているため，胎児機能不全に注意が必要である．またその際に，児の臍帯圧迫による低酸素症から子宮内での反射的な胎便排出が起こり，胎便吸引症候群のリスクもある．

表 2-22　妊娠各月末における子宮の変化

妊娠月数	子宮底の高さ	子宮底長(cm)
1月末	−	−
2月末	−	−
3月末	恥骨結合　　上縁	−
4月末	恥骨結合上 2〜3 横指	12
5月末	臍下　　　2〜3 横指	15
6月末	臍高 〜 臍上1横指	21
7月末	臍上　　　2〜3 横指	24
8月末	剣状突起と 臍の中間	27
9月末	剣状突起下 2〜3 横指	30
10月末	剣状突起と 臍の中間	33

4月末〜5月末：妊娠月数×3
6月末〜10月末：妊娠月数×3＋3

F 治療

1. 羊水過多症の治療

急激な羊水増加により，母体に呼吸困難や痛み，食事摂取困難などの圧迫症状が出現する場合，羊水過多症と診断される．羊水過多症の治療は母体の苦痛の緩和と切迫早産の予防，子宮内圧の減圧による胎盤血流の増加を主な目的とする．

a）安　静

下大静脈への圧排を逃すよう，側臥位とする．

b）羊水除去

経腹的超音波ガイド下に，局所麻酔後，無菌的に 16G 針外筒を羊水腔に留置し，自然滴下にて一度の穿刺で 1 時間あたり 1000mL を目安に最大 2000mL 羊水除去する（図 2-28）．リスクは低いが，まれに子宮内容積の急激な減少に伴う常位胎盤早期剥離，破水，早産，羊水塞栓などが起こりうるので注意する．羊水除去に際しては，必ず直前・直後の母体体重・腹囲・子宮底を測定し，児の well-being が，CTG（胎児心拍数陣痛図）にて問題ないことを確認する．また，感染予防のために穿刺中に抗菌薬点滴をすることが多い．穿刺後はその刺激により軽度の子宮収縮を認めることが通常である．ほとんどの場合は自然に軽快するが，早産のリスクが高いと判断した場合は一時的に子宮収縮抑制薬の点滴を要することもある．

c）インドメタシン坐薬

インドメタシン坐薬による胎児尿量の減少により，羊水減少を図ることがある．ただしインドメタシンは胎児動脈管早期閉鎖のリスクがあるため，妊娠 32 週以前を適応とし，使用に際しては胎児の well-being を厳重監視することが必要である．

2. 羊水過少の治療

a）羊水注入

妊娠中期での羊水過少に対して，経腹・経腟的に人工羊水を注入することで肺低形成や四肢拘縮などを防ぐことが可能であったとの報告もある．

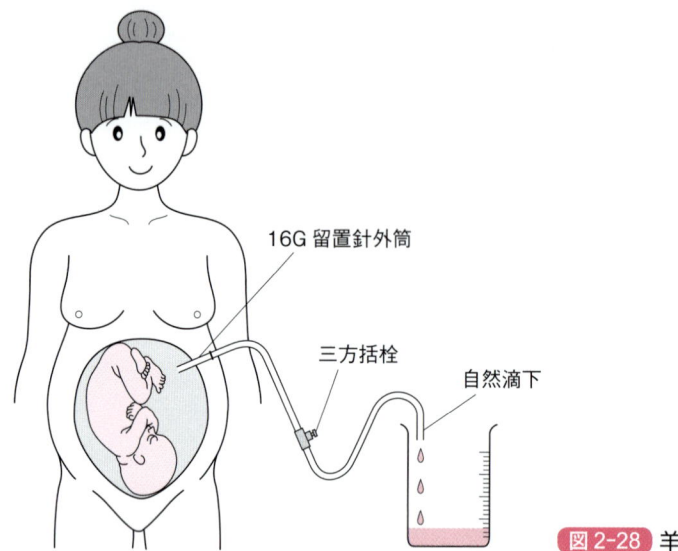

図 2-28 羊水量の経腹的減量処置

妊娠末期においては，臍帯圧迫，胎児機能不全，羊水混濁などが問題となり，予後に関わるため，児娩出を考慮する．その際に経腟的に人工羊水注入を行うことにより胎児仮死による帝王切開率の減少，胎便吸引症候群の減少が報告されている．

手技：エコーにて児の顔の向き，胎盤の位置などを確認後，経腟的に子宮腔内にカテーテルを留置し，必ず CTG 下に温生食 500〜1000 mL を自然滴下する（図 2-29）．

留意点：臍帯脱出，羊水塞栓，感染などに注意する．

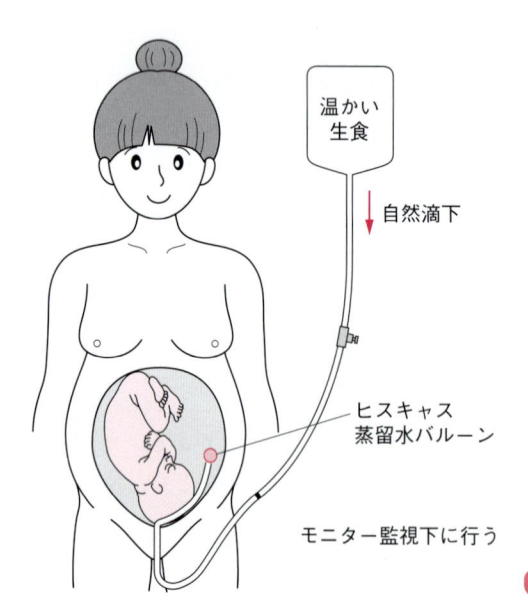

図 2-29 経腟的人工羊水注入法

G 分娩の時期と方法

　羊水過多・過少の管理は原因によって異なってくるが，胎児の状態や母体の感染徴候，症状などを総合的に評価し，可能な限り妊娠期間の延長をはかる．ただし児のwell-beingの低下などを認めた場合は分娩を考慮する．

　分娩方法については，できるかぎり経腟分娩を試みる．羊水過多では分娩時に臍帯脱出・常位胎盤早期剥離などのリスクを減らし，子宮筋の過伸展を適度として，良好な収縮を得るために経腹・経腟的に羊水を除去することも考慮する．また羊水過少では子宮収縮に伴い臍帯圧迫による胎児機能不全を認める場合や，羊水の強い混濁を認める場合などは，人工羊水注入も考慮する．

　いずれの場合も児のwell-beingの状態をみて，いつでも緊急帝王切開術を行うことのできる準備をしていく必要がある．

H ケアのポイント

1. 羊水過多

　体重，腹囲・子宮底を毎日計測
　CTGで子宮収縮やwell-beingの評価
　血栓予防（弾性ストッキング着用など）
　症状に注意する：呼吸苦（場合によってはsemi-Fowler位，側臥位，SpO_2チェック），吐き気など
　切迫早産徴候・破水チェック（高位破水チェック，全破水の場合，常位胎盤早期剥離や臍帯脱出に注意）
　妊婦さんは，足元がみえないので転倒注意，皮膚伸展の苦痛にクリームなど

2. 羊水過少

　胎児well-beingに注意する．臍帯圧迫が出やすいため，子宮収縮にも注意．破水の有無を確認．
　患者自身にも胎動に注意してもらう（10カウント指導など）．
　いずれの場合も安静入院が長くなることが多く，精神的サポートが大切である．

◆文献

1) 日本産科婦人科学会，編．産科婦人科用語集・用語解説集．改訂第2版．東京：金原出版；2008.
2) Williams Manual of Obstetrics Pregnancy Complications. 22 ed.
3) 森　巍．胎児診断・管理のABC．2版．京都：金芳堂；2002.
4) Brace RA, Wolf EJ. Normal amniotic fluid volume changes throughout pregnancy. Am J Obstet Gynecol. 1989; 161: 382-8.

〈松本順子〉

2. 妊娠中期〜後期　B. 異常

7. 多胎妊娠

> **POINT**
> - 生殖補助医療の発達とともに多胎妊娠（multiple pregnancy）が増加している．
> - 多胎妊娠の管理においては卵性診断ではなく膜性診断が重要である．
> - 多胎妊娠では，単胎妊娠に比較して早産や妊娠高血圧症候群のリスクが高い．
> - 一絨毛膜双胎では双胎間輸血症候群（twin-twin transfusion syndrome: TTTS）や無心体などの予後不良疾患が一定頻度存在する．
> - 第1子が頭位であれば経腟分娩が可能であるが，単胎よりも注意が必要である．
> - 妊産婦への生活や栄養などのアドバイスと精神的なケアが大切であり，特に分娩後の育児に関するサポートが重要である．

A 定　義

　2つ以上の胎児が同時に子宮内に存在する状態をいい，2児の場合を双胎 twins，3児の場合を三胎（品胎）triplets，4児の場合を四胎 quadruplets，5児の場合を五胎 quintuplets などという[1]．

B 頻　度

　自然妊娠による双胎妊娠は世界の平均では妊娠80組に1組，品胎は6,400組に1組と推定されている．多胎の頻度は人種による差があり，白人種では1/80〜1/120，黒人種では1/50以上とされる．日本人では自然の双胎妊娠は150〜160組に1組（0.6〜0.7％），自然の品胎は2万〜3万組に1組と考えられており，多胎妊娠の少ない人種と考えられる．人種によって差があるのは二卵性の双胎であり，一卵性の双胎の頻度は3〜4/1,000とほぼ変わりはない．

　わが国における双胎の頻度は1950年代から1980年代半ばまで出産1,000に対し6前後で推移してきたが，その後の生殖補助医療の普及により，急激に増加し．2003年以降は1％を超える頻度となっている（図2-30）[2]．三胎以上の多胎の生殖補助医療による増加はより顕著であったため，1996年には日本産科婦人科学会より移植胚数を原則3個以内とする勧告がなされ，さらに2008年には移植胚数を原則1個とする勧告がなされた．その結果，最近では三胎以上の多胎は激減し，さらに双胎妊娠も減少傾向となっているが，多胎妊娠の増加は依然として，医学的問題とともに，医療社会的に様々な問題を呈している．

C 病因，病態生理，発生機序

　双胎を卵性で分類すると，1つの受精卵が2個の胎芽に分裂して発生する一卵性双胎（monozygotic twin）と，同時に2個の排卵が起こり，別々に受精・着床して発生する二卵性双胎（dizygotic twin）がある．排卵誘発や生殖補助医療の発達とともに二卵性双胎が増加してい

2. 妊娠中期～後期　B. 異常

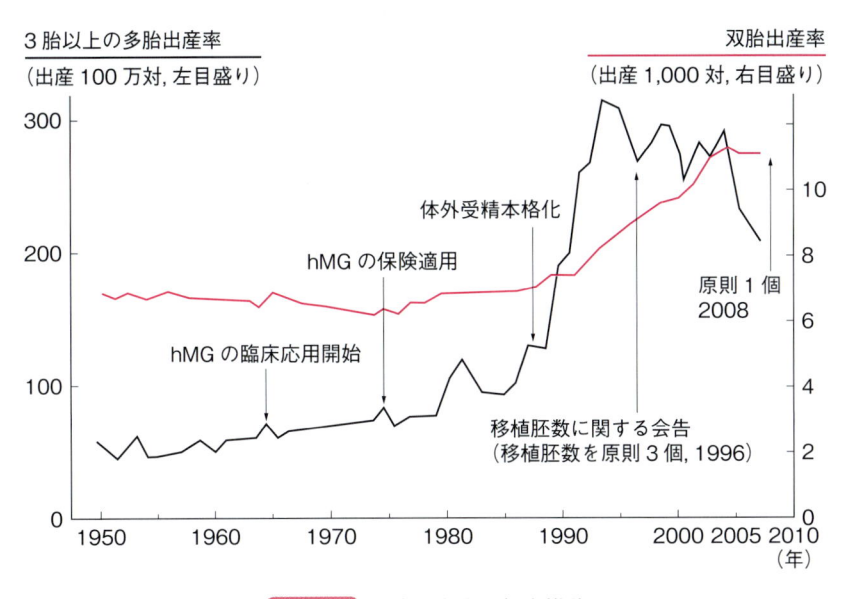

図 2-30 多胎出産率の年次推移

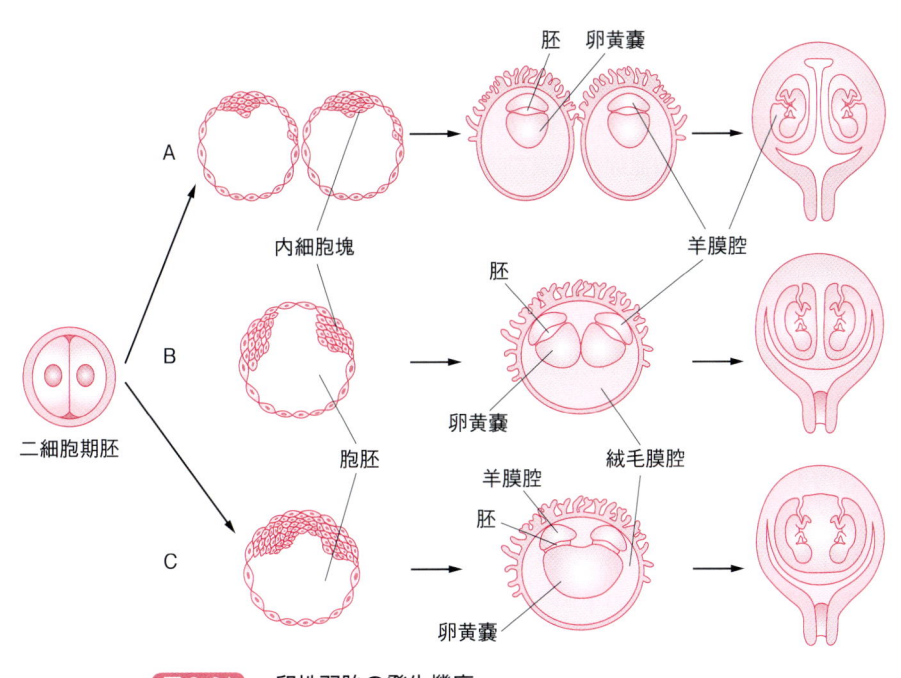

図 2-31 一卵性双胎の発生機序
　A. 受精後 3 日以内に胚が分割→ DD 双胎（25～30%）
　B. 受精後 4～7 日に分割→ MD 双胎（70～75%）
　C. 受精後 8 日以降に分割→ MM 双胎（1～2%）

る．一卵性では同一の遺伝情報をもつが，二卵性では異なる．

　双胎の予後は卵性よりも，胎児の有する絨毛膜と羊膜の数（膜性）に依存するため，膜性による分類が重要である．二卵性双胎では各々の胎児が羊膜と絨毛膜をそれぞれ有するため，ほぼ100％が二絨毛膜二羊膜（dichorionic diamniotic; DD）双胎となる．一卵性双胎では分割する時期により膜性が異なり，着床以前（受精後約3日以内）に分割すると二絨毛膜双胎になる（25～30％）．それ以降約1週間以内では一絨毛膜二羊膜（monochorionic diamniotic; MD）双胎（70～75％），さらに約13日までに分割すると一絨毛膜一羊膜（monochorionic monoamniotic; MM）双胎（1～2％）となる（図2-31）．ヒトでは2週間以降に分割することはなく単胎となるが，ごくまれに分割が遅く不完全に生じた場合に結合（conjoined）双胎となる．

　品胎以上の多胎（supertwins）は，一卵性と多排卵性の組み合わせで生じる．

D 症状

　双胎（多胎）妊娠では，単胎妊娠に比較して切迫早産，子宮内胎児発育遅延，妊娠糖尿病，妊娠高血圧症候群，HELLP症候群，急性妊娠性脂肪肝などのリスクが高い．特に妊娠20週以降はこれらの合併症・疾患頻度が高くなるので単胎よりも母児の管理を厳重に行いこれらの早期発見に努めることが大切である[3]．

　早産は多胎妊娠において最も多い合併症である．両児の体重の合計が3kg前後となった場合には子宮容量が通常の臨月を超えていることを考えれば，早産が多いことも理解しやすい．そのため，妊娠後半期においては早産徴候について十分注意する必要がある．双胎妊娠の48～54％が37週未満の早産となり，32週未満の早産も10～15％と報告されている．また，品胎妊娠では，37週未満の早産が92～97％，32週未満の早産が33～45％である．

　一絨毛膜双胎では，双胎間輸血症候群（TTTS）や無心体双胎など予後不良な疾患が存在する．また，一児発育不全や一児死亡においても，二絨毛膜双胎と比較して予後不良であるため，より厳重な管理が必要となる．

E 検査と診断

　まず，超音波断層法により子宮内の胎嚢（GS）の数ではなく，胎児の数とその心拍の数により2以上の場合，多胎妊娠と診断する．

　多胎妊娠の管理においては卵性診断ではなく膜性診断が重要であるため，次に膜性の診断を行う．妊娠10週頃までに少なくとも一絨毛膜双胎か二絨毛膜双胎かの診断を行うことが望ましい．GSが2つ存在し，各々に卵黄と卵膜，胎児が1つずつ存在していれば二絨毛膜二羊膜（DD），GSが1つで胎児が2つであれば一絨毛膜でGS内で各々の羊膜内に胎児が存在していれば一絨毛膜二羊膜（MD），1つの羊膜内に2つ胎児が存在していれば一絨毛膜一羊膜双胎（MM）と診断できる．妊娠14週以降では絨毛膜と羊膜が接着するため膜性診断が困難になる．この場合には，子宮壁から出ている起始部が三角形をなしている場合は二絨毛膜性と診断できる．これをtwin peak sign, lambda signという（図2-32）．妊娠中期では，性別が異なれば二絨毛膜性で二卵性双胎と診断できる．胎盤が2つはっきり分離していれば二絨毛膜性である．妊娠中期では隔壁が2mm未満であれば一絨毛膜性である確率が高い．

　特に三胎（品胎）以上の多胎妊娠においてはそれぞれの胎児毎に膜性診断が必要となるため慎重な診断が必要である．

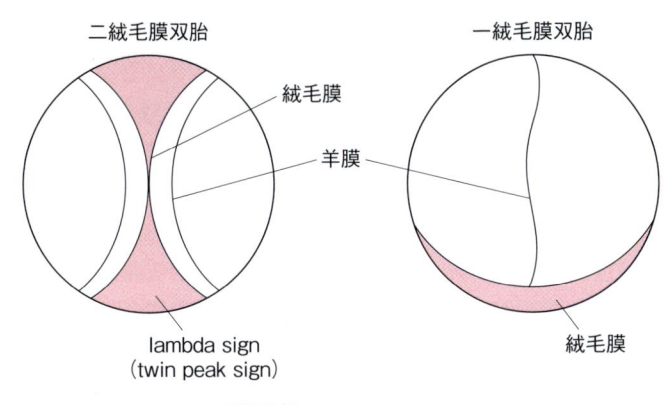

図 2-32 多胎の膜性診断

F 治療

1. 妊娠中の取り扱い

　早産は多胎妊娠において最も多い合併症であるため，頸管長の評価により早産の予知に努める．予防的頸管縫縮術は多胎妊娠における妊娠延長（早産予防）効果は認められていない．また，子宮収縮抑制薬・ステロイド・補液の同時投与は肺水腫発症リスクを高めるので注意が必要である．

　妊娠後半期には胎児発育不全，妊娠糖尿病，妊娠高血圧症候群，HELLP症候群，急性妊娠性脂肪肝などのリスクが高いので必要に応じてこれらの検査を適宜行うことも重要である．胎児発育不全の診断は単胎妊娠に準じて行うが，一児のみの胎児発育不全はもう一児の健常児が存在するために分娩時期の決定には苦慮することが多く，明確な指標は存在しない．

　多胎妊娠では単胎妊娠に比較して，血小板数低下，肝機能障害，尿酸値上昇，アンチトロンビン活性低下の頻度も高い．これらの検査値異常はHELLP症候群にしばしば先行する．妊娠後半期では必要に応じてこれらの検査を適宜行うことも重要である．

　また，双胎妊娠の周産期死亡率は妊娠37～38週が最も低く，その後は増加するとの報告もある．そのため，妊娠37週以降は，単胎よりも胎児well-beingに注意する必要がある．

2. 分娩の方法

　品胎妊娠以上の場合は通常帝王切開分娩が選択されるため，ここでは双胎分娩について述べる．双胎分娩では単胎とは違った取り扱いが要求される．特に第2子（後続児）分娩においては，胎児徐脈，胎位異常，臍帯脱出，娩出遅延，早期胎盤剝離などの異常が起こりやすく，通常よりもリスクが増加する．しかし，必ずしも双胎妊娠全例に帝王切開術を行う必要はなく，十分な評価と管理を行えば安全に経腟分娩を行うことは可能である．

a）双胎分娩様式

　分娩様式を検討するためには，通常のリスク評価に加えて，①妊娠週数および推定体重，②両児間の体重差，③胎盤の位置および数，④膜性診断，⑤正確な胎位評価（横位，足位，単殿位，複殿位などの先進部の評価），⑥臍帯の位置（下垂，巻絡の有無）などが重要である．児の未熟性による評価は施設間で異なるが，推定体重がおおむね1,500g以上であれば経腟分娩が選択され，それ以下であれば帝王切開分娩が選択されることが多い[4]．

分娩様式を選択するにあたり，明らかな産科的適応（胎児心拍数図異常，狭骨盤など）がある場合は単胎の基準に準じるが，産科的適応のない場合には，**胎位の組み合わせにおいて分娩様式が検討される**．産婦人科診療ガイドラインによれば，1) 両子が頭位の場合は経腟分娩，2) 第1子が頭位，第2子が非頭位の場合は単胎骨盤位分娩に準じ，3) 第1子が非頭位の場合は予定帝王切開術を行うことが多いとされている[3]．特に骨盤位-頭位の組み合わせで経腟分娩を行った場合，まれではあるが両児の顎が互いにロックし分娩が進行できない状態（懸鉤：interlock, locked twin）となることがある．頭位-非頭位の場合は，各施設での緊急帝王切開術や新生児蘇生などの対応状況を加味して決定される．施設によって緊急時の対応が困難な場合は帝王切開分娩が最初から選択されることも考慮される．日本赤十字社医療センターでは，原則として先進児が頭位であれば経腟分娩，先進児が非頭位の場合は帝王切開分娩を選択しており，最近5年間の経腟分娩は39%（186/476）であった．

b) 双胎分娩管理の実際

双胎の経腟分娩を安全に行うためには，表2-23に示したような設備および人材が必要であると考えられる[4]．

経腟分娩を行う場合，先進児が娩出するまでは通常の単胎分娩とほぼ同様であるが，後続児の胎児心拍異常が起こる可能性もあるため胎児心拍モニターは双胎用分娩監視装置あるいは単胎用を2台用いて両児同時に行う必要がある．単胎に比較して子宮筋が過度に伸展していて微弱陣痛となりやすいため，分娩進行状況に応じて陣痛促進薬（オキシトシンなど）が必要となる．

先進児分娩後ただちに後続児の胎児心拍・胎位・先進部・臍帯（下垂・脱出）・胎盤（剥離の有無）などを超音波検査および内診にて確認する．頭位および骨盤位（骨盤位牽出術を行う場合）で臍帯や胎児小部分が先進していない場合は，母体腹部を軽度圧迫し先進部（児頭部・殿

表2-23 双胎分娩管理に必要な設備および人材

場所	緊急帝王切開分娩が可能な分娩室 （十分な広さと必要な機材）
設備・機材	双胎用胎児心拍モニター 超音波診断装置 ライフモニター 麻酔器
薬剤	輸液ルートの確保 陣痛促進薬・子宮収縮薬（オキシトシン，エルゴメトリンなど） 迅速子宮収縮抑制薬（ニトログリセリン，セボフルランなど） 輸血および血液製剤の確保
人材	1人の胎児（新生児）に対してそれぞれ最低2人の人員（うち1人は新生児の蘇生ができる） ＊双胎の場合は産科医2人と新生児科医（もしくは新生児蘇生のできる産科医・小児科医）2人が望ましい． 最低1人の産科医は双胎分娩管理を熟知し，帝王切開術，骨盤位牽出術，外回転術などの必要な操作が行える． 経験ある麻酔科医がいつでも迅速に立ち会える．

部）を小骨盤に誘導し下降させ骨盤腔に固定したら破膜する．破膜後もう一度内診し，臍帯脱出のないことを確認する．後続児が横位や骨盤位などで外回転術（external version of second breech twin fetus）が必要なときは破膜前に施行する[4]．

後続児の分娩が遷延しても，胎児心拍モニターに異常が認められなければ分娩を急ぐ必要はない．胎児心拍モニターに異常を認めた場合や異常出血などの場合は急速遂娩を行う．実際は，緊急帝王切開術の準備を行いながら，経腟分娩が可能であれば吸引分娩や鉗子分娩を考慮し，状況に応じて帝王切開術を行う．

また，分娩後出血と周産期血栓塞栓症発症に注意する必要がある．

G 一絨毛膜双胎の合併症

一絨毛膜双胎では，双胎間輸血症候群（TTTS）や無心体双胎など予後不良な疾患が存在し，また，一児発育不全や一児死亡においても，二絨毛膜双胎と比較して予後不良である．胎盤での吻合血管の存在が一絨毛膜双胎と二絨毛膜双胎の予後を規定している主要因であり，MD双胎では周産期死亡率が4.4〜7.5％，神経学的後遺症が5.5〜16.4％とDD双胎に比較してハイリスクとなる．MM双胎は頻度が少ないものの臍帯相互巻絡などのリスクにより周産期予後がさらに不良である．

1. 双胎間輸血症候群（TTTS）

TTTSとは胎盤内血管吻合により血流分布の不均衡を生じ，一方が供血児，他方が受血児となり，供血児は循環血液量の減少，尿量の減少から羊水過少をきたす腎不全型の病態を示し，受血児では循環血液量の増大，尿量の増加から羊水過多をきたす心不全型の病態を示す症候群である．TTTSはMD双胎の10〜15％に発症し，MM双胎での発症はまれである．

a）TTTSの診断

TTTSの診断基準は多尿による羊水過多（最大羊水深度≧8cm）と乏尿による羊水過少（≦2cm）を同時に満たすことであるため，超音波検査で一児に羊水過多傾向，他児に羊水過少傾向を認めたらTTTS発症を疑い精査する．補助診断として，供血児の膀胱が常に小さいか描出できない場合や臍帯動脈の拡張期血流波形の途絶・逆流所見，受血児の膀胱拡大，心拡張，臍帯静脈・静脈管の異常波形，胎児水腫の所見がある．重症度に関しては，Quinteroらの分類（**表2-24**）が用いられており，治療法の選択にも使用される．

表2-24 TTTSのStage分類（Quintero RA. Am J Obstet Gynecol. 2003; 188(5): 1333-40.）

Stage	供血児	受血児
1	羊水過少 膀胱確認可能	羊水過多
2	膀胱確認できず	
3	胎児血流異常（臍帯動脈の拡張期途絶・逆流，臍帯静脈の連続した波動，静脈管血流の逆流）	
4	胎児水腫	
5	胎児死亡	

b）TTTS の治療

　胎外生活可能な時期であれば，娩出後の新生児治療のために適切な時期の分娩が考慮されるが，妊娠 26 週未満においては，羊水除去（羊水過多の方から減圧の目的で羊水穿刺を行って，羊水を除去する方法）や羊膜穿破法（羊水過多の方から減圧の目的で子宮腔内羊膜を穿破する方法），胎児鏡下胎盤吻合血管レーザー凝固術（FLP）などにより妊娠期間の延長を図る．最近の報告では FLP が従来の羊水除去などの治療に比較して少なくとも一児の生存率や正常な神経学的生存率が高いといわれている．

2. 無心体双胎

　無心体双胎は，一絨毛膜双胎の 1 ％もしくは 35,000 分娩に 1 例とまれな疾患であり，一絨毛膜双胎において一児の心臓が欠如（もしくは痕跡心臓）しているが，吻合血管（動脈～動脈吻合）により健常児からの血流で無心体が栄養されている状態である．妊娠初期に一絨毛膜双胎の一児死亡と診断されていた児に発育が認められるときは無心体双胎を疑い精査することが大切である．血流ドプラ検査にて無心胎児の臍帯動脈血流が通常とは逆行性に（胎盤から無心体への拍動する血流）存在することが確認されると診断できる（twin reversed arterial perfusion sequence）．

　羊水過多症例や健常児の心不全が出現したものは予後不良（生存率 25～30 ％）であり，胎内での無心体への血流遮断術が試みられている．

3. 双胎一児死亡

　多胎妊娠に一胎児死亡を起こす頻度は約 6 ％といわれている．妊娠初期の一胎児死亡（vanishing twin）はそのまま待機的に妊娠継続でよいが，妊娠 22 週以後が問題となる．二絨毛膜双胎の場合は一児死亡後の母体の DIC 発症に注意しつつ待機的管理でよいと考えられている．

　一絨毛膜双胎の場合，両児間の吻合血管の存在により急性の血流移動（acute feto-fetal hemorrhage）による生存児の低血圧・貧血など虚血性変化による影響で脳や腎臓を含めて全身臓器に障害を引き起こす可能性があり，生存児の予後は不良であり，引き続く胎児死亡は 9～29 ％，生存児の神経学的後遺症は 12～26 ％と報告されている．現時点ではとくに児が未熟な場合，生存児の早期娩出が予後を改善するという証拠はないため，児の貧血と well-being に注意しながら待機的管理を行う．最善を尽くしても生存児の神経学的後遺症および周産期死亡のリスクが高いことを妊婦および家族に説明する必要がある．

H 予後

　双胎妊娠の平均分娩週数は 35.1 週，出生体重は平均 2,153 g であり，48～54 ％が 37 週未満の早産となり，32 週未満の早産も 10～15 ％と報告されている．また，品胎妊娠では平均分娩週数は 32.7 週，出生体重は平均 1,673 g であり，37 週未満の早産が 92～97 ％，32 週未満の早産が 33～45 ％である．

　膜性で予後はきわめて異なり，周産期死亡率は DD 双胎の 1.7～1.8 ％に比較して MD 双胎では 4.4～7.5 ％と 3～4 倍の頻度であり，神経学的後遺症も 5.5～16.4 ％と 3～9 倍のリスクとなる．MM 双胎の周産期死亡率は 40～60 ％と従来報告されてきたが，近年は十分な管理を行うことにより 20 ％前後と改善されている．

I 患者ケアのポイント

　多胎妊娠では早産予防のための生活アドバイスや貧血や妊娠高血圧症候群予防のための栄養サポートなど，単胎妊娠よりもきめ細やかなケアが必要となる．不妊治療後の妊産婦が多く，母体合併症や児のリスクなどを十分に説明し，急激な状況の変化に対する精神的なケアを行うことが重要である．特に出産後の育児についてのストレスは大きく，夫や家族を含めた個別的なアドバイスが必要である．

◆文献
1) 日本産科婦人科学会，編．産科婦人科用語集・用語解説集．改訂第2版．2008．
2) 吉村泰典．生殖医療の未来学．診断と治療社；2010．p.26-44．
3) CQ705 双胎の一般的な管理・分娩の方法は？　日本産科婦人科学会/日本産科婦人科医会，編．産婦人科診療ガイドライン産科編2011．p.298-301．
4) 村越 毅．症例から学ぶ周産期医学　4) 分娩　多胎妊娠．日産婦誌．2005; 57: N284-90．
5) CQ704 双胎一児死亡時の対応は？　日本産科婦人科学会/日本産科婦人科医会，編．産婦人科診療ガイドライン産科編2011．p.295-7．

〈宮内彰人〉

8. 妊娠糖尿病

> **POINT**
> - 2010年に妊娠糖尿病の診断基準が変更された．
> - 妊娠中，適切な自己血糖管理を指導する．
> - 妊娠糖尿病既往女性の将来における2型糖尿病の発症の予防が重要である．

A 定義

　妊娠糖尿病（gestational diabetes mellitus：GDM）とは，「妊娠中にはじめて発見または発症した糖尿病に至っていない糖代謝異常である．妊娠時に診断された明らかな糖尿病（overt diabetes in pregnancy）は含めない」と定義された[1]．

　2010年6月21日に，HAPO studyをもとにInternational Association of Diabetes and Pregnancy Study Groups（IADPSG）から提唱された妊娠糖尿病の世界共通診断基準につき協議され，改訂された．

B 頻度

　糖尿病人口は急増しており，妊娠糖尿病においても同様の傾向がある．これまでの診断基準では，妊娠糖尿病の頻度は2.9％であったが，2010年に妊娠糖尿病の診断基準が大きく改訂されたため，その頻度は4〜5倍に増加するものと推定されている[2]．

C 原因と発生機序

　糖尿病の病態は，インスリン作用の不足による慢性高血糖状態である．その発症には遺伝因子と環境因子がともに関与するといわれる．一般に，妊娠が進むにつれて胎盤から分泌されるインスリン抵抗性ホルモンやインスリンを分解する蛋白分解酵素の分泌が亢進し，インスリンの抵抗性が増大する．それに伴い，インスリン分泌が増加することにより血糖値を正常に保つ．しかし，インスリン抵抗性に対応できない場合，高血糖となり妊娠糖尿病を発症する．

　また，妊娠により，エストロゲン，プロゲステロン，ヒト胎盤性ラクトーゲン（hPL），コルチゾールなどの分泌が増加する．これらのホルモンのうち，エストロゲン以外はインスリン作用に拮抗し，肝臓における糖新生や糖放出を促進したり，筋肉・脂肪組織における糖利用を減少させる方向に働く．特にhPLに関しては，脂肪酸分解作用や血糖上昇作用を有しているため，妊娠糖尿病の発症に関与していると推測されている．

　それ以外にも，脂肪細胞から産生される生理活性物質の総称であるアディポサイトカインもインスリン抵抗性に関与しており，肥満妊婦ではさらにインスリン抵抗性を引き起こしやすくなる．

D 予防

　糖尿病は生活習慣病といわれ，予防も，生活習慣の改善，食事と運動が重要である．特に妊娠糖尿病になりやすい危険因子（**表2-25**）をもつ妊婦には注意が必要である．また，糖尿病の合併症を予防するためには，妊娠糖尿病の早期発見が重要である．そのために妊娠初期のスクリーニングが必要となる．当センターにおけるスクリーニングとその取扱いの実際を**図2-33**に示す．

表2-25　妊娠糖尿病の発症危険因子

1) 糖尿病の家族歴
2) 肥満
3) 35歳以上の高年齢
4) 巨大児分娩既往
5) 原因不明の習慣性流早産歴
6) 原因不明の周産期死亡歴
7) 先天奇形児の分娩歴
8) 強度の尿糖陽性もしくは2回以上反復する尿糖陽性
9) 妊娠高血圧症候群
10) 羊水過多症

E 合併症

　血糖のコントロールが悪いと，母体だけでなく，胎児にも様々な合併症が出現する．母体の合併症としては，非妊娠時の合併症と同様に，網膜症，腎炎，冠動脈疾患，神経障害，低血糖などがあり，そのほかに妊娠特有の合併症として，妊娠高血圧症候群，早期産，羊水過多症などがある．また，分娩のときに巨大児であれば，肩甲難産，腕神経麻痺，骨折，産道裂傷，帝王切開分娩などのリスクがある．

F 診断

　日本産科婦人科学会では，妊娠初期と中期に妊娠糖尿病のスクリーニングをすることを推奨している．スクリーニング法には随時血糖や空腹時血糖を用いる方法，および50g糖負荷試験を用いる方法がある．スクリーニング陽性であった人には75g糖負荷試験を行い，**表2-26**の診断基準により診断する．

G 管理

1. 血糖管理

　妊娠中の高血糖は，母児の合併症を引き起こすため，適切な血糖管理が重要である．食前血糖値100mg/dL以下，食後2時間血糖値120mg/dL以下，HbA1c6.2%（NGSP）以下を目標とする．

　この目標値を達成するためには外来で血糖値を測定するのみでは不十分であり，血糖自己測定により日常生活での血糖値の変動を把握して，治療を行うことが大切である．

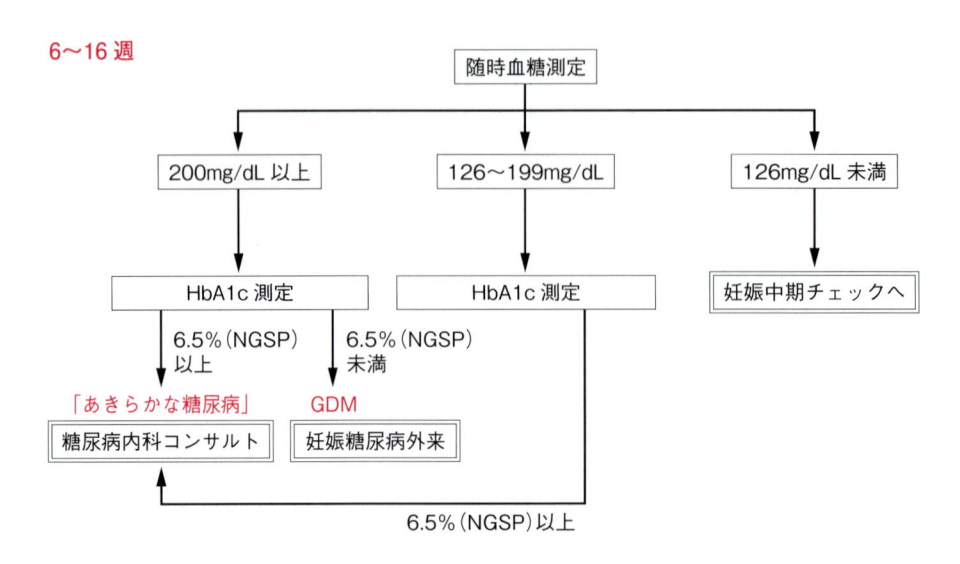

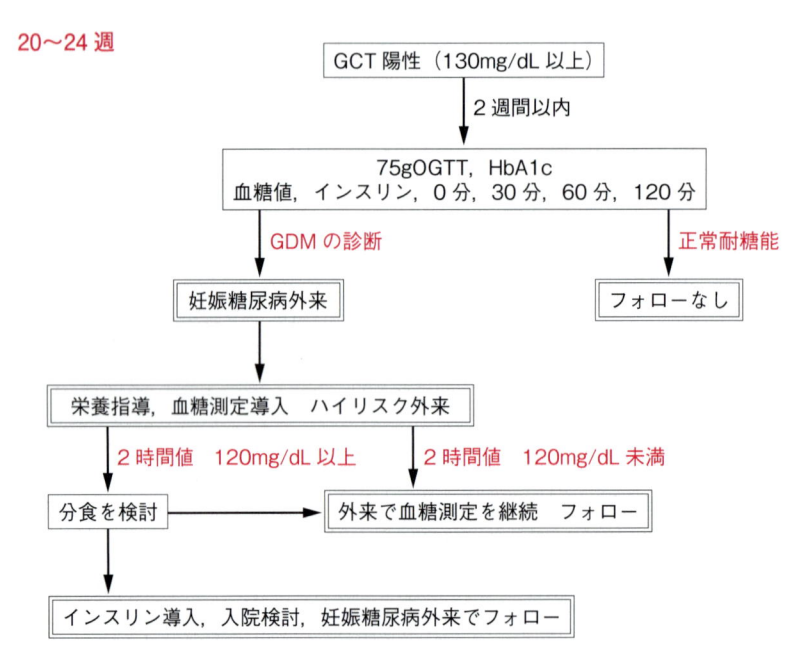

図 2-33 耐糖能異常妊婦のスクリーニングとその取扱い

2. 食事療法

　食事療法は，妊娠中でも血糖コントロールの基本である．妊娠時には，血糖検査を行ったうえで，妊婦として適正な栄養を摂取させる．非妊娠時の栄養所要量に加えて，エネルギー，蛋白質，ビタミン，ミネラルなどの付加が必要である．1日摂取総エネルギー量は非妊時の標準体重（kg）×30kcalで算出される．2010年の日本人栄養所要量[3]におけるエネルギー付加量は，妊娠初期では＋50kcal，妊娠中期では＋250kcal，妊娠後期では＋450kcal，授乳婦では＋350kcalとしている．3回食で適切な血糖管理ができないようであれば，各食事を分割し，6分割食にする．

表2-26 妊娠糖尿病の診断基準（2010年改訂）

妊娠糖尿病は，75g糖負荷試験において次の基準の1点以上を満たした場合に診断する．
1. 空腹時血糖値≧ 92mg/dL
2. 1時間値≧ 180mg/dL
3. 2時間値≧ 153mg/dL

妊娠時に診断された明らかな糖尿病（overt diabetes in pregnancy）は含めない．妊娠時に診断された明らかな糖尿病とは，次のような検査値の場合に診断する．
1. 空腹時血糖値≧ 126mg/dL
2. HbA1c ≧ 6.5%〔HbA1c（JDS）≧ 6.1%〕*
3. 確実な糖尿病網膜症が存在する場合
4. 随時血糖値≧ 200mg/dL あるいは75gOGTTで2時間値≧ 200mg/dLの場合は空腹時血糖かHbA1cで確認し，1，2の基準を満たした場合

*国際標準化を重視する立場から，新しいHbA1c値（%）は，従来わが国で使用していたJapan Diabetes Society（JDS）値に0.4%を加えたNational Glycohemoglobin Standardization Program（NGSP）値を使用する．

3. インスリン療法

食事療法を行っても，適切な血糖管理ができない場合は，インスリン療法を導入する．厳格な血糖コントロールのためには生理的なインスリンの分泌パターンに近づける必要がある．また，妊娠中はインスリン抵抗性が増加するため，後期になるとインスリン使用量は増加する．

4. 運動療法

できるだけ身体を動かすように運動療法を指導するが，切迫流早産などで安静が必要な場合もあり，血糖管理に工夫を要する．

5. 妊娠中の体重増加

正常妊娠の妊娠中の体重増加目標は，妊娠前の肥満の程度によって異なり，肥満度（BMI）が標準的な人（BMI 18.5〜25）は7〜12kg，やせの人（BMI 18.5未満）は9〜12kgの体重増加が勧められている．この程度の体重増加が，母体だけでなく，胎児の正常な発育と最も関連している．一方，妊娠前に肥満であった人（BMI 25以上）は，血圧や血糖値の異常などと関連が深く個別に対応することが必要となるが，おおむね4〜6kgの体重増加が目標とされる．こうした妊娠前の肥満度に応じた体重増加目標は，妊娠糖尿病の妊婦の場合にも用いられる．

6. 胎児管理

胎児の健康状態に留意し，胎児心拍数のモニタリングや胎動数などを確認する．巨大児や羊水過多を起こしやすいため，超音波で観察を行う．またさらに詳しい胎児検査として，胎児心拍数のみならず胎児呼吸様運動，胎児粗大運動，胎児筋緊張や羊水量などを観察し，総合的に評価するbiophysical profile score（BPS）を行う．

H 最新の話題

診断基準の改正によりGDMと診断される妊婦は4倍以上に増加するといわれている．しかし，そのほとんどは食事療法で対応できると考えられ，医療施設では，今まで以上に食事療法に対する知識が必要とされる．

GDMの管理目標は，第1に周産期合併症の予防である．そして，GDM妊婦からの糖尿病，メタボリックシンドロームの発症予防，また，GDM妊婦から出生した児の糖尿病，メタボリッ

クシンドロームの発症予防である．そのため，単に妊娠中の管理だけでなく，産後に，耐糖能を再評価し，厳重にフォローアップしていくことが必要となる．

◆文献

1) 平松祐司. 妊娠糖尿病. 周産期診療指針 2010　産科編. 2010. p.216-9.
2) 増本由美, 増山　寿, 杉山　隆, 他. 新しい妊娠糖尿病診断基準採用による妊娠糖尿病の頻度と周産期予後への影響. 糖尿病と妊娠. 2010; 10: 88-91.
3) 厚生労働省. 日本人の食事摂取基準（2010 年版）. 2009.

〈中川潤子〉

2. 妊娠中期〜後期　B. 異常

9. 血液型不適合妊娠

> **POINT**
> - 血液型不適合妊娠とは，妊娠時の母体血清中に血液型が異なる児の赤血球に対する抗体が産生されることをいう．
> - 胎児赤血球抗原に対する母体の抗体が胎盤を通過し，児の赤血球と抗原抗体反応を生じた場合，胎児赤血球は溶血し，胎児貧血を生じる．胎児の溶血性貧血が進行した場合，胎児水腫や子宮内胎児死亡となることもあり，出生後は重症黄疸のため核黄疸を生じるリスクがある．
> - 血液型不適合妊娠に伴う母児合併症に対処するために，すべての妊婦において赤血球不規則抗体スクリーニングを行うことが大切である．いったん抗体が生じてしまった女性は次回妊娠の際に十分な問診を行い，重篤な合併症を回避または最低限に抑えるように管理する．

A 定義

母体と胎児の血液型（主にABO，Rh型）が異なり，しかも母体に抗赤血球抗体が存在する場合，この抗体が胎児血中に移行し，胎児血球と抗原抗体反応を起こして胎児，新生児に溶血〔胎児新生児溶血性疾患（HDFN: hemolytic disease of the fetus and newborn）〕をきたすことがある．こうした妊娠を血液型不適合妊娠という．頻度や重症度からみるとRh血液型によるものが圧倒的に多い．よってRh（D）不適合妊娠を中心に解説することとする．

B 頻度

日本人妊婦における不規則抗体保有率は2〜3％といわれている．

このうちRh（D）陰性者の頻度は白人15％に対し，日本人は0.5％であり，Rh（D）陰性母体の頻度は0.8％といわれている．初回妊娠で妊娠中に免疫感作を生じる頻度は低く，Rh（D）陰性母体妊婦がD陽性児を妊娠した場合，分娩までに抗D抗体を産生する率は0.9％である．分娩時に胎児由来細胞が母体血中に流入するリスクが最も高く，分娩後の抗体産生が問題となり，抗D抗体産生率は8％に達すると報告されている．

Rh（D）以外の抗体については，日本における妊娠24週の時点でRh（D）陽性妊婦8,994人のうち不規則抗体陽性は158人（1.8％）であり，このうちRh（E）関連抗体陽性が最も多く24例に認めたと報告されている[2]．

C 原因と発生機序

機序として妊娠分娩などにより胎児血が母体血液中に入ること（母児間輸血）がわかっている．母体血液型のうち陰性血液型の胎児血球が母体に入り，母体が感作し対応抗原に対するIgG免疫抗体を産生する．

抗体が母体から胎盤を通じて胎児に移行し，児の赤血球と結合し抗原抗体反応を生じる．これ

により児の赤血球の寿命は短縮し溶血をきたす．胎児は貧血となり，これを回復するために急速な造血を行うため，未熟な赤血球である赤芽球が末梢血中に出現する（胎児赤芽球症）．進行すると，肝臓では活発な髄外造血により本来の機能が抑制され，低蛋白血症となり，さらに貧血による心不全が加わり胎児水腫を生じることとなる．

出生後は新生児溶血性疾患として高ビリルビン血症から黄疸の遷延や重症化（核黄疸）をきたすことがある．

D 診 断

1. 血液型判定と不規則抗体スクリーニング

妊娠初診時に血液型（ABO，Rh 血液型）の判定と不規則抗体スクリーニングを施行する．不規則抗体陽性ならば，血液型不適合妊娠と診断する．Rh（D）陰性で，配偶者が Rh（D）陽性の場合には，不適合妊娠として管理する．

Rh 血液型では D，C，c，E，e の 5 種類の抗原がある．抗原性としては D が最も強く，赤血球血液型全体でも，最も免疫原性が強い．このため通常 D 抗原陰性を Rh 陰性としている．ABO 血液型不適合による妊娠では，問題となるのは新生児溶血性疾患で軽症の場合が多いが，なかには重症例もあるので注意が必要である．ABO 血液型不適合重症溶血性疾患を引き起こしうるのは母親が O 型（抗体価 1,000 以上）で児が A 型か B 型の場合に限られる．抗 D 以外に胎児・新生児溶血性疾患に関与しうる赤血球不規則抗体を表 2-27 に示す．抗 E の胎児・新生児溶血性疾患を引き起こす可能性は抗 D よりはるかに低いが，日本人では抗 E が頻繁に検出され，D 因子と同様に E 因子も胎児・新生児溶血性疾患を起こすため，注意が必要である．

抗 C はやや重症となりうる．抗 c，Cw，e による胎児・新生児溶血性疾患はないか，あっても軽症である．Lewis 抗体は IgM に属する抗体であり胎盤を通過しないため胎児・新生児溶血性疾患には関与しない．抗 K は通常輸血によって産生されるが，妊娠で産生された場合，初回妊娠であっても重症となる危険性がある．

妊婦全員に不規則抗体検査を行う臨床的意義は，新生児溶血性疾患を引き起こす可能性のある不規則抗体を予め把握できること，分娩時などの大量出血時に行われる緊急輸血に備えてその不規則抗体に対する抗原のない血液（適合輸血）を準備し，迅速に安全な輸血ができることである．

2. 抗体価の測定

不規則抗体スクリーニングで陽性と診断された場合，IgG 抗体であれば次に抗体価を決定する（間接 Coombs 試験）．

間接 Coombs 試験とは母体血清と健常人血球を反応させ，母体血中の抗胎児赤血球抗体を結合させた後，抗免疫グロブリン抗体を加え，抗原抗体反応を生じ赤血球凝集が起こるかどうかをみる検査である（図 2-34）．

表 2-27 D 抗体以外の胎児・新生児溶血性疾患に関与しうる赤血球不規則抗体（日産婦誌．2007; 59: N719-23）[1]

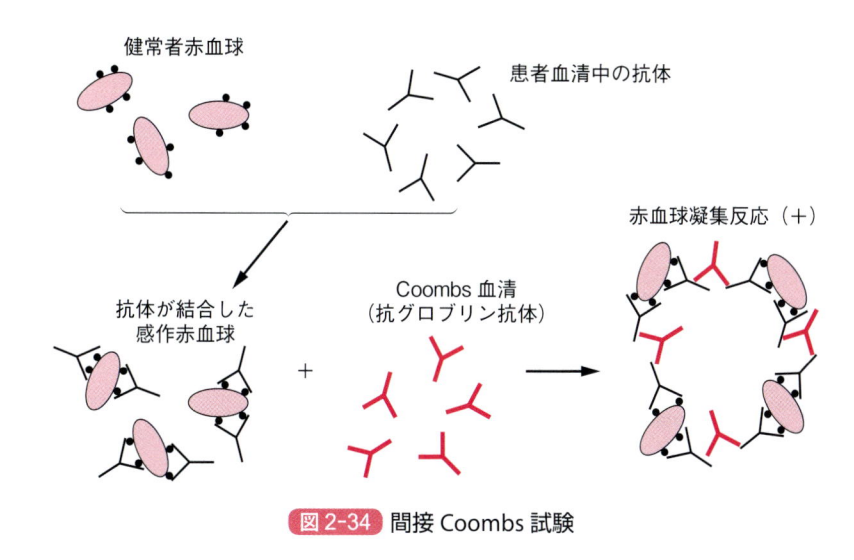

可能性あり			関与しない
重篤	高い	低い	
Rh17 (D − −), c	E	C, Cw, e	P1
K, Ku, k	Kp^a, Kp^b	Jk^b	Le^a, Le^b
Js^b	Js^a	Fy^b	Lu^a, Lu^b
Jk^a	Di^b	S, s	Jr^a
Fy^a	M		Xg^a
Di^a			Bg^a
U			
PP$_1$P^k			

図 2-34 間接 Coombs 試験

E 管理

1. 抗体価の測定

　妊婦が Rh（D）陰性で妊娠初診時の間接 Coombs 試験の場合，最低限妊娠 28 週および分娩時にも Rh（D）抗原に対する間接 Coombs 試験を施行し，妊娠経過中に Rh（D）に感作していないことを確認する必要があると考えられている[3]．

　ACOG では妊娠初診時に抗 Rh（D）抗体価が 8 倍以下の場合，4 週ごとに定期的に抗体を測定することを推奨している[4]．

　不規則抗体の種類によって胎児や新生児溶血性疾患の重症度が異なる場合がある．臨床的に重症となる不規則抗体が検出された場合は，その抗体の抗体価（凝集反応が認められるぎりぎりの血清希釈倍率）を時系列で測定していく．不規則抗体の抗体価が急激に上昇してきた場合には，胎児貧血の発症の危険性があることを念頭におかなくてはいけない．

2. 胎児貧血の評価

　胎児貧血の評価はこれまで羊水穿刺による羊水の吸光度（ΔOD450）を用いてビリルビン値

を測定しLileyの図（図2-35）から胎児貧血の程度を推定する方法が行われてきた[5]．さらに胎児超音波検査で腹水および胸水など胎児水腫兆候の検出も試みられているが，胎児水腫兆候は胎児貧血が重症化するまでは出現しないという欠点がある．胎児採血はより正確な胎児貧血の評価法となるが，侵襲的であり施行後に胎児の状態が悪化する可能性もあり，他の胎児貧血評価法で異常を認める症例に限定せざるを得ない．

こうしたなか，経腹超音波にて胎児の中大脳動脈最高収縮期血流速度（middle cerebral artery peak systolic velocity：以下MCA-PSV）の測定が胎児ヘモグロビン値の推測に有用であり，胎児貧血の有無が推定できるようになってきている．これは貧血になると心拍出量の増加，血液粘稠度の減少が起こることを応用しており，MariらはMCA-PSVが上昇していることを報告した[6]．MCA-PSVの測定による中等度以上の貧血が感度100％，偽陽性率12％で検出可能とされ，中等度以上の貧血が疑われる場合に臍帯穿刺による胎児ヘモグロビン測定を行う．表2-28に妊娠週数によるMCA-PSV値を示す．

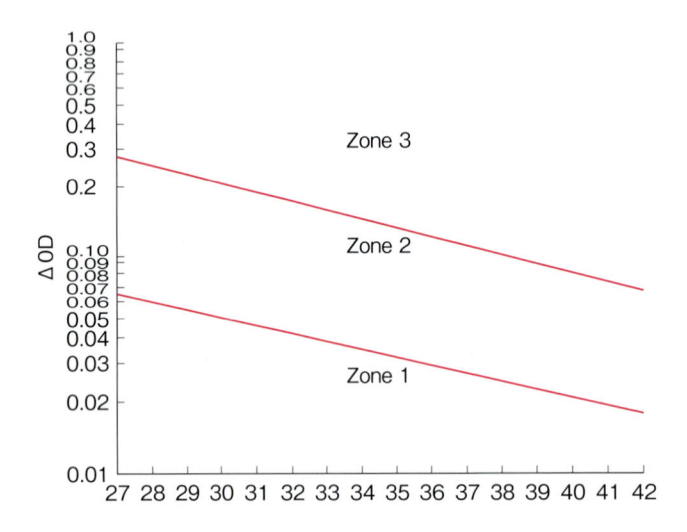

図2-35 Lileyのpredictor zone
Zone 1：胎児の溶血を認めないか軽度
Zone 2の下1/2：胎児の予測Hb11.0-13.9g/dLの軽度貧血
Zone 2の上1/2：胎児の予測Hb80-10.9g/dLの中等度貧血
Zone 3：胎児の予測Hb7.9g/dL以下の重度の貧血

3. 分娩時臍帯血による評価

分娩時に臍帯血を採取し，児の血液型，直接Coombs試験，血算，ビリルビン値（総，間接型）を検査する．

児の血液型がRh（D）陽性で，母体間接Coombs試験陰性，臍帯血直接Coombs試験陰性の場合は，分娩後72時間以内に抗D免疫グロブリンを母体に筋注する（G. 予防参照）．

表 2-28 中大脳動脈の Peak Systolic Velocity (PSV)

1.5 MoM: 中等度貧血の Cut off 値
1.55 MoM: 高度貧血の Cut off 値
(cm/sec)

weeks	mean	1.5 MoM	1.55 MoM
18	23.2	34.8	36.0
19	24.3	36.5	37.7
20	25.5	38.2	39.5
21	26.7	40.0	41.3
22	27.9	41.9	43.3
23	29.3	43.9	45.4
24	30.7	48.0	47.5
25	32.1	48.2	49.8
26	33.6	50.4	52.1
27	35.2	52.8	54.6
28	36.9	55.4	57.2
29	38.7	58.0	59.9
30	40.5	60.7	62.8
31	42.4	63.6	65.7
32	44.4	66.6	68.9
33	46.5	69.8	72.1
34	48.7	73.1	75.6
35	51.1	76.6	79.1
36	53.5	80.2	82.9
37	56.0	84.0	86.8
38	58.7	88.0	91.0
39	61.5	92.2	95.3
40	64.4	96.6	99.8

MoM = multiples of the median（中央値からの倍数）

F 治療

1. 胎児輸血 (fetal transfusion)

　適応は胎児 Ht 値が 30％未満，Liley の zone 3（罹患度 3），胎児水腫の症例であるが，妊娠週数，NICU 体制などを考慮し，早期娩出後胎外治療するか胎児輸血を施行するか選択する．合併症は前期破水，子宮内感染，早産，胎盤出血，羊水塞栓，常位胎盤早期剥離などがあげられる．

　胎児輸血による児の生存率は 80％以上である．胎児輸血における胎児死亡率は 4〜9％と報告されている．

2. 母体の血漿交換 (plasmapheresis)

　妊娠初期で胎児輸血ができない時に施行されている．妊娠 12 週から開始し，週 15〜20L の血漿交換を行う．妊娠 20〜22 週以前の胎児水腫例が適応となる．

3. 出生後の治療

　新生児黄疸に対しては，光線療法，交換輸血が施行される（§2-5-B-2. 早期新生児期の異常の項，475 頁参照）．

G 予防

抗Rh抗体陰性の場合，抗D産生を予防する方法として抗D免疫グロブリン（RhIg）の投与が行われる．母児間輸血（FMT）が最も起こるのは分娩時である．そのため，分娩後72時間以内に新生児がRhD陽性の場合，RhIg 250μgを母体に投与する．また，妊娠28〜29週のRhIgの投与は第3三半期におけるFMTによる感作頻度を2%から0.1%に下げることができるため，対象妊婦には投与を行う．また，分娩後72時間以内に投与できなかった場合でも，効果は低くなるが28日以内に投与する方がよい．さらに厚生労働省からの通知により，流産後，人工妊娠中絶後，異所性妊娠，妊娠中の検査・処置後（羊水穿刺，胎位外回転術など）および腹部打撲後の感作の可能性がある場合も抗D免疫グロブリン投与の効能に含まれることとなった．

◆文献

1) 佐藤 章. 研修医コーナー. 血液型不適合妊娠. 日産婦誌. 2007; 59: N719-23.
2) 浮田雅彦, 山田紀子. 妊婦のType & screen Rho（D）陽性妊婦の赤血球不規則抗体. 産婦人科医療. 1985; 50: 95-101.
3) CQ302 Rh（D）陰性妊婦の取り扱いは？ 日本産科婦人科学会/日本産婦人科医会, 編. 産婦人科診療ガイドライン産科編 2011. p.91-5.
4) American College of Obstetricians and Gynecologist. Management of alloimmunization during pregnancy. ACOG Practice Bulletin. No. 75, August, 2006.
5) Liley AW. Liquor amni analysis in the management of pregnancy complicated by rhesus sensitization. Am J Obstet Gynecol. 1961; 82: 1359-70.
6) Mari G, for the Collaborative Group for Doppler Assessment of the Blood Velocity in Anemic fetuses. Noninvasive diagnosis by the doppler ultrasonography of fetal anemia due to maternal red cell alloimmunzation. N Eng J Med. 2000; 342: 9-14.

〈細川さつき〉

2. 妊娠中期〜後期　B. 異常

10. 早産, 切迫早産

POINT

- 早産とは, 妊娠 22 週から 37 週未満までの分娩をさし, 早産となる危険性が高いと考えられる状態を切迫早産という.
- 頻度は全妊娠の約 5％で, 胎外生活能力の低い児が出産されることが問題となり, 新生児死亡や神経学的後遺症の原因となる.
- 絨毛膜羊膜炎が主たる原因と考えられている.
- 既往早産, 多胎妊娠, 円錐切除後, 子宮頸管短縮, 細菌性腟症合併などのリスク因子を念頭に置いた日常生活のアドバイスが, 予防に重要である.
- 早期発見が重要で, 超音波検査による頸管長計測, 癌胎児性フィブロネクチン, 顆粒球エラスターゼなどの測定が予知に有用であるとされる.
- 治療は妊娠期間延長のため, 安静, 子宮収縮抑制, 感染治療が主体となるが, 母児の状態を厳重にモニタリングし, 分娩の時期を決定する.
- **治療中のケアでは, 薬剤の副作用や早産の進行に伴う症状に注意する.**

A 定　義

　早産 (preterm delivery) とは, 「妊娠 22 週以降から 37 週未満の分娩」をいう. また切迫早産 (preterm labor) は, 「妊娠 22 週以降 37 週未満に下腹痛 (10 分に 1 回以上の陣痛), 性器出血, 破水などの症状に加えて, 外測陣痛計で規則的な子宮収縮があり, 内診では, 子宮口開大・頸管展退など Bishop score の進行が認められ, 早産の危険性が高いと考えられる状態」とされている[1].

B 頻　度

　2006 年における人口動態統計によると, わが国の早産率は 5.7％であり, 諸外国と比較しても低率であるが, 1980 年の早産率 4.1％と比較して増加傾向にある.

C 原因と発生機序

　早産には自然早産と母体あるいは胎児を救命するために人工的に早産にする人工早産があり, 自然早産が約 75％を占めるとされている. 自然早産の発生機序は分娩発来の機序と同一であり, 多胎妊娠を除外すると, 陣痛の発来と子宮頸管の熟化を主徴候とするいわゆる切迫早産か前期破水, 頸管無力症の状態を経て, 早産に至る. 切迫早産や前期破水の原因のほとんどは絨毛膜羊膜炎 (chorioamnionitis: CAM), すなわち子宮内の感染や炎症によって発生すると考えられている. CAM の原因は細菌性腟症からの上行性感染だけではなく, 歯周病などからの血行性感染や羊水穿刺による感染など上行性でない感染によるものや絨毛膜下血腫など非感染性のものも存在

D 早産の予防と予知

日常生活における注意やサポートが重要であり，未然に切迫早産を予防することが大切である．

1. 妊婦教育

切迫早産の徴候や破水の疑いがあれば担当医を受診するようにし，早期発見に努める．

2. 早産のハイリスクグループを選別し，注意を払う．

表 2-29 に示すように早産には様々なリスク因子が存在するが，このうち産婦人科診療ガイドラインで触れられているのは早産既往，細菌性腟症，子宮頸管短縮例，円錐切除後，多胎妊娠である[2]．最も重要視すべき因子は早産の既往であり，とくに 32 週以前の早産の既往は早産率が高くなる（約 12 倍）．

3. 妊婦健診における内診

妊娠 16 週，20 週，24 週，28 週における内診．経腟超音波検査で頸管部の観察も同時に行う．

4. 細菌性腟症，絨毛膜羊膜炎の診断

細菌性腟症があると早産率が高くなる（約 1.5 倍）．腟分泌物の観察，腟炎，頸管炎の有無を調べる．

5. 経腟超音波検査による頸管部の観察

早産予知，管理に最も有益で重要な検査である．妊娠 28 週未満では頸管長は 35〜40mm であるが，切迫早産では頸管長の短縮が認められる．頸管無力症では内子宮口の楔状開大と頸管長の短縮が認められる．

6. 生化学的方法

細胞外マトリックス蛋白の 1 つで，フィブロネクチンの 1 種である癌胎児性フィブロネクチンや，顆粒球が放出するプロテアーゼの 1 種である顆粒球エラスターゼが早産発生の約 1〜2 週

表 2-29 早産のリスク因子

- 既往妊娠分娩歴
  - 早産（最も重要），後期流産，死産，墜落産，多産（5 回以上），複数回の中絶，短い妊娠間隔
- 妊娠時の異常
  - 細菌性腟症，絨毛膜羊膜炎
  - 子宮頸管無力症
  - 子宮形態異常（子宮頸部円錐切除術後，子宮筋腫，子宮奇形など）
  - 感染症（尿路感染，肺炎など）
  - 多胎妊娠，羊水過多
  - 妊娠高血圧症候群，糖尿病合併妊娠，妊娠糖尿病
  - 抗リン脂質抗体症候群合併
- 生活習慣や社会的背景
  - 喫煙者，アルコールや薬物使用，やせ，肥満
  - 母体年齢（17 歳未満，35 歳以上）
  - 社会的・経済的・教育的低レベル層
  - ストレス，重労働，住宅環境など

間前より子宮頸管部で高値を示すといわれており，これらを測定することにより早産の予測が可能である．

E 切迫早産の症状（表 2-30）

切迫早産の初期症状ははっきりしないことが多い．たとえば，突然の粘液性の腟分泌物の増加，かすかな血性帯下，また出血なども頸管が変化することに由来する症状である．月経痛様の子宮収縮（疼痛のみの訴えもあるので注意を要する），なんとなく下腹部がはる，あるいは経験したことのない背部痛を感じるときは切迫早産の子宮収縮の場合がある．

F 切迫早産の診断

規則的子宮収縮や頸管熟化傾向（開大あるいは頸管長の短縮）がある場合には切迫早産と診断される[2]．

1. 臨床所見からの診断

子宮収縮，頸管熟化，子宮出血の有無，破水の有無により点数化し総合的に診断する方法としてBaumgartem（1977）のTocolysis Indexが一般的にもちいられているが，日本赤十字社医療センターではより内診所見に重きを置いた佐川らの切迫早産スコアを用いている（表 2-31）．

2. 頸管の状態と子宮収縮からの診断

米国産婦人科学会（ACOG）は1997年に「20分に4回もしくは60分に8回の子宮収縮に，①頸部の進行性変化，②1cm以上の頸管開大，③80％またはそれ以上の展退を認める」という診断指針を出している．切迫早産の早期発見，早期治療のためには，頸管の変化がみられなくても規則的子宮収縮がある場合や，また，子宮収縮が不規則であっても，内子宮口の楔状開大または頸管長が25mm以下に短縮している場合にはを切迫早産の初期と考え，治療を開始する．

3. 臨床的絨毛膜羊膜炎の診断

絨毛膜羊膜炎は娩出後の胎盤病理検査により診断されるが，臨床的には炎症の進行に伴い，切迫早産症状が増悪し，母体発熱や頻脈，白血球増多などの全身症状と子宮の圧痛や悪臭のある腟分泌物や羊水を認めることで診断される．

表 2-30 切迫早産の症状

- 子宮収縮による症状
    規則的，陣痛様の下腹痛，腰痛，腹部緊満感
- 頸管熟化徴候
    粘液性分泌物の増加，性器出血
- 破水（前期破水：PROM）
    水溶性分泌物

表 2-31 切迫早産スコア（佐川典正，他．産婦人科の進歩．1983; 35: 229-35）

	0	1	2	3
子宮収縮	なし	腹緊	不規則	規則的
子宮口開大度	0cm	<2cm	≧2cm	≧4cm
頸管展退度	0	<50%	≧50%	≧75%
児頭下降度	St-3↑	St-3	St-2	St-1↓
出　血	なし	あり		
胎　胞	なし		あり	
破　水	なし			あり

合計点に診断時の週数/36をかけて補正する．
4点未満は低リスク，7点以上は予後不良．

4. 鑑別診断

常位胎盤早期剥離，前置胎盤，絨毛膜下血腫との鑑別が必要である．特に常位胎盤早期剥離の初期症状として切迫早産と同様の子宮収縮を呈することがあり，**異常胎児心拍パターンが認められる場合には常位胎盤早期剥離の存在を疑い，診断・処置を進める必要がある．**

G 治療

安静，子宮収縮抑制薬，感染と炎症への対策が治療の基本であり，妊娠 34 週以前であればステロイド療法により，胎児肺の成熟を促すこと，また頸管縫縮術も適応になることがある．

1. 安静

妊娠期間の延長には安静が必要であるが，床上での絶対安静は行き過ぎであり，破水例においても排便・排尿時はベッドサイドに降ろすべきである．

また，長期臥床による深部静脈血栓症とそれによる肺塞栓の発症に注意を払う必要がある．ベッド上での体位変換や下肢の運動，弾性ストッキングの着用，リスクの高い妊婦ではアスピリンやヘパリンによる抗凝固療法も考慮される．

2. 子宮収縮の抑制

子宮収縮抑制薬としては塩酸リトドリンや硫酸マグネシウムが用いられる．**表 2-32** に示すような副作用を考慮して，薬剤を選択する．

a）塩酸リトドリン

塩酸リトドリンは選択的 β_2 adrenergic 刺激薬であるが，子宮筋以外の臓器に対する β 受容体刺激による副作用（頻脈など）の出現に留意する必要がある．重篤な副作用としては肺水腫，顆粒球減少症，横紋筋融解症などがある．特に投与が長期間にわたる場合は適宜血算を行い顆粒球減少症の発生に注意する．

b）硫酸マグネシウム

硫酸マグネシウムはカルシウムと拮抗することにより子宮収縮を抑制する．副作用などにより塩酸リトドリンの投与が制限される場合，あるいは塩酸リトドリンで収縮が抑制されない場合に投与する．

表 2-32 子宮収縮抑制薬の副作用と禁忌症例

塩酸リトドリン	硫酸マグネシウム
1. 母体に及ぼす影響 　頻脈，不整脈，心筋虚血変化，肺水腫，肝機能障害，顆粒球減少症，横紋筋融解症 2. 胎児に及ぼす影響 　頻脈，心筋壊死，不整脈，低血糖 3. 禁忌症例 　慢性高血圧，母体心疾患，母体不整脈，妊娠高血圧症候群，甲状腺機能亢進症，糖尿病，虚血性心疾患，筋疾患	1. 母体に及ぼす影響 　灼熱感，頭痛，肺水腫，低血圧，呼吸抑制，心停止 2. 胎児に及ぼす影響 　呼吸抑制，運動抑制 3. 禁忌症例 　重症筋無力症，腎不全

最初に血中マグネシウム濃度を治療域（4〜8mg/dL）まで上げるために4gをゆっくり静注し急速飽和（loading）を行い，その後は1〜2g/時で維持する．血中マグネシウム濃度は10mg/dLで中毒症状（腱反射の消失，呼吸麻痺）が出現し，15mg/dL以上で呼吸抑制や心停止が起こる．マグネシウムは腎から排泄されるため，腎機能低下や尿量減少はマグネシウムの副作用を増大させる．

c）プロスタグランディン生成阻害薬

インドメサシンはプロスタグランディンの産生を抑制し，強力な子宮収縮抑制作用をもつが，現在，その使用は日本では妊娠中禁忌とされている．インドメサシンの使用により動脈管の収縮および閉鎖による胎児心不全や腎血流量減少による羊水過少，新生児では高血圧，脳室内出血，壊死性腸炎の増加が報告されたが，その後否定的な報告がされている．妊娠週数の早い胎児の動脈管はインドメサシンに対する感受性が乏しいことから，妊娠28週未満の切迫早産治療では有用である可能性がある．

3. 胎児肺の成熟

ステロイドは胎児肺におけるサーファクタント産生を増加させ，脳，皮膚，消化管の成熟を促進させることが知られている．2002年にACOGから推奨された「34週までの切迫早産例で1週間以内に早産するリスクが高い症例を対象とし，ベタメタゾン12mgを24時間ごと，計2回，あるいはデキサメタゾン6mgを12時間ごと，計4回を筋肉注射する」方法[3]が現在の標準的投与法であり，原則として1クールの投与が行われる．

4. 局所の洗浄

生理食塩水あるいは5％イソジン液で腟洗浄する．

5. 頸管縫縮術（§2-1-B-1.流産の項，81頁を参照）

頸管無力症で子宮頸管に炎症がない場合に行われる．McDonald手術とShirodkar手術がある．

6. 抗菌薬の使用

絨毛膜羊膜炎は切迫早産の最も重要な原因であるが，炎症が顕在化していない切迫早産の治療

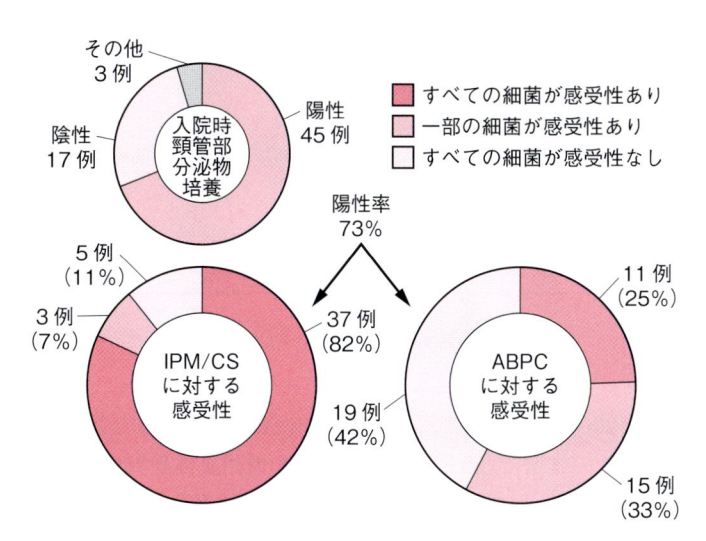

図2-36 腟内子宮頸管部分泌物細菌培養と抗菌薬感受性
（池谷美樹，他．日新生児会誌．2002; 38: 748-54）[4]

法として，抗菌薬の有用性についてはまだ結論が出ていない．切迫早産・前期破水の治療を胎内感染の治療と未熟児出生の防止と捉えると妊娠中期では児の生命予後に直結するきわめて緊急度の高い重症感染症と考えられる．日本赤十字社医療センターでは図2-36に示すような病原細菌叢および抗菌薬感受性検査を行い，ペニシリン系（ABPC）よりも感受性の高いカルバペネム系（IPM/CS）を妊娠中期の切迫早産・前期破水症例の第1選択薬として使用している[4]．

H 分娩の時期と方法

切迫早産の管理は破水の有無により異なるが，子宮収縮，胎児の状態，感染徴候，頸管所見などを総合的に評価し，入院や母体搬送の要否を検討して治療を行い，可能な限り妊娠期間の延長をはかる．しかし，表2-33に示すような場合は母児の安全のため，早産の進行を止めず，分娩誘導を行う．切迫早産治療中に分娩が進行し早産になる場合も多く，早産開始の徴候を見逃さないため，注意深い観察が必要である．**CTGの子宮収縮の増加だけでなく，出血や腰痛，排便感などの症状に注意が必要である．**

早産の分娩管理において重要なのは母体の管理とともに，新生児管理の体制である．原則として頭位であれば経腟分娩を試みるが，未熟性も加味しながら，いつでも帝王切開分娩に移れる体制が必要である．

表2-33 子宮収縮を抑制してはならない状態（山口　稔，他．周産期医学．1995; 25: 232-6）

1. 子宮収縮抑制薬使用の禁忌または好ましくない状態

A. 母体側
　①急速遂娩を必要とする出血性疾患
　②妊娠中毒症，子癇
　③重篤な高血圧性疾患（慢性高血圧など）
　④心疾患・肺疾患（肺水腫，弁疾患など）
　⑤甲状腺機能亢進症（コントロールされていない），重篤な糖尿病
　⑥本剤への重篤な過敏症の既往
　⑦その他，妊娠継続が好ましくない場合

B. 胎児側
　①子宮内胎児死亡，奇形
　②胎児仮死
　③子宮内感染（chorioamnionitis）
　④重症の IUGR
　⑤その他，妊娠継続が好ましくない場合

2. 子宮収縮抑制困難と考えられる状態

①分娩が進行する場合（破水，胎胞形成）　②子宮口開大度≧ 5cm，展退度≧ 80%
③ Tocolysis Index ≧ 7，Bishop score ≧ 9

3. 子宮収縮を止める必要がない状態

①妊娠 34～35 週で，胎児の推定体重≧ 2,000g　②妊娠週数の誤り（胎児が成熟している）

I 予後

早産児の予後は，日本における 2000 年での集計では，早期新生児死亡でみると妊娠 22～24 週で 43.4%，24～26 週で 13.6%，26～28 週で 5.9% である．また超低出生体重児の 3 歳における障害発生率は脳性麻痺で 16.3% である．一方，米国では ACOG（2002 年）は 24 週以前の分娩となる児は生存率の低いこと，障害なく生存することが多くないことを両親に話すことを結論づけている[3]．

J ケアのポイント

　切迫早産患者の多くは入院加療中も身体的にはいたって元気である．しかし，長期の入院臥床は精神的なストレスになる．子宮収縮や出血，薬剤の副作用などの症状に注意するのは当然として，家事や家族，あるいは胎児に対する心配を傾聴し，精神的なサポートを心がけたい．一方，切迫早産症状がいったん落ち着いた後の早産開始の徴候を見逃さないことも重要である．

◆文献

1) 日本産科婦人科学会, 編. 産科婦人科用語集・用語解説集. 改訂第2版. 2008.
2) CQ303 切迫早産の取り扱いは？　日本産科婦人科学会/日本産婦人科医会, 編. 産婦人科診療ガイドライン産科編 2008. p.66-9.
3) ACOG. ACOG Practice Bulletin No.43. Management of preterm labor. 2002.
4) 池谷美樹, 他. 積極的感染管理を施行した32週未満の破水症例の検討. 日新生児会誌. 2002; 38: 748-54.

〈宮内彰人〉

2. 妊娠中期〜後期　B. 異常

11. 過期妊娠

> **POINT**
> - 過期妊娠の児は羊水過少症・胎便吸引症候群などの頻度が高く，周産期死亡率が高い．
> - 妊娠 40 週以降は，特に胎児の well-being の評価を行う．
> - 頻度は，全分娩例の 0.4％程度．
> - 必ず，妊娠初期の胎児計測値から妊娠週数が正しいことを再確認する．

A 定義

　過期妊娠とは，妊娠 42 週以降になっても分娩に至らない妊娠をいう．その後の分娩を過期産といい，過期産の児は羊水過少症・胎便吸引症候群などの頻度が高く，周産期死亡率が高いことが報告されている[1]．

B 頻度

　母子保健の主なる統計によれば，2009 年のわが国における過期産の頻度は，全分娩例の 0.4％と報告されている．少ない理由は，妊娠 42 週未満での分娩誘発例が多いこと，臨床の場で，妊娠初期に超音波診断で予定日が正確に推定されていることがあげられる．

C 原因と発生機序

　頸管熟化障害，母体年齢，妊娠回数，異常妊娠の既往，人種差などが，過期妊娠の原因としてあげられているが，多くは原因不明である．
　胎児副腎低形成と無脳症において，しばしば陣痛発来が遅延することが知られており，分娩陣痛の発来には胎児の視床下部-下垂体-副腎系が重要な役割をはたしているといわれている．

D 予防

　分娩開始時の頸管の熟化が重要である．妊娠 41 週以降は頸管熟化を考慮した分娩誘発を行うか，陣痛発来待機する[2]．

E 診断

　まず妊娠週数が正しいか再検討し，妊娠前の月経不順などによるみせかけの過期妊娠を除外する必要がある．妊娠の週数は，妊娠初期に超音波で計測した値を確認する．特に妊娠 7〜10 週の頭殿長（CRL）と妊娠 12〜15 週の児頭大横径（BPD）を確かめる．

F 管理

　過期妊娠では，胎盤の機能不全による過熟児が問題となる．そのため，過期妊娠を避けるため

に，積極的に分娩誘発を主張する意見と，母体および胎児を注意深く観察しながら自然陣痛発来を待つ意見がある．

日本産科婦人科学会のガイドラインでは，妊娠42週以降は「誘発分娩を考慮する」．待機方針を取る場合には，1）胎児well-beingを監視する，2）42週以降は児罹患病率が急上昇することを妊婦・家族にインフォームする，の2点が必要である，と記載されている[2]．

当センターでの管理を図2-37に示す．妊娠41週以降は入院して，毎日NST検査を行い，胎児のwell-beingを定期的に評価する．その他，超音波検査を週2回以上行い，胎児-胎盤機能の評価を行う．母体の頸管熟化を考慮し，分娩誘発を行うか，陣痛発来を待機する．出産前から，乳房管理をしており，乳頭刺激も陣痛促進の方法である．

分娩誘発の方法は，日本産科婦人科学会発行の「子宮収縮薬による陣痛誘発，陣痛促進に際しての留意点」を順守する．日本産科婦人科学会のガイドラインによる子宮収縮薬の使用法を表2-34に示す．

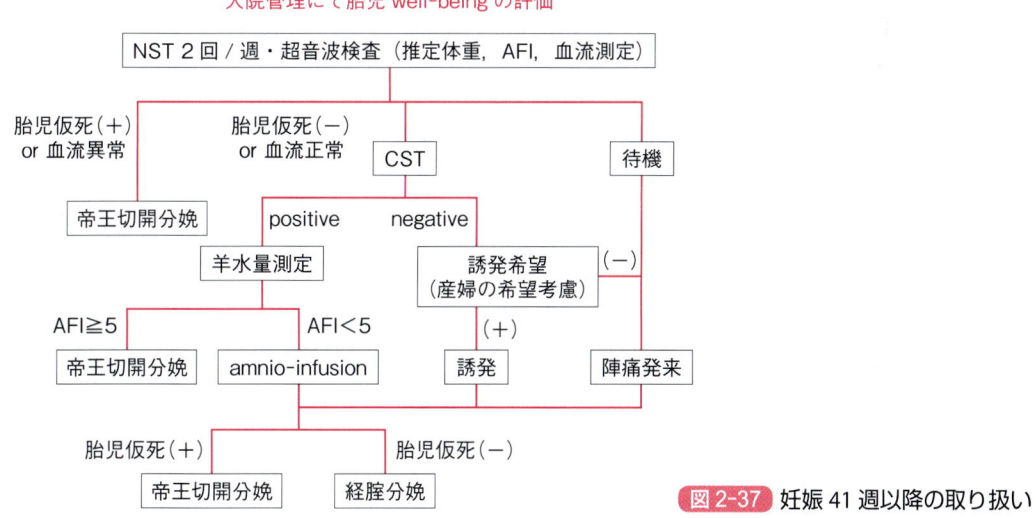

図2-37 妊娠41週以降の取り扱い

G 予 後

予定日を過ぎる期間が長ければ，児の予後が不良となる．その原因は胎盤機能不全とそれに伴う過熟児，分娩遷延による胎児障害などである．

*過熟児：1954年，Cliffordによって臨床像が示された疾患[3]．典型的な全身像は，しわが多く，部分的に表皮が剥離し，やせて身長が高い．老人様顔貌で，爪が長く，羊水混濁のため黄緑色に染まっている．

H 最新の話題

過期妊娠の場合，分娩誘発を行うことや，もしくは自然に陣痛が発来しても分娩遷延となることが多く，陣痛促進薬が必要となる．陣痛促進薬の使用に当たっては，促進薬に対して拒否感を

表 2-34 子宮収縮薬の使用法

1. オキシトシン：精密持続点滴装置（輸液ポンプなど）を用いる

オキシトシン	開始時投与量	維持量	安全限界
	1～2ミリ単位/分	5～15ミリ単位/分	20ミリ単位/分
5単位を5%糖液あるいは生理食塩水500mLに溶解（10ミリ単位/mL）	6～12mL/時間	30～90mL/時間	120mL/時間

増量：30分以上経てから時間当たりの輸液量を6～12mL（1～2ミリ単位/分）増やす．
注意点：PGE₂錠内服後のオキシトシン点滴静注は最終内服時から1時間以上経た後に開始し，過強陣痛に注意する．

2. PGF₂α：精密持続点滴装置（輸液ポンプなど）を用いる

PGF₂α	開始時投与量	維持量	安全限界
	1.5～3.0μg/分	6～15μg/分	25μg/分
3,000μgを5%糖液あるいは生理食塩水500mL/に溶解（6μg/mL）	15～30mL/時間	60～150mL/時間	250mL/時間

増量：30分以上経てから時間当たりの輸液量を15～30mL（1.5～30μg/分）増やす．
注意点：PGE₂錠内服後のPGF₂α点滴静注は最終内服時から1時間以上経た後に開始し，過強陣痛に注意する．
気管支喘息，緑内障，骨盤位ならびに帝王切開・子宮切開既往にはPGF₂αを使用しない．

3. PGE₂錠（経口）の使用法

PGE₂	1回1錠，次回服用には1時間以上あける 1日最大で6錠まで

注意点：他の子宮収縮薬同様に投与開始前から分娩監視装置を装着し，投与中は原則連続的モニターを行う．帝王切開・子宮切開既往ならびに骨盤位にはPGE₂を使用しない．子宮収縮薬静脈投与終了後1時間以内は使用しない．
また，異常胎児心拍パターンを確認したら投与中止とする．

もつ妊婦もいるため，丁寧な説明が重要で，過期妊娠が胎児へ及ぼす影響と促進薬の安全性と有効性を十分に説明する．決して，人工的にさせられているお産ではなく，妊婦が主体性をもってお産に望めるように精神的なサポートも重要である．

◆文献

1) 佐川 正，平塚志保，林 佳子．過期妊娠・予定日超過妊娠とその対策．産婦人科治療．2008; 96 (増刊): 607-10.
2) 日本産科婦人科学会/日本産婦人科医会，編．産婦人科診療ガイドライン産科編2011. p.191-4.
3) Clifford SH. Postmaturity with placental dysfunction. Clinical syndromes and pathologic findings. J Pediatr. 1954; 44: 1.

〈中川潤子〉

2. 妊娠中期〜後期　B. 異常

12. 胎児発育不全

> **POINT**
> - 胎児推定体重が該当週数の胎児体重基準値の−1.5SD 以下の場合を胎児発育不全と診断する．
> - 胎児発育不全では，胎児機能不全や先天異常，母体疾患を伴うことが多い．
> - 胎児 well-being を的確に評価して適切なタイミングで分娩をはかることが重要である．

A 定義（概念）

　妊娠中の胎児推定体重が，該当週数の一般的な胎児体重と比較して明らかに小さい場合を，胎児発育不全（fetal growth restriction；FGR）という．以前は子宮内胎児発育不全（intrauterine growth restriction；IUGR），または「発育遅延（growth retardation）」と呼称されていた．

　出生体重が該当する在胎妊娠週数の標準体重と比較して軽い新生児を LGA（light for gestational age）児とよぶが，LGA 児ではその程度が強いほど周産期死亡率および精神発達遅延などの有病率が高くなることが報告されている（図 2-38）．LGA 児の予備軍である胎児発育不全をスクリーニングによって抽出して適切に管理することで，周産期予後の改善が期待できる．

　胎児発育不全の診断基準としては胎児体重基準値の−1.5SD 以下を目安とし，各妊娠週数の体重基準値には日本超音波医学会・日本産科婦人科学会が発表した胎児体重基準値（グラフは

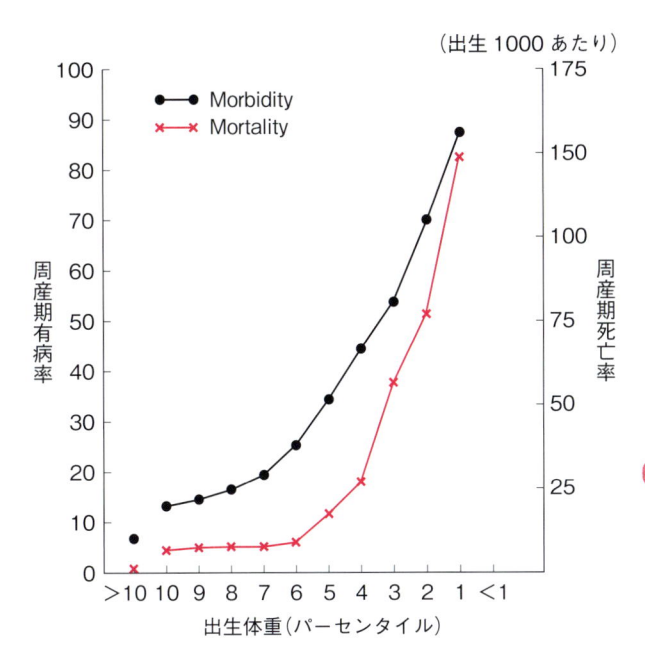

図 2-38 出生体重と周産期死亡率・有病率の関係
（Manning FA. Intrauferine growth, refardation. In: Fetal Medicli Principle and Practice. Norwalk. Appleton & Lange. 1991. p.317）

§2-2-A-5. 胎児well-beingの評価の項，131頁参照）を用いることが提唱されている[1]．

B 頻　度

胎児体重基準値の−1.5SD以下という上記の診断基準を用いた場合，計算上6.7％の胎児が胎児発育不全と診断される．

LGA児の場合，5パーセンタイル値（小さい順に並べたときに全体の5％の順位になる値）よりも小さい児が周産期予後の点で特に問題となる．胎児発育の評価は，超音波検査という間接的な測定法を用いざるを得ないため，その計測の誤差を考慮して5％よりも多い症例が含まれるように診断基準が提唱されている．

C 原　因

胎児発育不全の原因は多岐にわたる（表2-35）．胎児，母体，胎盤・臍帯の因子に大別されるが，複数の要因が関与している場合も少なくない．

1. 胎児因子

常染色体の異常では胎児発育不全を伴うことが多い．特に18トリソミーで高度の発育不全を伴いやすい．21トリソミーや13トリソミーでは発育不全の程度が軽いことが多い．

胎児発育不全の約10％に心奇形などの形態異常を伴うとされる．心奇形が高度であるほど高度の発育不全となりやすい．

胎内感染では，風疹，サイトメガロウイルス，トキソプラズマ，単純ヘルペス，リステリア，結核，梅毒，A型肝炎，B型肝炎，マラリアで胎児発育不全となることが報告されている．

催奇形性のある薬剤は胎児発育不全の原因となりうる．

多胎では胎児数が増えるに従って，胎児体重が減る傾向にある．

表2-35 胎児発育不全の原因

胎児側要因	母体側要因	胎盤・臍帯異常
染色体異常	低体重	胎盤梗塞
先天奇形	低栄養	慢性的胎盤剥離
骨・軟骨形成不全	喫煙	胎盤血管腫
胎児感染症	アルコール常用	周郭胎盤
催奇形性物質への曝露	薬物乱用	前置胎盤
多胎	子宮奇形	臍帯辺縁付着・卵膜付着
	合併症	臍帯動脈血栓症
	高血圧	
	糖尿病（血管病変合併）	
	腎疾患	
	チアノーゼ性心疾患	
	呼吸器疾患	
	貧血	
	ヘモグロビン異常症	
	抗リン脂質抗体症候群	
	膠原病	

2. 母体因子

母体の血管病変（高血圧症など）や血液凝固亢進状態（抗リン脂質症候群など）は子宮胎盤循環が悪化するため胎児発育不全を伴いやすい．

母体の低酸素症（チアノーゼ性心疾患や呼吸器疾患）や酸素運搬能の低下（貧血など）は胎児を低酸素状態にすることによって発育不全の原因となる．

3. 胎盤・臍帯因子

妊娠高血圧症候群では，正常妊娠で認められるトロホブラストによる子宮らせん動脈への浸潤とそれに続く血管の拡張が不完全であるため，子宮胎盤血流の低下と胎盤の形成不全が起こり，胎児発育不全を起こす．

胎盤の梗塞や血腫，臍帯辺縁付着は胎盤血流の低下を招くため発育不全の原因となる．胎盤血管腫では胎盤実質を灌流すべき胎児血液がバイパスしてしまうため，胎盤機能低下から発育不全を起こす．

前置胎盤では胎児発育不全を伴いやすい．

D 予防

禁煙・節酒を指導する．また妊娠中の摂取カロリーの過度の制限は避けるように指導する．母体に基礎疾患がある場合は妊娠前にコントロールしておくことが望ましい．

E 診断

胎児発育不全の診断の前提として，妊娠週数・分娩予定日が正確に算出されているか確認する．基礎体温などによる排卵日の推定，あるいは妊娠8〜10週の胎児頭殿長（CRL）測定によって分娩予定日が決定されていることが望ましいが，それらのデータがない場合には各種測定結果（妊娠の早い時期のデータが望ましい）から推定する．

胎児発育不全のスクリーニングのために妊婦健診では子宮底長を測定する．

胎児体重の推定は超音波検査により行う（§2-2-A-5. 胎児well-beingの評価の項参照）．超音波検査は15〜18％の測定誤差があるとされているので，胎児発育不全の診断は1回の検査で決定するのではなく，複数回の検査で行う．

胎児の頭囲（HC）と腹囲（AC）の比により，symmetrical FGR（HC／AC 比≒1）とasymmetrical FGR（HC／AC 比＞1）に分類する．染色体異常，胎内ウイルス感染，催奇形性物質への曝露など，胎児の発生の初期から発育不全の原因がある場合はsymmetrical FGRに，胎盤機能低下などのように妊娠の後期から発育不全の原因が生じた場合にはasymmetrical FGRになる傾向がある．

胎児発育不全と診断した場合は，前述の原因を推定するために母体疾患の評価，胎内感染検索のための母体血清学的検査，胎児奇形の検索を行う．胎児染色体異常が疑われる場合，羊水穿刺などによる胎児染色体検査を考慮する．

F 治療と管理

母体疾患が発見された場合にはそれに対する治療を行う．しかし母体疾患の治療により胎児発育が促進されるというデータはない．また，安静，栄養，酸素，アスピリン，ヘパリンなどによる，胎児発育不全に対する経母体的治療が試みられたが，有用性は否定的である．

そのため，胎児機能不全の管理は，子宮内胎児死亡や神経学的後遺症を残すような重篤な胎児機能不全を起こさないよう，胎児well-beingを的確に評価して適切なタイミングで分娩をはかることが重要である．また，児に対しては出生直後から医療介入が必要になることが多いことから，周産期センターで管理することが望ましい．

胎児well-beingの評価方法としては胎児心拍数陣痛図（CTG）検査と超音波検査が中心であり，後述の検査項目を組み合わせて評価する．胎児心拍数陣痛図検査（§2-2-A-5の項，§2-3-A-4．CTGとその評価の項，285頁参照）には，子宮収縮というストレスがない状態で行うnon-stress test（NST）と人工的に子宮収縮というストレスを加えた状態で評価するcontraction stress test（CST）がある．NSTは簡便であり，胎児well-beingの評価法として広く行われている．CSTは煩雑ではあるが，胎児well-being評価法としては最も特異度が高い検査である（陰性の結果であれば，胎児well-beingがよいといえる）．

超音波検査（§2-2-A-5の項参照）では，胎児推定体重の推移，羊水量，臍帯動脈・中大脳動脈血流測定，胎動，胎児呼吸様運動の評価などを行う．

発育不全胎児の娩出のタイミングについては明確なコンセンサスは得られていない．当センターでは，①妊娠26週以降または推定体重500g以上で胎児機能不全と判断された場合，②CSTで陽性の場合，③頭囲発育が2週間認められない場合，④正期産で頸管の熟化が認められた場合を娩出のタイミングとしている．①②の適応の場合は帝王切開分娩を選択する．③④の適応の場合は経腟分娩を原則とするが，子宮収縮によって胎児機能不全が顕在化することが多いので，緊急帝王切開術を実施できる準備が必要である．

G 最新の話題：成人病胎児期起源説

1986年にBarkerらが出生体重が軽いほど成人後の虚血性心疾患による死亡率が高いことを発表[2]して以来，高血圧や2型糖尿病，脳卒中などの「成人病（生活習慣病）」と低出生体重との関連を示す疫学研究が多数報告されている[3]．動物実験では胎内での低栄養曝露により，解剖学的変化（腎臓のネフロン数の減少など），遺伝子発現制御系の変化（DNAのメチル化の変化など），間脳-下垂体-副腎皮質系の過剰反応が起こり，高血圧やインスリン抵抗性の素因となることが示されており，ヒトでも同様のメカニズムが働くことが示唆されている．胎児発育不全を治療することは現状では不可能であるが，妊娠中の栄養指導・禁煙指導によって胎内環境を保つことは次世代の健康にとっても重要である．

◆文献
1) CQ309 子宮内胎児発育遅延（IUGR）のスクリーニングは？ 日本産科婦人科学会/日本産婦人科医会，編．産婦人科診療ガイドライン産科編2008．p.85-7．
2) Barker DJP, Osmond C. Infant mortality, childhood nutrition and ischaemic heart disease in England and Wales. Lancet. 1986; 1: 1077-81.
3) Byrne CD, Phillips DI. Fetal origins of adult disease: epidemiology and mechanisms. J Clin Pathol. 2000; 53: 822-8.

〈山田 学〉

2. 妊娠中期〜後期　C. 合併症妊娠

1. 婦人科疾患

> **POINT**
> - 妊娠初期の超音波検査が重要であり，子宮や両側卵巣に形態的異常がないか確認する．
> - 子宮筋腫や卵巣嚢腫が認められた場合，位置や大きさ，症状によりその取扱いが異なる．
> - 妊娠中に，子宮筋腫が増大したり，卵巣嚢腫が破裂，茎捻転を起こすこともあり，慎重な観察が必要である．

A　子宮筋腫　uterine myoma

1. 疾患の概念
　子宮筋腫とは，子宮筋層を構成する平滑筋に発生する良性の腫瘍である．

2. 頻度
　子宮筋腫が発生する頻度は，女性の約50％といわれ，好発年齢は30〜40歳である．子宮筋腫合併妊娠の頻度は1.4〜3.9％と報告[1]され，近年の晩婚化，出産年齢の高年齢化などにより，増加している．

3. 原因
　子宮筋腫のほとんどは子宮体部の子宮筋のなかから発生し，その増殖には卵巣性ステロイドホルモンが関与している．

4. 妊娠が子宮筋腫に及ぼす影響
　妊娠期の性ステロイドホルモンの変動と血行動態の変化は，筋腫の発育，性状に影響を与える．また，妊娠子宮の増大と子宮下節の伸展に伴い，子宮筋腫の位置は相対的に変化する[2]．

a）筋腫核の軟化と増大
　妊娠中に子宮筋腫核は多くの場合軟化するが，発育・増大する筋腫核は20％程度である[3]．大きさが不変のものが多く，縮小する場合もある．筋腫核の発育・増大は妊娠前期に起こり，後期に変化することは少ない．また，妊娠中に増大した筋腫核は，分娩後に縮小することが多い．

b）筋腫核の変性，壊死，感染
　筋腫核は血行障害のため変性や壊死を起こすことがある．変性や壊死は妊娠中期から後期にみられることが多い．変性や壊死を起こした部分に細菌感染を生じることもあり，変性・壊死や感染を起こした筋腫核は，様々な疼痛と炎症所見を呈する．

c）有茎筋腫の茎捻転
　漿膜下に発育した有茎性の子宮筋腫は妊娠中に茎捻転を起こすことがある．強度の疼痛を呈し，卵巣腫瘍の茎捻転と鑑別が難しい例もある．急性腹症として緊急手術が必要なことがある．

d）筋腫被膜血管の破綻
　漿膜下子宮筋腫の被膜血管が妊娠中に破綻し，腹腔内出血をきたすことがある．腹膜刺激症状を呈し，急性腹症として緊急手術が必要となる．妊娠後期では持続的子宮収縮を伴い，常位胎盤

早期剥離と誤診される例もある．
e）筋腫位置の相対的変化
　妊娠子宮の増大と子宮下節の伸展は，子宮筋腫の位置を相対的に変化させる．特に子宮下部の筋腫は，妊娠初期に胎児の下降障害になりうる位置と評価されたものが妊娠後期に胎児より上方に位置するようになることもある．分娩様式の選択にあたり，注意が必要である．

5. 子宮筋腫が妊娠・分娩・産褥に及ぼす影響
　筋腫の存在により各種合併症の頻度は増加し，諸症状は筋腫が径5cm以上あるいは体積200cm^{3}以上のとき出現しやすい[1, 4]．また，筋腫の部位が胎盤と接しているかどうかも重要である．

a）妊娠に及ぼす影響[2]
（1）切迫流産，切迫早産
　筋腫核が子宮腔の拡大を制限する場合や疼痛刺激により子宮収縮を誘発する場合は切迫流・早産症状を呈する．
（2）前期破水
　Preterm PROM は子宮口付近の局所感染による卵膜破綻に起因することが多い．子宮筋腫による子宮腔の変形・狭窄や子宮収縮の誘発があると子宮内圧の上昇が加わるため，局所感染による卵膜脆弱部位の破綻をきたしやすくなる．
（3）胎位，胎勢の異常
　子宮筋腫による子宮腔の変形・狭窄により骨盤位，横位，反屈位など，胎位，胎勢の異常をきたしやすい．子宮筋腫合併妊娠の帝王切開術の適応は骨盤位を適応とするものが多い．
（4）胎児奇形
　子宮筋腫による圧迫と子宮腔の変形・狭窄は胎児の身体発育に影響を与えることがあり，頭蓋変形，耳介変形，斜頸などの外表奇形・変形をきたすことがある．
（5）胎盤位置，胎盤付着の異常
　子宮筋腫による子宮腔の変形・狭窄，脱落膜刺激などは着床部位に影響を与え，その結果，胎盤の位置や付着部位の異常を生じる．前置胎盤，低位胎盤，癒着胎盤の原因となる．
（6）胎児発育不全（fetal growth restriction：FGR）
　胎盤の位置や付着の異常，子宮筋腫による圧迫，子宮腔の変形・狭窄などが胎児発育に影響を及ぼし，FGRを生じることがある．
（7）常位胎盤早期剥離
　胎盤付着部位の一部に子宮筋腫が存在すると，常位胎盤早期剥離の危険性が高くなる．
（8）周囲臓器の圧迫症状
　周囲臓器として消化管，腎・尿管・膀胱，骨盤内血管・神経などがある．大きな筋腫合併妊娠子宮の圧迫は消化管通過障害，水腎症，頻尿，下肢血栓症，腰痛などの原因となることがある．
（9）貧血
　子宮筋腫合併妊婦では貧血の頻度が高い．原因として子宮筋腫への血流増加と筋腫での血球破壊が考えられる．

6. 診　断
　妊娠初期に超音波で診断を行う．正確な位置や深さ，変性などを診断するにはMRI検査が優れている．

7. 治　療

保存的治療が一般的であるが，症状が取りきれない場合，急激に増大した場合など適応があれば，手術療法も考慮する．

8. 管理，予後

産婦人科診療ガイドライン産科編 2011 より，予後に関して問われたときの対応を**表 2-36** に示す．

表 2-36 妊婦から子宮筋腫合併妊娠の予後などについて問われた時の説明は？[5]

以下の事項を話す．
1) 妊娠予後は比較的良好であるが，妊娠中は切迫流早産，妊娠末期の胎位異常，前置胎盤，常位胎盤早期剝離，羊水量の異常，妊娠高血圧症候群，前期破水の頻度が増加する．（B）
2) 約 20％の妊婦が筋腫部位に一致した疼痛を一過性（1〜2 週間）に経験する．（B）
3) 分娩時には陣痛異常，異常出血，分娩停止，帝王切開分娩の頻度が増加する．（B）
4) 妊娠中および帝王切開分娩時の筋腫核出術の利益・不利益についてはまだ十分検討されていない．（C）
5) 産褥に，筋腫変性，高度感染により子宮全摘術を行う可能性がある．（C）

9. 最新の情報

妊娠中の手術は出血量が多くなることや，保存的治療で経過観察可能な症例が多いため，妊娠中の手術は勧めないとの意見が多いが，妊娠中に筋腫を核出することで，術前に認められた筋腫に伴う症状が改善されたとの報告もある．そのため，筋腫の核出術を行うことを治療法の 1 つとして提示し，核出術の適応と考えられる場合には，妊娠 12 週以前に高次医療施設にコンサルトすることが望ましい．

B 卵巣囊腫 ovarian cyst

1. 疾患の概念

卵巣に発生した腫瘍で，嚢胞状の病変の総称であり，腫瘍性のものを含め多種多様な疾患が包括される．腫瘍のなかに液状の物質がたまったものである．液体の性状により，漿液性囊胞，粘液性囊胞，類皮囊胞などに分類される．

2. 頻　度

卵巣囊胞の合併の頻度は全妊娠の 1〜4％[6] である．そのうち手術適応となるような卵巣腫瘍は 0.5〜1％である．

3. 原　因

妊娠時に合併する卵巣囊胞の約半数がルテイン囊胞をはじめとする機能性囊胞である．その他，成熟囊胞性奇形腫，漿液性囊胞腺腫，粘液性囊胞腺腫，子宮内膜症性囊胞，悪性腫瘍などがある．

4. 症　状

多くの場合，症状はないが，腫瘍の圧排による頻尿，腰痛，下腹部痛などの症状が出現する．茎捻転，破裂が起これば，急激な下腹部痛や嘔吐といった腹膜刺激症状を呈する．茎捻転，破裂の頻度は 5％程度であるが，緊急手術が必要となる．

5. 診 断

　超音波検査が非侵襲的であるため，第1に行われる．日本超音波医学会の卵巣腫瘍のエコーパターン分類を**図 2-39** に示す．その他，MRI も囊胞内容の質的評価，超音波での観察が困難な場合に有用である．造影 MRI で使用されるガドリニウムは胎児への安全性が確立されていないため，妊娠中は原則として使用しない．

	パターン		追記が望ましい項目	解説
Ⅰ型	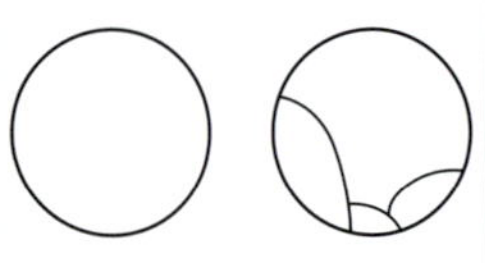	囊胞性パターン (内部エコーなし)	隔壁の有無 (二房性〜多房性)	1〜数個の囊胞性パターン 隔壁の有無は問わない 隔壁がある場合は薄く平滑 内部は無エコー
Ⅱ型	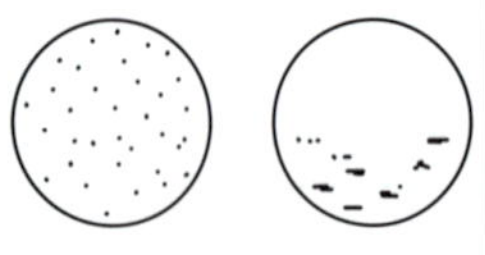	囊胞性パターン (内部エコーあり)	隔壁の有無 (二房性〜多房性) 内部エコーの状態 (点状・線状) (一部〜全部)	隔壁の有無は問わない 隔壁がある場合は薄く平滑 内部全体または部分的に点状エコーまたは線状エコーを有する
Ⅲ型	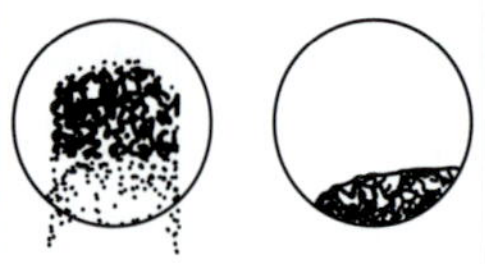	混合パターン	囊胞性部分：隔壁の有無，内部エコーの状態 充実性部分： 　均質性；均質・不均質 　辺縁・輪郭	中心充実エコーないし偏在する辺縁・輪郭平滑な充実エコーを有する 後方エコーの減弱(音響陰影)を有することもある
Ⅳ型	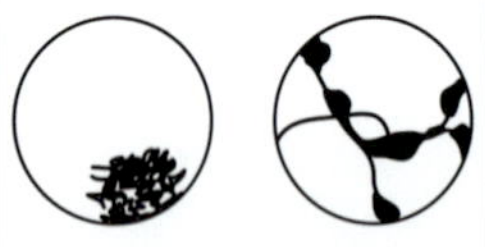	混合パターン (囊胞性優位)	囊胞性部分：隔壁の有無，内部エコーの状態 充実性部分： 　均質性；均質・不均質 　辺縁・輪郭	辺縁・輪郭が粗雑で不整形の(腫瘍壁より隆起した)充実エコーまたは厚く不均一な隔壁を有する
Ⅴ型	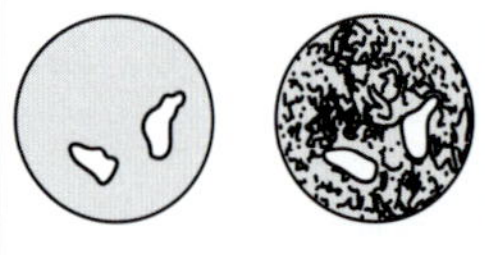	混合パターン (充実性優位)	囊胞性部分：隔壁の有無，内部エコーの状態 充実性部分： 　均質性；均質・不均質 　辺縁・輪郭	腫瘍内部は充実エコーが優位であるが，一部に囊胞エコーを認める 充実性部分のエコー強度が不均一な場合と均一な場合がある
Ⅵ型	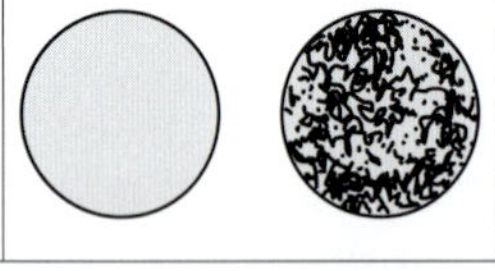	充実性パターン	内部の均質性： 　均質・不均質 　辺縁・輪郭	腫瘍全体が充実性エコーで満たされる 内部エコー強度が均一な場合と不均一な場合とがある
	分類不能		上記全ての項目	Ⅰ〜Ⅵ型に分類が困難

図 2-39 卵巣腫瘍のエコーパターン分類（岡井　崇．超音波医学．2000; 27: 912-4)[7]
　注 1) 隔壁全体または一部が厚い場合には，充実性部分とみなし，Ⅳ型に入れる．
　　 2) 記載は医用超音波用語による．
　　 3) エコーパターン（型）毎に悪性腫瘍・境界悪性腫瘍である可能性は異なる．
　　　 Ⅰ型・Ⅱ型・Ⅲ型では 3% 以下であり，Ⅳ型は約 50%，Ⅴ型は約 70%，Ⅵ型は約 30% である．

6. 治療

開腹手術が選択される．良性の場合，腹腔鏡下手術を行う施設も増加しているが，腹腔鏡下手術の母体や胎児への影響は，一定の見解は得られていない．

7. 管理

ガイドラインの記載にそった管理を図 2-40 に示す．ガイドライン[5] の要約は，妊娠初期の卵巣嚢胞の取り扱いは，1) 卵巣嚢胞の有無および良悪性の評価には超音波検査を行う，2) ルテイン嚢胞や子宮内膜症性嚢胞などの類腫瘍病変が疑われる場合は経過観察，3) 良性腫瘍が疑われる場合，大きさや性状により経過観察か手術療法を考慮する，4) 悪性または境界悪性腫瘍が疑われる場合，手術を行う，5) 茎捻転，破裂，出血が疑われる場合は，手術を行うとなっている．

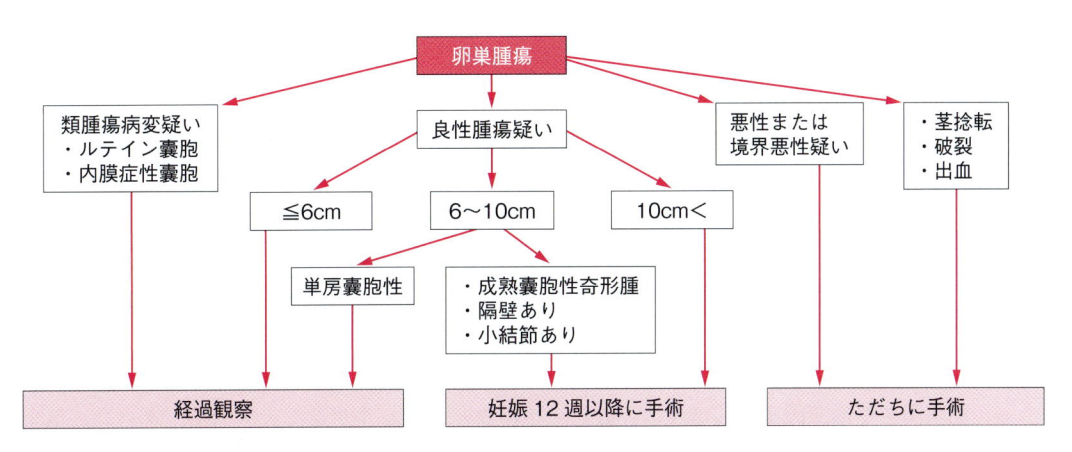

図 2-40 卵巣腫瘍合併妊娠の管理方針（産婦人科診療ガイドライン産科編 2011）[5]

8. 最新の情報

妊娠中に腹腔鏡下手術を行う場合，視野の確保の方法として腹壁吊り上げ法と気腹法がある．吊り上げ法は，気腹による母児への影響がないが，視野が劣る．一方，気腹法では，CO_2 ガスによる胎児のアシドーシスや羊水圧の上昇，子宮循環血液量の低下などが懸念される．そのため，気腹圧を低く設定する方法や，気腹時間を短くするためにパスセーバーなどを用いた方法が報告されている[6]．

◆文献

1) 杉本充弘, 中川潤子. 腫瘍合併妊娠の取り扱い―子宮筋腫. 産と婦. 2001; 68: 590-6.
2) 中川潤子, 細川あゆみ, 大里文乃, 他. 子宮筋腫合併妊娠―筋腫核出術の是非―. 産婦人科の治療. 2010; 59: 351-8.
3) Phelan JP. Myomas and pregnancy. Obstet Gynecol Clin North Am. 1995; 22: 801-5.
4) Exacoustos C, Rosati P. Ultrasound diagnosis of uterine myomas and complications in pregnancy. Obstet Gynecol. 1993; 82: 97-101.
5) 日本産科婦人科学会/日本産婦人科医会, 編. 産婦人科診療ガイドライン産科編 2011.
6) 大平哲史, 菊地範彦, 塩沢丹里. 卵巣腫瘍合併妊娠の管理. 周産期医学. 2010; 40（増刊号）: 201-6.
7) 岡井 崇. 卵巣腫瘍のエコーパターン分類の公示について. 超音波医学. 2000; 27: 912-4.

〈中川潤子〉

2. 呼吸器疾患

A 気管支喘息 asthema

> **POINT**
> - 多くの喘息治療薬の使用は母子にとって安全であり，喘息症状の放置は危険である．
> - 発作時には早急に治療を行う．
> - 発作が強いと胎児にも悪影響を及ぼす．

1. 定　義
　気管支喘息は，気道の慢性炎症，可逆性のある気道狭窄，気道過敏性の亢進を特徴とする疾患である．

2. 頻　度
　小児でも成人でも喘息は近年急速に増加しており，成人の有症率は3.0％と推定されている．それに伴い喘息合併妊娠も増加傾向にある[1]．日本赤十字社医療センターでは2006～2010年の分娩12,140例のうち，既往も含め319例，2.6％であった．

3. 原因と発生機序
　発病因子や増悪因子としてダニ，カビ，花粉などのアレルゲン，大気汚染，タバコ，気象（気温の急激な変化など），ストレス，過労などの種々の刺激が引き金となる．これらに対する過敏反応として，気管支平滑筋収縮，気道粘膜のむくみ，気道分泌亢進などにより気道の狭窄・閉塞が起きる．

4. 予防と予知
　原因となる因子の回避・除去が重要であるが，妊娠中でも治療を中断しないことが重要である．また，睡眠不足，ストレスなどを避け，体調を整えることも大切である．

5. 症　状
　繰り返し起こる咳，喘鳴，息切れなどである．発作時にはこれらの症状が激しく発現し，呼吸困難や過呼吸，酸素欠乏をきたし，ときには死に至る．症状は夜間や早朝に出現しやすい．

6. 診　断
　a）理学所見
　　・発作性の呼吸困難，努力性呼吸による笛吹音（wheezes）の聴取．
　b）呼吸機能検査
　　・可逆性気流制限：可逆性の検査で，ピークフロー値PEF（最大呼気量速度）は日内変動が20％以上，1秒量（最初の1秒間に吐き出された量）はβ刺激薬吸入により12％以上増加かつ絶対量が200mL以上増加であれば，可逆性があると診断される．なお，PEFは簡便で家庭で測定できるため，自己管理に有用である．予測値（または自己最良値）の80％以上なら軽症，60％以下は重症である．
　　・気道過敏症の亢進：アセチルコリン，ヒスタミン，メサコリンの吸入負荷試験による気道収

縮反応の亢進.
- アトピー素因：環境アレルゲンに対する IgE 抗体の存在.
- 気道炎症の存在：喀痰，末梢血中の好酸球の増加，ECP（eosinophil cationic protein）高値，クレオラ体（上皮細胞の塊）の証明，呼気中 NO 濃度上昇.

7. 治　療

　　ステロイドによる気道炎症の抑制と，気管支拡張薬による気道狭窄の改善が柱である．長期管理薬（コントローラー）と発作治療薬（リリーバー）を使い分け，症状を良好にコントロールする．ステロイド吸入薬は経口薬に比べ副作用は少なくて効果は高く，長期管理の基本治療である．その他には長時間作用性吸入 β_2 刺激薬（LABA），ロイコトリエン受容体拮抗薬（LTRA），テオフィリン徐放剤，ステロイド経口薬などを用いる．さらに LTRA 以外の抗アレルギー薬を追加することもある．発作時には短時間作用性吸入 β_2 刺激薬（SABA）を併用する．急性増悪時には β_2 刺激薬吸入反復，テオフィリン薬で改善すれば自宅治療でも可能だが，苦しくて横になれない，動けないなど中等度以上の症状となれば，病院でボスミン皮下注，アミノフィリン点滴静注，ステロイド薬点滴静注などが必要となる．また，抗コリン薬を使用することもある．

　　主な喘息治療薬は次のようである．

a) **ステロイド**
　　喘息の病態が慢性気道炎症であり，抗炎症薬として治療の中核である．
- 吸入薬：ブデソニド（パルミコート），フルチカゾン（フルタイド），ベクロメタゾン（キュバール），シクレソニド（オルベスコ），モメタゾン（アズマネックス）
- 経口薬：プレドニゾロン（プレドニゾロン）
- 注射薬：メチルプレドニゾロン（ソル・メドロール）

b) **β_2 刺激薬**：気管支平滑筋を弛緩させる．抗炎症作用はない．
- 短時間作用性吸入 β_2 刺激薬（SABA）：プロカテロール（メプチンエアー），サルブタモール（サルタノール）
- 長時間作用性吸入 β_2 刺激薬（LABA）：サルメテロール（セレベント）
- ステロイド・長時間作用性 β_2 刺激薬配合剤吸入薬：シムビコート（ブデソニド＋ホルモテロール），アドエア（フルチカゾン＋サルメテロール）
- 経口薬：プロカテロール（メプチン），ツロブテロール（ホクナリン），ホルモテロール（アトック），クレンブテロール（スピルベント）
- 注射薬：アドレナリン（ボスミン）
- 貼付薬：ツロブテロール（ホクナリンテープ）

c) **テオフィリン薬**：気管支平滑筋を弛緩させる．
- 経口薬：テオフィリン徐放剤（テオドール）
- 注射薬：アミノフィリン（ネオフィリン）

d) **抗アレルギー薬**：喘息発作の治療には効果は弱いため，予防薬として使われる．
- 吸入薬：クロモグリク酸ナトリウム（インタール）
- 経口薬：ロイコトリエン受容体拮抗薬（LTRA）（オノン）

e) **抗コリン薬**：気管支拡張作用は弱く，効果の発現も遅いため，第1選択薬としては用いられない．
- 吸入薬：イプラトロピウム（アトロベント），オキシトロピウム（テルシガン），チオトロピ

ウム（スピリーバ）

8. 分娩の時期と方法

発作が起きた時は早急に治療を行う．分娩時期と方法は通常の産科的適応による．なお，分娩誘発・促進をする場合，ジノプロスト（プロスタグランジン $F_2\alpha$）は気管支収縮作用があり，喘息重積発作を起こすため使用禁忌なので，オキシトシン（アトニン-O）を使用する．なお，妊娠期間延長のための子宮収縮抑制薬リトドリン（ウテメリン）は β 刺激薬であり，薬学的には喘息症状を改善させる働きもある．

9. 予後

妊娠中に気管支喘息に罹患した場合，一般に 1/3 は軽快，1/3 は不変，1/3 は悪化するとされている．また，妊娠後期，特に妊娠 37～40 週目には喘息症状，気道過敏性は改善される．分娩中，あるいは出産後に発作を生じることがあるが，分娩前のコントロールが良好であった場合に重篤な発作を生じることはほとんどない．出産後は元に戻る傾向がある．コントロールが不良であると妊娠高血圧症候群（pregnancy induced hypertension：PIH）や早産，胎児発育不全（fetal growth restriction：FGR）の誘因ともなる．発作が強く母体の低酸素血症を引き起こした場合には，母体のみならず胎児にも悪影響を与える．母体の $PaO_2 < 60mmHg$ あるいは $SpO_2 < 90\%$ では，胎児への酸素供給が減少，低酸素症となるリスクや子宮内胎児死亡を起こすこともあり，PaO_2 80mmHg，SpO_2 96％以上に保つことが望ましい．吸入ステロイド薬は胎児に安全性が高く，多くの喘息治療薬も催奇性はほとんど問題ないとされている[2,3]．授乳についても吸入ステロイド薬が第 1 選択薬である．テオフィリンは乳児では分解速度が遅く，授乳中の投与は注意が必要である．

10. ケアのポイント

喘息発作はいつ起こるかわからない．発作が起きたときの母体と胎児のリスクを考えれば，妊娠中でも治療を続ける方がよい．発作時は症状を確認し，早急に治療を開始する．動くと苦しい，苦しいが横になれるという程度であればまだ軽度である．しかし，動けない，会話困難というような発作が高度な状態では PaO_2 や SpO_2 が低下，母体のみならず胎児にも悪影響を及ぼすため，胎児心拍数モニターの異常の有無を確認する．また，呼吸困難による精神的不安と胎児の健康状態の心配を和らげるように精神的ケアをすることも必要である．

B 結核 tuberculosis

POINT
- 疑わしければ胸部 X 線検査も行い早期発見に努める．
- 診断がつけば早期治療を行う．
- 新生児への感染の確認も必要である．

1. 定義

結核菌による飛沫感染症である．

2. 頻度

戦後の患者数は全体的には減少が続いている．しかし，2008 年の新規登録結核患者数は 24,760 人あり，罹患率（人口 10 万人対）は 19.4 である[4]．年齢別罹患率は高齢者ほど高いもの

の，20〜39歳では11.6で，生殖年齢の女性の結核は決してまれではない．また，日本は世界的にみて罹患率が高く，日本のなかでは大都市で高い．

3. 原因と発生機序

空気中の菌を吸い込むことで感染する．しかし発症するのは約10％と推測されている．栄養状態不良，睡眠不足，ストレス，体力の衰えなどで数カ月から年単位の後に発症する．

4. 予防と予知

早期発見が大切で，家族歴や結核患者との接触歴で疑いがあれは検査を行う．

5. 症　状

一般的に肺結核の症状は，細菌性肺炎やウイルス感染より比較的軽く，長期的である．2週間以上続く咳や喀痰，原因不明の発熱，全身倦怠感，食欲不振，体重減少があれば疑うが，無症状のこともある．

6. 診　断

ツベルクリン反応，胸部X線検査，喀痰塗抹検査，喀痰培養検査，PCR法などを行う．なお，最近はツベルクリン反応に代わってクォンティフェロンTB（QFT）検査や「T-スポット.TB」検査が行われることが多い．一番重要なのは結核菌を直接証明することである．胸部X線検査は妊婦でも妊娠12週頃以後にプロテクターで胎児への被曝を防いで撮影することが望ましい．

7. 治　療

抗結核薬は，その抗菌力と安全性に基づいて以下の3群に区分されている．

① first line drugs（a）：最も強力な抗菌作用を示し，菌の撲滅に必須の薬剤．リファンピシン（RPF），イソニアジド（INH），ピラジナミド（PZA）

② first line drugs（b）：主に静菌的に作用し①との併用で効果が期待される薬剤．ストレプトマイシン（SM），エタンブトール（EB）

③ first line drugsに比し抗菌力は劣るが，多剤併用で効果が期待される薬剤：カナマイシン（KM），エチオナミド（TH），エンビオマイシン（EVM），パラアミノサリチル酸（PAS），サイクロセリン（CS），レボフロキサシン（LVFX）

初回治療の標準療法は次の2方法である[5]．

（A）法；RFP＋INH＋PZA＋SM（またはEB）の4剤併用で2カ月間治療後，RFP＋INHで4カ月間治療．

（B）法；RFP＋INH＋SM（またはEB）の3剤併用で2カ月治療後，RFP＋INHで7カ月治療．

病型や排菌のいかんにかかわらず，（A）法を用いて治療するが，副作用などのためPZAが使用できない場合に限り（B）法を用いる．妊娠中の女性に治療を行う場合は，SMは胎児への第8脳神経障害の可能性があり，PZAは胎児に対する安全性は確立していないため，（B）法で第3の薬剤としてEBを用いることを原則とする．ただ，RFPは重度の先天異常の発生頻度がやや高いので，妊娠3カ月までの使用はしないのが望ましい．INHは母体の肝機能障害の注意が必要である．また，結核患者との接触歴があり，ツベルクリン反応が陽性転化しているが画像所見は異常なく，喀痰からも検出されず，クォンティフェロンTB（QFT）陽性の潜在性患者の場合，活動性結核への進展を防ぐ目的でINHは6〜9カ月間，RFPは4〜6カ月間の予防投与が行われることがある．

排菌陽性なら治療開始後2週間までは感染の危険性があるため，その期間は隔離する．陰性

なら通常の健診である．

8. 分娩の時期と方法

分娩時に排菌陰性なら通常の産婦と同様である．妊娠中に排菌陽性なら陰性になるまで結核病棟管理，分娩時に排菌陽性なら陰圧換気室での分娩とし，分娩後は母子分離となる．血行性感染や活動性結核では治療開始後2週間以内は授乳はできない．

9. 予後

母体が活動性結核であると胎児への感染，あるいは分娩時の母親から新生児への感染を起こしうるため，分娩後は児の結核菌感染の確認が必要である．分娩の2週間前までに治療を開始すれば新生児への感染はほとんど起こらない[6]．しかし，無治療であれば約50％の新生児が1年以内に結核を発症する[7]．排菌がなくなれば抗結核薬服用中でも授乳できる．

10. ケアのポイント

感染拡大および児への感染を防ぐことが重要である．排菌があれば母体隔離，また児への感染の確認を行う．

◆文献

1) 大田 健．喘息の疫学．喘息予防・管理ガイドライン2009．東京：協和企画；2009．p.22-8．
2) 大田 健．喘息と妊娠．喘息予防・管理ガイドライン2009．東京：協和企画；2009．p.172-5．
3) 石井康夫．気管支喘息薬の基本的考え方．In：杉本充弘，編．妊婦・授乳婦の薬．東京：中外医学社；2009．p.35-7．
4) 平成20年結核登録者情報調査年報集計：厚生労働省ホームページ．
5) 「結核医療の基準」の見直し—2008年．In：宮野真輔，他編．結核医療の基準（平成21年改正）とその解説．東京：財団法人結核予防会；2009．p.89-102．
6) Cantwell MF, Shehab ZM, Cosfello AM, et al. Brrief repot: Congenital tuberculosis. N Engl J Med. 1994; 330: 1051-4.
7) Jacobs RF, Abernathy RS. Management of tuberculosis in pregnancy and the newborn. Clin Perinatatol. 1988; 15: 305-19.

〈石井康夫〉

2. 妊娠中期～後期　C. 合併症妊娠

3. 心疾患合併妊娠

> **POINT**
> - 心負荷を増大させる妊娠・分娩は主要な心疾患リスク因子であるので，心疾患合併妊婦を管理する医療者には適切な状況判断と細心の注意が要求される．
> - 循環器内科との緊密な連携のもとに，個別的にリスクを評価し，母子の支援をする．
> - 心疾患は妊娠・出産する年代の女性に比較的よくみられる疾患であるため，心疾患合併妊娠の頻度は約1%と比較的高い．
> - 心内膜炎のリスクの高い場合は出産時に予防的に抗菌薬投与が必要である．
> - 合併する心疾患の種類や重症度によってリスクや管理が異なる．

A 定 義

妊娠中の母体に，発症の妊娠前・後を問わず，心疾患を合併する場合をいう．

B 頻 度

心疾患は妊娠・出産する年代の女性に比較的よくみられる疾患であるため，心疾患合併妊娠の頻度は約1%と比較的高い．

心疾患による母体死亡率は，1950年代の10万分娩あたり5.6例から1980年代には0.3例まで大きく低下したが，心疾患治療の先進国であるアメリカでも心疾患母体死亡は全母体死亡の7.7%を占め，その危険性は今なお高い．

C 妊娠中の循環動態

妊娠中の循環動態の変化は，合併している心疾患に大きな影響を及ぼす．通常，妊娠8週から妊娠中期にかけて心拍出量は50%も増加し，妊娠28～32週には循環動態変化による負荷が最大となる．このため，この時期以降は正常者でも運動能の低下，易疲労感，呼吸困難などの心疾患に類似した症状や，低血圧症状・仰臥位低血圧症候群が生じる．分娩時には，陣痛に伴い心拍数・心拍出量が増加し，血圧が上昇する．分娩直後は，子宮-胎盤循環の途絶と子宮による下大静脈圧排の解除により母体の循環血液量は一過性に急増し，心臓への容量負荷をきたす．さらに血液凝固能は妊娠から産褥期まで亢進状態にある．これら妊娠に伴う生理的変化のほぼすべてが心疾患患者にとってデメリットとなる．

妊娠28～32週，分娩時，産褥早期（分娩直後）は心疾患の増悪から心不全をきたす危険が高く，特に綿密な管理が要求される．

D 心疾患の種類と管理

1. 先天性心疾患

　先天性心疾患の場合，新生児に母と同型あるいは異型の心疾患が 2～24％の頻度で発生するため，妊娠中に胎児エコーにて精査することが望ましい．

　心房中隔欠損症，心室中隔欠損症，Fallot 四徴症，先天性の弁膜症，Marfan 症候群などがあり，それぞれ修復前か後かによってもリスクが異なる（表 2-37 参照）．修復手術後でパッチや弁などの人工物が心臓にある場合は心内膜炎予防のために抗菌薬投与が必要なことがある（表 2-38 参照）．

表 2-37 母体死亡率に基づいた心疾患の危険度分類（米国産婦人科学会案[1]を一部改変）

疾患名	死亡率（％）
Group 1 　心房中隔欠損，心室中隔欠損，動脈管開存，肺動脈弁・三尖弁の疾患，Fallot 四徴症（修復後），生体弁による弁置換，僧帽弁狭窄（NYHA Class I，II）	0～1
Group 2 　2A 　　僧帽弁狭窄（NYHA Class III，IV），大動脈弁狭窄，大動脈縮窄症（弁に病変がない），Fallot 四徴症（未修復），心筋梗塞の既往，Marfan 症候群（大動脈病変がない） 　2B 　　僧帽弁狭窄（心房細動あり），人工弁による弁置換	5～15
Group 3 　原発性肺高血圧症，Eisenmenger 症候群，大動脈縮窄症（弁に病変あり），Marfan 症候群（大動脈病変あり），心臓心筋症	25～50

2. 弁膜症

　心内膜炎予防の必要な疾患については表 2-38 に示す．

a）僧帽弁狭窄症（MS）

　肺高血圧，肺水腫，心不全のリスクが高く，25％の患者が早期から心不全をきたすため，絶対安静が必要である．容量負荷をかけないように注意する．

b）僧房弁閉鎖不全症（MR）

　妊娠中，心不全に陥ることはまれである．

c）僧房弁逸脱症（MVP）

　妊娠中に増悪することはまれだが，逆流を伴う場合は心内膜炎のリスクとなる．

d）大動脈弁狭窄症（AS）

　重度の狭窄がある場合は生命の危険がある．分娩中は心拍出量を保つため前負荷を多めに保つ．

e）大動脈弁閉鎖不全症（AR）

　急性増悪することが多い疾患だが，通常妊娠中は悪化しにくい．

表 2-38 各種心疾患における感染性心内膜炎の推定危険度

心疾患	合併症への予防措置	菌血症が疑われる場合の予防措置[*1]
高リスク群		
人工弁（生体弁および人工弁）	症例により	推奨
細菌性心内膜炎の既往	症例により	推奨
チアノーゼを伴う先天性疾患	症例により	推奨
体血管と肺血管の間のシャント手術	症例により	推奨
中リスク群		
先天性心疾患（心房中隔欠損症，心室中隔欠損症，動脈管開存症の治療後は除く）	推奨しない	推奨
後天性弁疾患（リウマチ性心疾患）	推奨しない	推奨
拡張型心筋症，僧帽弁逸脱症で逆流や尖弁の肥厚を伴うもの	推奨しない	推奨
低リスク群[*2]		
僧帽弁逸脱症（弁の逆流を伴わない）	推奨しない	推奨しない
機能的心雑音	推奨しない	推奨しない
川崎病の既往（弁の機能異常を伴わない）	推奨しない	推奨しない
リウマチ熱の既往（弁の異常を伴わない）	推奨しない	推奨しない
心臓ペースメーカー，除細動器（埋め込み型）	推奨しない	推奨しない
冠状動脈のバイパス手術の既往	推奨しない	推奨しない

[*1] たとえば羊水の感染，[*2] 一般集団とリスクが変わらないもの

Source: Data from Bonow RO, et al. Guidelines for the management of patients with valvular heart disease: Executive summary. A report of the American College of Cardiology/American Heart Association Task Force on Practice Guidelines, Committee on management of Patients with ValVular Heart Disease. Circulation. 1998; 98: 1949. Dajani AS, et al. Prevention of bacterial endocarditis. Recommendations of the American Heart Association. JAMA. 1997; 277; 1974. with permission

3. 急性心内膜炎（IE）

先天性心疾患に対する手術を受けている場合最もリスクが高い．

コアグラーゼ陽性ブドウ球菌が原因であることが多い．80％の症例で左室系が侵され，死亡率は50％にのぼる．発熱，心雑音が認められた場合は心内膜炎を疑い，早急に抗菌薬点滴治療が必要である．

分娩時には，リスクの程度に応じて予防的に抗菌薬投与が必要である（**表 2-38**）．

4. 産褥心筋症

産褥期に原因不明に心不全となった場合に診断される．前負荷軽減のため塩分制限をし，利尿薬を投与する．

5. 肺高血圧症

診断後の平均余命は2年と，予後不良である．左右シャントのある先天性心疾患が原因として多い．心疾患から肺高血圧症を続発すると Eisenmenger 症候群とよばれ，予後不良である．分娩管理は難しく，静脈還流の減少や右心室の虚脱を起こすことが多く出血に注意が必要である．

E 治療

妊娠時の心臓手術：開心術は，心肺バイパスが順調に作動しても胎児には長時間の低酸素状態を強いるため，妊娠中は避けるのが原則である．しかし，緊急事態の場合には適応となる．

F 管理

心疾患妊婦の管理時に重要なのは，現在の重症度と特に危険度の高い疾患の認識である．

心疾患重症度の判定には New York Heart Association（NYHA）の心疾患臨床的分類が世界的に利用されている（表 2-39）．心疾患合併妊娠母体の予後は妊娠直前の NYHA の重症度と一般的に相関するため，NYHA 分類によって管理が異なる．

循環器内科との緊密な連携のもとに，個別的にリスク評価し，母子の支援をする．

表 2-39　New York Heart Association（NYHA）の心疾患臨床的分類

分類		臨床症状
Class I	(uncompromised)	身体的活動に何らの制約がなく，心不全徴候はまったくなく狭心痛も経験しない．
Class II	(slightly compromised)	身体的活動に若干の制約があり，安静時は快適であるが，日常的な身体活動で過度の疲労感，動悸，呼吸困難，狭心痛の形で不快感が発生する．
Class III	(markedly compromised)	身体的活動に著しい制約があり，安静時は快適であるが，軽度の身体活動でも過度の疲労感，動悸，呼吸困難，狭心痛の形で不快感が発生する．
Class IV	(severely compromised)	いかなる身体的活動にも不快感が伴い，安静時にも心不全徴候や狭心痛が発生する．

1. NYHA 分類 classI，II の場合

妊娠中に心疾患が増悪することはまれで死亡も 0～0.4％である．しかし，妊娠前，妊娠初期は class I，II であっても妊娠の進行とともに心疾患が増悪し，母体死亡あるいはそれを回避するために中絶や早産での分娩が必要となる症例もある．

a）妊娠中の管理

病態悪化の徴候がなければ外来管理で十分である．

管理にあたっては，安静の確保，感染の予防，病態悪化の初期症状を見逃さぬこと，の 3 点が重要である．病態悪化徴候として気をつけるべきポイントを表 2-40 に示した．

病態悪化の徴候がなくとも，妊娠 28～32 週には心電図，心エコーなどにより心機能評価を行う．また人工弁置換術後の患者には抗凝固薬継続投与が不可避であるが，最も強力，かつ簡便な抗凝固薬ワーファリンは胎盤通過性があり，妊娠初期には胎児性ワーファリン症候群（妊娠初期ワーファリン投与例の 15～25％の児に発症し，知能障害，小頭症，小眼球症，鼻形成不全，指奇形などの症状を呈する）を，また妊娠末期には新生児出血の原因となるので，妊娠中，特に初期と末期はワーファリンからヘパリンへの切り替えが必要となる．しかし，妊娠時は血液凝固亢進状態にあり，かつヘパリンの抗凝固効果はワーファリンより劣るので，切り替え期間中は脳塞

表 2-40 心疾患妊婦の病態悪化徴候

症状	懸念される病態
自覚症状	
行動の制約，易疲労感	うっ血性心不全
呼吸困難，頻呼吸，頑性の咳・痰	肺浮腫
発熱，胸部痛	細菌性心内膜炎
他覚所見	
異常な体重増加・浮腫，頸部静脈怒張	うっ血性心不全
肺性ラ音の出現，心房細動	心不全
白血球数・CRP の上昇	細菌性心内膜炎

栓などの塞栓発生に注意しなければならない．

b）分娩・産褥の管理

　帝王切開分娩は心負荷がかかるため，できるだけ経腟分娩が望ましく，帝王切開術は産科的適応がある場合以外は回避すべきである．やむを得ず帝王切開術を行う場合も，心疾患例の帝王切開術時には特別な管理が必要であり，熟練した麻酔科医による硬膜外麻酔あるいは全身麻酔のもとで血行動態をモニタリングしながら，出血を最小限にとどめるように手術を行う．脊椎麻酔の場合，血圧の変動が起こらないよう，注意する．血圧の低下により，心臓内にシャントのある心疾患の場合，肺血流がなくなるため大変危険である．そのような場合には脊椎麻酔は禁忌である．

　心内膜炎のリスクの高い疾患の場合は予防的に抗菌薬点滴を行う（**表 2-38**）．

　経腟分娩中も自動モニター機器による血圧・心電図と，尿量，呼吸数の断続的観察は必須である．患者は半座位とし，努責による心負荷軽減のため，意識がある状態での和痛が望ましい．初産婦や頸管開大が十分でない経産婦では硬膜外麻酔による和痛を行う場合がある．分娩中は十分酸素を与え，鉗子や吸引分娩などによる分娩第 2 期短縮を行う．

　分娩直後には産婦の下肢を下げて血液の急速な環流を予防する．また分娩に伴う出血，貧血，感染，産褥期に好発する血栓性静脈炎はすべて心疾患の増悪因子となるため注意する．分娩前からの抗菌薬投与，分娩時の無菌的操作，的確な止血などによりこれらの発生を可及的に回避する．また産褥早期は一過性の容量負荷状態をきたすため，妊娠中または分娩中に異常を生じなかった患者でも，急性心不全に陥ることがあるため，分娩後 1 週間は綿密な観察が必要である．

2. NYHA 分類 class III, IV の場合

　近年の医療レベルでも NYHA class III, IV での母体死亡率は，4〜7％にのぼる．したがって，妊娠前あるいは妊娠初期すでに class III, IV の状態にある患者の妊娠継続には，厳密なインフォームドコンセントを得なければならず，人工妊娠中絶が可能な時期であればそれも考慮する必要がある．また妊娠中は長期の入院と厳重な管理が必要であり，治療手段の選択にあたっては胎児より母体の安全を優先する．もともと NYHA class I, II の妊娠中悪化例も同様である．分娩は class I, II 同様，経腟分娩が望ましいが，分娩中は肺動脈カテーテル法による連続的モニタリングが必要である．また，怒責による循環動態への負荷を軽減するため，鉗子・吸引分娩などによる分娩第 2 期短縮を図ることが望ましい．多くの class III, IV 例では帝王切開分娩の負荷に耐えられないので，帝王切開分娩時には熟練した専門医による麻酔および術後管理が必須

となる.

G ケアのポイント

- 日ごろから心疾患を念頭に入れ, 妊婦の心音にも注意を払うようにするとよい.
- 多くの心疾患で経腟分娩が望ましいため, 妊娠中から頸管が熟化しやすいよう, 指導する.
- 心内膜炎のリスクがあれば予防的に抗菌薬を投与する.
- 表2-40に示すような症状に注意する.

◆文献

1) 日本産科婦人科学会, 編. 産科婦人科用語集・用語解説集. 2版. 東京: 金原出版; 2008.
2) Cunningham F, Leveno K, Bloom S, et al. Williams Obstetrics. 23ed. US McGraw Hill. 2009.
3) 森 巍. 胎児診断・管理のABC. 2版. 京都: 金芳堂; 2002.
4) 安水洸彦. 研修コーナー妊娠合併症シリーズ. 心疾患合併妊婦の管理. 日本産科婦人科学会雑誌. 2000; 52(4): N53-6.

〈松本順子〉

4. 血液疾患

> **POINT**
> - 妊娠初期・中期・後期の各時期において全血球計算（全血算，CBC）により貧血，血小板減少症，白血病などの血液疾患のスクリーニングを行う．
> - 妊娠中の貧血のほとんどは鉄需要の増大による鉄欠乏性貧血である．妊娠中は循環血漿量の増加により血色素量は非妊時より低下しやすい．
> - 鉄剤の内服治療では消化器症状を起こすことがあり，内服方法について説明する．また，食事療法では鉄を多く含む食品の摂取を促す．
> - 特発性血小板減少性紫斑病（ITP）は妊娠可能年齢の女性に好発し，新生児血小板減少症を起こすことがある．治療はステロイドや免疫グロブリン，血小板輸血を行う．
> - 白血病の際には母体の救命を優先しつつ妊娠週数に応じて対応する．

A 定義

1. 貧血

貧血とは体内の組織に酸素を運ぶ赤血球が不足する状態である．赤血球のなかではヘモグロビンが酸素と結合する．WHOでは妊娠中の貧血を血色素量（ヘモグロビン値，Hb）が11.0g/dL未満である状態と定義している[1]．

2. 血小板減少症

血小板減少症とは血小板数が15万/μL以下の場合を指す．このうち特発性血小板減少性紫斑病（idiopathic thrombocytopenic purpura：ITP）は抗血小板抗体により血小板数が減少する病態である．

3. 白血病

造血系の悪性腫瘍であり，経過と由来により急性と慢性，骨髄性とリンパ性とに分類される．腫瘍化した造血細胞が血液内にて増殖する疾患である．

B 頻度

1. 貧血

貧血は妊娠中に起こりやすい合併症であり，一般には妊婦の約40％に生ずるとされる．先進国に比べて発展途上国では頻度が高い．妊娠中の貧血症例の約95％は，鉄欠乏に起因している．葉酸欠乏によるものはそれに次ぎ，妊婦の0.5～1.5％に生じる[1]．

2. 血小板減少症

妊娠中に血小板数減少を認めることは比較的多く，血小板数が15万/μL未満は妊婦の7～10％に，5万/μL未満は0.1％にみられると報告されている[2]．うち74％は妊娠中の生理的血小板減少である．これは妊娠後期から認め，血小板数は7万/μL以上に保たれ特別の治療や管理

は不要で，分娩後数週間のうちに正常化する．また，血小板減少症のうち21％は重症妊娠高血圧症候群やHELLP症候群に伴うものである．ITPやSLEなど自己免疫性の血小板減少症は約4％と比較的まれである．ITPは生殖年齢の女性に比較的多く，妊娠に合併する率は1/2,500妊娠とされる[2]．

3. 白血病

75,000妊娠に1例とまれである．うち急性リンパ性白血病（acute lymphocytic leukemia：ALL）は，成人急性白血病の約20％とされ，妊娠中の発生頻度は75,000〜100,000妊娠に1例である[1]．

C 原因と発生機序

1. 貧血

一般的に貧血は原因に基づき表2-41のように分類される[3]．

表2-41 貧血の分類

小球性貧血
  鉄欠乏性
  慢性疾患
  その他（サラセミア，鉄芽球性貧血）
正球性貧血
  再生不良性貧血
  骨髄異形成症候群
  白血病
  溶血性貧血
大球性貧血
  巨赤芽球性貧血

妊娠中の貧血のほとんどは鉄欠乏性貧血である．女性の場合，妊娠前において，ダイエットなどによる不十分な食事摂取，月経での反復的鉄分喪失により鉄貯蔵の蓄積が妨げられるなどの要因により，もともと鉄欠乏性貧血になりやすい．さらに，妊娠中には骨髄の赤血球過形成が起こり赤血球数は増加するが，それを上回って循環血漿量が増加するため血液希釈が生じる．妊婦の場合，赤血球の絶対数の増加，胎児胎盤における需要の増大により鉄の需要が増大するが，摂取が追いつかない場合には鉄欠乏性貧血となる．

2. 血小板減少症

妊娠中に認められる主な血小板減少症の病態を表2-42に示す[3]．
このうち，特発性血小板減少性紫斑病（ITP）では急性型と慢性型とがあり，急性型では主に小児に起こり数カ月で治癒するが，成人では経過が6カ月より長い慢性型が多い．機序としては，ウイルス感染などにより免疫反応が起こり，血小板自己抗体（抗血小板抗体）が産生され血小板と結合，脾臓などの網内系で除去されることにより血小板が減少する．ITPと診断されたもののなかに発症においてヘリコバクターピロリ（*H. pylori*）の関与が疑われるものが混在している．ITPは除外診断であり，原因が判明した場合は除外される．

表 2-42 妊娠中に認める血小板減少の病態

妊娠性血小板減少症
特発性血小板減少性紫斑病（ITP）
妊娠高血圧症候群
HELLP 症候群
HIV ウイルス感染症
SLE 合併妊娠
抗リン脂質抗体症候群
脾機能亢進症
播種性血管内凝固症（disseminated intravascular coagulation：DIC）
血栓性血小板減少性紫斑病（thrombotic thrombocytopenic purpura：TTP）
溶血性尿毒症症候群（hemolytic uremic syndrome：HUS）
先天性血小板減少症
薬剤性血小板減少症

D 予防と予知

1. 貧血

妊娠前から貧血を指摘されている場合，偏食，ダイエットなどによる鉄摂取不足，子宮筋腫などの婦人科疾患による過多月経，痔核，胃潰瘍などからの消化管出血などによる鉄貯蔵不足がある場合には特に注意しなければならない．

血液疾患による貧血の場合は血液内科にて適切な管理を受けることが重要である．

2. 特発性血小板減少性紫斑病（ITP）

ITP には，妊娠前から存在するものと妊娠中に発症あるいは診断されるものがある．ITP において，妊娠が再燃のリスクを増加させるという根拠はなく，また活動期にある女性において状態を悪化させるという根拠もない．しかし，寛解していた場合に妊娠中に ITP が再発することもまれではなく，妊娠中の高エストロゲン血症の関与が考えられている．

妊娠許可については血液内科との連携にて判断するが，原則として無治療あるいは少量ステロイドのみで血小板 5 万/μL 以上保てる状態であることが必要である．寛解しないうちに妊娠した場合には悪化しやすいため，完全寛解してから妊娠することが望ましい．そのための治療としてステロイド療法，脾臓摘出，ピロリ菌除菌などが行われる．

3. 白血病

白血病の診断を受けている場合の妊娠許可については血液内科との連携にて判断するが，原則として寛解しており化学療法が必要ない状態であることが条件である．

E 症状

1. 貧血

初期症状は通常ほとんどないか，あっても特異的なものでなく，疲労，脱力感，立ちくらみ，軽度の労作性呼吸困難などである．貧血が重度の場合は顔面蒼白となり，頻脈または低血圧を伴うことがある．

2. 特発性血小板減少性紫斑病（ITP）

軽度の場合には症状がない場合も多い．出血傾向として紫斑，歯肉出血，鼻出血，下血，血尿などを認めることがある．血小板数が 3000/μL を下回る重症例では，頭蓋内出血など重篤な合併症を起こす危険がある．

3. 白血病

初期には症状がない場合もあるが，進行により易感染性，発熱，出血傾向，易疲労性などを認める．

F 診 断

血液疾患の診断のためには全血球計算（全血算，CBC）を妊娠初期，中期，後期の各時期にスクリーニングとして行う．

1. 貧 血

血色素量（ヘモグロビン値，Hb）が 11.0g/dL 未満であれば貧血と診断する．

鉄欠乏性貧血では，Hct は 30％以下，MCV は 79fL 未満となる．血清鉄ならびに血清フェリチンの低下，および血清トランスフェリンレベルの上昇によって鉄欠乏性貧血の診断が確定される．

2. 特発性血小板減少性紫斑病（ITP）

特発性血小板減少性紫斑病の診断においては，血小板が 10万/μL 以下であることが必須条件である．また，出血症状，骨髄巨核球数が正常あるいは増加となる．SLE，リンパ腫，白血病などの全身性疾患を除外する必要がある．抗血小板抗体〔血小板結合 IgG（platelet associated-IgG；PA-IgG）〕の増加は ITP に特異的ではないが，PA-IgG が正常の場合は ITP を除外するのに役立つ．

3. 白血病

白血球数の著増あるいは減少を認める．血液内科にて診断を確定する．まれな合併症であるが見落とさないよう注意が必要である．

G 治療・管理

1. 貧 血

鉄欠乏性貧血の治療においては食事療法と鉄剤の投与がある．

鉄分を多く含む食品は大豆製品（豆腐，みそ，納豆），海藻類，緑黄色野菜，卵黄，チーズ，レバー，肉（赤身），魚，貝類などである．ただし，レバーはビタミン A やコレステロールを多く含むので過量に摂取しないようにすべきである．鉄剤投与では高用量で頻回の投薬は便秘や胃痛などの消化器症状の副作用が出現しやすく，1 回投薬により次の投薬の吸収が阻止されるために取り込み率は減少するため用法用量を守る．内服治療が困難な場合には経静脈的に鉄剤を投与する．また，治療に不応で貧血の程度が強く，呼吸困難や易疲労感など心肺系の症状がみられる場合は輸血の適応となる．

2. 特発性血小板減少性紫斑病（ITP）

一般に妊娠中には出血傾向は起こりにくく，出血傾向の程度をみながら治療していく．治療が必要な場合，副腎皮質ステロイドやγグロブリン大量療法を行い，少なくとも血小板数を 3〜5万/μL 以上に維持していく．治療に反応しない場合には妊娠第 2 期に脾臓摘出を考慮する．

分娩時には出血リスクが増大するため，血小板数を5万/μL以上に維持する．血小板輸血は，帝王切開術が必要な場合および母体血小板数が5万/μL未満の場合にのみ適応となる．

胎盤を通して胎児に移行した抗体が胎児に10万/μL未満の新生児血小板減少症を起こす場合は約14％といわれている．特に脾臓摘出術後ではそのリスクが高いとされる[2]．

3. 白血病

妊娠中の治療薬剤の使用には催奇形性，児発育遅延など，さまざまな制約があり，母体の救命を最優先に治療を行う．完全寛解に向けた早期診断，治療開始が重要であるが，妊娠継続の可否，児娩出時期の決定については，母体の予後，白血病治療薬の胎児への影響や，胎児の未熟性などを十分に考慮して検討する．

H 分娩の時期と方法

1. 特発性血小板減少性紫斑病（ITP）

帝王切開分娩によって新生児頭蓋内出血を回避できるというエビデンスはなく，分娩は経腟が原則である．帝王切開分娩は通常の産科的適応によって行われる．帝王切開分娩の場合には血小板と濃厚赤血球を準備し出血が多い場合に対応できるようにする．胎児採血のための臍帯穿刺はリスクが高いため行わない．

2. 白血病

母体が寛解しており児が成熟している時期をなるべく選択するが，母体の救命を最も優先して対応する．早産期にはステロイド投与による児肺成熟促進が考慮される．

I 予後

1. 貧血

鉄欠乏性貧血では鉄の欠乏がさまざまな酵素の働きに影響するため分娩時の出血が多くなると報告されている．鉄欠乏性貧血の母親から生まれた新生児においては総貯蔵鉄が減少しており，その後まだ十分に食事から鉄を摂取できない乳児期に貯蔵鉄が不足することになる．鉄欠乏が児の発達障害や成人してからの高血圧などと関連するという報告がある．

2. 特発性血小板減少性紫斑病（ITP）

抗血小板抗体はIgGであるため，胎盤を通過し胎児および新生児に血小板減少症を引き起こすことがあるが，3カ月以内に正常に戻る．児の頭蓋内出血の発症率は低く1％以下である．

3. 白血病

予後は原疾患と化学療法の効果による．細胞障害性の強い治療薬剤を使用している場合には人工栄養とする．

J ケアのポイント

妊婦自身が妊娠中の薬物療法に対して不安が強く，治療が進まない場合がある．症状について注意深く観察するとともに，治療の必要性について丁寧に説明し，不安を軽減していくことが大切である．血液検査は健診において日常的に行われているものであるが，漫然と施行することなく，検査の時期と数値が適切か，医療チームの各メンバーが互いにチェックしあい，データの異常を見逃さないようにすべきである．

◆文献
1) James DK, Steer PJ, Weiner CP, et al. (eds). High Risk Pregnancy. 4th ed. With Expert Consult-Management Options. Saunders; 2011.
2) 山田秀人. ITPと妊娠中の問題点. 日本血栓止血学会誌. 2008; 19: 202-5.
3) 日本産婦人科医会, 編. 研修ノート No. 80. 合併症妊娠. 2008.

〈木戸道子〉

2. 妊娠中期〜後期　C. 合併症妊娠

5. 消化器疾患

> **POINT**
> - 妊娠中に消化器症状がみられても必ずしも異常ではないが，器質的疾患が隠されていることもあり，注意が必要である．
> - 肝障害に伴う疾患では，速やかな分娩の終了が妊娠予後に結びつくことがあり，正確な診断が重要である．

A 妊娠中の消化器疾患

妊娠中の代表的な消化器疾患であるつわりの出現は妊娠初期に限られるが，増大した子宮による消化管の圧迫や，プロゲステロンの作用による消化管の蠕動抑制により，妊娠中期以降も悪心，嘔吐を訴えることは必ずしも異常とはいえない．しかし器質的疾患が隠されていることもあり，原因疾患の診断は慎重に行う．

1. 消化性潰瘍（胃・十二指腸潰瘍）

頻度：まれ，妊娠中に既存の潰瘍は80%軽快するが，産褥には再発する．
原因：*Helicobacter pylori* 感染，薬剤性（NSAIDs）など．
症状：心窩部痛，腹部膨満感，疼痛，胸焼け，悪心・嘔吐，食欲不振，吐血，下血など．
診断：上部消化管内視鏡検査，消化管穿孔が疑われる場合には胸腹部単純X線検査．
治療：制酸剤，H_2受容体遮断薬（シメチジン，塩酸ラニチジン），プロトンポンプインヒビター．出血・穿孔には手術．プロスタグランジン製剤（ミソプロストロール）は子宮収縮作用があり禁忌．
予後：多くは投薬で自覚症状が消失する．潰瘍再発歴がある女性では妊娠前の除菌療法も考慮する．

2. 急性虫垂炎

頻度：0.02〜0.05%（非妊時と頻度に差はない）．妊娠中に外科的治療を必要とする急性腹症のうち，最も多い疾患．
症状：上腹部から右下腹部に移動する腹痛，発熱，悪心・嘔吐，下痢，便秘など．
診断：虫垂の位置に最強点をもつ腹膜刺激症状，筋性防御．妊婦では妊娠子宮の増大に伴い，虫垂圧痛点の位置が右外側上方に変位する．また虫垂が妊娠子宮の背側に位置していると腹膜刺激症状や筋性防御は捉えがたくなる．**妊娠中は典型的な症状が出現しないこともあるので，注意を要する．**白血球増多は正常妊娠における生理的増多との鑑別が困難．経過に伴う変化と核の左方移動，好中球分画の増加（80%以上）．超音波検査で腫大した虫垂や虫垂内糞石の描出が可能な場合もあるが，確認できない場合にはMRIやCT検査も躊躇しない．
治療：急性虫垂炎と診断されたら，ペニシリン・セフェム系抗菌薬を投与し胎児心拍モニタリングを実施しつつ，厳重に経過管理を行うとともに，早急に外科的手術を考慮する．妊娠後

期では帝王切開分娩を先に実施することも考慮する．

予後：虫垂穿孔や汎発性腹膜炎を併発すると，流早産や母体敗血症などが増加する．

3. 炎症性腸疾患　(inflammatory bowel disease：IBD)

いずれも生殖年齢にある女性にみられることが多い疾患であり，妊娠中に初発することは少なく，すでにIBDと診断された女性に妊娠が成立して産科を訪れることが多い．

a) 潰瘍性大腸炎 (ulcerative colitis：UC)

大腸の粘膜および粘膜下層がびまん性，連続性に侵される非特異性炎症性疾患．30歳以下の成人に多く，女性の発症年齢のピークは25～29歳である．患者数は国内に10万人とされ近年増加傾向である．

妊孕性：影響しない．

原因：不明，免疫病理学的機序や心理学的要因の関与，遺伝要因および食生活を含む環境要因の関与が推定されている．

症状：腹痛と下痢．慢性の粘血・血便，発熱，貧血，全身倦怠感．

診断：感染性大腸炎を否定．直腸鏡検査，生検．

治療：内科的治療．サラゾスルファピリジン(サラゾピリン®)，メサラジン(ペンタサ®)，副腎皮質ステロイド．絶飲食，中心静脈栄養，内科的治療に反応せず，中毒性巨大結腸症や穿孔，大量出血をきたしたり，大腸癌合併例では手術適応．

予後：重症例を除き母児の周産期転帰は良好であるが，寛解期の妊娠を勧める．

b) Crohn病 (CD)

口腔から肛門までの全消化管を侵す慢性炎症性腸疾患．全層性炎症で線維化を伴う肉芽腫性炎症．消化器以外(特に皮膚)にも転移性病変をきたすことがある．

好発年齢：10歳代後半から20歳代に多い．女性では15～19歳に発病のピークがある．国内の患者数は約3万人で近年増加傾向にある．

妊孕性：影響しないとの報告が多いが，骨盤内臓器の炎症性変化などのため，不妊率が高くなるとの報告もある．

原因：不明，遺伝要因および環境要因の関与が推定されている．

症状：腹痛，発熱，慢性下痢，貧血，関節炎，体重減少など．

診断：X線検査，内視鏡，生検など．

治療：内科的治療，栄養療法を基本として補助的に薬物療法．栄養療法は完全静脈栄養法や成分経腸栄養療法．薬物療法として副腎皮質ステロイド，サラゾスルファピリジン(サラゾピリン®)，メサラジン(ペンタサ®)，メトロニダゾール(フラジール®)，免疫抑制薬(イムラン®)など．内科的治療に反応しない場合，手術療法．

予後：Crohn病患者が妊娠すると25％が軽快，47％は不変，29％が増悪するとされている．活動期に妊娠した場合には増悪する頻度が高く，妊娠希望であれば1年以上の寛解期を確認して妊娠することを勧める．Crohn病合併妊娠では早産，低出生体重児，胎児発育不全の頻度が上昇するという報告が多い．

IBD合併妊娠では早産や低出生体重児のリスクが約2倍に増大するとの報告もある．IBDが寛解期にあれば一般に妊娠経過は良好で，妊娠がIBD再燃のリスク因子となることはないが，IBDが活動期にある時期に妊娠した場合は，妊娠中に症状が改善に向かうのは1/3であり，約1割の症例に症状の悪化がみられ，流産や死産，早産，低出生体重児のリスクが増大する．

IBD の女性が妊娠を希望した場合には寛解期に妊娠するよう勧めるのが原則であるが，活動期に妊娠が成立しても妊娠中絶の適応とはならない．妊娠は IBD の長期予後を悪化させず，むしろ妊娠を経験することによって再燃のリスクが低下するとの報告もある．

　IBD 合併妊娠に対する栄養摂取や薬物投与の適応は非妊時の適応と同じと考えてよいが，薬剤の選択にあたってはインフォームドチョイスが必要である．喫煙により病状が悪化することもあり，禁酒禁煙を勧める．IBD では腸からの吸収障害と薬物代謝に動員されるために葉酸が不足しがちであり，5mg/日の葉酸補充が推奨されている．

　分娩様式は産科適応に従い特段の処置は必要ないが，肛門近傍に病巣がある場合には会陰切開に注意が必要である．

B 妊娠中の肝疾患

　妊娠中の肝障害は，全妊娠の3～5％と少ないものの，妊娠に影響を及ぼし母児の予後に大きく関与することがある．**肝障害は自覚症状に乏しく，その存在に気付かない場合や妊娠性変化との区別が困難な場合も多い．** 妊娠に伴う肝障害の原因として妊娠悪阻，妊娠高血圧症候群，HELLP 症候群などの妊娠に関連する疾患がある．ここでは急性妊娠脂肪肝，妊娠性胆汁うっ滞症，胆石症，急性胆囊炎，急性膵炎について述べる．

表2-43 肝疾患に関連した血清生化学検査値の妊娠に伴う生理的変化（Joshi D, et al. Lancet. 2010; 375: 594-605）

検査項目	非妊時からの変化
アルブミン	減少
α，βグロブリン	上昇
γグロブリン	低下
ALT	不変
AST	不変
総ビリルビン	上昇または軽度上昇
ALP	上昇（2～4倍）
コレステロール	上昇（～4倍）
中性脂肪	上昇
プロトロンビン時間	不変
フィブリノゲン	上昇

1. 急性妊娠脂肪肝（acute fatty liver of pregnancy：AFLP）

頻度：7,000～16,000妊娠に1例の割合でまれである．妊娠後期に突然発症し，播種性血管内凝固（disseminated intravascular coaglation：DIC）を発症し，肝不全に陥るきわめて予後不良の疾患．妊娠後期に突然発症することが多く，30週未満はまれである．初産婦に多く，双胎，男児に多い．

病因：原因は不明．薬剤曝露との関連や，妊娠に特異的なホルモンと肝細胞代謝とのなんらかの関連が示唆される．

症状：倦怠感，食欲不振，嘔気・嘔吐などの前駆症状が数日から1週間みられた後，黄疸が出現し，多くは右上腹部痛を訴える．瘙痒感を訴えることは少ない．妊娠高血圧症候群

(pregnancy induced hypertension：PIH) の症状が 40〜50％ にみられる．肝は萎縮し圧痛を認める．消化管出血，DIC，腎不全などが特徴的で，精神不穏，痙攣，昏睡などの中枢神経症状が出現する．典型的な症状がみられない軽症例もある．

診断：白血球の増加，血小板減少，低フィブリノゲン，PT・PTT の炎症，ATIII の低下，FDP の増加など DIC 所見．トランスアミナーゼの上昇は GOT 優位で，肝不全の状態であっても 300〜500 単位/L 程度にとどまる．アルカリフォスファターゼ，ビリルビン値（多くは 10mg/dL 以下）は中等度に上昇する．血清アンモニア値は上昇し，著明な低血糖をみる．腎機能障害をしばしば合併し，尿量，クレアチニンクリアランスの減少，尿酸・BUN は上昇する（§2-2-B-3．HELLP 症候群の項，149 頁参照）．

治療：速やかな分娩が母児の予後改善に結びつく．DIC に対しては，抗 DIC 療法を行う．

2. 妊娠性胆汁うっ滞症 (intrahepatic cholestasis of pregnancy：ICP)

頻度：1,000〜10,000 妊娠に 1 例と比較的まれ．妊婦に特有な肝障害で，妊娠後期に好発．欧米で多くみられる．

病因：胆汁の輸送異常．遺伝的素因や，エストロゲンなどの内分泌因子の影響と考えられるが原因は不明．

症状：手掌や足底の瘙痒感と，数週間後に続発する黄疸．胆石と胆嚢炎も合併することがある．その他，全身倦怠感や心窩部痛があり，下痢や脂肪便を伴うことがある．脂肪の吸収障害のためビタミン K 欠乏となり，PT 延長や分娩後出血の原因となる．

診断：血清生化学検査では胆汁酸が正常値の 100 倍以上に上昇することがあり，トランスアミナーゼは 10〜20 倍に上昇する．ビリルビンや ALP の上昇もみられ，胎盤型 ALP でなく，肝型 ALP が上昇していることが診断の手掛かりとなる．

治療：早期分娩．ウルソデオキシコール酸（UDCA）は，妊娠中に使用できる薬剤で，UDCA 大量投与（1.5〜2g/日）は母児の胆汁酸を低下させ瘙痒感や肝機能の改善が期待できる．またデキサメタゾン 12mg/日 7 日間は，UDCA より効果は少ないものの瘙痒感と肝機能障害の改善がみられる．ビタミンの吸収障害に対してはビタミン K などの脂溶性ビタミンの補充も必要となる．

予後：分娩後速やかに消退．周産期予後と母体の血中胆汁酸値が相関し，血中胆汁酸値が 40 μmol/L を超えると，早産，羊水混濁，胎児機能不全，子宮内胎児死亡（intrauterine fetal death：IUFD）の頻度が上昇する．UDCA の投与が周産期予後の改善につながるかは確かでない．ICP は次回妊娠の 45〜70％ に再発し，まれに家族内発症も報告されている．

3. 胆石症，急性胆嚢炎

頻度：5〜12％ の妊婦に胆石がみられるが，症候性となるのはこのうち 0.1〜0.3％ である．分娩後 9 カ月の時点で胆石の 28％ は消失する．

病因：妊娠中期以降は，コレステロールの分泌と胆嚢容積の増加によりコレステロール結晶を形成しやすい．さらに妊娠子宮による物理的圧迫により胆汁うっ滞傾向にあり，胆石が生成，成長しやすい環境にある．

症状：悪心嘔吐，食思不振，疝痛発作で，感染や胆道閉塞を合併する場合には右上腹部痛，発熱，黄疸が出現する．

診断：臨床所見に加えて，9 割以上の症例が超音波断層法で診断される．生化学検査は，非妊時と同様で軽度の白血球数増加，軽度のビリルビン血症，GOT の軽度上昇をみる．

治療：禁飲食とし，輸液，抗菌薬，鎮痛薬で保存的に対応．疼痛が持続する場合などでは外科的切除をためらう必要はない．特に妊娠中期ごろまでは内視鏡下の手術も考慮される．基本的に非妊時と同様に対応する．胆石溶解薬の胎児への安全性は確立していない．

無症候性胆石の場合は妊娠に影響はなく治療の必要はないが，非妊娠時に妊娠中のリスクを考え手術を行っておくことも考慮する．胆石症の治療は輸液，抗菌薬，鎮痛薬による保存療法を原則とする．鎮痛薬はモルヒネ，インドメタシンが用いられるが，インドメタシンによる羊水量減少，胎児循環への影響がみられるので妊娠後期の使用は注意が必要である．

4. 急性膵炎 (acute pancreatitis)

頻度：妊娠後期の発症が多く，1,000〜12,000 妊娠に 1 例の頻度で，30 歳以下の女性の発症例の 50％は妊婦とされる．

病因：胆石が関与することが多く，家族性高脂血症との関連も報告されている．

症状：激烈な上腹部痛を訴え，疼痛は胸部，背部に放散する．しばしば嘔気，嘔吐を伴うが，軽度の膵炎では疼痛が唯一の症状となる．胆石が関与することが多く，家族性高脂血症との関連も報告されている．発熱，頻脈，イレウス，汎腹膜炎の症状がみられ，DIC から多臓器不全に陥りやすい．

診断：生化学検査では白血球数は 10,000〜20,000/μL に増加し，まれには 30,000/μL 以上となる．血清アミラーゼ（100〜200 単位/dL 以上），リパーゼの上昇がみられる．妊娠中は血清アミラーゼ値に変化がみられないのでよい指標となる．超音波断層法，CT，MRI による画像診断が診断に役立ち，同時に胆嚢，胆管の検索により，胆石の有無を確認しておく．

治療：禁飲食のうえ，輸液，鎮痛薬，抗菌薬による保存療法が基本となる．

予後：適切な治療により母体死亡率は低く，重症化しなければ児の予後も良好である．妊娠後期の発症では早産率は高い．

◆文献

1) 大場 隆，三好潤也，片渕秀隆．妊娠中の消化器疾患．周産期医学．2010；40（増刊号）：191-7.
2) 天野 完．肝，胆，膵，消化器疾患．In: 武谷雄二，総編集．新女性医学大系．23 異常妊娠．東京：中山書店；1998.

〈有馬香織〉

6. 代謝・内分泌疾患

A 糖尿病

> **POINT**
> - 糖尿病の診断基準が2010年に改訂された．
> - 妊娠前から血糖のコントロールが重要である．
> - 周産期特有の合併症に注意する．

1. 定 義

　　糖尿病は，インスリンという血液中のブドウ糖を組織への取り込みを司るホルモンの分泌低下，あるいはインスリン抵抗性の増加によって生じる慢性高血糖を主徴とし，種々の特徴的な代謝異常を伴う疾患群である．

2. 原 因

　　糖尿病の原因は単一ではなく，多様な要因によって発症することが明らかとなっている．日本

表2-44　糖尿病の分類（糖尿病．2010；53：450-67）[1]

I. 1型（膵β細胞の破壊，通常は絶対的インスリン欠乏に至る）
　A. 自己免疫性
　B. 特発性
II. 2型（インスリン分泌低下を主体とするものと，インスリン抵抗性が主体で，それにインスリンの相対的不足を伴うものなどがある）
III. その他の特定の機序，疾患によるもの
　A. 遺伝因子として遺伝子異常が同定されたもの
　　（1）膵β細胞機能にかかわる遺伝子異常
　　（2）インスリン作用の伝達機構にかかわる遺伝子異常
　B. 他の疾患，条件に伴うもの
　　（1）膵外分泌疾患
　　（2）内分泌疾患
　　（3）肝疾患
　　（4）薬剤や化学物質によるもの
　　（5）感染症
　　（6）免疫機序によるまれな病態
　　（7）その他の遺伝的症候群で糖尿病を伴うことの多いもの
IV. 妊娠糖尿病

注：現時点では上記のいずれにも分類できないものは分類不能とする．
＊一部には，糖尿病特有の合併症をきたすかどうかが確認されていないものも含まれる．

糖尿病学会では糖尿病の成因により，1型，2型，その他特定の機序，疾患による糖尿病，妊娠糖尿病の4型に分類している（**表2-44**）[1]．

3. 診　断

糖尿病の診断基準が2010年に改訂され[1]，HbA1cを取り入れた基準となっている．

糖代謝の判定区分は糖尿病型，正常型，境界型に分類される．HbA1c（NGSP値）≧6.5％，空腹時126mg/dL以上，随時血糖値200mg/dL以上，75gOGTT（経口糖負荷試験，oral glucose tolerance test）2時間値200mg/dL以上で糖尿病型と判定し，持続的に糖尿病型を示すものを糖尿病と診断する．

4. 糖尿病が妊娠に及ぼす影響

糖尿病は母体および胎児・新生児に様々な合併症を引き起こす．母体合併症として，糖尿病性合併症である網膜症や腎症の悪化する可能性，ケトアシドーシスの増加などがある．産科合併症としては，流産・早産，妊娠高血圧症候群，羊水過多などがある．新生児合併症としては，巨大児，低血糖，多血症，高ビリルビン血症などがある．

5. 妊娠が糖尿病に及ぼす影響

妊娠・分娩・産褥の経過中にはインスリン需要量が大きく変化する．妊娠末期にはインスリン需要量は約2倍に増加する．分娩第1期にはインスリン需要量は減少し，第2期にはやや増加し，産褥期には急激に減少する．

6. 管理と治療

a）妊娠前の管理

先天奇形の発生を低下させるためには妊娠前から厳格な血糖コントロールを行い，計画妊娠させることが重要である．また，合併症がある場合は専門家の検診が必要である．単純網膜症の場合は血糖コントロールが良好なら妊娠は許可されるが，増殖網膜症を有する場合には血糖コントロールと光凝固などの治療を行い，網膜症が鎮静化してから妊娠を許可する．

糖尿病性腎症の場合，腎機能が保たれていれば妊娠は許可できる．しかし，腎機能がかなり低下している場合（クレアチニンクリアランス30mL/分以下，血清クレアチニン3mg/dL以上）には腎移植後の妊娠を勧める．糖尿病性腎症はいったん発症すると腎機能は進行性に悪化するので，十分なインフォームドコンセントが必要である．

b）妊娠中の管理

日本産科婦人科学会における血糖コントロールの目標値は，静脈血漿グルコース値が食前100mg/dL以下，食後2時間値120mg/dL以下としている．具体的な妊娠中の管理法を**図2-41**に示す[2]．

c）血糖検査

血糖値のモニターは簡易血糖測定器を用いて行う．厳格な血糖管理が要求される糖尿病妊婦は，頻回かつ正確に血糖自己測定を行うことで，低血糖を予防し厳格な血糖管理が行える．

d）食事療法

妊娠時には非妊娠時の栄養所要量に加えて，エネルギー，蛋白質，ビタミン，ミネラルなどの付加が必要である．2010年の日本人栄養所要量[3]におけるエネルギー付加量は，妊娠初期では＋50kcal，妊娠中期では＋250kcal，妊娠後期では＋450kcal，授乳婦では＋350kcalとしている．

3回食で目標血糖値を達成できない場合には各食事を分割し，6分割食にすることが有効なこともある．

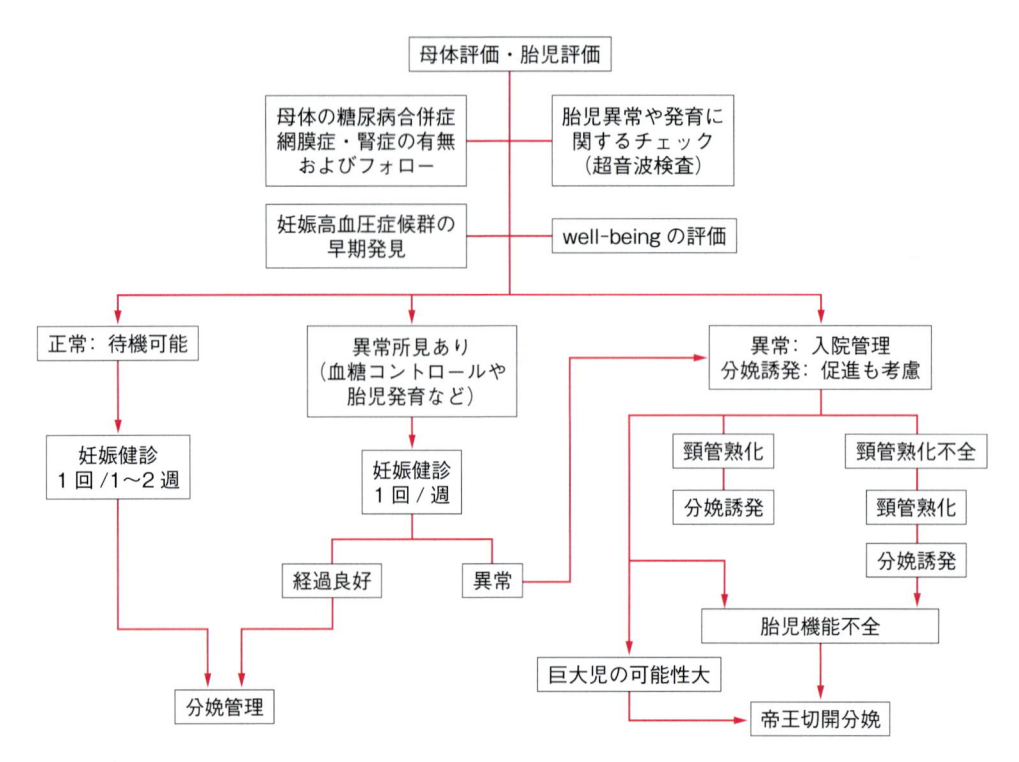

図 2-41 妊娠中の管理法（杉山　隆．日産婦誌．2008；60：N35-40）[2]

e）インスリン療法

　適正な食事療法を行っても血糖コントロールが不良の場合は，インスリン投与の適応となる．インスリンの血中濃度をできる限り生理的なインスリン分泌パターンに近づけるように，すなわちインスリンの基礎分泌と食後分泌を念頭に入れ，中間型，速効型あるいは超速効型を複数回注射する．

f）合併症の有無

　妊娠中は糖尿病網膜症が悪化しやすく，特に高血圧合併や血糖コントロール不良の場合，注意が必要である．定期的にかつ頻回に眼底検査をする必要がある．
　腎機能検査としてクレアチニンクリアランス，尿中蛋白およびアルブミンの定量を行う．適宜，β_2ミクログロブリン値もチェックする．

g）胎児機能検査

　超音波検査で，胎児の大きさ，奇形の有無のチェックを行うとともに，胎児の well-being を評価する．

7. 最新の話題

　糖尿病の診断基準が 2010 年に改訂され，HbA1c を重視した基準となっている．HbA1c は空腹時血糖よりも強く心血管疾患や死亡と関連していることが報告[4]されており，生活習慣病の管理が重要である．

◆文献
1) 糖尿病診断基準に関する調査検討委員会．糖尿病の分類と診断基準に関する委員会報告．糖尿病．2010; 53: 450-67.
2) 杉山　隆．産科疾患の診断・治療・管理　8. 合併症妊娠の管理と治療．5) 糖代謝異常合併妊娠．日産婦誌．2008; 60: N35-40.
3) 厚生労働省．日本人の食事摂取基準（2010年版）．2009.
4) Selvin E, Steffes MW, Zhu H, et al. Glycated hemoglobin, diabetes, and cardiovascular risk in nondiabetic adults. N Engl J Med. 2010; 362: 800-11.

〈中川潤子〉

B 甲状腺疾患

POINT

- 甲状腺機能亢進症を呈するBasedow病と甲状腺機能低下症を呈する橋本病は，自己免疫異常に起因し，生殖年代の女性に比較的多い．
- 妊娠に合併する甲状腺機能亢進症には，Basedow病と妊娠一過性甲状腺機能亢進症がある．
- 甲状腺機能低下症の治療は，甲状腺ホルモン補充療法を行う．
- 治療により甲状腺機能が正常域内に調節され，甲状腺機能正常状態（euthyroid）の場合には問題は少ない．
- 甲状腺を刺激する抗体や抗甲状腺薬は胎盤を通過するため，胎児・新生児に影響を与える．

1. 概念

甲状腺機能異常には，甲状腺機能亢進症と甲状腺機能低下症がある．機能亢進を呈するBasedow病や，機能低下を呈する橋本病は，自己免疫異常に起因し，生殖年代の女性に比較的多く，妊娠に合併することも少なくない．甲状腺機能の異常が，胎児の予後に影響を与えること

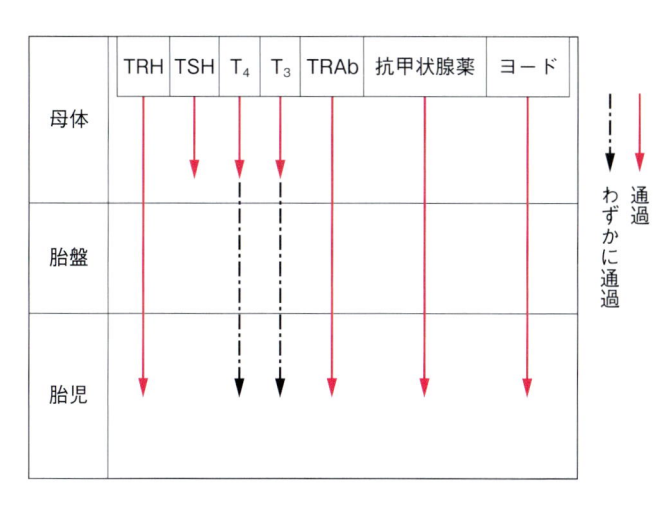

図2-42　甲状腺機能関連物質の胎盤通過性

がある．また，甲状腺を刺激する抗体や抗甲状腺薬は胎盤を通過するため，胎児・新生児に影響を与える（図 2-42）．さらに，妊娠悪阻，切迫流・早産，妊娠高血圧症候群などの例では，甲状腺機能異常が背景にあることも考えられ，注意が必要である．

2. 頻度

妊婦における甲状腺疾患の頻度は，約 1.2％である．甲状腺疾患と診断され治療している者を除くと，一般妊婦のスクリーニング検査で発見された甲状腺機能異常者は 0.35％であり，機能亢進 0.27％，機能低下 0.08％である．

3. 原因

a）甲状腺機能亢進症

甲状腺機能亢進症は，甲状腺の活動性が亢進しホルモン合成が高まっている病態である．妊娠に合併する甲状腺機能亢進症は，Basedow 病と妊娠一過性甲状腺機能亢進症がほとんどであり，無痛性甲状腺炎，亜急性甲状腺炎などはまれである．Basedow 病は，甲状腺刺激ホルモン（TSH）受容体に対する自己抗体によって甲状腺が過剰刺激され，甲状腺ホルモン過剰による症状（甲状腺中毒症）が発症する疾患である．妊娠一過性甲状腺機能亢進症は，妊娠初期にヒト絨毛性ゴナドトロピン（hCG）が高値となり，hCG の TSH 受容体刺激により甲状腺ホルモン産生が亢進する状態である．

b）甲状腺機能低下症

甲状腺機能低下症は，甲状腺ホルモンの産生・分泌が低下している病態である．甲状腺ホルモン不応症なども，甲状腺ホルモン作用の低下をきたすが，妊娠中の合併はきわめてまれである．妊娠に合併する甲状腺機能低下症は，自己免疫疾患の橋本病（慢性甲状腺炎）が最も多く，その他に Basedow 病手術後・放射線治療後，甲状腺腫瘍術後などがある．

4. 症状

a）甲状腺機能亢進症

甲状腺ホルモン過剰による甲状腺中毒症状として，動悸・頻脈，発汗過多，易疲労感，手指振戦，体重減少，軟便・下痢などが認められる．

b）甲状腺機能低下症

甲状腺ホルモン低下の症状として，浮腫，寒がり，難聴，嗄声，緩慢な動作，便秘，体重増加，徐脈，皮膚乾燥，脱毛などがみられる．

5. 診断

a）甲状腺機能亢進症

Basedow 病は，日本甲状腺学会の診断基準により臨床所見と検査所見から診断される．臨床所見として甲状腺中毒症状，甲状腺腫大，眼球突出または特有の眼症状がみられる．検査所見では，血中 FT_4 および FT_3 の高値と TSH の抑制で機能亢進と診断され，血中の抗 TSH 受容体抗体（TRAb）が陽性であることから Basedow 病と診断される．妊娠一過性甲状腺機能亢進症では，TRAb は陰性である．鑑別すべき疾患として，無痛性甲状腺炎がある．これは甲状腺組織が破壊されて一過性に甲状腺中毒症を呈するもので，多くは橋本病を基礎にもち，亜急性甲状腺炎と異なり痛みがないため，Basedow 病と誤診しやすい．治療方針が異なるので両者の鑑別は重要である（表 2-45）．

b）甲状腺機能低下症

甲状腺からのホルモン分泌が低下する原発性甲状腺機能低下症では，血中 FT_4 および FT_3 は

表 2-45 甲状腺中毒症の鑑別診断

	Basedow 病	GTH 妊娠一過性	無痛性甲状腺炎	亜急性甲状腺炎
甲状腺腫大	あり	なし	あり	あり
中毒症持続期間	3カ月以上	3カ月以内	3カ月以内	3カ月以内
前頸部痛，発熱	なし	なし	なし	あり
血沈，CRP	正常	正常	正常	高値
抗 TSH 受容体抗体	陽性（90％）	陰性	陰性	陰性
抗 TPO 抗体	陽性（90％）	陰性	陽性（50％）	陰性
抗 Tg 抗体	陽性（50％）	陰性	陽性（50％）	陰性
サイログロブリン	高値	高値	高値	高値
放射性ヨード摂取率	高値	検査禁	低値	低値

低値，TSH は高値を示す．二次性では，TSH は低値または正常域内である．また，橋本病など自己免疫疾患の場合は，抗サイログロブリン抗体や抗過酸化酵素（TPO）抗体が陽性である．

6. 治療

a）甲状腺機能亢進症

抗甲状腺薬として，治療効果，副作用などの面から，チアマゾール（MMI）が第 1 選択として推奨されている．ただし，妊娠予定者および妊娠 8 週までは，催奇形性の観点から，プロピルチオウラシル（PTU）を選択することが勧められる．しかし，MMI 服用中に妊娠が判明し，妊娠 8 週を過ぎている場合は，必ずしも PTU に変更する必要はない．また，胎盤通過性は MMI と PTU に差はない．さらに，MMI 10mg/日以下，PTU 300mg/日以下では安全に授乳できる．維持量は，MMI では 5〜10mg/日，PTU では 50〜100mg/日である．

b）甲状腺機能低下症

甲状腺機能低下症のホルモン補充療法には，甲状腺ホルモン製剤を用いる．乾燥甲状腺末，合成サイロキシン（T_4），合成トリヨードサイロニン（T_3）の 3 種類がある．通常合成サイロキシン（T_4）25μg または 50μg 錠を 1 日 1 錠 1 回投与する．自覚症状と血中 TSH，FT_4，FT_3 を指標にして，1〜2 週ごとに増量し，維持量にもっていく．

7. 管理

甲状腺機能異常合併妊娠では，甲状腺機能を正常域内に管理することが，母児の予後に重要である．妊娠中は 2 週ごとに通院し，甲状腺機能（血中 TSH，FT_4，FT_3）と薬剤副作用について観察する．維持量で甲状腺機能が正常の場合は，4 週ごとに甲状腺機能検査をする．TRAb の検査は，妊娠初期の妊娠性一過性甲状腺機能亢進症と Basedow 病との鑑別をする場合と，妊娠後期に胎児・新生児甲状腺機能への影響を推定する場合に必要である．Basedow 病の TRAb の値は，胎児の甲状腺機能に反映する．したがって，母体の甲状腺機能のコントロール状態から胎児甲状腺機能が推定される．また，胎児頻脈のチェック，エコーによる胎児甲状腺腫大のチェックも参考になる．

8. 母体甲状腺機能異常の妊娠への影響

a）甲状腺機能亢進症

甲状腺機能亢進症の管理が不良で機能亢進状態（hyperthyroid）が続く場合は，重症妊娠悪阻，流産・早産，妊娠高血圧症候群，胎児発育不全，死産などの頻度が高い．治療により甲状腺

機能が正常域内に調節され，甲状腺機能正常状態（euthyroid）の場合には問題は少ない．

b）甲状腺機能低下症

甲状腺機能低下状態（hypothyroid）では，流産，死産，先天奇形，胎児発育不全の頻度が高い．また，妊娠初期に母体の甲状腺機能低下やヨード欠乏がある場合は，胎児の脳神経系の発達が障害されるリスクがある．

9. 最新の話題：放射線被曝時の安定ヨウ素剤服用

原子力災害で放出される放射性ヨウ素を，ヒトが吸入し身体に取り込むと，放射性ヨウ素が甲状腺に集積するため，放射線の内部被曝による甲状腺癌を発生させるリスクがある．そこで，放射線に被曝した場合の緊急初期被曝医療の1つとして，放射性ヨウ素の甲状腺への取り込みを抑制する安定ヨウ素剤を，できるだけ早期に年齢に応じた量を1回服用することが勧められる．服用対象者は，原則として40歳未満の者とされ，特に，新生児，乳児，妊婦の服用を優先する．

ヨウ素過敏症など服用禁忌の者がいること，過量や長期服用は甲状腺機能異常を引き起こすことに注意する．

◆文献

1) 杉本充弘．内科疾患合併妊娠の管理—甲状腺疾患．産と婦．2003; 70: 310-6.
2) 日本甲状腺学会，編．バセドウ病薬物治療のガイドライン2006．東京：南江堂；2006．p.7-10, 33-76.
3) 杉本充弘．甲状腺機能異常合併妊娠．産と婦．2008; 75(Suppl): 109-14.
4) 杉本充弘．抗甲状腺薬・甲状腺ホルモン療法の基本的考え方．In: 杉本充弘．編．妊婦・授乳婦の薬．東京：中外医学社；2009．p.29-31.

〈杉本充弘〉

2. 妊娠中期～後期　C. 合併症妊娠

7. 膠原病

> **POINT**
> - 妊娠，分娩年齢の女性に膠原病が好発するため，膠原病合併妊娠は多い．
> - 妊娠，分娩に伴い，免疫システムの大きな変化があるため，自己免疫性疾患である膠原病の状態も変化する（増悪・軽快）ため，注意が必要である．
> - 多くの膠原病が胎児や新生児への影響もあるため，well-being や出生後の変化にも注意する．
> - いくつかの病態が重なることが多いため，個々の症例に応じた治療法が必要である．

A 定 義

　膠原病とは自己の組織構成成分にもかかわらず免疫システムが非自己と認識することにより，異常な免疫反応が起こり，その結果生じる自己抗体がさまざまな組織障害をきたす病態である．1つの病気の名前ではなく，様々な疾患を含む総称である．

B 頻 度

　膠原病のうち，全身性エリテマトーデス（SLE），抗リン脂質抗体症候群（APS），慢性関節リウマチ（RA），特発性血小板減少性紫斑病（ITP）は比較的若年の女性に好発するため，これらを合併した妊娠の頻度は少なくない．膠原病合併妊娠は不育症や，妊娠高血圧腎症，胎児発育不全（fetul growth restriction：FGR）などのリスクが比較的高く，注意を要する．

C 妊娠中の変化

　妊娠とは半分非自己である胎児と胎盤を，免疫システムにより拒絶されることなく維持することであり，本来非自己は排除すべき免疫システムが，妊娠によりダイナミックに調節されることによって成立する．分娩時にはこのシステムが再び変化して非自己は排除される．リウマチ以外の多くの膠原病が妊娠中に増悪することが多く，リウマチは産褥期に増悪することが多いが，いくつかの病態がオーバーラップしていることが多いため，個々の症例で病態は異なるため，注意が必要である．

D 主な膠原病の種類と管理

1. 全身性エリテマトーデス（systemic lupus erythematosus：SLE）

　SLE は自己抗体・免疫複合体により細胞障害，組織障害が全身に及ぶ原因不明の疾患である．臨床像，経過や予後は多様で，表 2-46 に示すような症状を呈する．診断基準は表 2-47 に示す．出産年齢女性の有病率は約 500 人に 1 人で，患者のうち生殖可能年齢層の女性が約 9 割を占める．妊娠中，患者のうち 1/3 で軽快，1/3 で不変，1/3 で増悪する．妊娠中，20 人に 1 人が命にかかわるような重篤な状態となる．一般的に腎不全や心筋炎などが原因であるが，妊娠高血圧

表 2-46　SLE の臨床症状

臓器	症状	頻度（%）
全　身	倦怠感，発熱，体重減少など	95
筋・骨格系	関節痛，筋肉痛など	95
血　液	貧血，白血球減少，血小板減少	85
皮　膚	蝶型紅斑，口腔内潰瘍，円形紅斑，脱色，発赤	80
神　経	認知障害，精神疾患，痙攣	60
心　肺	胸膜炎，心膜炎，心筋炎，心内膜炎	60
腎	蛋白尿，腎不全，ネフローゼ症候群	60
胃　腸	食欲不振，腹痛，下痢	45
血栓症	静脈血栓（10%），動脈血栓（5%）	15
眼	結膜炎	15
妊　娠	習慣流産，早発型妊娠高血圧腎症，死産	30

表 2-47　SLE の診断基準（米国リウマチ学会，1997 年改訂）

基準	コメント
頬部紅斑	固定した紅斑
円板状紅斑	隆起性の円形紅斑，角化性落屑の付着と毛嚢塞栓を伴い，ときに萎縮性瘢痕を伴う
日光過敏症	
口腔内潰瘍	通常無痛性
関節炎	2 カ所以上の末梢関節の非びらん性関節炎
漿膜炎	胸膜炎または心内膜炎
腎障害	0.5g/日または 3+ 以上の蛋白尿または細胞円柱
神経障害	他に原因のない痙攣または精神病
血液学的異常	溶血性貧血，白血球減少症，リンパ球減少症，血小板減少症
免疫学的異常	抗 dsDNA 抗体，抗 Sm 抗体，梅毒反応の生物学的偽陽性，抗カルジオリピン抗体，ループスアンチコアグラント
抗核抗体	抗核抗体異常高値

dsDNA: double-stranded, Sm: Smith antigens
このうち 4 項目以上が経過のいずれかの時期に存在すれば，SLE と診断される（特異度 98%，感度 97%）

腎症や抗リン脂質抗体症候群に関連した合併症は危険である．
　予後良好であるための条件は，1）SLE が活動性でなく，2）6 カ月以上寛解状態にあること，3）加重型妊娠高血圧腎症が発症しないこと，4）抗リン脂質抗体が陽性でないこと，である．
　SLE 合併妊娠において，母体では妊娠高血圧症候群の発生頻度が高く，そのとき SLE 症状が増悪（特に腎機能の低下）することがあるため，妊娠中は頻回に血液検査，蓄尿検査を行い，腎機能，肝機能を評価する．また胎児・新生児では流・死産，胎児発育不全，新生児死亡率が抗リン脂質抗体陽性例では特に高いため，超音波検査や胎児心拍モニタリングなどによって well-being などに注意して妊娠継続する．分娩方法は産科的適応に従う．
　SLE の妊婦から出生した児には，まれにループス皮膚炎や，先天性の心ブロックがみられることがあり，新生児エリテマトーデスという．心ブロックを認めた場合，不可逆的であり，ペー

スメーカーが必要となる.

治療法としては関節痛や漿膜炎に対してはNSAIDsが有効であるが，胎児動脈管早期閉鎖のリスクがあるため，妊娠中の使用には注意が必要である．重篤な症状には副腎皮質ステロイドによって治療する．症状が安定したら急に中止せず，漸減する．産褥期には症状が増悪することが多いため，注意する．

2. 抗リン脂質抗体症候群 (antiphospholipid antibody syndrome: APS)

APSは動静脈血栓症，血小板減少症，流産や，妊娠後半期での死産（不育症）などを特徴とする自己免疫性疾患である．診断基準を表2-48に示す．

抗リン脂質抗体としては，抗カルジオリピン（CL）抗体や，ループスアンチコアグラント（LAC）などがある．

抗リン脂質抗体症候群合併妊娠では，流産，死産，FGR，常位胎盤早期剥離，妊娠高血圧症候群を高率に発症するため，胎児well-beingの頻回な評価が必要である．また母体にとって致死的な肺塞栓症を引き起こす静脈血栓症の発症頻度が高いため，注意が必要である．

妊娠中の治療法としては，アスピリン単独療法，低分子ヘパリンと低用量アスピリンの併用療

表2-48 抗リン脂質抗体症候群*の臨床的・臨床検査の診断基準

基準	定義
臨床的	
産科的因子	(1) 妊娠10週前の3回以上の自然流産 (2) 1回以上の妊娠10週以降の原因不明の死産 (3) 妊娠34週前での分娩を必要とするような重症妊娠高血圧腎症あるいは胎盤機能不全
血栓症	(1) 原因不明の血栓塞栓症 (2) 原因不明の動脈塞栓 (3) 明らかな血管壁の炎症のない臓器内小血管の塞栓
検査値	
抗カルジオリピン抗体	抗カルジオリピン抗体のIgGやIgMが数週間間隔でELISA法で測定し，2回以上高値
ループスアンチコアグラント	ループスアンチコアグラントが6週間以上の間隔で測定し，2回以上血漿中に存在 International Society on Thrombosis and Hemostasisのガイドラインに基づく測定による （以下） (1) リン脂質依存性凝固スクリーニング検査で延長を認める（たとえばaPTT，カオリン凝固時間，希釈ラッセルクサリヘビ毒凝固時間，希釈プロトロンビン時間） (2) 正常な血小板低含有血漿と混合することによるスクリーニング検査の延長が緩和されない (3) 大量のリン脂質を加えることによるスクリーニング検査結果の延長が短縮または修正される (4) 他の医原性の凝固障害（たとえば第VIII因子の抑制剤ヘパリン）の除外

*抗リン脂質抗体症候群は臨床的診断基準と臨床検査値に診断基準のそれぞれ少なくとも1つを満たす場合．

法, アスピリンとステロイドの併用療法などがある. 副作用として, 出血傾向, 血小板減少症, 骨量減少などに注意する. 産褥期には血栓傾向が出やすく, 静脈血栓から肺梗塞などをきたすこともあるため, 特に注意する.

3. 関節リウマチ (rheumatoid arthritis：RA)

RAの発症は約4倍女性に多く, その発症年齢は20〜60歳に多い. 有症率も高い疾患であり, 妊娠に合併する率も高い. RAの診断は, 種々の関節症状をもとにアメリカリウマチ協会による診断基準によってなされる (表2-49). RAは妊娠中に70〜80％が軽快する. そのため妊娠中のステロイドやNSAIDを減量することができる. ただし出産後はこれらの薬剤を妊娠前の投与量まで増量する必要がある. リウマチ因子は胎盤を通過できず, 胎児・新生児には影響を及ぼさないが, リウマチ治療薬により, FGR (ステロイド, NSAIDsなどによる) や胎児動脈管早期閉鎖 (NSAIDsによる) のリスクがあるので注意する. 股関節の変形が強い場合は経腟分娩が困難な場合があるが, 基本的には自然経腟分娩が可能である. ステロイドやNSAIDsは基本的に授乳に差し支えないが, アザチオプリン, シクロホスファミド, メソトレキセート, クロラムブシルなどの免疫抑制薬や抗悪性腫瘍薬を使用している場合は基本的に授乳をさけるべきとされており, 一時的に搾乳とするかどうかなど, 相談が必要である.

表2-49 関節リウマチ診断基準 (1987年に改訂)

診断基準	定義
1. 朝方の指のこわばり	関節周囲のこわばりが1時間以上続く
2. 3カ所以上での関節炎	医師の診断により, 3つ以上の関節周囲の軟部組織浮腫 (関節炎) を認める
3. 手の関節炎	近位の指関節, 中手指関節, 手首の腫脹 (関節炎)
4. 左右対称性の関節炎	左右対称の腫脹 (関節炎)
5. リウマチ結節	リウマチ結節
6. 血清リウマチ因子	リウマチ因子の存在
7. 画像上の変化	X線上のびらんおよび/または関節周囲の骨炎および/または手首の関節

診断基準：上記1〜4の症状が最低6週間存在する. 関節リウマチは上記の症状が4つ以上存在することにより定義され, さらに詳しい条件 (古典的, 明確な, 疑わしい) および除外診断項目はない.

4. 特発性血小板減少性紫斑病 (idiopathic thrombocytopenic purpura：ITP)

(§2-2-C-4. 血液疾患の項, 217頁参照)

E ケアのポイント

膠原病合併妊娠は妊娠前, 妊娠中, 産褥期とそれぞれ病態が変化することに留意し, 特に増悪傾向がみられないか, 注意する. 胎児発育不全や妊娠高血圧腎症などを合併することも多く, 胎児の胎児心拍モニターなどによるwell-beingの評価, 母体の血圧や浮腫, 体重の変化などに注意する.

また妊娠中から母体に自身の病気について正しい理解を促し, 日頃より血圧や体重の自己測定を行ったり, 胎動に注意し, 減塩食を心がけるなどの指導を行う.

◆文献

1) 日本産科婦人科学会, 編. 産科婦人科用語集・用語解説集. 2版. 東京: 金原出版; 2005.
2) Cunningham F, Leveno K, Bloom S, et al. Williams Obstetrics. 23rd ed. Mc Graw Hill. 2009.
3) 森 巍. 胎児診断・管理のABC. 2版 京都: 金芳堂; 2002.
4) 塩崎有宏, 斎藤 滋. 研修コーナーD. 産科疾患の診断・治療・管理, 8. 合併症妊娠の管理と治療, 7) 自己免疫疾患・膠原病合併妊娠. 日本産科婦人科学会雑誌. 2008; 60(3).
5) 吉田幸洋. 自己免疫疾患管理上の問題点と対策. 日本産科婦人科学会雑誌. 2005; 57(8).

〈松本順子〉

2. 妊娠中期～後期　C. 合併症妊娠

8. 腎・泌尿器疾患

> **POINT**
> - 妊娠すると腎臓はわずかに拡大し，腎盂および尿管は拡張する．解剖学的変化に加え腎血流量は妊娠初期から増加し，妊娠中期には非妊娠時の 50％まで増加する．
> - 妊娠による腎尿路系の解剖学的変化は無症候性細菌尿や尿路感染症の発生を増すことに注意する．
> - 腎機能は妊娠を維持する上できわめて重要であり，腎機能障害のある妊婦では流産，早産，胎児発育不全，妊娠高血圧腎症が発生するリスクが高い．
> - 腎疾患を有する妊婦は腎機能，血圧を評価し，腎臓内科と連携して管理する．

A 正常妊娠中の腎機能の変化

妊娠中の解剖学的変化としては，妊娠6～10週にかけて腎盂や尿管が拡張し，15～16週以降に生理的水腎・水尿管症がみられるようになる．これは妊娠子宮による尿路系への物理的圧迫および妊娠に伴うプロゲステロンの増加により尿路の平滑筋の弛緩作用および蠕動運動の低下によると考えられている．こうした変化は右側に強く出現するとされ，これは妊娠により尿管と交叉する右卵巣静脈の怒張による圧迫および妊娠子宮が右側に傾くためといわれている．全身の機能として妊娠に伴い血圧は下降傾向となり，それとは逆に心拍出量は増加する．腎臓では妊娠後から腎血管抵抗は低下し，10～12週で最も低くなり，その後20週頃より上昇し出産前にはもとに戻る．腎血流量は心拍出量の増加と血管抵抗の低下に伴い約40％近く増加する．腎血流量の変化に伴って糸球体濾過量（GFR）も約40％近く増加する．

膀胱は妊娠の影響を受けて粘膜が浮腫状に変化し，機能的にも低緊張となって膀胱容量は非妊娠時の約2倍まで増大し残尿が出現する．また，妊娠後期には子宮や児頭による膀胱圧迫により膀胱尿管逆流現象が生じやすくなる．

B 無症候性細菌尿

無症候性細菌尿とは，持続的に尿中に細菌が増殖しているが頻尿，排尿痛，膿尿や血尿といった症状を認めない状態である．健常婦人の頻度が0.5～1％であるのに対し，妊娠中の頻度は2～7％に増加する．清潔に採取された尿1mLあたり100,000個以上の細菌を検出した場合，起因菌と診断される．妊娠初期に無症候性細菌尿が陽性であった場合，陰性に比較して急性腎盂腎炎の発症リスクが20～30倍になると報告されている[1]．また，未治療の場合妊娠後期に20～40％の症例で妊娠後期に腎盂腎炎を発症するが，治療により0～5.3％に頻度を減少することができるとの報告がある[2,3]．治療法としてはペニシリン系あるいはセフェム系抗菌薬の投与が推奨される．

C 膀胱炎

膀胱炎は全妊婦の0.3〜2%に認められ[4, 5]，妊娠中期に発症することが多い．症状としては，頻尿，尿意切迫感，排尿痛，膿尿および血尿などであり，通常発熱などの全身症状は認めない．尿沈渣所見で白血球，細菌，膀胱上皮を認め，定量培養にて尿中細菌数が1mLあたり100,000個以上検出された場合診断される．起炎菌の80%以上は大腸菌であり，通常抗菌薬の感受性テストの結果をまたずにペニシリン系もしくはセフェム系抗菌薬を投与する．症状にもかかわらず尿培養で細菌が検出されない場合，クラミジアトラコマティスによる尿道炎の可能性があり，その場合エリスロマイシンが有効である．

D 急性腎盂腎炎

急性腎盂腎炎は腎実質および腎盂・腎杯の細菌感染症であり，妊婦では1〜2%に起こるとされている[6]．片側性で先に述べた解剖学的理由から右側が過半数であり，両側性は25%である．15%の患者に菌血症を認め，1.3〜3%に敗血症性ショックを生じることがある．症状は，発熱，悪寒，片側もしくは両側の腰部・側腹部の鈍痛，悪心，嘔吐がある．罹患部の叩打痛を認め，尿沈渣で白血球増加や細菌尿陽性であることから診断される．

急性腎盂腎炎と診断された場合，入院の上，ペニシリン系もしくはセフェム系抗菌薬の経静脈投与を行う．十分な補液投与を行い尿量を維持する．

72時間経過しても発熱が改善しない場合，抗菌薬の変更を行うとともに，尿路閉塞を考慮する必要がある．

約10〜25%は再感染するリスクがあり[7, 8]，定期的な尿検査が必要である．細菌尿を認めた場合は再治療を行う．

E 尿路結石

尿路結石は2,000〜3,000例の妊娠に1例の割合で発症し，妊娠により発症リスクが増加することはないとされている[9]．症状は強い腹痛あるいは背部痛，血尿，結石の排出などである．臨床症状および超音波で音響陰影を伴う結石を確認することなどで尿路結石と診断される．通常点滴と鎮痛剤で対処するが，尿路感染症を合併することもあるため，抗菌薬投与を行う．

F 急性腎不全

妊娠中は感染，妊娠高血圧腎症，HELLP症候群，胎盤早期剥離などさまざまな原因で急性腎不全に陥ることがある．妊娠高血圧腎症の妊婦では，早期に腎不全を診断し適切な管理を行うことで腎障害は残らない．出血は妊娠高血圧腎症に関連する急性腎不全を悪化させるため注意が必要である．急性尿細管壊死から腎皮質の壊死が生じた場合，乏尿，無尿，または尿毒症となり，透析を導入する必要が生じる．

急性尿細管壊死の予防としては，重症な妊娠高血圧腎症および子癇発症の場合適切な時期に妊娠を終了させること，大量出血に対し適切な輸血を行うこと，さまざまな感染症からもたらされる敗血症ショックの兆候を見逃さず治療を開始すること，乏尿の場合，心拍出量を正常化し腎血流量を保つ前に利尿薬を使用しないことなどがあげられる．

G 腎疾患合併妊娠

妊娠可能年齢の女性でみられる腎疾患としてはIgA腎症，ネフローゼ症候群，全身性エリテマトーデス，糖尿病性腎症などがあるが，妊娠前から腎疾患を有する頻度は0.02〜0.12％と低い[10]．妊娠による腎疾患への影響は妊娠前の腎機能や高血圧の有無によるため，妊娠前の評価が重要である．妊娠継続可能と判断された妊婦の場合，食事指導とともに体重，浮腫，血圧，尿検査，血清クレアチニン，BUN，尿酸測定を行い，児の発育に注意しながら妊娠高血圧症候群の早期発見に努める．腎機能が安定し高血圧を伴わない場合，妊娠予後は良好であり，妊娠自体が腎疾患に及ぼす影響も少ないとされている．高血圧を認める場合は腎疾患の種類や腎機能障害の程度に関係なく母児の予後を悪化させる要因となるため，妊娠早期からの適切な管理が必要である．蛋白尿が1g/日以上のもの，あるいは血清のクレアチニンが1.5mg/dL（推定GFRで60mL/分未満）以上のものは予後不良群と考えられ，妊娠中に増悪したり，早産のリスクも増加するため注意が必要である．

H 慢性腎不全

慢性糸球体腎炎，SLE，糖尿病性腎症などさまざまな原因疾患により腎不全に至り透析を受けている場合，透析しながら妊娠を継続するか，腎移植を行うかの2つが考えられる．妊娠中の透析は通常血液透析であるが，妊娠前より頻度を増やすことが勧められている．しかし管理は難しく，生児を得る率は25％程度といわれている．一方，腎移植後の妊娠は移植腎の機能が落ち着いていれば多くは良好な経過をたどる．移植に伴う免疫抑制薬についても胎児への副作用は少ない．腎機能障害があっても非妊時は透析する必要がない患者の場合，妊娠中に腎機能が悪化することを極力予防しなければならない．最も重要な点は血圧の管理であり，高血圧は確実に腎機能を悪化させることに留意すべきである．

◆文献

1) Nicolle L, Bradley S, Colgan R, et al. Infections Diseases Society of America guidelines for the diagnosis and treatment of asymptomatic bacteriuria in adults. Clin Infect Dis. 2005; 40: 643-54.
2) Gratacós E, Torres PJ, Vila J, et al. Screening and treatment of asymptomatic bacteriuria in pregnancy prevent pyelonephritis. J Infect Dis. 1994; 169: 1390-2.
3) Gibbs RS, Sweet RL. Maternal and fetal infections disorders. In: Creasy RK, Resnick R, editors. Maternal fetal medicine. 4th. ed, Philadelphia: WB Sounders; 1999. p.659.
4) 藤森敬也, 佐藤 章. 尿路感染症と妊娠. 産と婦. 2008; 75: 1446-51.
5) 牧野康男, 松田義雄. 妊娠中の尿路感染症. 周産期医学. 2010; 40（増刊）: 275-7.
6) Kass EH. Infectious disease and perinatal morbidity. Yale J Biol Med. 1982; 55: 231-7.
7) Romero R, Oyarzum E, Mazur M, et al. Meta-analysis of the relationship between asymptomatic bacteriuria and preterm delivery/low birthweight. Obstet Gynecol. 1989; 73: 576-82.
8) 藤森敬也, 伊藤明子, 熊耳敦子, 他. 妊婦の尿路感染症とその対策. 産婦人科治療. 2005; 90（増刊）: 667-72.
9) Asplin JR, Coe FL, Favus MJ. Nephrolithiasis. Harrison's principles of internal medicine. 17th ed. New York: McGraw-Hill; 2008. p.1815.
10) 三宅良明, 中本 牧, 中林正雄. 腎疾患合併妊娠の管理①. 妊娠高血圧症候群管理ガイドライン. 2009. p.114

〈細川さつき〉

2. 妊娠中期〜後期　C. 合併症妊娠

9. 精神・神経疾患
（うつ病，パニック障害，統合失調症，てんかん）

> **POINT**
> - 精神・神経疾患を合併している例ではあらかじめ精神症状の評価を行い，精神科的介入の必要度によって出産の場所を選択する．
> - 向精神薬は妊婦・授乳婦に対する安全性は確立されてないが，実際にはリスクとベネフィットを勘案し，服用しながら妊娠・授乳を行うことも少なくない．
> - マタニティーブルーズや産後うつ病，産後精神病は，特に精神疾患の既往がなくても生じうる．
> - 患者の抱える不安やストレスの原因を社会心理学的に多面的に分析し，育児支援が必要な場合は社会資源を活用するなどの事例介入を行う．これは児童虐待を防止することにもつながる．

A 周産期に遭遇しやすい精神・神経疾患

妊婦・授乳婦に合併することの多い精神・神経疾患の一覧を**表 2-50**に示した．

表に含めたもの以外では，内科疾患（例：全身性エリテマトーデス，Basedow病など）に伴う精神症状もある．

表 2-50 妊婦・授乳婦に合併することの多い精神・神経疾患とその症状

主症状	疾患名
不安	パニック障害 強迫性障害 社交不安障害（対人恐怖症） 適応障害（反応性うつ状態など）
うつや躁	うつ病，躁うつ病（双極性障害）
気分変動，衝動制御不良，対人関係のトラブル，自傷行為	情緒不安定性（境界性）パーソナリティ障害
妄想・幻覚，思考・行動のまとまりのなさ	統合失調症，妄想性障害
飲食習慣の問題，薬物の摂取	過食症，拒食症 アルコール依存症，覚せい剤依存症
意識消失（減損）や痙攣発作	てんかん

B 向精神薬と妊娠・授乳

1. 胎児・新生児への影響

　妊婦・授乳婦に対して安全性の確立された薬剤はない．したがって医薬品添付文書の記載に厳密に従えば，「服薬していれば妊娠・授乳を避ける」ことが必要となる．しかし現場ではリスクとベネフィットを勘案し，本人や家族の意向を踏まえ，妊婦・授乳婦へ慎重に投薬を行う場合がある．精神疾患を合併した女性にも，できる限り挙児の機会を与えるようにすることが目的である．

　例えば，パニック障害のある挙児希望の若年女性で日常生活は安定しているが継続服薬の必要がある場合，服薬を理由に何年にもわたり妊娠を控えさせたり，あるいは妊娠を急ぐあまり早急に向精神薬を減薬し症状の再発を招くのは好ましくない．

　向精神薬を服薬中の女性が計画外に妊娠してしまった場合は，挙児を望む場合は胎児への影響を勘案しつつ，母親の精神安定を維持できるよう最小限の向精神薬の服薬を続けさせることがある．

　妊婦への薬物投与の基本的考え方は**表 2-51**の通りである．妊娠3週以下では薬物の影響があったとしても流産などで妊娠が継続しないため，実際上は服薬の影響を考慮しなくてよい．妊娠4週以降15週頃までは最も形態学的異常をきたしやすい臨界期にあたり，この時期の服薬については特に慎重に考慮する必要がある．薬物ごとの投与の注意点を**表 2-52**に示す．

a) 睡眠薬・抗不安薬

　ジアゼパムなどのベンゾジアゼピン類はかつて口唇口蓋裂との関連性が指摘されていたが，その後否定的報告もみられ，現在は比較的安全と考えられている．胎盤通過性が高いため分娩直前の投与により新生児に筋緊張低下，哺乳困難，呼吸抑制など（floppy infant 症候群）が生じたり，逆に離脱により筋緊張亢進，神経過敏などが生じることがある．

　催眠鎮静によく用いられるヒドロキシジンはわが国では妊婦・授乳婦へは使用禁忌である．

b) 抗うつ薬・気分安定薬・抗精神病薬

　炭酸リチウムはわが国では妊婦・授乳婦には禁忌であるが，海外では慎重な投与も認められている．抗精神病薬のハロペリドールもわが国では妊婦に対して禁忌であるが，海外では投与が認められているため，わが国でも現場では使用されている．

　その他の薬剤ではおおむね奇形の報告は少ないが，新生児への軽微な影響も報告されているため，できる限り最小限に投与を行う．授乳させる場合は，乳汁移行性の少ない薬剤を選択する．

c) 抗てんかん薬

　プリミドン，バルプロ酸ナトリウム，フェニトイン，カルバマゼピン，フェノバルビタールなどの古くからある薬では全般に奇形発現率が高いことが知られれている．わが国ではバルプロ酸ナトリウムが妊婦に対して禁忌である．バルプロ酸ナトリウムやカルバマゼピンの服用により体

表 2-51 妊婦への薬物投与の基本的考え方

時期	児への薬物の影響
妊娠3週以下	影響は考慮しなくてよい
妊娠初期（4〜15週）	催奇形性が最も高い臨界期
妊娠中・後期（16週以上）	催奇形性は減じ，比較的影響は少ない
出産前後	新生児の薬物離脱症候群への配慮が必要

表 2-52 妊婦・授乳婦，胎児・新生児への向精神薬の影響

薬名	妊婦	授乳婦
睡眠薬・抗不安薬		
ベンゾジアゼピン類（ジアゼパムなど）	比較的安全だが，新生児の floppy infant 症候群，離脱症候群に注意	母乳移行により児に嗜眠のおそれ
ゾルピデム	安全性が高い	不明
ヒドロキシジン	**投与禁**	**投与禁**
抗うつ薬		
三環系抗うつ薬	比較的安全だが，新生児に軽微な影響のおそれ	母乳移行は少ない
四環系抗うつ薬	データが少ない	不明
ミルタザピン	比較的安全	母乳移行は少ない
選択的セロトニン再取り込み阻害薬（SSRI）	パロキセチン（心奇形のおそれ）以外は比較的安全だが，新生児に軽微な影響のおそれ	エスシタロプラムは母乳移行が多いが他は少ない
セロトニン・ノルアドレナリン再取り込み阻害薬（SNRI）	比較的安全	不明
スルピリド	比較的安全	母乳移行が大きい
気分安定薬		
炭酸リチウム	**投与禁**（Ebstein 奇形などの心血管奇形）	**授乳禁**（母乳に高濃度に移行）
抗精神病薬		
フェノチアジン類（クロルプロマジンなど）	比較的安全だが，新生児に軽微な影響のおそれ	母乳移行は少ない
ブチロフェノン類（ハロペリドールなど）	比較的安全だが，新生児に軽微な影響のおそれ	母乳移行により児に軽微な影響のおそれ
非定型抗精神病薬（リスペリドン，オランザピン，クエチアピン，アリピプラゾールなど）	比較的安全とされるが，データが少ない	オランザピンは母乳移行が少ない
抗てんかん薬		
バルプロ酸ナトリウム	**投与禁**（二分脊椎など）	**授乳禁**
プリミドン，フェニトイン，カルバマゼピン，フェノバルビタール	奇形発現率がやや高く，また新生児に軽微な影響のおそれ	プリミドン，フェノバルビタールで児に嗜眠のおそれ
ゾニサミド，ガバペンチン，トピラマート，ラモトリギン	比較的安全	ゾニサミドで児に嗜眠のおそれ
レベチラセタム	比較的安全	母乳移行は大きいが半減期が短く児に影響は少ない

内で葉酸が低下することが知られており，やむをえず服用する場合は妊娠初期に葉酸の補充療法を行うことにより奇形発現率を低下させることができる．

ゾニサミド，ガバペンチン，トピラマート，ラモトリギン，レベチラセタムなどの新しい薬剤では奇形の報告は今のところ少ない．

2. 向精神薬とプロラクチン

統合失調症では脳内ドーパミン神経系の活動亢進が病態の1つと考えられており，ドーパミン遮断作用のある抗精神病薬が治療の中心となる．ドーパミンは脳内で精神機能や運動機能の制御だけではなく，視床下部・下垂体系においてプロラクチンの分泌制御にかかわっている（図2-43）．視床下部細胞で産生されるドーパミンは下垂体前葉でプロラクチン産生を抑制しているが，抗精神病薬を服用している患者ではドーパミンの働きが弱まるためプロラクチン産生が増大し，高プロラクチン血症や下垂体腺腫（良性）を生じる．これにより無月経や乳腺肥大，乳汁分泌が起こる．なお抗精神病薬以外に抗うつ薬でもまれに同様の副作用を生じることがある．

産褥期の乳汁分泌抑制に用いられるカベルゴリンやブロモクリプチンはドーパミン作動薬であり，視床下部・下垂体系においてドーパミン機能を亢進させることによりプロラクチン産生を減少させ乳汁分泌を抑制するが，統合失調症患者では幻覚・妄想などの精神症状を悪化させる可能性があるため投与を避けることが望ましい．

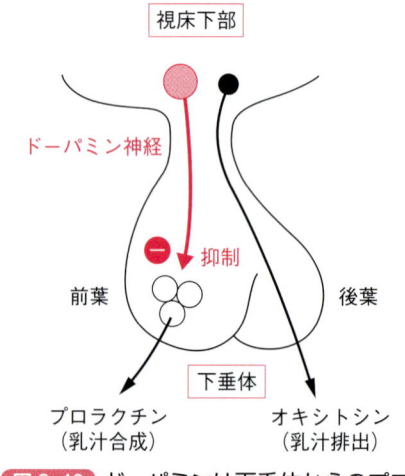

図 2-43 ドーパミンは下垂体からのプロラクチン分泌を抑制する

C 出産までの精神症状のケア

1. 来院時の精神症状の評価

精神・神経疾患を有する妊婦が来院した際には，現在かかりつけの精神科・心療内科などから診療情報提供書を持参してもらったり，院内に精神科がある場合には受診してもらい，現在の精神症状をあらかじめ把握しておく必要がある．

精神・神経疾患に関する情報や状態の評価が不足していると考えられる場合には，すみやかに医師に連絡する（**ドクターコール**）．精神症状の評価は難しく，情報をあらかじめ得ておかないと，患者の不安の訴えや，症状に左右された患者の予期せぬ行動に迅速に対処できないおそれがある．

院内の精神科・心療内科医が主治医である場合には連絡は取りやすいが，外部の病院・診療所に通院している患者の場合は主治医に迅速に連絡が取れず，精神症状への対応が困難になる場合があることをわきまえておく必要がある．

2. 一般産科病棟での出産が可能か？

精神科・心療内科の診療体制は病院（産院）によりまちまちである．総合病院で精神科病床を有し複数の常勤精神科医師がおり時間外にも対応が可能な病院，病床はなく常勤医師1〜2名で外来診療のみ行っている病院，また精神科・心療内科のいずれの診療科もない病院もある．こう

表 2-53 精神疾患の重症度

重症度	精神科治療	説明
A. 治癒	不要	過去に精神疾患の既往はあるが，治癒している．日常生活（仕事や家庭）に支障がない．
B. 寛解	通院中（維持療法）	服薬やカウンセリングなど治療継続中だが，症状は軽快しており，日常生活への影響は少ない．
C. 軽症	通院中	不安や抑うつなどの症状があり，ときに仕事を休むなど日常生活にやや影響が出ているが，家庭内ではほぼ自立した生活を送っている．
D. 中等症	通院中	病気のために日常生活がかなり制限され，働くことや家事も十分に行えない．頻繁に家族の援助を必要とする．
E. 重症	入院（開放病床）	希死念慮や幻覚・妄想などの精神症状により入院治療が必要だが，病院では大部屋で落ち着いて療養できる．
F. 最重症	入院（閉鎖病床）	現実判断力がかなり損なわれており，病的体験に左右された興奮や自傷行為が認められ，安全確保のため精神科閉鎖病床への入院が必要．

した病院の特徴によって，どの程度までの精神症状に対処可能かが異なってくる．

疾患の種類によらず通院・入院治療の必要性から精神疾患の重症度を分類したのが**表 2-53** である．評価の際には，現在の状態が比較的軽症であっても，妊娠・出産に伴って症状が変動する可能性があることも考慮に入れておく必要がある．

精神科的なケアでは，予見しうる最悪の事態を念頭において対策を講じていく必要がある．最も防ぐべき事態とは，自傷や自殺行動，入院中の無断離院，興奮や暴力行為など，本人や周囲の人々に危険が及ぶ行為，他の患者の安静を乱すような行為である（ドクターコール）．一般の病院（産院）はこうした症状や状況までを想定した設計が通常なされておらず，事例が発生した場合対応が非常に困難である．一方，精神科病床では個室・隔離室・閉鎖病床などの物理的構造により，重度の精神症状に対しても患者の安全を確保しながら治療を行うことができる．症状の不安定化・重症化が予見される事例では，妊娠早期から出産の場として精神科治療の充実した病院への転院を勧めていくことも必要となる場合がある．

D マタニティブルーズと産後うつ病（精神病）

マタニティブルーズとは産後数日にみられることの多い一過性の不安，抑うつ状態であり，通常自然軽快するため精神科での専門的治療を要しない．一方産後うつ病（精神病）は産後 2〜3 カ月以内に発症するうつ病（または精神病）であり，一般の精神病と比較して予後はよいとされているが，精神科での専門的治療が必要となり，しばしば入院治療も行われる．

詳細は §2-4-B-5. 産褥期の精神障害（441 頁）を参照のこと．

E 育児支援

母親に精神疾患がある場合には，育児放棄や身体的虐待などが起こりやすいことが知られてい

る．医療者は単に母親の産科的・精神医学的治療のみに注目しがちだが，児童虐待の背景を理解し，弱者である児を保護していくためには，母親のおかれた生活環境を心理学的，社会学的観点からより幅広い視野で分析し，必要な介入を行っていく必要がある．

病院内では産科医，精神科医（心療内科医），助産師，医療ケースワーカなどから構成されるネットワークで随時情報交換を行う．母親のみならず配偶者（パートナー）や母親の家族から家庭環境や経済状況について情報を得ておくことも重要である．

育児を支援できる身近な家族が不足している場合には地域の社会資源（育児相談，ヘルパー）を活用する．望まない妊娠であったり，母親が育児に対する意欲が乏しく，育児放棄などが懸念される場合は，児童相談所と連携し出産後に児を乳児院で保護することもある．母親の育児能力の評価は妊娠中の早期から行っておく必要がある．

◆文献
1) 松島英介. 妊婦・授乳婦に対する向精神薬の使い方. 改訂第2版. 東京: アステラス製薬; 2011.

〈福田倫明〉

2. 妊娠中期〜後期　D. 母子感染症

1. TORCH 症候群

POINT

- 胎内感染により，胎児に肝脾腫，黄疸，網脈絡膜炎などの共通の異常をきたす以下の感染症の頭文字を取ったものである．Toxoplasma（T），Others（O）として Syphilis，Rubella（R），Cytomegalovirus（C），Herpes simplex（H）．
- 梅毒，風疹については，妊娠初期にスクリーニングの血液検査を行う．
- トキソプラズマ抗体が陽性で，妊娠成立後の感染と考えられる場合には，アセチルスピラマイシンの投与を行う．
- TORCH 症候群のなかで，サイトメガロウイルス（CMV）は最も高頻度に胎内感染を起こし，乳幼児に難聴や神経学的後障害を残す．
- 性器ヘルペスが認められた場合，妊娠初期はアシクロビル軟膏塗布，中期・後期の初発では抗ウイルス療法が勧められる．
- 分娩時に外陰部のヘルペス病変がある場合は，帝王切開分娩にする．

A トキソプラズマ症 (Toxoplasmosis)（病原体：*Toxoplasma gondii*）

わが国での先天性トキソプラズマ症の発生率は，2〜5/10,000 出生と推定されている．

1. 感染経路

ネコの糞に排出されるオーシストの経口あるいは経気道感染か，加熱処理の不十分な肉（馬刺，牛刺，鳥刺，レバ刺，レアステーキ）を食べた場合に感染する．

2. 症　状

トキソプラズマ感染では無症状であることが多く，ときに頸部リンパ節腫脹や発熱を伴う．母体の初感染により，先天性トキソプラズマ症を起こすことがあるが，感染率と臨床症状は妊娠週数により異なる（表 2-54）[1,2]．妊娠初期（〜14 週）の初感染では胎児感染率（10％以下）は低いが，症状がより重症（流死産，脳内石灰化，水頭症，脈絡網膜炎，精神運動障害）になる[3]．先天性トキソプラズマ症の 1〜2％は知的障害ないし死亡に至り，4〜27％は脈絡網膜炎を発症し片側性視力障害を起こすとされる．

3. 原　因

日本では 90％以上の妊婦がトキソプラズマ抗体を有していないため，妊娠中に初感染を起こす潜在的リスクは高いと考えられる．感染のリスク因子は，加熱処理不十分な肉類の摂取，土との接触（ガーデニング，畑仕事），海外旅行，ネコとの接触などである．

4. 検　査

全妊婦に対するスクリーニングは推奨されていないため，必要に応じて実施する．感染時期が妊娠前であるか妊娠中であるかを診断することが重要である．初感染（疑いを含む）は，臨床症状出現，HA 抗体価の上昇，特異 IgM 陽性，IgG avidity 低値などで診断される（図 2-44）[4,5]．

表 2-54 感染時期による胎児感染率，先天性トキソプラズマ症発症率の変化

抗体陽性化の時期 (weeks)	経胎盤感染率 (%)*1	臨床症状出現リスク (%)*2
12	6	75
16	15	55
20	18	40
24	30	33
28	45	21
32	60	18
36	70	15
40	80	12

*1 羊水穿刺を行い評価
*2 胎児感染し，生後 3 歳以内にトキソプラズマ症の臨床症状が出現するリスク

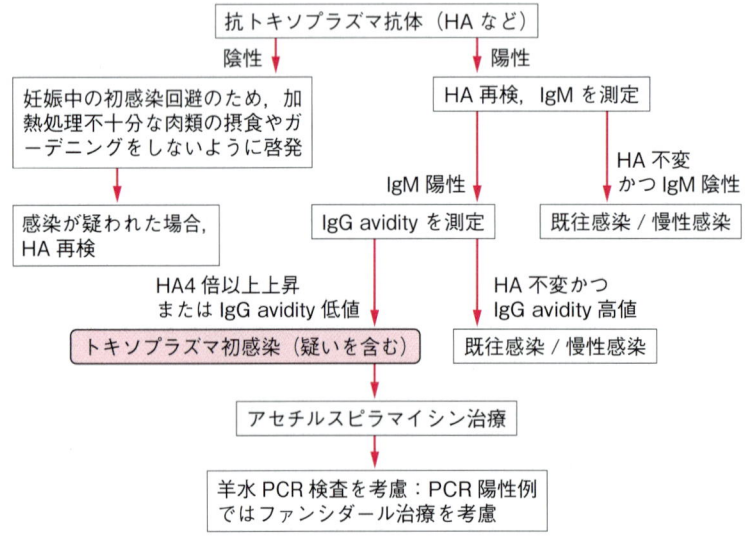

図 2-44 トキソプラズマ感染妊婦スクリーニング法の 1 案

IgM 陽性の半数以上は，偽陽性や persistent IgM 例なので注意が必要である．出生前診断には，羊水 PCR 法が用いられる．

5. 治 療

初感染（疑いを含む）では，アセチルスピラマイシン 1.2g 分 4/日，3 週間服用し，2 週間休薬，を分娩まで行う．羊水 PCR 陽性の場合，ファンシダール治療へ変更する[1,4]．

先天性トキソプラズマ症疑いの新生児に対しては，特異 IgM，髄液，CT や眼底鏡検査などを実施する．診断された場合ファンシダールで治療を行う．

B 梅毒 (Syphilis)（病原体：梅毒トレポネーマ *Treponema pallidum*）

Others として，一般的には梅毒を指すことが多い．代表的な STD であり，HIV などの他の STD との合併も多い．潜伏期間は 3 週間，後天梅毒の臨床症状は 1～4 期に分けられるが，現在

では3〜4期はまれである．

1. 感染経路

先天梅毒は，経胎盤性（通常，胎盤が完成する妊娠4カ月以降）に *Treponema pallidum*（TP）が胎児に感染することによって起こる．

2. 症　状

流早産，子宮内胎児死亡，子宮内胎児発育遅延をきたす．

早発性先天梅毒では，生後数週〜3カ月で第2期症状を発症し，梅毒疹，骨軟骨炎，鼻炎，皮疹，口囲放射状瘢痕，髄膜炎などがみられる．遅発性先天梅毒（第3期症状）は，学童期以降に発症し，Hutchinson 3徴候（永久歯奇形，実質性角膜炎，内耳性難聴），中枢神経障害が現れる．

3. 診　断

妊婦スクリーニングでは梅毒血清反応をみる．脂質抗原（カルジオリピン）を用いるSTS（serological test for syphilis）法として，ガラス板法やRPR（rapid plasma reagin）cardtestのいずれか1法と，TP抗原を用いるTPHA（*Treponema pallidum* hemagglutination）定性法を組み合わせて調べる．陽性の場合は定量法を行い，またTP抗原を用いるFTA-ABS（fluorescence treponemal antibody absorption）定量法を行う．STSとTPHA結果解釈と対策を**表2-55**[4, 6, 7]に示す．妊婦における梅毒血清反応陽性率は，0.1〜0.4％と推定されている．

4. 治　療

第1選択薬としてペニシリン系抗菌薬（AB-PCないしAM-PC 1.2〜1.5g/日，4週間）を用

表2-55 梅毒の管理と治療

【梅毒血清反応の解釈法】

STS法	TPHA法	考えられる病態・原因
（−）	（−）	・非梅毒　・ごく初期の梅毒　・初期梅毒治癒後
（−）	（＋）	・（初期）梅毒治癒後　・非常に古い梅毒 ・TPHAの偽陽性〔他種のトレポネーマ（Pinta, yaw），など〕
（＋）	（−）	・初期梅毒 ・BFP＊（妊娠，膠原病，抗リン脂質抗体症候群，など）
（＋）	（＋）	・梅毒（再感染を含む）　・梅毒治癒後 ・他種トレポネーマによる感染症（Pinta, yaw），など

＊BFP（生物学的偽陽性）

【治療】
1期の場合は2〜4週間，2期で4〜8週間，3期以上は8〜12週間投与する．
 1. ペニシリン系薬
   1) ベンジルペニシリンベンザチン（DBECPCG：バイシリン®，バイシリンG®）
      経口・40万単位・3回/日
   2) アンピシリン（ABPC：ビクシリン®，ペントレックス®）経口・500mg・4回/日
 2. マクロライド系薬
   1) エリスロマイシン（EM：エリスロシン®，アイロタイシン®）経口・400mg・4回/日
   2) アセチルスピラマイシン（ACSPM：アセチルスピラマイシン®）経口 200mg・6回/日

いる．アレルギーのある場合には，マクロライド系を使用する．STS定量法は，抗体価が病勢を反映するため，治療効果指標として用いられる．臍帯血でIgM-TPHA陽性の場合には胎内感染と診断され，AM-PC 50〜60mg/kg/日を1〜2週間投与する．T. pallidumが胎盤を通過する妊娠16〜20週以前に，母体の梅毒を十分に治療すれば，胎児への感染は予防できる．

C 風疹 (Rubella) (病原体：Rubella virus)

1. 感染経路
鼻咽頭分泌物の飛沫感染であり，2〜3週間の潜伏期間を経て発症する．

2. 症状
発熱，発疹やリンパ節腫脹などの症状をきたすが，10〜20％が不顕性感染となる．感染可能時期は，潜伏期の後半から発疹出現後5〜7日までとされる．

妊婦が妊娠初期に風疹に初めて罹患すると，児に先天性風疹症候群（congenital rubella syndrome：CRS）を起こすことがある．感音性難聴，眼症状（白内障，緑内障，色素性網膜症），先天性心疾患がCRSの主症状である．妊娠中の感染時期が早いほどCRS発症リスクは高いが，排卵日前ないし妊娠6カ月以降での初感染ではCRSは認められない（**表2-56**）[6]．

表2-56 妊娠週数とCRS発症のリスク

妊娠4〜6週	100%
妊娠7〜12週	80%
妊娠13〜16週	45〜50%
妊娠17〜20週	6%
妊娠20週以降	0%

3. 診断
妊婦スクリーニング（**図2-45**）[3, 5, 6]では風疹HI抗体価を測定する．HI抗体価256倍以上で初感染も疑われる．その場合，風疹の既往，ワクチン接種の有無，危険因子（発熱・発疹の出現，頸部リンパ節腫脹，風疹患者との接触，周囲での流行）についての問診と，HI抗体価再検

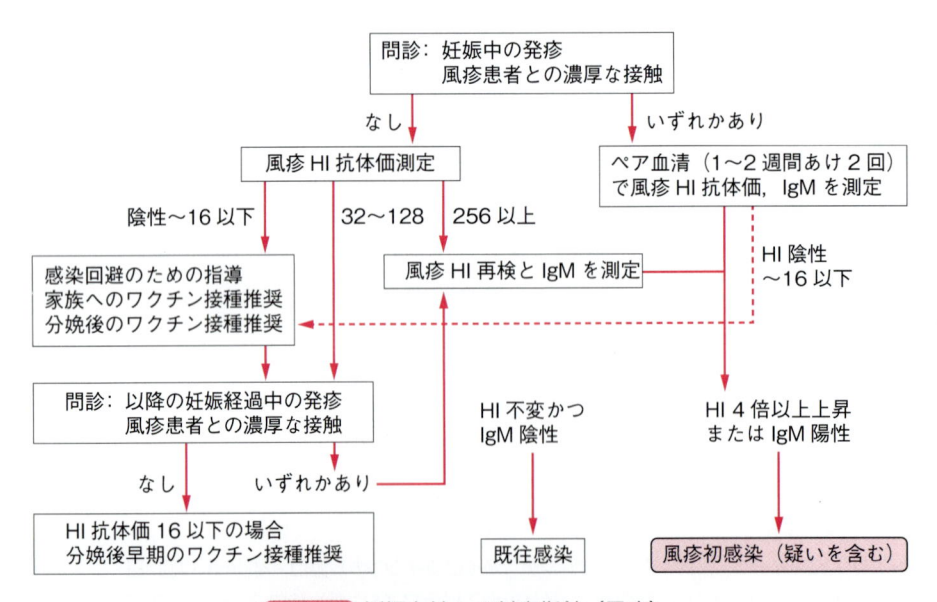

図2-45 妊娠女性への対応指針（風疹）

ならびに特異 IgM 測定が行われる．特異 IgM は，感染後数カ月から数年間陽性が持続することがある．CRS は，臨床症状と病原体検査（風疹ウイルス分離陽性ないし遺伝子検出，特異 IgM 陽性，HI 抗体価高値持続）で診断される．

4. 治療

妊婦が感染した場合に CRS 発症を予防する治療はない．HI 抗体価 16 以下の場合，分娩後にワクチン接種を推奨し，接種後 2 カ月間の避妊指導を行う．授乳中でも差し支えない．

D サイトメガロウイルス感染症 (病原体：Cytomegalovirus：CMV)

TORCH 症候群の中で，サイトメガロウイルス（CMV）は最も高頻度に胎内感染を起こし，かつ乳幼児に神経学的な後障害を残す疾患として重要である．日本では，年間 1,000 人の後遺症を発症する児が出生していると推定されている．

1. 感染経路

CMV が唾液，尿，精液，子宮頸管腟分泌物，母乳などを介し，飛沫あるいは接触，性行為によって感染するが，ほとんどが不顕性感染である．母子感染経路としては，経産道，経母乳，そして先天性 CMV 感染症の原因となる胎内感染である．

2. 症状

胎内感染が成立しても 90％は無症状であるが，10〜15％にみられる先天性 CMV では，症状は重篤なものから軽症まであり，低出生体重，小頭症，脳質周囲石灰化，黄疸，出血斑，肝臓，脾臓腫大，聴力障害，視力障害（脈絡膜炎），難聴，知能障害など多彩である[9]．出生時には無症状で，後に難聴，神経学的後遺症を発症する場合があり，診断と早期発見が必要である．原因不明とされた感音性難聴のうち 10〜30％は，CMV 胎内ないし分娩時感染による可能性が指摘されている．

3. 診断

適切な医療介入方法・指針が確立されていないため，現在，妊婦 CMV スクリーニングは一般的には実施されていない[9]．超音波検査で，胎児発育不全（FGR），脳室拡大，小頭症，脳室周囲の高輝度エコー，腹水，肝脾腫などを認めた場合，胎児感染を疑う[9]．ペア血清で CMV-IgG の陽転や抗体価の有意な上昇，CMV-IgM の陽性は最近の感染であったことを示すが，評価は難しい．

4. 治療

妊婦が感染した場合に先天性 CMS 発症を予防する治療はない．また胎児治療については現時点で確立されたものはない．

先天性 CMV 感染による難聴の半数以上が生後 6 カ月以降の発症であり，この場合，現行の新生児聴覚検査や 1 カ月検診などでは検出できない．新生児の治療は，ガンシクロビル，免疫グロブリンなどを用いる．

E 単純ヘルペスウイルス感染症 (病原体：Herpes simplex virus type-1 type-2)

単純ヘルペスウイルス（herpes simplex virus：HSV）1 型，2 型による性器ヘルペスは，潰瘍性または水泡性病変を形成する．胎内感染による先天性感染症と，産道感染などによる新生児ヘルペスを起こす．先天性感染症はきわめてまれであるが，新生児ヘルペスは重篤であり，発生数は，わが国では年間 100 例程度と推定されている[4]．

1. 感染経路

性器ヘルペスを認めた妊婦が経腟分娩した場合，産道感染により，新生児ヘルペスを発症する．発症率は初感染で約50%，再発型では0〜3%とされる．

2. 症　状

新生児ヘルペスの臨床症状[10]
① 皮膚，眼，口限局型：発熱，水泡
② 中枢神経型：発熱，痙攣，脳炎，髄膜炎症状，重篤な神経学的後遺症が発生．死亡率は15%．
③ 全身感染：生後10日くらいまでに発症する．発熱，哺乳力が弱く，不活発など．皮膚症状はないが，多臓器不全を起こす．死亡率は57%．

3. 診　断

外陰部に潰瘍病変を認めた場合，病変部や子宮頸管からのHSV分離により診断が確定する．母体血清中の特異IgMとIgGを1〜2週間隔で調べ，初感染か非初感染かを鑑別する．出生時にヘルペス病変がある妊婦からの新生児に対しては，皮膚，眼，口腔，性器からウイルス分離検査を行う．また，臍帯血ないし新生児血で特異IgMを測定する．

4. 治　療

性器ヘルペスが確認された場合，妊娠初期では軟膏塗布，妊娠中〜後期であれば経口アシクロビルが，重症例では点滴静注による治療が考慮される．分娩時に腟・外陰に病変が認められた場合，新生児ヘルペスを予防するために，帝王切開分娩とする．1カ月以内に初感染が確認された場合や，1週間以内に再発が確認された場合には，母体からの抗体移行が十分でない可能性があるため，帝王切開分娩が考慮される[10]．

◆文献

1) CQ604 妊婦中にトキソプラズマ抗体陽性が判明した場合は？　日本産科婦人科学会／日本産科婦人科医会，編．産婦人科診療ガイドライン産科編 2011. p.242-5.
2) Dunn D, Wallon M, Peyron F, et al. Mother-to-child transmission of toxoplasmosis: risk estimates for clinical counseling. Lancet. 1999; 353: 1829-33（II）．
3) Hohlfeld P, Daffos F, Costa JM, et al. Prenatal diagnosis of congenital toxoplasmosis with a polymerase-chain-reaction test on amniotic fluid. N Engl J Med. 1994; 331: 695-9.
4) 山田秀人．TORCH症候群．日産婦誌．2008; 60: N132-6.
5) 西川　鑑，太田智佳子，山田　俊，他．IgG avidityとPCR法を用いた先天性トキソプラズマ感染症の管理：III．これまでの前方視的症例解析の結果．産婦人科の実際．2007; 56: 477-81.
6) CQ613 妊娠中の梅毒スクリーニングと感染例の取り扱いは？　日本産科婦人科学会／日本産科婦人科医会，編．産婦人科診療ガイドライン産科編 2011. p.273-8.
7) 産婦人科研修の必修知識2007．東京：社団法人日本産科婦人科学会．p.367-70.
8) CQ605 妊婦における風疹罹患の診断と対応は？　日本産科婦人科学会／日本産科婦人科医会，編．産婦人科診療ガイドライン産科編 2011. p.246-9.
9) CQ609 サイトメガロウイルス（CMV）感染については？　日本産科婦人科学会／日本産科婦人科医会，編．産婦人科診療ガイドライン産科編 2011. p.260-3.
10) CQ608 妊娠中に性器ヘルペス病変を認めた時の対応は？　日本産科婦人科学会／日本産科婦人科医会，編．産婦人科診療ガイドライン産科編 2011. p.256-9.

〈笠井靖代〉

2. 妊娠中期〜後期　D. 母子感染症

2. ウイルス感染症

> **POINT**
> - ウイルスが胎内感染，分娩時感染，経母乳感染などの経路で胎児，新生児に感染を起こすことがある．
> - 血液検査として HBs 抗原，HCV 抗体，HIV スクリーニング，HTLV-1 抗体をチェックすることで母子感染を予防する．
> - 肝炎ウイルスや成人 T 細胞性白血病ウイルス，HIV ウイルスの母子感染では児がキャリア（持続感染者）となることがある．
> - インフルエンザワクチンの妊婦への投与はリスクが低く，希望する場合には接種可能である．

A 定義

病原微生物が母体から児へ感染することを母子感染という．
本項では前項で扱った以外の以下のウイルスについて取り扱う．
・B 型肝炎ウイルス（HBV）
・C 型肝炎ウイルス（HCV）
・成人 T 細胞白血病ウイルス（HTLV-1）
・ヒト免疫不全ウイルス（HIV）
・インフルエンザウイルス

B 頻度

1. B 型肝炎ウイルス

妊婦の HBs 抗原陽性率は約 1％である．陽性者のうち，HBe 抗原陽性である頻度は 25％程度である[1]．

2. C 型肝炎ウイルス

妊婦の持続感染者は 0.4〜0.7％である．そのうち母子感染を起こすのは 5〜10％未満で，ほとんどは母体血中 HCV RNA 陽性例である．

3. 成人 T 細胞白血病ウイルス

妊婦の持続感染者は 0.1〜5％で地域差がある．南九州地方に多いが日本海側にも流行地域があり，現在では全国にわたっている．

4. ヒト免疫不全ウイルス

妊婦の HIV 感染率は 0.01％である．無治療であれば母子感染は経胎盤あるいは産道感染にて 25〜30％に起こる．

5. インフルエンザウイルス

罹患率は一般成人と同様である．11 月下旬より患者が増加し 1〜2 月にピークを迎える．

C　原因と発生機序

1. B型肝炎ウイルス

　　HBVは2本鎖DNAウイルスで血液や体液（唾液や精液など）を介して皮膚，粘膜に，あるいは輸血や血液製剤，注射針などの医療器具を介して感染を起こし，肝細胞内にて増殖する．一過性感染と持続感染があり，このうち持続感染は母子感染と3歳以下の小児期の水平感染で起こる．母子感染のほとんどは産道内の母体血中のウイルスが児の粘膜などから感染する産道感染であるが，5%以下に経胎盤感染を認める．血液を介して経胎盤感染する場合，placental leakageといって子宮収縮により母体血が児の循環系へ移行する場合がある．これは切迫早産群にB型肝炎ウイルスやHIVの胎内感染が多いことから推定されている．

2. C型肝炎ウイルス

　　HCVは1本鎖RNAウイルスで感染経路はHBVと同様である．母子感染はほとんどが産道感染による．

3. 成人T細胞白血病ウイルス

　　HTLV-1はレトロウイルスで，血液，体液（精液，唾液，母乳など）に含まれ，性交，輸血，授乳によりCD4+Tリンパ球に感染し，成人T細胞白血病を起こす．母子感染のほとんどは経母乳感染であり，胎内および経産道感染はきわめて少ない．母乳栄養を続けた場合の母子感染率は15～20%である[2]．

4. ヒト免疫不全ウイルス

　　HIV-1，2はレトロウイルスで，血液，体液を介してCD4+Tリンパ球に感染し後天性免疫不全症候群を起こす．感染経路は性行為，母子感染，まれに血液製剤や注射針による感染がある．母子感染の経路としては経胎盤，産道，母乳のいずれでも起こりうる．HBVと同様，経胎盤感染する場合，子宮収縮により母体血が児の循環系へ移行するplacental leakageが起こる場合がある．

5. インフルエンザウイルス

　　インフルエンザウイルスによる上気道の局所感染症であり，飛沫を介して感染が起こる．A型，B型，C型とあるが特にA型，B型が冬期に流行を起こしやすい．母子感染の頻度は低く，妊娠初期の感染による催奇形性はないとされるが，流産例は報告されている[3]．

D　予防・治療・管理

1. B型肝炎ウイルス

　　HBs抗原陽性の場合には母子感染のリスクを説明するとともに内科受診を勧める[1]．**児の感染を防止するためには「B型肝炎母子感染防止事業」に基づいた対策を行う**．これは，母体のHBs抗原陽性の場合に新生児に抗HBsヒト免疫グロブリン（HBIG）の筋注とHBワクチンの皮下注を行うことでキャリア化を防止するものである．フローチャートを図2-46に示す．B型肝炎防止対策を行えば授乳には差し支えない[1]．

2. C型肝炎ウイルス

　　HCV RNA定量検査で検出された場合には母子感染のリスクを説明するとともに内科受診を勧める[1]．母子感染率は低く，感染した場合でも自然治癒することもあり，予後について不明な点が多いため，予防のプロトコールはない．経母乳感染はないとされ，授乳は可能である．

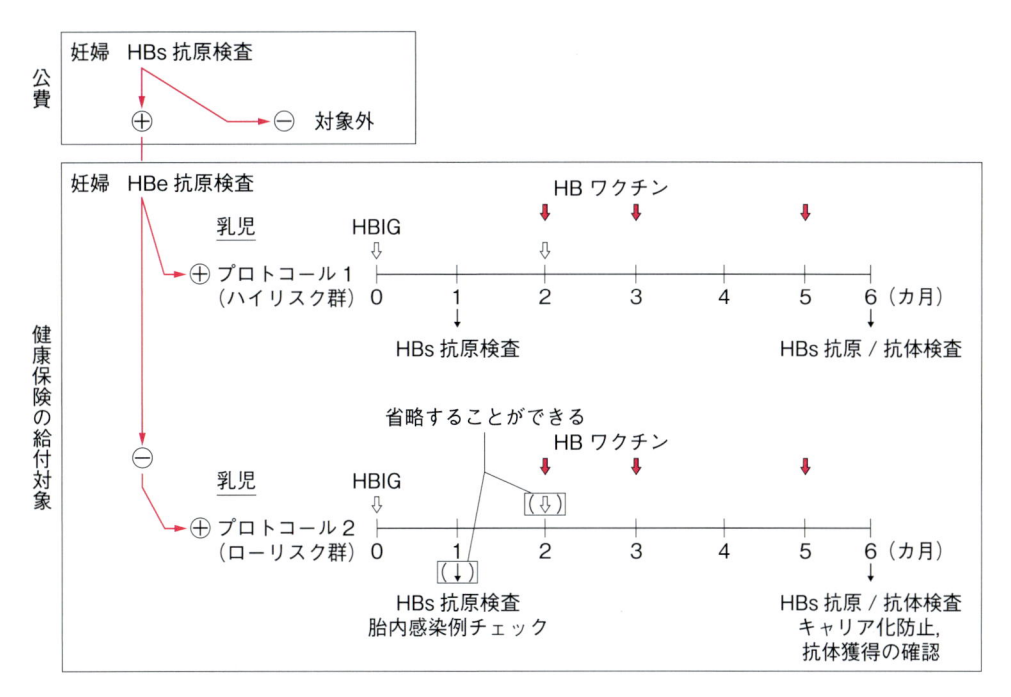

図2-46 B型肝炎母子感染防止対策フローチャート（産婦人科診療ガイドライン産科編 2011）[1]

3. 成人T細胞白血病ウイルス

　母乳を介する児への感染を防止する．完全人工栄養により感染率は1/6となる．しかし，人工栄養以外の感染予防として，搾乳しいったん−20℃24時間凍結後に解凍して与えるという方法がある．また，56℃30分に加温してリンパ球を死滅させてから与える方法も有効であるが，加温では60℃を超えると母乳中の蛋白質や抗体活性が消失してしまうので実際には処理が難しい．移行抗体が存在する満3カ月までの短期母乳栄養では完全人工栄養とほぼ同じ感染率にとどまるという報告がある．出生後，3歳まで児の感染の有無を追跡していくことがのぞましい．

4. ヒト免疫不全ウイルス

　パートナーが感染しており妊婦自身が未感染であればコンドーム使用が勧められる．陽性妊婦においては腟炎，絨毛膜羊膜炎，母体の免疫低下，ウイルス量の増加が母子感染のリスクを高めるためこれらを予防していく．妊娠中14週以降のできるだけ早い時期から母体にアジドチミジン（AZT）を中心とした抗HIV薬を投与し，37週頃の帝王切開術とした場合には，母子感染率は1.6％まで減少する．経母乳感染を防止するため出生直後から人工栄養とする．出生後6週間は児にAZTシロップを投与する．

5. インフルエンザウイルス

　乾燥，集団生活，免疫力の低下が感染のリスク因子であるため，人ごみに出ない，マスクをし，手洗い，うがいを行うことでウイルス感染を予防する．

　妊娠中には原則として生ワクチン接種は行わないがインフルエンザワクチンは不活化ワクチンであり，治療の有益性がリスクを上回る場合には接種可能である．**インフルエンザワクチンは母体および胎児への危険性は妊娠全期間を通じてきわめて低く，希望する場合には接種してよい**[1]．ワクチン接種後に効果が出るまでには2〜3週間かかり，予防効果は3〜4カ月続くとされる．

妊婦において抗インフルエンザウイルス薬は安全性が確認されていないため，治療による有益性が危険性を上回ると判断される場合にのみ投与する[3]．

抗インフルエンザウイルス薬のうち，ザナミビル（リレンザ®）とリン酸オセルタミビル（タミフル®）は現在使用できる．発症後48時間以内の使用により発熱期間の短縮などの軽症化，ウイルス排出量の減少，予防投与による85％での発症防止の効果があるとされ，CDCのガイドラインでは妊婦および児に有害事象はないと報告されている[3]．

E 症状

1. B型肝炎ウイルス
母体に感染した場合には感冒様症状，発熱，倦怠感，食欲不振，悪心・嘔吐，上腹部痛，筋肉痛，褐色尿，黄疸，食欲不振を認める．

2. C型肝炎ウイルス
B型肝炎と同様だが急性期でも症状に乏しく，34％は無症状である．

3. 成人T細胞白血病ウイルス
発症した場合，発熱，全身倦怠感，リンパ節腫脹などを起こす．

4. ヒト免疫不全ウイルス
感染初期に発熱，咽頭痛，咳など感冒様症状を認める場合もあるが無症状のことも少なくない．発症すると免疫能が低下し日和見感染を起こしやすくなる．

5. インフルエンザウイルス
急激な発熱，頭痛，関節痛，筋肉痛などを認める．特異的な症状はない．

F 診断

産婦人科診療ガイドラインにおいては妊娠初期の血液検査項目としてHBs抗原，HCV抗体を推奨A，HIVスクリーニングを推奨Bとし，HTLV-1抗体は妊娠中期以降でも可とし推奨Cとしている[1]．

1. B型肝炎ウイルス
HBs抗原についてはスクリーニングとして公費負担で検査ができる．**HBs抗原陽性の場合にはさらにHBe抗原検査，肝機能検査を行い，母子感染のリスクについて説明する**．HBe抗原が陽性の場合では95％が児へ感染し85％に持続感染を起こす[1]．それに対しHBe抗原陰性の場合では，児への感染は30％以下で，その後に児が持続感染者となるのはまれであるが10％程度に一過性感染を認め急性肝炎を起こす．

胎内感染の診断のためには臍帯血でのHBs抗原検査を施行する．

2. C型肝炎ウイルス
HCV抗体をスクリーニングとして検査する．**陽性の場合にはHCV RNA定量と肝機能検査を調べる**．HCV RNAが10^6コピー/mL以上の高値の場合には感染率も20～36％と高くなる[1]．HCV RNA陰性の場合での母子感染はまれである．

児については生後2～6カ月のときにHCV RNA，12～18カ月以降にHCV抗体を検査する．

3. 成人T細胞白血病ウイルス
スクリーニングの進め方を図2-47に示した．

HTLV-1抗体測定を妊娠初期から30週ごろまでにPA法もしくはEIA（CLEIA）法にて行

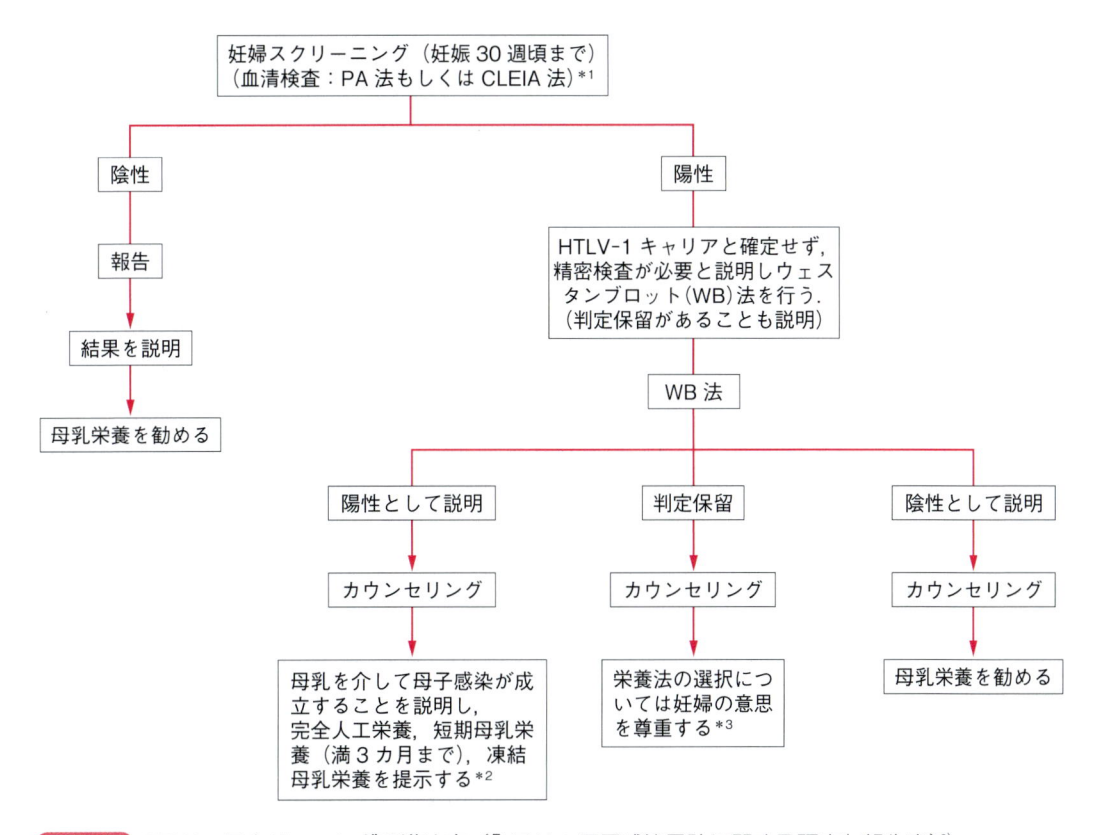

```
                  妊婦スクリーニング（妊娠30週頃まで）
                  （血清検査：PA法もしくはCLEIA法）*1
                              │
              ┌───────────────┴───────────────┐
            陰性                              陽性
              │                                │
            報告                    HTLV-1キャリアと確定せず，
              │                    精密検査が必要と説明しウェス
          結果を説明                タンブロット(WB)法を行う．
              │                    （判定保留があることも説明）
        母乳栄養を勧める                        │
                                             WB法
                                               │
                          ┌───────────────────┼───────────────────┐
                      陽性として説明          判定保留            陰性として説明
                          │                   │                   │
                      カウンセリング      カウンセリング        カウンセリング
                          │                   │                   │
                   母乳を介して母子感染が成   栄養法の選択につ    母乳栄養を勧める
                   立することを説明し，       いては妊婦の意思
                   完全人工栄養，短期母乳栄   を尊重する*3
                   養（満3カ月まで），凍結
                   母乳栄養を提示する*2
```

図 2-47 HTLV-1 スクリーニングの進め方（「HTLV-1 母子感染予防に関する研究」報告書）[2]
*1 最初の妊婦スクリーニングではどちらか一方を行う．
*2 栄養方法については妊婦の判断を尊重する（母乳栄養を希望すれば，その意思を尊重する）．
*3 一部にキャリアが含まれる可能性について説明する．PCR法は参考にはなるが絶対的なものではない．

う．検査に先だってわかりやすいパンフレットを手渡すことも理解を深める．陽性となった場合でも非特異的反応による偽陽性が存在するので確認検査としてウェスタンブロット法を行う必要がある．確認検査を行っても判定保留となる場合がある．**確認検査で陽性であった場合の告知は慎重に行い，将来のATL発症率，母乳を介して母子感染が起こりうることなどを説明する．**

4. ヒト免疫不全ウイルス

妊娠初期にHIV-1抗原とHIV-1/2抗体の同時測定系の検査によりスクリーニングを行う．陽性の場合はHIV-1ウエスタンブロット法（HIV抗体価精密測定）とHIV-1PCR法の両者の同時実施より確認検査を行う．

スクリーニング検査陽性で確認検査陽性である，いわゆる感染例は3.8〜7.7％ときわめて低い．**このため偽陽性の確率がきわめて高いことを伝えた後に確認検査に進むようにする．**確認検査陽性例については各地域におけるHIV/AIDS診療拠点病院と相談して取り扱う．心理的重圧に配慮して紹介する．

児の検査としてはウイルス培養，PCR法によるHIV-DNA，HIV-RNAの定量を出生後48時間以内，14日目，1〜2カ月，3〜6カ月の各時点にて行う．CD4$^+$細胞数のチェックを行い，必要な場合にはAZTなど抗HIV薬を投与する．

5. インフルエンザウイルス

迅速診断キットによるウイルス抗原の検出により型判定も可能である．

G 分娩の時期と方法

1. B型肝炎ウイルス

原則経腟分娩としてよい．院内感染防止対策を行う．

2. C型肝炎ウイルス

母子感染についての情報を提供したうえで妊婦と家族に選択させる．説明内容は**表 2-57** のとおりである[1]．また，院内感染防止対策を行う．

表 2-57　HCV の母子感染について情報提供すべき点（産婦人科診療ガイドライン産科編 2011）[1]

- HCV RNA 高値の場合には予定帝王切開分娩にて感染率を減少させる可能性がある．
- もし母子感染したとしても 3 割は 3 歳ごろまでに陰性化し，陽性となった場合でもインターフェロン療法で半数が HCV を排除することができる．
- HCV が臨床で問題となるのは数十年後であり母子感染した場合でも今後治療法が開発される可能性がある．
- 帝王切開分娩と経腟分娩はそれぞれ長所短所があるが，現在わが国においては HCV の有無にかかわらず全分娩のうち 20％弱が帝王切開分娩であり，比較的安全に行われている．

3. 成人 T 細胞白血病ウイルス

原則経腟分娩でよい．

4. ヒト免疫不全ウイルス

子宮収縮により母体血が児の循環系へ移行する placental leakage が起こることを避けるため破水や陣痛など分娩開始が起こる前の 37 週頃に帝王切開分娩する．また，院内感染防止対策を行う．

H 予後

1. B型肝炎ウイルス

妊娠中の初感染では母体においては非妊時と比べて特に違いはなく自然治癒しやすいが，まれに劇症肝炎を起こし予後不良のことがある．持続感染者が妊娠した場合，多くは無症候性だが，妊娠末期から産褥数カ月の間に肝障害の急性発症や慢性肝炎の増悪を認めることがある．妊娠前に肝硬変を起こしている場合には死産，流早産が 30〜75％と高率で，妊娠継続が妊婦自身の生命予後に影響することもある．

児に感染した場合には新生児・乳児肝炎を発症することがある．持続感染が起こった場合，多くは無症候であるが，およそ 10％に慢性肝炎を起こし，その後肝硬変，肝細胞癌に進展する．

2. C型肝炎ウイルス

治癒率は 20％程度で，持続感染が成立して高率に慢性肝炎に移行し，初感染から約 20 年後に肝硬変，約 30 年後に肝細胞癌に進展する．妊婦の場合，産後に増悪することがある．児に感染した場合は生後 2〜3 カ月で HCV RNA 陽性となり，70〜80％に無症候性の肝機能異常を一過性に認める．その後陽性が持続する場合と，3〜4 歳までに陰性化して自然治癒する場合とがあり，成長後の予後は不明で，長期的観察が必要である．

母子感染例の30％は3歳ごろまでに血中HCV RNAが陰性となるため原則として3歳までは治療を行わない．

3. 成人T細胞白血病ウイルス
感染してから40～50年の長期間を経て5～10％に成人T細胞白血病を発症する．

4. ヒト免疫不全ウイルス
感染児の予後はきわめて不良で多くは数年以内に死亡する．

5. インフルエンザウイルス
一般に症状は数日で軽快し，予後は良好である．妊婦の場合には心肺機能や免疫機能の変化により気管支炎や肺炎など合併症を起こし重症化しやすい．

I ケアのポイント

適切に診断，予防を行うことで母子感染を減少させることができるため，**必要な検査が行われているか，および検査結果を確実にチェックし，それに応じたケアを心がける．**

検査結果の告知，取り扱いについてはデータの解釈，個人情報保護の観点の双方において慎重に対応する．特に成人T細胞白血病ウイルスやヒト免疫不全ウイルスにおいては一次スクリーニングの検査結果が陽性であっても偽陽性の場合が多いので安易にキャリアと告知すべきでない．家族への説明については妊婦本人が希望したときのみ行うよう配慮する．確認検査で判定保留になった場合には十分説明のうえ，妊婦の意思を尊重し，一方的に人工栄養を勧めることは避けるべきである[2]．

経母乳感染を起こすウイルス感染症においては，母乳の重要性を認めたうえで親の意思で人工栄養を選択し，母子感染を予防することも愛情表現の1つと考えられる[2]．母乳栄養，人工栄養いずれを選択する場合でもその意思を尊重し，母児を全面的にサポートしていくことが大切である．

◆文献
1) 日本産科婦人科学会／日本産婦人科医会，編．産婦人科診療ガイドライン産科編2011．
2) HTLV-1母子感染予防対策医師向け手引き．平成21年厚生労働科学研究費補助金「HTLV-1の母子感染予防に関する研究」報告書．平成23年3月．
3) 日本産婦人科医会，編．研修ノートNo.70 妊娠と感染症．2004．

〈木戸道子〉

2. 妊娠中期〜後期　D. 母子感染症

3. GBS 感染症

> **POINT**
> - GBS 保菌妊婦からの垂直感染により早発型新生児 GBS 感染症が起こる．
> - 早発型新生児 GBS 感染症では新生児死亡・後遺症発症率が約 20％に達する．
> - スクリーニング検査として妊娠 33〜37 週に腟周辺の培養検査を行う．
> - GBS 陽性妊婦には分娩時に抗菌薬を投与する．

A 定義および分類

　B 群溶血性レンサ球菌（*Streptococcus agalactiae*；Group B streptococcus：GBS）は 10〜30％の妊婦の直腸・腟から検出されるグラム陽性球菌で，GBS 保菌妊婦からの垂直感染により新生児期に GBS 感染症を引き起こす．新生児 GBS 感染症は新生児細菌感染症の主因を占め，感染時期により 7 日未満に発症する早発型（early onset type）と 7 日以降に発症する遅発型（late onset type；7〜89 日）に分類される．早発型新生児 GBS 感染症は子宮内感染や産道感染が原因で約 80％を占め，90％以上は分娩後 24 時間以内に発症し 80〜85％が敗血症，約 10％が肺炎，7％が髄膜炎を呈し，新生児死亡・後遺症発症率が約 20％に達することから予防の重要性が指摘されている．

B 頻度

　英国での出生 1,000 あたりの早発型新生児 GBS 感染症の頻度は 0.48 と報告され，リスク因子のある妊婦を対象に検査が施行されている（risk-based screening）．一方米国での頻度は，1996 年の米国疾病管理予防センター（CDC）ガイドライン（risk-based screening）実施により 1993 年の 1.7 から 1998 年の 0.6 に減少し，さらに 2002 年の CDC ガイドライン（全妊婦を検査対象とする universal screening）実施により 1999〜2001 年の 0.47 から 2003〜2005 年の 0.34 に減少し，2008 年には 0.28 まで減少している．これに対して日本の population-based の疫学調査はなく，1978〜1992 年の調査で 0.26（赤松洋，1994），1996〜2000 年の調査では 2.1（Yamada H，2005），2000〜2004 年の調査では 0.12（松原康策，2007）と報告されている．図 2-48 に示すように，当センターにおいて過去 30 年間に血液培養や気管内分泌物あるいは胃液から GBS が同定された早発型新生児 GBS 感染症の頻度は 72,200 分娩中 19 例（出生 1,000 に対し 0.26）であった．

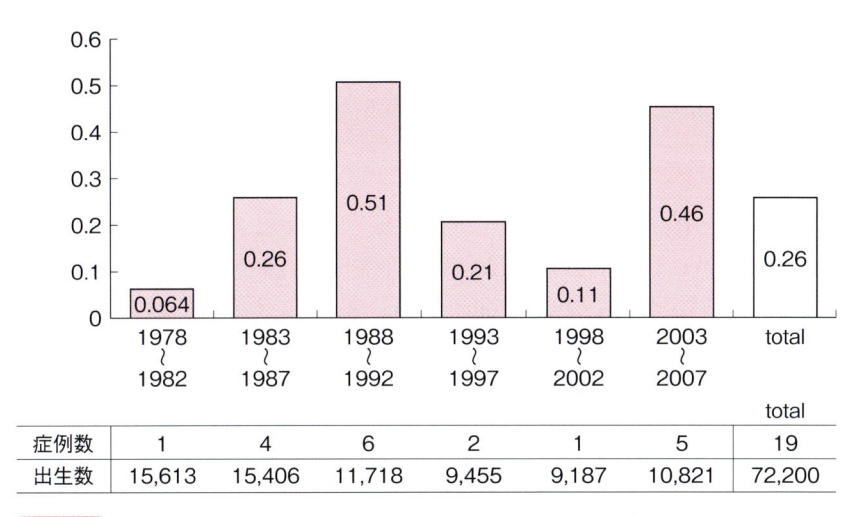

図2-48 過去30年間の当センターでの早発型新生児GBS感染症の頻度（対出生1,000）
（市瀬茉里, 他. 産婦の実際. 2011; 60: 449-54）[2]

	1978〜1982	1983〜1987	1988〜1992	1993〜1997	1998〜2002	2003〜2007	total
症例数	1	4	6	2	1	5	19
出生数	15,613	15,406	11,718	9,455	9,187	10,821	72,200

値（棒グラフ）: 0.064, 0.26, 0.51, 0.21, 0.11, 0.46, total 0.26

C 早発型新生児GBS感染症のリスク因子

GBS保菌妊婦から児への伝播率は約50％であるが，このうち早発型新生児GBS感染症を発症する頻度は1〜2％である．リスク因子として妊娠37週未満の早産や前期破水，破水後18時間以降の分娩，絨毛羊膜炎，分娩時38℃以上の発熱，GBS細菌尿，持続的胎児頻脈，前児がGBS感染症，多胎妊娠などが指摘されている．

D 管理および診断

2002年CDCガイドラインで「妊娠35〜37週の全妊婦への腟入口部と直腸の2カ所からの検体採取によるGBSスクリーニング検査」が推奨された．ただし妊娠中にGBS細菌尿（≧ 10^4 コロニー）に罹患した妊婦と前児がGBS感染症に罹患している場合は除外する．その後，2010年CDCガイドラインでは切迫早産および出生児への対応が追加されている．日本でも「産婦人科診療ガイドライン・産科編2008」において「妊娠33〜37週に腟周辺の培養検査を行うこと」が推奨された．なお検査から分娩までの期間が5週間以上ひらくと分娩時の陽性予測値が低下するため再検査が必要である．

E 治療

GBS陽性妊婦や前児がGBS感染症，GBS細菌尿，GBS保菌状態について不明の妊婦で38℃以上の発熱例や37週未満の早産，破水後18時間以上経過している場合などのリスク因子を有する場合には予防的抗菌薬投与を実施する．なお陣痛や破水のない予定帝王切開分娩例ではGBS陽性であっても予防は不要である．抗菌薬の第1選択はペニシリン（PC）で，投与法はアンピシリン（ABPC）初回量2gを静注し以後4時間毎に1gを分娩まで静注する．PC過敏症がありアナフィラキシー危険が低い場合は，セファゾリン（CEZ）初回量2gを静注し以後8時間毎に1gを分娩まで静注する．アナフィラキシー危険が高い場合は，クリンダマイシン（CLDM）とエリスロマイシン（EM）の感受性試験を実施後にCLDM 900mgを8時間毎に，あるいは

EM 500mg を 6 時間毎に分娩まで静注する．CLDM と EM に抵抗性の場合は，バンコマイシン（VCM）1.0g を 12 時間毎に分娩まで静注する．抗菌薬の投与は少なくとも分娩の 4 時間前に投与するのが最も効果的で，また GBS 除菌に必要な抗菌薬投与期間は 3 日である．

F 日本における GBS 感染症の特徴

GBS の血清型は Ia，Ib，II〜VIII の 9 種類に分類され，米国では Ia，Ib，II，III，V 型が早発型の 95％以上を占めているが，本邦の妊婦保菌株や早発型感染症株の検討から，海外ではほとんど分離されない VI，VIII が多くの割合（20〜50％）を占め，しかも妊婦血清中の抗 VI，VIII 型抗体価が高く胎児がすでに受動免疫を受けており，諸外国に比べ本邦における早発型新生児 GBS 感染症の頻度が低いことが推測されている[1]．

◆文献
1) 松原康策. 早発型・遅発型 B 群溶連菌感染症の特徴と垂直感染予防方法の考察. 日本小児科学会雑誌. 2010; 114: 1681-91.
2) 市瀬茉里, 杉本充弘. 新生児 B 群溶血レンサ球菌感染症. 産婦の実際. 2011; 60: 449-54.

〈安藤一道〉

2. 妊娠中期〜後期 E. ケア

1. 一般妊婦に対するケア

> **POINT**
> - 妊婦自身でセルフケア行動が実践できるように生活者としての知識と知恵を提供する.
> - 妊産婦の力を引き出し,主体的な分娩に臨めるよう支援する.
> - 家族も含めた心理的・社会的な赤ちゃんの受け入れ状態を知り援助する.
> - 妊娠・出産は哺乳動物の生理的営みであり,異常に移行するリスクがあるため予防と早期発見に努める.

A 日常生活援助

　妊娠中期には,つわり症状がおさまり,胎動を自覚するようになる.胎動には個人差があるが,早い妊婦だと妊娠18週頃から自覚する.初産婦は,「お腹をこわしたのか腸が動く」と感じる.そして妊娠20週頃になると腹部の大きさが目立ち始め,周囲の人たちから「お腹が大きくなったね.」と声をかけられることもある.妊娠に伴う変化に戸惑う妊婦もいる.基本的に妊娠・出産は哺乳動物の生理的営みであるが,出産やそれに続く育児に主体的に臨むためには,妊娠中から主体的でなければならない.助産師は,妊婦が今までの生活を見つめ直し,妊娠継続,出産に向けた体づくりを行えるよう支援することが重要である.

　食生活,運動と休息,排泄などの日常生活はセルフケア行動の基本となる.そのために,妊婦の生活スタイルの情報収集を行い,妊婦自身でセルフケア行動ができるように生活者としての知識と知恵を提供していくようにする.

　具体的には,つわりがおさまると,食欲が回復していくため,バランスのとれた食事と運動を行い,体調を整えていくことが大切である.目安として,毎日の体重を自分で測定することで,変化を自覚させる.そして妊婦の体格に見合った体重増加量を確認していく.

　散歩や適度な運動は,血液循環を良くし,冷え予防や気分転換になる.マイナートラブルを防ぎ,出産に向けての体力づくりにも効果的である.季節の変化を楽しみ,のんびりと歩む気持ちでゆとりをもって過ごすようにする.同時に妊娠すると非妊時より疲れやすくなり,特に妊娠後期になると子宮の増大や頻尿のため,休息や睡眠が浅くなりがちである.安楽な体位の工夫とし

表 2-58　「妊娠期における望ましい体重増加」(厚生労働省.妊産婦のための食生活指針)

体格区分(非妊時)	推奨体重増加量
低体重(やせ):BMI 18.5 未満	9〜12kg
ふつう:BMI 18.5 以上 25.0 未満	7〜12kg
肥満:BMI 25.0 以上	個別対応

てSims位をとる，自分の好きな音楽や香りを寝室に置くなどして環境を整え，休息や十分な睡眠がとれるように工夫をすることも大切である．

また，切迫流早産に移行する時期でもあるため，子宮収縮，出血，分泌物の増加などの症状があるときには速やかに受診をすすめる（**異常を感じたらドクターコール**）．

腰背部痛に対しては，適度な運動をし，正しい姿勢を保つようにする．腰を冷やさないようにする．上の子がいる場合は両腕で抱くようにする．胸やけに対しては，食事の1回量を少なくし，消化の良いものを選び，寝る前に食べないなど，妊婦の生活スタイルに合ったアドバイスをする．

浮腫に対しては，下肢の体操や休息時に下肢を高くして休む，塩分を制限する．妊娠高血圧症候群の前兆の場合もあるため血圧や尿蛋白の観察を行う（**異常を感じたらドクターコール**）．

B 心理的，社会的側面のケア

妊娠中期は胎動の自覚や子宮が増大することにより，胎児の存在を意識し親になる実感が湧いてくる．胎児の発育を喜びとし誕生を心待ちにする．胎児を「人間」として認識し，出産や育児についても具体的に考え始める時期である．出産が近づくと「赤ちゃんに早く会いたい」という期待と「赤ちゃんは元気か」という不安の相反する感情をもつようになる．そして，胎児の健康上の問題が指摘されたり，正常な妊娠経過から少しでも逸脱したりすると，妊婦の落胆は非常に大きいといわれている．心理的側面は，妊娠の時期や妊娠の受け止め方やおかれた状況によって異なるため，妊婦の言葉には真摯に耳を傾けることが大切である．

妊娠後期になるとさらに子宮が増大し，妊婦はボディイメージの変化を余儀なくされる．ボディイメージの変化は，妊婦が妊娠や出産をどのように受け止めているか，周囲の人たちからどのように今回の妊娠を受け止められているかに大きく左右される．妊娠を機に，社会的にも夫婦は，妻は母親へ夫は父親という役割を獲得していく．また，新しい家族が増えることになる．家族成員のそれぞれの立場から，新しい命の誕生を迎えられるように支援していく必要がある．

C バースプラン

バースプランは，妊婦の分娩に対する考え方や希望・要望を述べたものである．バースプランをもとに妊婦と医療者が話し合いをすることで，お互いの理解を確認するものである．妊娠・出産・育児に対する思いや希望を妊娠前期に記載してもらい，母性を育てていくコミュニケーションのツールとすることが望ましい．バースプランの内容を検討し実現していく過程は妊婦自身が主体的に考え，赤ちゃんに対する母親としての意識を育てることにも繋がる．また，リスクがある場合は，リスクの認識を妊婦と医療者で共有し，対応を話し合い，事前の理解を深めておくことが大切である．

中期バースプランの形式や項目は施設ごとに異なるが当センターでは以下のような様式を使用している．

バースプラン（中期）の1例を紹介する（図2-49）．

妊娠後期に，出産時の環境，産科処置とケア，出産後の育児とケアなどについて記載してもらう．出産過程の理解と出産に臨む主体的姿勢を育てていくコミュニケーションのツールとすることが望ましい．

妊娠36週頃に当センターでは以下のような様式を使用している．

バースプラン（後期）の1例を紹介する（図2-50）.

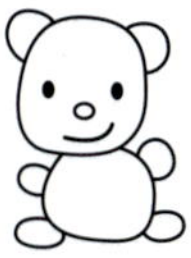

バースプラン〈中期〉 胎動がわかるころ

予定日　　年　　月　　日　　現在　　週（　年　　月　　日）記入

ID　　　　　　　　　氏名

妊娠・出産・育児は，一本の線でつながっています．新しい家族との出会いに向けて，今から少しずつ準備をすすめてみませんか．

1）妊娠してからの自分の身体や心の変化を，どのように感じていますか．

　　妊娠がわかった時は仕事の両立やつわりなど，生活が制限され気が滅入りましたが，職場や家族の理解があり，おちついてきました．

2）ご自分が母親になることや，出産について，おなかの赤ちゃんについてどのようなお気持ちですか．

　　赤ちゃんには感謝の気持ちでいっぱいで，とても嬉しいです．
　　反面，母親になることの不安や，赤ちゃんに応えてあげられるか心配もあります．

3）今回の妊娠や赤ちゃんについて，パートナーとはどんなお話をされていますか．
　　（パートナーご自身に書いていただいても結構です．）

　　パートナーはとても喜んでいて，子育てのことも積極的に勉強しています．

4）具体的にどんな妊娠・出産にしたいとお考えですか．

　　なるべく自然分娩したいです．
　　今のところ順調なので，妊娠したことの変化を楽しみたいです．

　それに向けて，今，どんなことを準備していますか．または，準備したいと思いますか．

　　出産は体力がいるときいたので，散歩やヨガなどをして体力づくりをしています．

5）医師・助産師と相談しておきたいことがあればお書きください．

　　　　　　　　　　　　　　　　　　　　　外来担当医師　　　　　　／
　　　　　　　　　　　　　　　　　　　　　外来助産師　　　　　　　／

図 2-49 バースプラン（中期）

§2. 各論

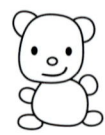

バースプラン〈後期〉臨月に入るころ

予定日　年　月　日　現在　週（　年　月　日）記入
ID　　　　　　　　　氏名

もう少しで待望の赤ちゃんに会えますね．出産に向けて調整をしていきましょう．

1）出産に関する心配ごとをどのように解消してきましたか．

　　担当医や助産師，母親や子育てをしている友人に相談しました．

2）どのようなお産にしたいと思いますか．また，もうすぐ生まれてくる赤ちゃんへのメッセージはありますか．

　　自然分娩でリラックスしたお産にしたいです．好きな姿勢でお産をしたいです．安産がいいです．夫に立ちあって欲しい．
　　メッセージは，一緒にがんばろう．
　　　するりと元気に産まれてきてね．

3）赤ちゃんとの生活に向けて，どのような準備をしていますか．

　　育児の勉強
　　ベビーグッズの準備
　　部屋の片付け　子育てができるよう物の配置決め
　　夫と役割り分担の確認

4）お産後の退院から1カ月健診までの期間をどこで過ごす予定ですか．おもなサポーターはどなたの予定ですか．

　　実家
　　母と夫

5）医師・助産師に確認しておきたいことがあればお書きください．

外来担当医師　　　　　　　　／
外来助産師　　　　　　　　　／

図 2-50　バースプラン（後期）

D 乳房のケア

　妊娠中の乳房の変化には個人差があるが，身体について知る良い機会となる．授乳にそなえ妊娠中から乳房のケアをすることは大切なことである．乳房の手当ての必要性について説明する．

　妊娠12週から16週頃に視診，触診で乳房の形状やしこり，乳頭の形状を観察する（**異常を発見したらドクターコール**）．

　妊娠中期から初乳分泌がある場合は，石けんでこすらず洗い流し，乳汁を拭きとって清潔にする．クリームや軟膏を塗布する必要はない．乳房は大きくなり乳頭は過敏になるためきついブラジャーで圧迫しないようにする．また，バランスの良い食生活をすることもこころがけるよう説明する．

　妊娠33週から36週で視診，触診で乳房の形状やしこり，乳頭の形状を観察する．36週から乳管開通を促している．妊娠中期からひき続き初乳分泌がある場合は，清潔保持に努めるよう説明をする．母乳育児に向けた準備の状況や必要性を確認する．

　妊娠36週頃から乳首の手入れは図2-51のように行う．

36週くらいから
・乳管開通をして母乳の通り道を作りましょう．
・陣痛が始まったら積極的に行いましょう．

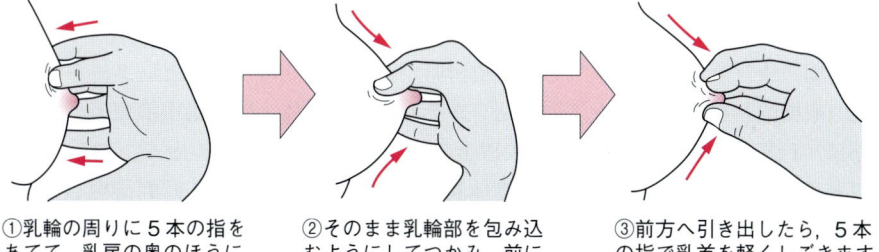

①乳輪の周りに5本の指をあてて，乳房の奥のほうにグッと押し込みます．

②そのまま乳輪部を包み込むようにしてつかみ，前に引っ張ります．

③前方へ引き出したら，5本の指で乳首を軽くしごきます．

図2-51 妊娠中の乳首の手入れ

E 出産に向けての準備

　妊娠35週頃には，自分の出産に対するイメージができているか，出産や育児に関する物と環境の準備が整っているか，確認する．入院の時期や準備を説明する．体の変化に気づき，受診できるように，受診が必要な場合について説明する．

◆文献
1) 杉本充弘．妊娠中期のプライマリバースプラン．周産期医学．2004; 34: 11.
2) 森　恵美．助産師基礎テキスト第4巻妊娠期の診断とケア．日本看護協会出版会．2011.
3) 日本看護協会，監修．新版助産師業務要覧．日本看護協会出版会．2011.

〈塩川美奈子〉

2. MFICUでのケア

> **POINT**
> - 入院を余儀なくされた妊婦に対して，週数ごとの早産を想定した観察とアセスメントを行う．
> - ハイリスク妊産婦と家族が，胎児を受け入れていく過程に寄り添い，心理的・社会的側面を支えるケアを提供する．
> - MFICU入院妊婦は，切迫早産，妊娠高血圧症候群（PIH），胎盤位置異常，胎児異常の重症ケースが多く，症状にあわせた観察とアセスメントを行う．
> - 母体搬送妊婦，早産のハイリスク妊婦には，退院後の母乳育児支援も含めた情報提供を行う．
> - 産科医師，新生児小児科医師，NICU・GCUスタッフと連携し，早産未熟児出生に備えて，対象者の心理的・社会的側面の情報を提供し協働の役割をはたす．
> - 流死産した妊婦へは，身体的ケアに加えて十分なグリーフケアを提供する．

A 周産期医療システム

1. MFICU（maternal-fetal intensive care unit）とは

国の「周産期医療対策事業」に基づき，都道府県が総合周産期母子医療センターを整備し，地域の周産期医療機関と連携を図った「周産期システム」の「母体・胎児集中治療室」である．

設置基準は，1床あたり15平方メートル以上のバイオクリーンルームとし，自家発電設備や必要な装置器具を備えていること，また看護体制を3：1，専任医師が24時間待機していることが条件とされる．入院1名あたり1日7000点の加算があるが，治療室の使用は14日が限度で，それ以上の加算はない．入院者の基準は，切迫早産，妊娠高血圧症候群（PIH），胎盤位置異常，合併症妊娠，胎児発育不全や胎児異常を伴うものなど，医師の判断で入室が必要とされたものである[1]．

2. 母体搬送での入院時のポイント

① 「ねぎらい」の一言からはじめる：妊婦とその家族の緊張をほぐすような言葉と態度で出迎える．信頼関係の構築は初対面からはじまる．

② 妊婦の気持ちを察する：緊急に救命処置が必要な場合こそ，気持ちに寄り添った配慮をするのは助産師の役割である．

③ 現状を妊婦が理解できるように伝える：一般的に，「患者は医療者の説明を1割しか聞いていない，また6割しか理解してない」といわれている[2]．妊婦とその家族が理解できるような表現で，現状を説明する必要がある．

B 正常妊娠からの逸脱状態とケア

1. 切迫早産

a）早産に伴う症状

（1）子宮収縮

まったく自覚症状がなく，陣痛計を装着してはじめて検出される場合や，腹部の緊満感，下腹痛，腰痛，など症状は様々である．子宮収縮の周期も一概にはいえないが，多くの場合はじめは不規則であったものが，次第に周期性を呈するようになる．

（2）子宮頸管の熟化

頸管無力症のように，子宮収縮がないままに子宮頸管が短縮，開大が起こることもある．

（3）出血や破水

帯下の増加や出血がみられることもある．破水が先行し，その後早産が起こるような場合もある．早期破水している場合，急速に分娩へ移行する可能性が高いため，早めの対応が必要である．

b）治　療

子宮収縮や胎児の状態，感染徴候などを総合的に判断し，できるだけ妊娠期間が延長できるように治療が行われる．胎児の状態は，胎児の発育，羊水量，NST（non-stress test），BPS（biophysical profile score）などを用いて評価される．感染徴候は，母体の体温，CRP，赤沈，白血球，子宮頸管粘液中エラスターゼ活性，羊水の混濁や悪臭，細菌培養，胎児頻脈から評価される．

c）看護ケア

（1）日常生活の援助

基本は床上安静に伴う看護である．早産の症状の観察と妊婦の基本的ニーズが満たされるよう看護する．床上安静になってしまった場合，なれない姿勢での排泄，看護者への遠慮，羞恥心などから排泄をがまんしたり，十分に排泄できないこともある．膀胱や直腸の充満は子宮収縮の増強や，膀胱炎を併発するので細やかな配慮が必要である．安静で入浴が制限されるような場合，腟炎予防のためにも，身体と外陰部の清潔保持に留意する．また，床上安静の場合，体位変換や下肢運動，弾性ストッキングの着用などを実施し，深部静脈血栓症と肺塞栓の発症の予防に努める．

（2）子宮収縮抑制薬の副作用の観察

重篤な症状に移行することもあるため，薬物療法を理解し，異常の早期発見に努める．また妊婦の主訴や症状の変化に十分に注意する．

(a) 塩酸リトドリン：肺水腫の徴候を見逃さない．呼吸苦，頻脈，チアノーゼの有無を観察し，必要時胸部 X 線実施の提案．

(b) 硫酸マグネシウム：高 Mg 血症を見逃さない．呼吸苦，倦怠感，筋緊張低下の有無，血液データ（Mg）の変化，尿量の減少を観察する．

（3）症状の観察

妊娠週数，子宮収縮状態，胎児の状況，感染徴候，頸管所見など，総合的な情報から，異常の早期発見に努める．妊婦には症状を説明し，妊婦自身が気づけるようにしておく．

（4）胎児心拍数陣痛図（CTG）の観察

子宮収縮だけでなく，出血の有無，腰痛，排便感などの有無を確認し，早産の徴候を見逃さない．また胎児心拍パターンに異常がみられたら，常位胎盤早期剥離の可能性も考え，注意深く観

察する．

(5) 精神的サポート

胎児の障害や生命や妊娠継続に対する不安などを抱き，不安定になりやすい．胎児への不安は，治療への意欲に影響を及ぼしたり，妊娠中の強い不安は母性意識の発達に障害をきたす．妊婦の不安を軽減するような援助が必要である[3]．

2. 妊娠高血圧症候群（PIH）

胎児機能低下による胎児発育不全や胎児機能不全，HELLP症候群，常位胎盤早期剥離など母子の生命にかかわる異常を起こす可能性がある．

a) 治療

母体循環・胎児循環の改善と妊娠のターミネーションである．母体の循環系の負荷が改善すると腎機能も改善する．また子宮・胎盤循環血液量が増加することで，胎児の子宮内環境が改善する．症状が安定していれば自然陣発を待つこともできるが，急激な悪化がみられたときは人工早産となることもある．胎児機能不全など，胎児の状況の悪化がみられた場合は急速遂娩となる．

b) 看護ケア

①日常生活の援助：安静や食事療法の必要性やその効果を説明し，効果的に治療が進められるように援助する．食事を見直すよいチャンスとなるため，産後の健康管理や次回妊娠時のPIH予防のためにも食事指導を行う．

②全身状態の観察：定期的な血圧測定（症状により計測回数を決定する），頭痛・眼窩閃発の有無，浮腫の状況，体重増加，尿量，血液データ（血液一般，電解質，凝固，肝機能，腎機能），尿検査（蛋白定量，定性，沈渣），胎児の状態（CTGの状態，推定体重，NST所見，胎動）

③子癇の前駆症状を見逃さない：頭痛，心窩部痛，眼華閃発，嘔気・嘔吐の有無

④常位胎盤早期剥離の徴候を見逃さない：子宮収縮状態，板状硬結，胎動減少，出血，CTG所見（サイナソイダルパターン，胎児機能不全徴候），超音波所見（胎盤の肥厚）

⑤肺水腫の徴候を見逃さない：呼吸苦，頻脈，チアノーゼ，必要時胸部X線

⑥肝障害の症状の確認：全身倦怠感，心窩部痛，悪心，嘔吐の有無

⑦食事療法：必要時塩分，カロリー制限

⑧精神的サポート：突然の変化によりターミネーションとなる可能性があること，産後重篤な症状を呈する可能性があることを説明しておく．不安に対しては，予測できることをあらかじめ先見性をもち，本人や家族に伝える．そのうえで，不安の傾聴と必要時医師からの説明をコーディネートする．

血圧上昇の変化が表れてきたら，子癇発作，HELLP症候群の徴候に注意し以下の点に留意．

・環境を整える：安静を保ち，刺激（光・音）の遮断．必要時，個室管理．
・医師の指示の下投薬：降圧薬の使用
・緊急時に備える：血管確保や救急対応の準備
・持続モニタリング：自動血圧計の装着，胎児の状態を持続的に監視する．
・血液データ：急激な血液データの変化は合併症の徴候である．

3. 胎盤位置異常

妊娠中はできるだけ出血開始の時期を遅くし，胎児が成熟するまで妊娠を維持できるようにすることが基本となる．前置胎盤の場合，分娩は原則として帝王切開分娩である．

a）症　状
無痛性の性器出血が特徴である．妊娠中期には警告出血といわれる少量の反復出血を認める．妊娠末期が近づくにつれて出血量が多くなり，妊娠末期や分娩時には多量の出血を呈することもある．

b）看護ケア
① 日常生活の援助：安静に伴う日常生活制限が生じるため，切迫早産同様に基本的ニーズを満たせるようケアを行う．また便秘予防のため，必要時薬剤師や医師と相談する．突然の出血により緊急帝王切開分娩となる可能性をふまえ，妊婦と家族へ分娩準備教育を実施する．
② 出血が起こった場合：切迫症状の有無，出血量，児心音の聴取とCTGによる胎児の状態の確認，医師による超音波診断，バイタルサイン・ショック症状の観察．
③ ナースコールのタイミング：出血，下腹痛，子宮収縮出現時は，必ず知らせてもらう．
④ 精神的サポート：出血という視覚的な変化を実感できるため，症状出現時の妊婦と家族の不安は多大なものである．異常時のナースコールのタイミングを具体的に伝えること，必要時医師からの説明を随時依頼すること，児心音聴取の回数を増やすなど，不安軽減のケアが重要である．

4. 胎児異常
妊娠週数や胎児奇形の程度で，児の予後が違うため，妊婦とその家族の心理状態も変化する．児側の原因での入院ゆえに，苦痛の大きさも多大である．必要時，産科医師，新生児科医師，NICU スタッフと早期に連携をとり，チーム医療の展開が望ましい．また MFICU, NICU スタッフがともにプライマリーが担当し，長期的な支援が必要である．

a）看護ケア
① 妊婦，家族の理解度：現状を受け止めることができているか，また正しく理解できているか．
② 精神的サポート：不安の表出の有無，キーパーソン，家族関係の情報を得る，ゆっくり話を聞く時間をもち，傾聴する．

C 入院中の妊婦へのケア

1. 日常生活の援助
妊婦は"患者"ではなく，"新たに子どもと関係を作りあげようとしている母親"として接する必要がある．また週数やその妊婦が過ごしてきた環境によって感じ方，考え方も様々であることを理解し，妊婦の個性と主体性を尊重し，快適性を提供できるよう支援する．特に自宅が遠方で，家族の面会が少ない妊婦には配慮が必要である．

入院妊婦は，腹部の感覚が敏感で，緊張も強く，腹壁が冷えている場合も多い．看護者の温かい手をお腹におくと，妊婦がリラックスすることが多々ある．胎児の胎動や，胎児のお腹のなかでの体位を知らせることで，妊婦が自分の子どもの様子を想像することは，母親役割獲得を支えるケアとなる．

2. 産前教育
入院により分娩や退院後の生活，育児の準備が中断されるため，状況に合わせて保健指導が必要である．妊娠中の強い不安は母性意識の発達を阻害することや，分娩体験がその後の母子関係に大きく影響を及ぼすため，妊娠の個別性（妊娠週数や妊婦の心理状況など）をふまえ，いつご

ろどんなふうに計画すべきかを検討し，先を見据えた産前教育の実施が望まれる．
　しかし，妊婦のなかには，未熟児を出産する現実を受け止められず，産前教育を受けることを拒否することも珍しくはない．拒否する気持ちの裏には，わが子への心配や不安，自責の念などの気持ちがあり，妊婦本人だけでなくその家族までケアが必要なことが多いことも認識しておくべきである．また，夫も含め，必要時NICUスタッフからの情報提供や未熟児室の見学を計画に取り入れ，現実の児のイメージをもっておくことも重要である．また，父親となる夫も妊婦同様にショックや不安をもつため援助が必要である．

3. 母乳育児支援
　早産だからこそ母乳が重要であることを妊婦に情報提供することが必要である．また，過数の早い未熟児ほど母乳に含まれる生理活性物質が重要であり，特に感染症，肺血症・壊死性腸炎・未熟児網膜症の予防など多くの役割をもつ．何よりも母の気持ちを優先とするが，清拭の時など，乳頭チェックをしながら情報提供することも望ましい[4,5]．

D　IUFD，流死産した妊婦のケア

1. 身体的ケア
　流産の場合，バイタルサイン，出血の有無，下腹部痛の有無について観察し，感染徴候など異常の早期発見に努める．子宮内胎児死亡（IUFD: intrauterine fetal death）や死産の場合は，産褥期のケアを参照．また一方的に母乳分泌抑制を処方せずに，個別性を重視した対応をする．

2. グリーフケア
　「悲嘆過程」を見守ることが，グリーフケアである．悲嘆過程には，第1段階ショック期→第2段階喪失期→第3段階閉じこもり期→第4段階再生期，のプロセスがあり，これを「グリーフワーク」ともいう．子どもを失った場合，一般的には，再生までに2〜5年かかるといわれている．
　悲嘆の表現として現れる感情や行動は正常であり，悲しまないように励ましたり，亡くなった子どもを忘れるようとせず，お腹に宿った時から「家族」であり，赤ちゃんの「お母さん」「お父さん」であったことを伝える．また，母子手帳，足型・手形，へその緒，写真などを残すことも勧めてみる[6]．

3. カウンセリング・支援グループの紹介
　「Withゆう」，「天使の保護者ルカの会」，「天使のブティック」などがある．

◆文献
1) 2008年度全国MFICU実態調査最終報告（2009），全国周産（MFICU）連絡協議会．
2) 吉本照子，酒井郁子，杉田由加里．地域高齢者のための看護システムマネジメント．東京：医歯薬出版；2009．
3) 佐伯章子，森　恵美．早産兆候の出現に伴う状況の変化を妊婦が受け止める過程とその援助について．千葉看護学学会誌．2003; 9(1): 34-41．
4) BFHI2009翻訳編集委員会．UNICEF/WHO赤ちゃんとお母さんにやさしい母乳育児支援ガイド．ベーシック・コース「母乳育児成功のための10カ条」の実践．東京：医学書院；2009. p.205-10．
5) 水野克巳．NICUにおける母乳育児支援のススメ．大阪：メディカ出版；2009. p.4-17．
6) Sands著．竹内　徹，訳．周産期の死―流産・死産・新生児死亡―死別された両親へのケア．大阪：メディカ出版；1993. p.38-5．

〈水谷芳江〉

1. 分娩の3要素

> **POINT**
> - 分娩が正常に進行するためには，分娩の3要素である娩出力（子宮収縮），産道（骨産道，軟産道），娩出物（胎児，付属物）の調和が不可欠である．
> - それぞれ相互に不調和があれば，分娩は遷延あるいは停止する．1つでも異常があれば難産となる．

A 定義

分娩の進行に重要な3つの要素（1. 娩出力，2. 産道，3. 胎児および付属物）を分娩の3要素という．

1. 娩出力

娩出力は，子宮の規律的で自立的な収縮（陣痛）である．

子宮が収縮することにより，子宮内圧を上昇させ，子宮壁の短縮により子宮頸管を開大させて児を娩出する力，すなわち陣痛となる．周期性をもって収縮と弛緩を繰り返す特徴がある．陣痛の計測法には外測法と内測法に大別される．外測法は円盤のトランスデューサーを装着して，子宮壁の物理的変化を測定する方法で，内測法は子宮内にカテーテルなどを挿入し，計測する方法である．臨床的には，ほとんどの場合，外測法が用いられている．子宮内圧，陣痛周期，陣痛持続時間は，陣痛の過強，微弱の判定に必要であり，日本産科婦人科学会により表のような数字が定義されている（**表3-1**)[3]．

陣痛周期が規則的に10分以内になった状態を陣痛発来という．

2. 産道

産道は胎児の通路のことであり，子宮頸部や腟，外陰部などのやわらかい軟産道と，それを支える骨産道がある．軟産道が硬くて伸びが悪く，難産になることを軟産道強靱という．分娩の痛みや恐怖は軟産道の伸びを悪くする原因となる．ソフロロジー法などの分娩方法は，精神的なトレーニングにより，痛みの恐怖を取り除いて分娩を行う．いきみ（努責）をできるだけ行わずに，自然な陣痛のみを娩出力として，産道をできるだけリラックスさせて行う．

骨産道の評価として，X線による骨盤計測，児頭大横径の計測などがあり，これにより児頭骨盤不均衡（CPD）が除外されるが，実際の児頭によって機能的に診断する方法がある．児頭嵌入（内診による），Seitz法（左右の手指を並べて広げ，恥骨上およびその上の児頭の上に置き，恥骨結合前面と児頭の高低の差を調べる），Muller法（内診指により児頭の下降度を調べながら，助手により児頭を腹壁上から圧迫する方法）などである．

X線骨盤計測には，側面法（Guthmann法），入口面撮影法（Martius法）がある．入口部前後径が9.5cm未満，横径が10.5cm未満の場合は絶対的狭骨盤で，経腟分娩は不可能で，帝王切開分娩が選択される．産科的真結合線（OC）と胎児大横径（BPD）の比較により，児頭骨盤不均

表 3-1 「子宮内圧・陣痛周期・陣痛持続時間の基準（日本産科婦人科学会陣痛の強さの表現法小委員会による）」より一部改編. 高橋 通. 日産婦誌. 1999; 51: N119-22)[3]

1) 子宮内圧

強さ		子宮口開大度		
		4〜6cm	7〜8cm	9cm〜2nd stage
	平均	40mmHg	45mmHg	50mmHg
	過強	70mmHg 以上	80mmHg 以上	55mmHg 以上
	微弱	10mmHg 以下	10mmHg 以下	40mmHg 以下

2) 陣痛周期

強さ		子宮口開大度			
		4〜6cm	7〜8cm	9〜10cm	2nd stage
	平均	3分	2分30秒	2分	2分
	過強	1分30秒以内	1分以内	1分以内	1分以内
	微弱	6分30秒以上	6分以上	4分以上	初産 4分以上 / 経産 3分30秒以上

3) 陣痛持続時間（基線から 10mmHg 上昇した圧）

a) 内測法

強さ	
平均	50秒
過強	1分30秒以上
微弱	30秒以内

b) 外測法（基線からピークまでの高さの 1/5）

強さ		子宮口開大度	
		4〜8cm	9cm〜2nd stage
	平均	70秒	60秒
	過強	2分以上	1分30秒以上
	微弱	40秒以内	30秒以内

衡は診断される. 差が 1.5cm 以上であればほとんどの場合, 経腟分娩が可能である. 1.0〜1.5cm の場合は CPD の可能性が高く, 試験的経腟分娩とする. 1.0cm 未満であれば, 経腟分娩は困難であり, 帝王切開分娩を選択する. 実際には, X 線撮影法のみで CPD を診断することは, 明らかな狭骨盤でない限り難しい. 軟産道の状態や, 児頭の回旋, 骨重積など, 分娩進行の中で変化するいくつかの要素が影響しあうため, CPD は分娩の進行のなかでしか判断できないことも多い.

3. 胎児および付属物

胎児の評価を行うために, 外診および内診を行う.

a) 外 診

子宮底の高さを測定し, 妊娠週数に比して高い場合は巨大児, 羊水過多などを疑い, 低い場合は胎児発育不全, 羊水過少などを疑いながら診察する. Leopold 触診法により, 胎児の胎位（頭位, 骨盤位, 横位）, 胎向（第 I, 第 II）を, Seitz 法により児頭の骨盤嵌入度などをチェックする. 前置胎盤などは付属物の異常であり, 超音波検査により診断する.

b) 内 診

内診を行う際には，あらかじめ超音波で前置胎盤など，胎盤の位置異常がないことを確認しておく．濡らしていないクスコを挿入し，以下の所見を調べ，破水の有無を総合的に診断する．①外子宮口から羊水様液体流出，②後腟円蓋に羊水様液体貯留，③後腟円蓋の液体がBTB試験紙青変またはロムチェック陽性，④内診で児頭を直接触知（卵膜を認めない）．内診には滅菌手袋を用いる．まず，子宮口唇の硬さがマシュマロ状（軟），口唇状（中），鼻翼状（硬）のうちいずれに相当するか，子宮口が何cm開いているか，子宮頸管の長さは何cmあるか（展退度），坐骨棘を基準（station 0）として胎児先進部がどこまで下降しているか，子宮口の位置が恥骨側，仙骨側のどの位置にあるかを内診指で触診し，それらの所見を総合してBishop score（表3-2）を決定する．

①子宮口開大度：内診指1指＝1.5cm開大，2指＝3cm開大，周囲が2cm残存＝6cm開大，周囲が1cm残存＝8cm開大，周囲残存なし＝全開（10cm開大）

②展退：子宮口や腟円蓋に挿入した内診指により子宮頸管の短縮程度を表現する．0％＝子宮頸管は3cmと，短縮なし，30％＝2cmとわずかに短縮，60～70％＝頸管は1cmと短縮し，子宮腟部はほぼ消失，80～90％＝腟部は完全消失するが，子宮頸管は約0.5cmと，厚みを感じる．100％＝子宮腟部はペラペラ状態で厚みを感じない．

③児頭下降：先進部の下降度を，坐骨棘の位置をstation±0として表現する．

④回旋：子宮口が開大してきたら，必ず矢状縫合と泉門から回旋と先進部の位置をチェックする．通常は，下降部が頭部，先進部が小泉門で，小泉門が母体の前方に回旋する前方後頂位が多い．

その他，胎胞，卵膜の有無，羊水の性状（血性，羊水混濁など），産瘤，頭血腫，骨重の有無なども参考にする．

表3-2 Bishopのpelvic score（Bishop score）

	0	1	2	3
下降度	station－3	st－2	st－1, st±0	st＋1より下降
開大度（cm）	0	1～2	3～4	5以上
展退度（％）	0～30	40～50	60～70	80以上
硬さ	硬	中等度	軟	
位置	後	中央	前方	

◆文献

1) 坂元正一，他．分娩時の管理．In: 坂元正一，水野正彦，武谷雄二，監修．プリンシプル産科婦人科学2．改訂版．東京：メジカルビュー社；1998．p.278．
2) 渡邊理子，杉本充弘．正常分娩の取扱い．In: 朝倉啓文，小西郁生，末岡 浩，他編．完璧！産婦人科ローテートマニュアル．東京：金原出版；2006．p.146-51．
3) 高橋 通．産科医としての基礎知識．子宮収縮の評価（臨床）．日産婦誌．1999; 51: N119-22．

〈渡邊理子〉

2. 正常分娩機転

> **POINT**
> - 妊娠・出産は「生理的営み」であり，本来妊産婦は「産む力」を備えている．妊産婦の主体性を尊重し，経過に異常がなければ医療介入を避け，母児の安全に留意しながら「産む力」を支援することが重要である．妊産婦の緊張をほぐし，リラックスして自由な体勢で過ごせるよう配慮する．
> - 正常な分娩経過を理解し，母児の異常早期発見に努め，必要時にドクターコールを行う．
> - 母児の状態が安定していれば，出生直後に早期母子接触（skin to skin contact）を行い，生後30〜60分以内に初回授乳を行って，母児の愛着形成を助け，母乳育児を積極的に支援する．

A 定 義

正常分娩経過（第1期，第2期，第3期）．

1. 分娩第1期

分娩第1期とは，陣痛発来から子宮口全開大までの期間をいう．初産婦の平均所用時間は約12時間，経産婦は約6時間である．陣痛発来以前の破水を前期破水，分娩第1期の破水は早期破水という．

a）潜伏期

規則的な陣痛開始から急激な開大に至るまでをいい，頸管は潤軟化，展退するが，子宮口の開大は緩徐である．初産婦では頸管3cm，経産婦では2cm開大するまで潜伏期であることが多い．陣痛間隔は8〜10分である．児は第1回旋をし，横向きで骨盤内に嵌入してくる．

b）活動期

頸管の展退が進んで，子宮口が急速に開大する時期である．全開大に至る時期には，児は第2回旋をし，骨盤に縦に侵入し児頭は急速下降期に入る．陣痛間隔は1〜2分間隔になる．

2. 分娩第2期

分娩第2期は，子宮口全開大から児娩出までの期間をいう．この時期の破水を適時破水という．産婦はいきみ（努責）を感じ始める．児頭が出口部にかかると児は頭を上げて第3回旋し，腟口から見えるようになる（排臨）．児頭が骨盤を通過し，腟口から戻らなくなると発露といい，会陰は薄く伸び，張ったようになる．児頭が娩出すると，児は再び頭を90度回旋させて，横向きになり，肩，続いて躯幹が娩出する．

3. 分娩第3期

児の娩出から胎盤娩出までの期間を分娩第3期という．児の状態に異常がなければ「skin to skin contact」を行う．臍帯切断後，出生児に付着した血液と羊水を拭き取り，母親の胸に肌と肌を接触させるように直接抱かせる．児は母親の胸で心地よさそうな表情をし，口，触覚，嗅覚

を駆使して母親の乳首を探し，吸啜する．児の娩出数分後に軽い陣痛が起こり，子宮収縮により子宮壁から胎盤がはがれてくる．子宮収縮により子宮内膜の血管が収縮し，出血が最小限にとどまる．

B 管理

1. 分娩第1期の管理

陣痛発来または破水などの症状が現れ，妊婦が入院してきたら，全身状態をチェックし，外診，内診を行い，異常のないことを確認する．外来カルテから，既往歴，妊娠経過中の異常の有無，胎児発育異常の有無，合併症の有無，などを確認する．バースプランより妊婦の分娩に対する思いや分娩時の希望を確認し，共有することも重要である．分娩監視装置を装着し，母体の子宮収縮，胎児心音を確認する．分娩中は母児の安全を確保するために，母体のバイタルサイン，胎児心拍数，子宮収縮について，定期的に確認を行う．分娩の経過は，頸管開大度と胎児下降度の変化で最もよく知ることができるので，必要に応じて内診を行い，難産例の対応ができるようにしておく．不必要な内診を行わないことはいうまでもない．合併症やハイリスク分娩などのある妊婦には，必要に応じて静脈確保を行う．妊婦には自由な姿勢をとらせ，リラックスできる環境で過ごせるように配慮する．

破水後は原則として抗生剤を予防的投与し，白血球数，CRPの上昇の有無を確認しながら12〜24時間自然陣発を待機するが，陣発しない場合は陣痛誘発する．頸管未熟例には，頸管拡張を行ったうえで陣痛誘発する．

2. 分娩第2期の管理

適宜分娩室へ移動し，分娩監視装置を装着し，陣痛と胎児心拍の変化を観察する．**分娩第1期，2期が初産婦で30時間，経産婦で15時間経過しても児娩出に至らない場合（分娩遷延）や，子宮口全開後初産，経産問わず2時間以上経過しても分娩に至らない場合（分娩第2期遷延）は，陣痛の強さ，児頭の下降度，回旋異常の有無などを総合的に判断し，陣痛促進，鉗子，吸引などによる急速遂娩などを考慮する．** 分娩進行に関係する要素は娩出力，産道，胎児の3つであり，これを分娩の3要素とよぶ．分娩進行状況を判断する場合，これらの3要素の分析，評価がまず必要で，それに加えて時間経過による観察を行うことが重要である．**既破水，全開後，有効な陣痛にもかかわらず2時間以上分娩の進行のみられないものを分娩停止といい，急速遂娩の適応になる．** 陣痛が弱く，胎児の状態が良好な場合は2時間にこだわる必要はない．しかし，**胎児心拍パターンを観察し，胎児機能不全と診断された場合には，程度により，陣痛促進，鉗子分娩，吸引分娩，帝王切開術などを行い，母児ともに安全に分娩が行われるようにする．**

胎児娩出に際して，会陰，腟壁裂傷を予防し，分娩第2期を短縮させ，母児双方に安全な分娩を行うことを目的に必要に応じて会陰切開術を行う．会陰の伸展が良好で，胎児の状態に問題がなければ会陰切開は不要である．インフォームドコンセントが問題になる昨今では，産婦への説明と同意を得ることが重要である．

a）会陰切開

腟入口部を消毒し，局所麻酔を行う．切開のタイミングは，会陰が膨隆し，陣痛発作時の陰門開大径が4cm程度の時期が適切である．切開の主な種類は，正中切開，正中側切開，側切開法である（図3-1）．それぞれの方法に長所短所があるが，正中側切開法，側切開法は創が延長し

た場合でも肛門括約筋の損傷を避けられることから，初心者に勧められる．

b）会陰縫合法

　腟壁縫合は，腟壁裂傷断端を1cm超えた奥から開始する．吸収糸で1cm間隔で縫合する．結節縫合でも連続縫合でもどちらでもよい．創が深い場合は皮下縫合を行う．皮膚縫合は，通常，創下端から開始する．側切開の場合，切開創の陰唇側の皮膚がやや上方に退縮し，偏位しているので，左右のバランスをとりできあがりを想定しながら縫合する．マットレス縫合，埋没縫合などが通常行われる．縫合操作終了後には必ず直腸診を行い，血腫形成の有無と，直腸粘膜面に糸が出ていないことを確認する．

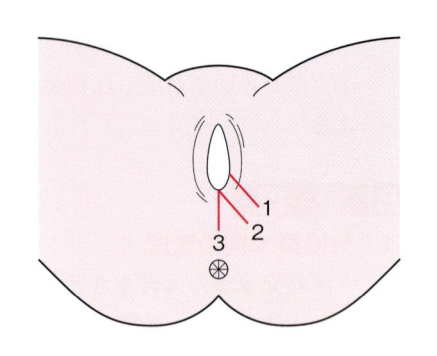

図 3-1 会陰切開の種類
1：側切開法，2：正中側切開法，
3：正中切開法

　児娩出直後には，児の顔面をガーゼでぬぐい，皮膚を刺激し啼泣させる．児が元気な場合，吸引は不要であるが，羊水が混濁している場合や，啼泣が弱い場合は，口腔内，鼻腔内の羊水や血液を吸引する．全身に付着した羊水や血液を拭き取り，児の体温低下を防ぐ．児の状態からApgar scoreを採点する．Apgar score 4〜6点は新生児仮死であり，すぐに蘇生を開始し，児の状態が改善しなければ新生児科医師をコールする．吸引処置や酸素投与で回復しない場合は気管内挿管を施行し，吸引や洗浄と同時に酸素を投与する．児の状態に異常がなければ，母親の胸に直接児をのせ，肌と肌を接触させる「skin to skin contact」を行う．早期の母子接触は親子の絆を形成するうえで重要であり，児の体温と呼吸状態に注意して見守る．児にパルスオキシメーターを装着し，呼吸状態を確認することで，より安全に行うことができる．

3. 分娩第3期の管理

　児の娩出後には，必要であれば，子宮収縮薬オキシトシンを母体に静脈投与する．胎盤が児娩出後30分以上娩出しない場合は，胎盤用手剥離を考慮する．子宮収縮が不良で出血が多い場合は，程度に応じて双合圧迫，輪状マッサージ，子宮収縮薬点滴投与，プロスタグランジン $F_{2\alpha}$ 局注，アイスノンでの下腹部冷却などで対応する．頸管裂傷の有無，腟壁裂傷や会陰裂傷の程度を診察し，縫合を行う．腟壁や会陰に血腫がある場合は切開し，血腫を除去後に縫合止血し，必要に応じドレーン挿入やガーゼ腟内充填圧迫処置をする．縫合時に局所麻酔では鎮痛が不十分な場合は，鎮静薬の静脈投与を考慮する．

　胎盤娩出後の時期を分娩第4期という．頸管裂傷の有無と，子宮腔内に胎盤や卵膜の遺残がないことを確認し，必要であれば，頸管裂傷縫合術や子宮内容清掃術を行う．

　母子の状態が安定していれば，生後30〜60分以内に初回授乳を行い，母乳育児を支援する．

◆**文献**

1) 渡邊理子, 杉本充弘. 正常分娩の取扱い. In: 朝倉啓文, 小西郁生, 末岡　浩, 他編. 完璧！産婦人科ローテートマニュアル. 東京: 金原出版; 2006. p.146-51.

〈渡邊理子〉

3. 分娩経過とその評価

POINT
- 分娩が正常に進行するには，分娩の 3 要素の娩出力，産道，胎児すべて正常かつ適正な条件を満たしていることが必要不可欠である．これらを時間経過に従ってグラフ表示したものがパルトグラム（分娩経過図）である．
- パルトグラムは，分娩経過を客観的にわかりやすく図にして示したものであり，経過の総括的評価，難易性判定，経過異常の要因解析に利用される．
- 分娩経過の異常を早期に発見し，適切な対応を行うことで，帝王切開率の減少や周産期予後の改善が期待される．

A 正常分娩経過

骨産道に異常がなければ，分娩第 1 期には頸管展退度，頸管開大度が，分娩第 2 期には腟壁，骨盤底筋群，会陰の伸展性が軟産道の評価として重要である．縦軸に頸管開大度，下降度を，横軸に陣痛開始後時間をおき，診察所見を分娩経過に従ってプロットすると S 字状曲線になり，Friedman 曲線（図 3-2）[1,2] という．これは初産婦における曲線であるが，Friedman らは，経産婦にもあてはまることを報告した．

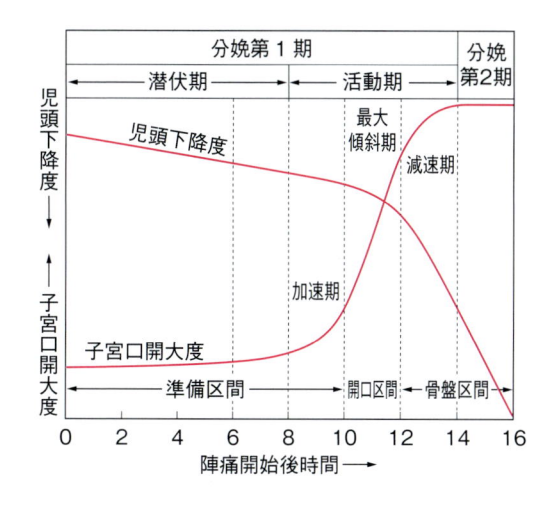

図 3-2 Friedman 曲線と初産婦分娩機能的区分
（杉本充弘．産婦人科の実際．2006; 55（増刊号）: 1780-6）[1]

1. 潜伏期と活動期

分娩第1期を潜伏期と活動期に分類，さらに活動期は3つに分類される．

①潜伏期（latent phase）：規則的な子宮収縮開始から子宮口の開大が加速するまで．頸管が2〜2.5cm開大までは直線的なゆっくりした経過をとる．

②活動期（active phase）：子宮口開大が加速してから全開大になるまで．さらに以下の3つに区分される．

加速期〔acceleration phase（phase two）〕：その後急に開大速度が増加してくる．

最大傾斜期〔phase of maximum slope（phase three）〕：頸管開大が3〜9cmまでは，開大が直線的で急速に経過する．

減速期〔deceleration phase（phase four）〕：全開大まで再び開大速度が減少する．

臨床的に最も問題となるのは，最大傾斜期（phase three）であり，この時期の傾斜が急峻であれば全分娩時間は短い傾向にあり，平坦であれば分娩は遷延する．

2. 分娩進行異常の分類

さらに，分娩進行の機能的観点から，陣痛開始後の潜伏期と活動期の加速期を準備区間（preparatory segment），最大傾斜期を開口区間（dilation segment），減速期と分娩第2期を，骨盤内の胎児先進部が下降する骨盤区間（pelvic segment）に分類した（図3-2）．

各区間における分娩進行異常を分析して，潜伏期遷延，分娩遷延，分娩停止の3つに大きく分類した．この分類は難産のタイプとその診断基準，治療法として使用されている（表3-3）[1]．

表3-3 難産のタイプと診断基準・治療法（杉本充弘．産婦人科の実際．2006; 55（増刊号）: 1780-6）[1]

タイプ		診断基準 初産	診断基準 経産	治療法	例外的治療法
延長型	潜伏期遷延	20時間以上	14時間以上	治療的休息	オキシトシンまたは帝切（必要な場合）
遷延型	1. 活動期子宮口開大遷延	1.2cm/時以下	1.5cm/時以下	待機と援助	CPDに対しては帝切
	2. 児頭下降遷延	1.0cm/時以下	2.0cm/時以下		
停止型	1. 減速期遷延	3時間以上	1時間以上	CPDなければオキシトシン CPDあれば帝切	疲労時は休息 帝切
	2. 2次的開大停止	2時間以上	2時間以上		
	3. 児頭下降停止	1時間以上	1時間以上		
	4. 下降障害	減速期以降児頭下降しないもの			

3. Philpottのパルトグラム

Friedmanは初産婦の子宮口開大速度を3.0cm/時としたが，Philpottらはそれほど速くなく，平均1.6cm/時とし，分娩が遷延する子宮口開大速度の警戒値（alert line）を1.0cm/時とした（図3-3）[3]．警戒値より遷延する場合は医療処置の可能な病院に転送する目安とした．

1972年に開発されたこのパルトグラムは，簡潔であることからアフリカやアジアなど，多くの開発途上国において使用されている．

図3-3 Philpottのパルトグラム（伊藤久美子, 他. 助産雑誌. 2011; 62: 751-7)[3]

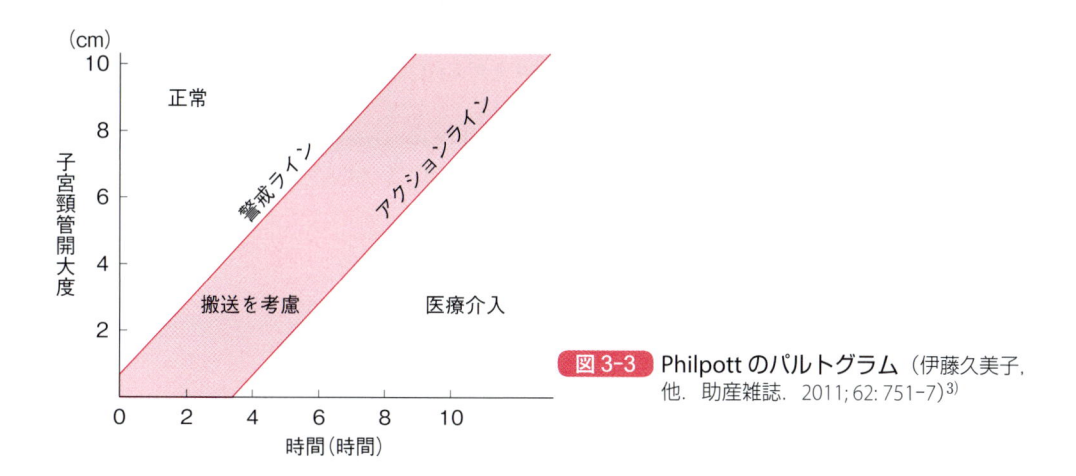

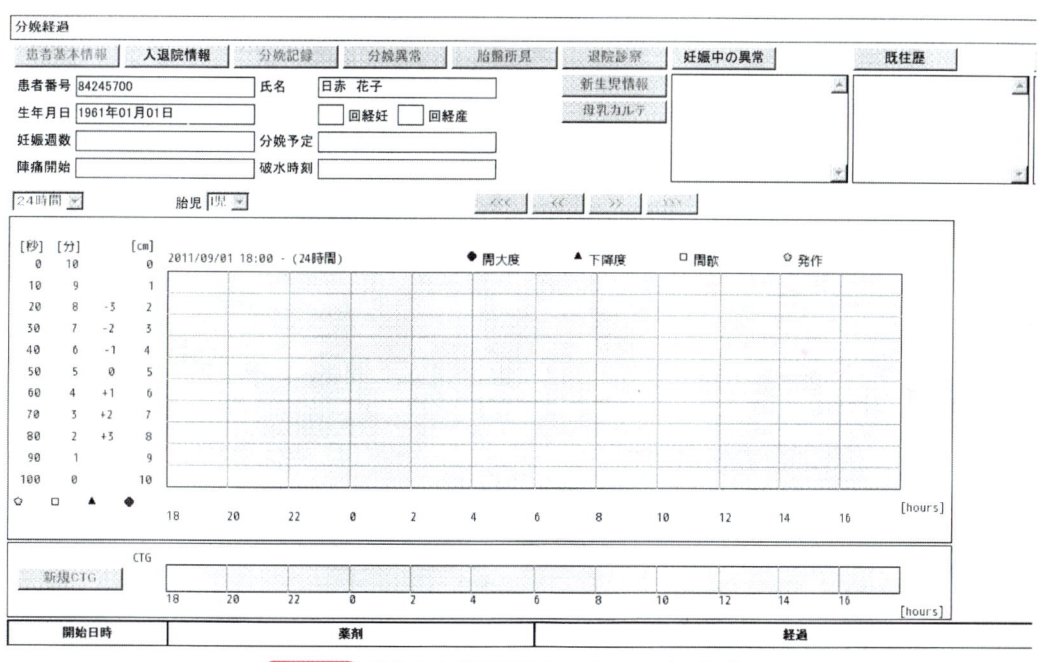

図3-4 日本赤十字社医療センターのパルトグラム

4. 日本赤十字社医療センターの電子カルテにおけるパルトグラム

　　最後に当センターで使用しているパルトグラムを示す（図3-4）．当センターでは，電子カルテのパルトグラムを作成し，使用を開始している．個々の分娩室内に電子カルテ用パソコンを1台ずつ設置しているため，分娩室内でも，ナースステーションでも所見の記入を行うことができる．分娩の進行状況が，分娩室以外の場所からも共有することが可能である．

◆文献

1) 杉本充弘．分娩経過のスクリーニング（パルトグラム）．産婦人科の実際．2006: 55（増刊号）: 1780-6.
2) Friedman EA. The graphic analysis of labor. Am J Obstet Gynecol. 1954; 68: 1568-75.
3) 伊藤久美子，立岡弓子，山口江利子，他．WHOの推奨するパルトグラムはどのように作られたのか．助産雑誌．2011; 62: 751-7.

〈渡邊理子〉

3. 分娩　A. 正常

4. CTG とその評価

> **POINT**
> - CTG（胎児心拍数陣痛図検査）は，分娩中および妊娠中の胎児の健康状態の評価法として有用な検査である．
> - CTG の判読に際しては心拍数基線，基線細変動，一過性徐脈の有無に着目する．
> - 胎児心拍数波形に異常が認められた場合は，異常の程度に応じて急速遂娩などの対応を検討する．

A　CTG とは

　胎児心拍数を連続的に，子宮収縮と同時に記録したものが cardiotocogram（CTG：胎児心拍数陣痛図検査）である．胎児心拍数の変動のパターンによって胎児の健康状態を判定する検査法である．簡便かつ低侵襲で継続的に記録できるため，分娩監視装置として用いられている．さらに CTG は妊娠中（分娩前）の胎児の状態の評価にも有用な検査法であり，子宮収縮のない状態で検査する non-stress test（NST）や人工的に子宮収縮を起こして検査する contraction stress test（CST）の形式で行われる（§2-2-A-5．胎児 well-being の評価の項，131 頁参照）．

B　原　理

1. 胎児心拍数計測の方法

a）外測法

　母体の腹壁越しに胎児の心拍数を計測する方法として，かつては胎児心音を検出していたが，現在は胎児心拍動に由来するドプラ信号を検出するドプラ心拍数計が用いられている．ドプラ心拍数計のプローブからは超音波が送信・受信されており，超音波が運動物体で反射した際に生じる周波数偏位を検出して心拍数を計測する．

b）内測法

　双極のらせん電極を直接胎児に装着して，胎児の心電信号を得ることによって胎児心拍数を計測する方法．外測法よりも正確な信号が得られるが，子宮内にいる胎児に直接電極を刺入する侵襲的な方法であるので，実施されることは少ない．未破水例では人工破膜が必要になる．

2. 子宮収縮測定の方法

a）外測法

　母体腹部に陣痛計のトランスデューサーを装着してゴムベルトで固定し，子宮収縮による腹壁の緊張を感知する．子宮収縮の時間と間隔を測定できるが，収縮の強さを正確に測定することはできない．子宮収縮測定の値や波形は妊婦の体位や体型，トランスデューサーの装着部位によって変化する．

b）内測法

羊水腔内または卵膜と子宮との間に，オープンエンドカテーテルや圧力センサーを挿入して子宮内圧を測定する方法．陣痛強度を子宮内圧として正確に測定することができる．しかし子宮内に器具を挿入するため，分娩時にしか使用できず，また子宮内感染のリスクになりうるので，使用頻度は低い．

C CTG（外測法）の装着方法（図3-5）

① 排尿・排便を済ませたのち，産婦にベッド上でsemi-Fowler位を取ってもらう．
② 産婦の腰の下に固定用のゴムベルトを2本通しておく．
③ 触診により子宮の大きさと胎位・胎向を確認する．
④ 心拍数計のプローブに超音波用ゼリーを塗る．プローブを母体腹壁上で胎児心拍が最もよく聴取できる部位（通常は児の背部付近）に置き，ゴムベルトで固定する．母体の動脈拍動を検出していることがあるので，検出された心拍数が母体の心拍数と異なっていることを確認する．胎児心拍の検出が難しい場合は超音波断層法で胎児心臓を確認する．
⑤ 子宮底部よりやや下方の平らな部分に陣痛計のトランスデューサーを装着してゴムベルトで固定する．semi-Fowler位のままで検査を継続する場合には正中部付近に，側臥位で検査する場合には上になる側にトランスデューサーを装着する．陣痛計のトランスデューサーには超音波用のゼリーを塗らない．
⑥ 記録用紙は3cm/分の速度で行う．
⑦ 分娩進行などに伴って胎児心臓の位置が変化した場合は，それにあわせて心拍数計プローブの位置を変更する．

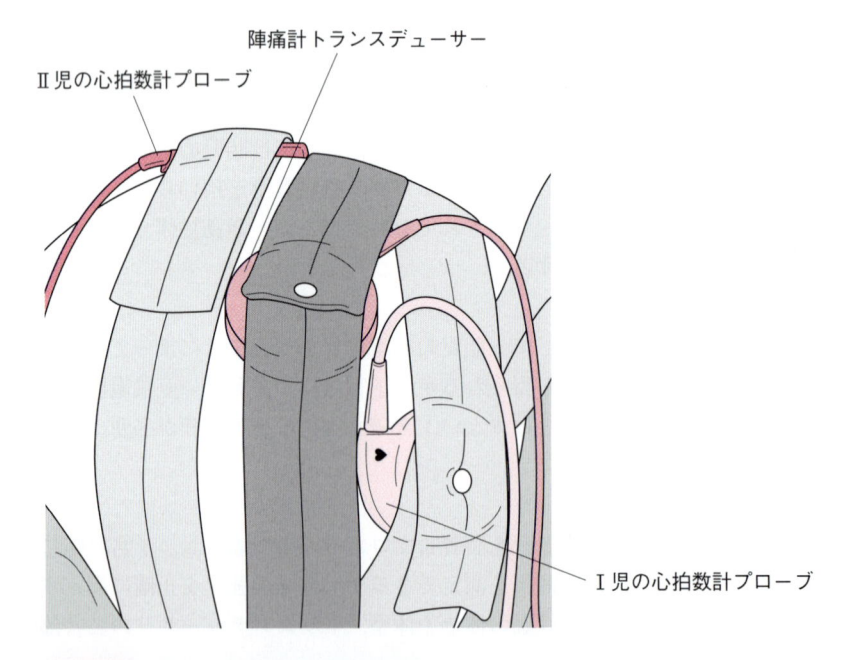

図3-5 CTGの装着方法（双胎妊娠）

D 分娩監視としてのCTGの実施時期

産婦が陣発や破水などで入院した際には20分以上CTGを行う．正常胎児心拍数パターンが確認できた場合は15〜90分ごとに間欠的児心拍聴取により児の状態を確認する．間欠的児心拍聴取で徐脈や頻脈が認められた場合はCTGを装着して評価する．聴取した児心拍数が正常であっても，6時間以内の間隔でCTGを再検するのがよい．破水時および羊水混濁や血性羊水を認めたときも20分以上CTGで評価する．CTGで異常を認めた場合には連続的モニタリングを行う．

陣痛促進薬やメトロイリンテル使用中，母体発熱時，分娩第2期，胎児発育不全，妊娠高血圧症候群などでは連続的モニタリングが推奨されている[1]．

E 胎児心拍数陣痛図の用語 (表3-4)

1. 胎児心拍数基線

胎児心拍数図上の，10分間程度の区画におけるおおよその平均心拍数をいう．一過性変動がない部分で読み取る．1分間当たりの心拍数（beat per minute：bpm）として記録し，5の倍数で表す．

110〜160bpmのものを正常脈とし，110bpm未満であれば徐脈，160bpmを超えるものを頻脈と定義する．

胎児の心拍数は妊娠10週頃をピークとして，妊娠週数が進むにつれて低下する．

2. 胎児心拍数基線細変動

胎児心拍数基線の細かい心拍数の変動を胎児心拍数基線細変動とよぶ．

胎児心拍数基線細変動は1分間に2サイクル以上の胎児心拍数の変動であり，振幅，周波数とも規則性がないものをいう．細変動は振幅の大きさによって，消失（肉眼的に認められない），減少（5bpm以下），中等度（6〜25bpm），増加（26bpm以上）の4段階に分類される（図3-6）．

表3-4 胎児心拍数の用語

1. 胎児心拍数基線
    a. 正常脈
    b. 徐脈
    c. 頻脈
2. 胎児心拍数基線細変動
3. 胎児心拍数細変動
4. 胎児心拍数一過性変動
    a. 一過性頻脈
    b. 一過性徐脈
        1) 早発一過性徐脈
        2) 遅発一過性徐脈
        3) 変動一過性徐脈
        4) 遷延一過性徐脈

分類	シェーマ
1. 細変動消失 　肉眼的に認められない	胎児心拍数 子宮収縮 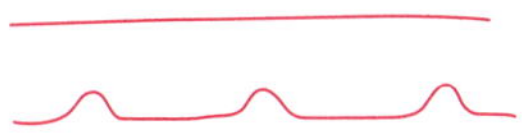
2. 細変動減少 　5bpm以下	胎児心拍数 子宮収縮 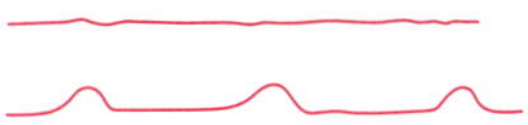
3. 細変動中等度 　6〜25bpm	胎児心拍数 子宮収縮 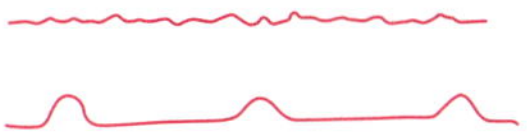
4. 細変動増加 　26bpm以上	胎児心拍数 子宮収縮 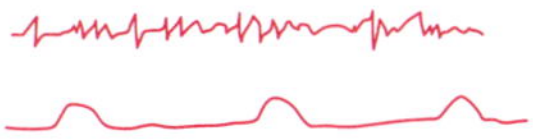

図3-6 胎児心拍数基線細変動の分類

心拍数基線細変動には，心拍数を制御する交感神経と副交感神経に加えて，大脳皮質，中脳，心臓伝導系などが関与している．妊娠週数が早いほど基線細変動が少なく，妊娠週数が進むにつれて増加する．また，胎児が non-REM 状態にあるときのほうが，REM 状態にあるときよりも基線細変動が少ない．胎児が頻脈の場合，基線細変動が減少する傾向にある．

基線細変動の増加は，胎児の急性の低酸素状態や臍帯圧迫，胎児への刺激などにより生じる．細変動の増加は胎児の状態の悪化の徴候とは判断しない．

一方，基線細変動の減少・消失は，胎児の酸血症（§2-2-A-5. 胎児 well-being の評価の項，131 頁参照），中枢神経疾患，心疾患，母体への薬剤投与（鎮静薬，麻酔薬，交感神経遮断薬）などによって生じる．基線細変動の減少・消失は胎児の酸血症の最も重要な指標とされる．

3. 胎児心拍数細変動

胎児心拍数基線以外の部分（一過性徐脈の出現時など）でも心拍数の細変動の判定をすることは重要である．心拍数細変動も基線細変動と同様に，振幅の大きさによって消失（肉眼的に認められない），減少（5bpm 以下），中等度（6〜25bpm），増加（26bpm 以上）の 4 段階に分類される．

一過性徐脈出現中の心拍数細変動が減少している場合は，細変動が正常の場合より胎児血の pH が低いことが報告されている．

4. 一過性頻脈（図 3-7，図 3-8）

開始からピークまで 30 秒未満の急速な心拍数の増加で，開始から頂点までが 15bpm 以上，もとに戻るまでの持続が 15 秒以上 2 分未満のものをいう．妊娠 32 週未満では，心拍数増加が 10bpm 以上，持続が 10 秒以上あれば一過性頻脈と判定する．

胎動，子宮収縮，内診などの刺激，臍帯圧迫に伴って認められる．一過性頻脈が存在することは，胎児の生理的反応が維持されていることを意味する．

分類	シェーマ
a. 一過性頻脈　acceleration	胎児心拍数 / 子宮収縮 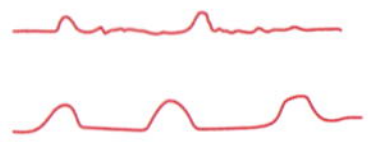
b. 一過性徐脈　deceleration 1) 早発一過性徐脈　early deceleration	胎児心拍数 / 子宮収縮 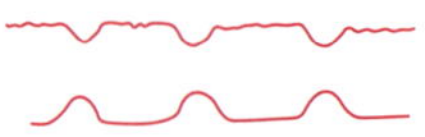
2) 遅発一過性徐脈　late deceleration	胎児心拍数 / 子宮収縮 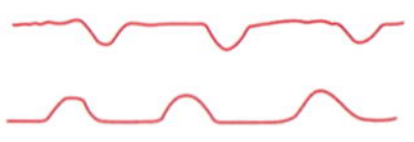
3) 変動一過性徐脈　variable deceleration	胎児心拍数 / 子宮収縮 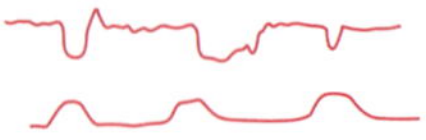
4) 遷延一過性徐脈　prolonged deceleration	胎児心拍数 / 子宮収縮 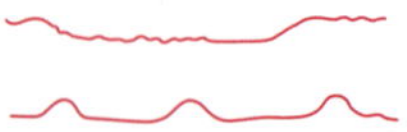

注 1：b の 1）と 2）は心拍数減少の開始から最下点まで 30 秒以上の緩やかな心拍数の下降
注 2：子宮収縮が不明の場合は b の 1），2），3）の区別はつけない

図 3-7 胎児心拍数一過性変動の分類

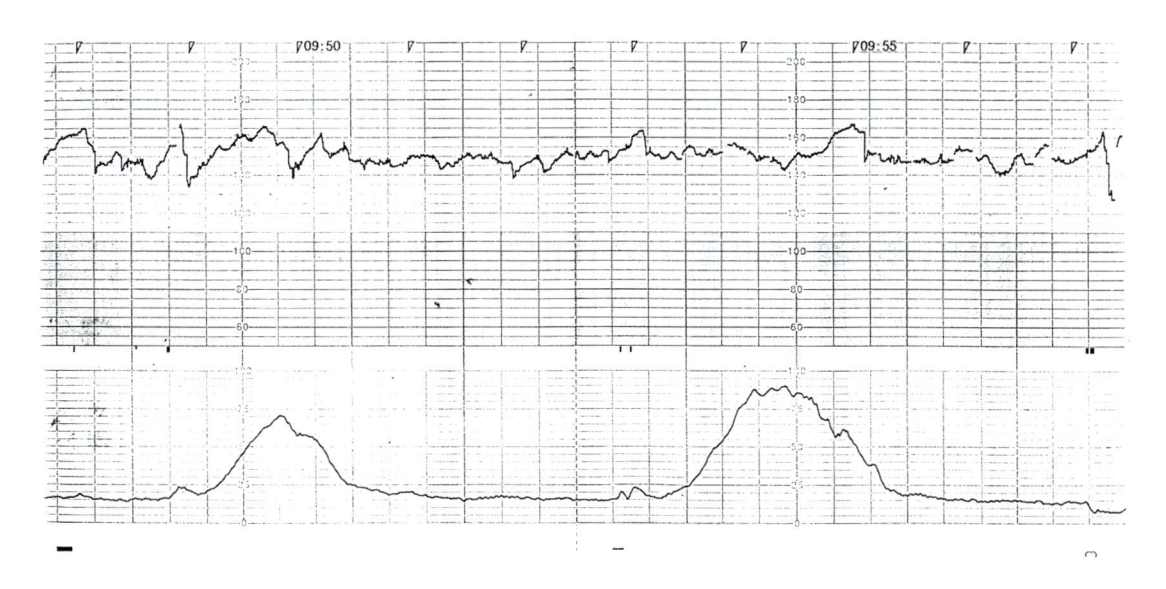

図 3-8 一過性頻脈
上段：胎児心拍数曲線，下段：陣痛曲線

5. 一過性徐脈（図 3-7）

一時的に胎児心拍数が減少した後，基線に回復するパターン．以下の4種類のパターンに分類する．その分類は胎児の状態を評価するのに重要である．

a）早発一過性徐脈

子宮収縮に伴って，心拍数減少の開始から最下点まで30秒以上の経過で緩やかに下降し，その後子宮収縮の消退に伴ってもとに戻る心拍数低下で，その一過性徐脈の最下点とそれに対応する子宮収縮の最強点の時期が一致しているものをいう．心拍数減少の程度は軽く，100bpm以下に低下することはほとんどない．

早発一過性徐脈は，児頭の圧迫による頭蓋内圧上昇が迷走神経反射を引き起こして心拍数を低下させるためとされている．胎児の低酸素状態や酸血症を示唆するパターンではなく，胎児機能不全とは診断しない．

b）遅発一過性徐脈（図 3-9）

子宮収縮に伴って，心拍数減少の開始から最下点まで30秒以上の経過で緩やかに下降し，その後子宮収縮の消退に伴ってもとに戻る心拍数低下で，子宮収縮の最強点に遅れて一過性徐脈の最下点を示すものをいう．

遅発一過性徐脈は，子宮収縮により絨毛間腔への血流量が減少し，それによる胎盤での酸素供給の悪化のために胎児血酸素分圧が低下することで生じるとされている．分娩中の子宮収縮は一時的に胎盤での酸素供給を低下させるが，正常例ではただちに胎児の低酸素血症が引き起こされることはない．しかし胎盤機能が低下している場合にはその影響が大きくなって胎児は容易に低酸素血症となる．遅発一過性徐脈は，基線細変動の状態によらず，胎児機能不全と診断される．

c）変動一過性徐脈

15bpm以上の心拍数減少が30秒未満の経過で急速に起こり，その開始からもとに戻るまで15秒以上2分未満を要するものをいう．子宮収縮に伴って出現する場合は，その発現は一定の形

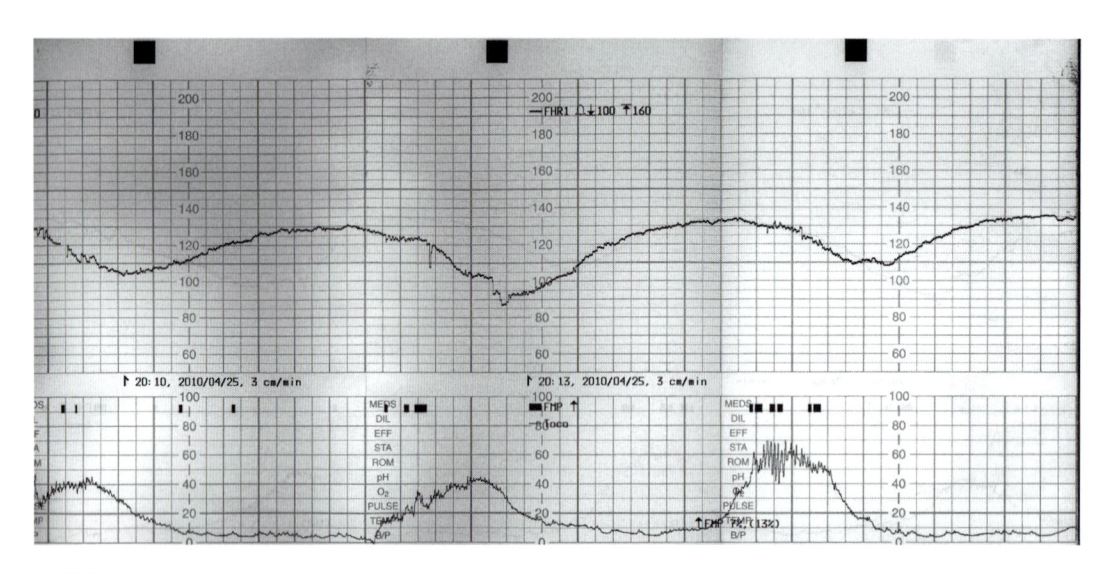

図 3-9　遅発一過性徐脈

をとらず，下降度，持続時間は子宮収縮ごとに変動する．分娩中に最も高頻度に出現するパターンである．変動一過性徐脈の始まりや終わりに一過性頻脈を伴うことがしばしばある．

　原因は臍帯圧迫による迷走神経反射とされている．変動一過性徐脈の出現自体は胎児の状態の悪化を意味しないが，臍帯血流の遮断が長く続く場合や繰り返し発生する場合は胎児が低酸素状態・酸血症に陥る可能性がある．したがって変動一過性徐脈は軽度と高度に細分類し，高度変動一過性徐脈が繰り返し出現する場合にのみ胎児機能不全と診断する．しかしながら，分娩後の児の状態が心拍数波形からの予測よりもよいことも悪いこともあり，判断が難しいことも多い．

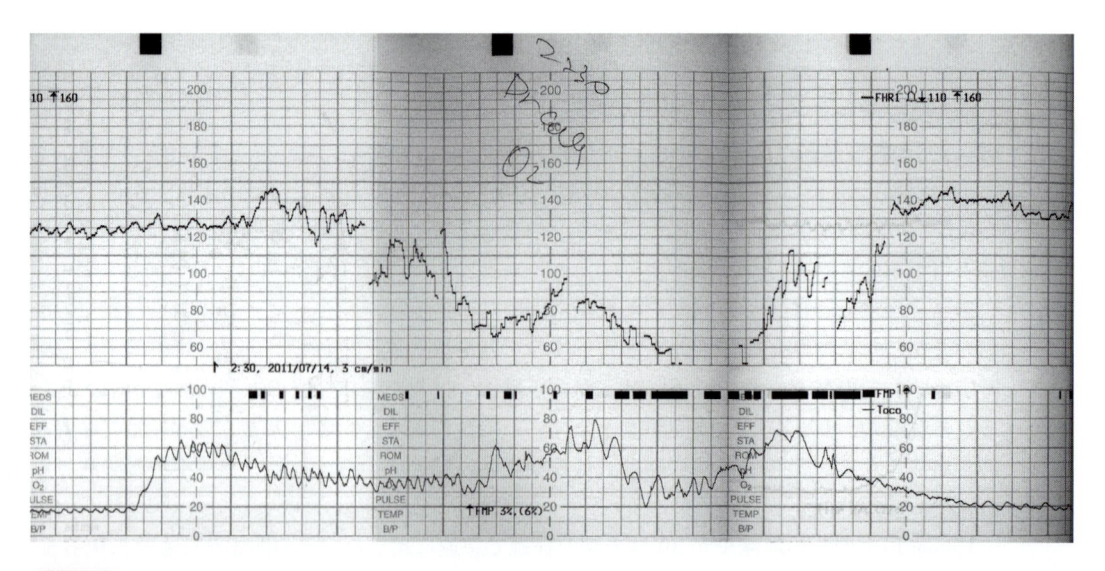

図 3-10　遷延一過性徐脈

d) 遷延一過性徐脈（図 3-10）

心拍数の減少が 15bpm 以上で，開始からもとに戻るまでの時間が 2 分以上 10 分未満の徐脈をいう．10 分以上持続する場合は（一過性ではない）徐脈と診断する．

原因としては，内診などによる刺激，過強陣痛，臍帯圧迫，臍帯脱出，仰臥位低血圧症候群，硬膜外麻酔などによる母体低血圧，胎盤早期剥離，子癇，てんかん発作，娩出直前のいきみなどが報告されている．

遷延一過性徐脈は，その回数や原因によりリスクが異なる．除去可能な原因によるもので，しかも単発で正常パターンに回復したものは児の予後がよいことが多いと報告されている．遷延一過性徐脈は CTG の判読では胎児機能不全と判定される．

6. サイナソイダルパターン（図 3-11）

心拍数曲線が規則的でなめらかなサイン曲線を示すものをいう．1 分間に 2〜6 サイクルで，振幅は平均 5〜15bpm である．胎児の重症貧血や低酸素血症で出現する．

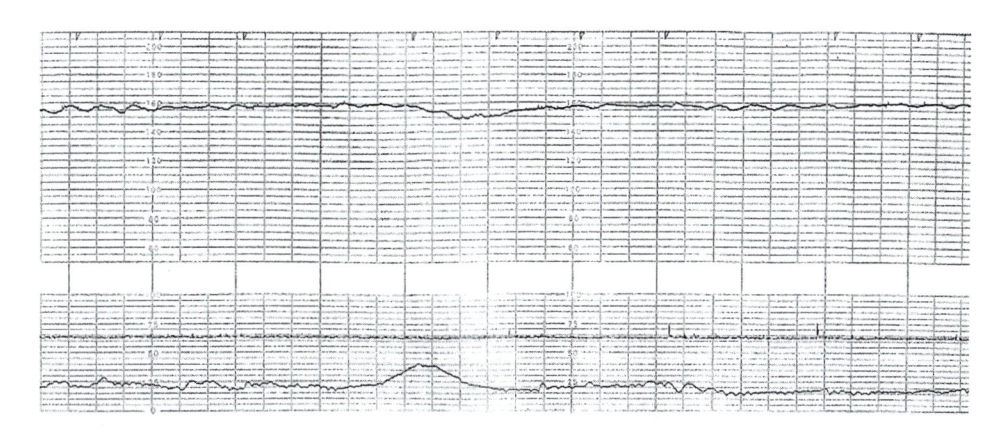

図 3-11 サイナソイダルパターン

F 胎児心拍数陣痛図の読み方

胎児心拍数基線，基線細変動，一過性頻脈・一過性徐脈の有無，子宮収縮の状態とそれに伴う胎児心拍数変動の有無に着目して胎児心拍数陣痛図を判読する（表 3-5）．

心拍数基線が正常で，基線細変動が中等度であり，一過性頻脈があり，かつ一過性徐脈を認めない場合，胎児の状態は良好と診断できる．

基線細変動，心拍数基線，一過性徐脈の組み合わせから，胎児心拍数波形をレベル1から5に分類する（§2-3-B-6．胎児機能不全の項，332頁参照．表 3-6）．レベル1の場合は経過観察でよく，CTG の中断も可能である．レベル2の場合は医師に報告する．さらにレベル3以上の異常が認められた場合は医師の立ち会い

表 3-5 胎児心拍陣痛図の読み方のポイント
（藤森敬也．胎児心拍数モニタリング講座―大事なサインを見逃さない．大阪：メディカ出版；2005. p.12）[2]

1. 心拍数基線が正常か
2. 一過性頻脈があるか
3. 基線細変動が良好か
4. 一過性徐脈があるか
5. 子宮収縮時に心拍数の変化があるか
6. 子宮収縮は適切か

表 3-6（日産婦誌. 2011; 63: 1043-5）

表 3-6a 胎児心拍数波形のレベル分類

レベル表記	日本語表記	英語表記
レベル 1	正常波形	normal pattern
レベル 2	亜正常波形	benign variant pattern
レベル 3	異常波形（軽度）	mild variant pattern
レベル 4	異常波形（中等度）	moderata variant pattern
レベル 5	異常波形（高度）	severe variant pattern

表 3-6b-1 基線細変動正常例

一過性徐脈 心拍数基線	なし	早発	変動 軽度	変動 高度	遅発 軽度	遅発 高度	遷延 軽度	遷延 高度
正常脈	1	2	2	3	3	3	3	4
頻脈	2	2	3	3	3	4	3	4
徐脈	3	3	3	4	4	4	4	4
徐脈（＜80）	4	4		4	4	4		

表 3-6b-2 基線細変動減少例

一過性徐脈 心拍数基線	なし	早発	変動 軽度	変動 高度	遅発 軽度	遅発 高度	遷延 軽度	遷延 高度
正常脈	2	3	3	4	3*	4	4	5
頻脈	3	3	4	4	4	5	4	5
徐脈	4	4	4	5	5	5	5	5
徐脈（＜80）	5	5		5	5	5		

3*正常脈＋軽度遅発一過性徐脈：健常胎児においても比較的頻繁に認められるので「3」とする．ただし，背景に胎児発育不全や胎盤異常などがある場合は「4」とする．

表 3-6b-3 基線細変動消失例
薬剤投与や胎児異常など特別な誘因がある場合は個別に判断する

一過性徐脈	なし	早発	変動 軽度	変動 高度	遅発 軽度	遅発 高度	遷延 軽度	遷延 高度
心拍数基線にかかわらず	4	5	5	5	5	5	5	5

＊薬剤投与や胎児異常など特別な誘因がある場合は個別に判断する
＊心拍数基線が徐脈（高度を含む）の場合は一過性徐脈のない症例も「5」と判定する

表 3-6b-4　基線細変動増加例

一過性徐脈	なし	早発	変動		遅発		遷延	
			軽度	高度	軽度	高度	軽度	高度
心拍数基線にかかわらず	2	2	3	3	3	4	3	4

＊心拍数基線が明らかに徐脈と判定される症例では，表 II-1 の徐脈（高度を含む）に準じる．

表 3-6b-5　サイナソイダルパターン

一過性徐脈	なし	早発	変動		遅発		遷延	
			軽度	高度	軽度	高度	軽度	高度
心拍数基線にかかわらず	4	4	4	4	5	5	5	5

付記：
i. 用語の定義は日本産科婦人科学会 55 巻 8 月号周産期委員会報告による．
ii. ここでサイナソイダルパターンと定義する波形は i の定義に加えて以下を満たすものとする
　①持続時間に関して 10 分以上．
　②滑らかなサインカーブとは short term variability が消失もしくは著しく減少している．
　③一過性頻脈を伴わない．
iii. 一過性徐脈はそれぞれ軽度と高度に分類し，以下のものを高度，それ以外を軽度とする．
　◇遅発一過性徐脈：基線から最下点までの心拍数低下が 15bpm 以上
　◇変動一過性徐脈：最下点が 70bpm 未満で持続時間が 30 秒以上，または最下点が 70bpm 以上 80bpm 未満で持続時間が 60 秒以上
　◇遷延一過性徐脈：最下点が 80bpm 未満
iv. 一過性徐脈の開始は心拍数の下降が肉眼で明瞭に認識できる点とし，終了は基線と判定できる安定した心拍数の持続が始まる点とする．心拍数の最下点は一連の繋がりをもつ一過性徐脈のなかの最も低い心拍数とするが，心拍数の下降の緩急を解読するときは最初のボトムを最下点として時間を計測する．

を要請し，急速遂娩に対応できるよう準備する必要がある．レベル 5 の異常が認められた場合には急速遂娩を実行し，新生児蘇生の準備をする（**表 3-7**）．

表3-7 胎児心拍数波形分類に基づく対応と処置

変形レベル	対応と処置 医師	対応と処置 助産師*
1	A: 経過観察	A: 経過観察
2	A: 経過観察 または B: 監視の強化，保存的処置の施行および原因検索	B: 連続監視，医師に報告する．
3	B: 監視の強化，保存的処置の施行および原因検索 または C: 保存的処置の施行および原因検索，急速遂娩の準備	B: 連続監視，医師に報告する． または C: 連続監視，医師の立ち合いを要請，急速遂娩の準備
4	C: 保存的処置の施行および原因検索，急速遂娩の準備 または D: 急速遂娩の実行，新生児蘇生の準備	C: 連続監視，医師の立ち合いを要請，急速遂娩の準備 または D: 急速遂娩の実行，新生児蘇生の準備
5	D: 急速遂娩の実行，新生児蘇生の準備	D: 急速遂娩の実行，新生児蘇生の準備

＜保存的処置の内容＞
一般的処置：体位変換，酸素投与，輸液，陣痛促進薬注入速度の調節・停止など
場合による処置：人工羊水注入，刺激による一過性頻脈の誘発，子宮収縮抑制薬の投与など
*医療機関における助産師の対応と処置を示し，助産所におけるものではない．

◆文献

1) CQ410 分娩監視の方法は？ 日本産科婦人科学会/日本産婦人科医会，編．産婦人科診療ガイドライン産科編 2011. p.195-8.
2) 藤森敬也．胎児心拍数モニタリング講座―大事なサインを見逃さない．大阪：メディカ出版；2005. p.12.

〈山田 学〉

5. 分娩介助

> **POINT**
> - 分娩介助で最優先されるのは，母子の安全である．そのためには分娩経過の正常性を保つことが重要であり，食事・睡眠・排泄など日常生活行動を整えることが大切である．
> - 分娩は生理的現象であるが，分娩経過が正常から逸脱した際の緊急対応が可能な体制を常に整えておく．
> - 分娩介助を行うには，分娩の3要素，分娩機転，CTG の評価などの知識が必要である．しっかりと学習して介助に臨むことが求められる．
> - 分娩に関わる人も，産婦にとって重要な分娩環境の一部である．

A 分娩介助の意義

　出産は生理的現象であるが，現代社会においては多くの女性が施設内で分娩するようになり，産婦の高年齢化，少子化に伴い，ますます出産に対する安全・安楽のニーズは高まる一方である．出産する女性や家族が願う，安全で安楽，そして安心して出産したいというニーズを満たすため，以下のようなことが求められる．

　①母体・胎児が有する解剖学的・生理学的機能を最大限に活用しながら，最小限の侵襲で分娩を安全に終了させること．
　②出生直後の新生児に胎外生活への適応を促すこと．
　③出産直後から母体の回復を促すこと．
　④母子やその家族が満足感を得られる出産体験とすること[1]．

　しかし，産婦や家族だけでこれらを実現させることは難しく，だからこそ専門職が出産の場に立ち会い，分娩を介助することが必要である．助産師は，産婦や家族のそばに寄り添い，ともに考え，産婦の産む力を引き出し安全・安楽で満足のいく出産体験を支援する．ここに助産師が分娩介助を行う意義がある．

B 分娩介助の準備

1. 分娩室の準備

　分娩介助で最優先されるのは，母子の安全である．産婦の分娩進行状況に応じ，いつでも分娩室が使用できるよう，日頃から必要な器機の整備・点検を怠らず，安全な分娩環境が提供できるよう準備しておく．分娩時の母子に快適な分娩環境を整えることは，安全のみならず，安楽を提供するうえでも非常に大切である．分娩時に安心して，安楽に過ごせる環境があることが，産婦を心身ともにリラックスさせ，産痛の緩和や分娩経過の正常性の維持にもつながる．

　分娩介助を行ううえで必要な，分娩室の準備について項目毎に以下に述べる．

a）環境の整備：場所
- 温度：24～25℃が適当とされているが，産婦の身体が冷え，血液循環が悪くなることで分娩進行を停滞させないことと，出生直後に早期母子接触を積極的に勧めるため，当センターでは27～29℃に室温を設定している．分娩期の産婦は代謝が活発で発汗も激しく暑さを訴えることも多いが，冷たいおしぼりや，うちわを活用して対応するとよい．
- 湿度：50～60％が適当．
- 照明：分娩室の照明は薄暗い方が産婦の気持ちを落ちつかせる．照度でいえば100～200ルクスである．しかし，分娩期の処置や，新生児の観察を行う際には，ある程度の明るさ（1000～2000ルクス）が必要となるため，適宜調節が可能な照明器具が準備されていることが望ましい．縫合などの処置に対しては，無影灯などの照明器具を準備し，部分照明に対応できるようにする．
- LDR：labor（陣痛），delivery（分娩），recovery（回復）と，産婦が陣痛室から分娩室，産後室へと移動することなく同じ部屋で過ごすことができる部屋をいう．

b）環境の準備：物
分娩時や緊急時に使用する医療機器などのある環境は，産婦を緊張させるものである．できるだけ産婦や家族の視界に入らないような配慮を心がける．
- ナースコール：産婦や家族がスタッフを呼び出す際はもちろん，緊急時に支援を求めるためにスタッフが使用することもある．
- 酸素：胎児徐脈出現の際，母体へ酸素投与を行う．また母体の急変時にも使用することがある．
- 吸引：出生直後の新生児では必要時使用．子癇発作など母体の急変時に使用することがある（新生児だけでなく成人用の吸引カテーテルもあわせて準備する）．
- 分娩台：分娩台以外での出産が可能な施設は，分娩室内に畳スペース，バースプールなどを備えている．いずれも，日頃から整備・点検・清掃をする．
- 分娩監視装置：装着後には音量にも配慮する．
- 新生児の準備：インファントウォーマー，温めたタオル，マスク＆バッグ，吸引，酸素飽和度モニター，コット（ベビーベッド），衣類，オムツ．その他，蘇生に必要な喉頭鏡や挿管チューブなど緊急時に使用できるように整える．
- その他：血圧計，体温計，メジャーワゴン，うちわ．

c）環境の準備：人
分娩時の産婦にとって，安心して身をゆだねることができる「人」の存在は大きい．分娩期に産婦の側にいる人として，夫・子どもなどの家族，友人，助産師，医師がいる．場合によって学生が分娩に立ち会うこともある．しかし，不用意な言動や立ち居振る舞いによっては，産婦にとって「人」が不快な環境となり，分娩進行の妨げになり得ることもある．助産師は産婦の黒子に徹し，人的環境の調整にも気を配らねばならない．

2. 産婦の準備

分娩室への入室時期のタイミングを判断し，適切な時期に産婦を分娩室へ移動させる．分娩の進行状況にあわせ徒歩または車椅子など移動方法を選択する．可能であれば分娩室入室の前後には排泄を促し，膀胱，直腸を空虚にする．分娩室への移動は，産婦にとって分娩に対する期待と不安が入り交じり，精神的影響が大きいため，分娩進行を妨げない時期に行う．

分娩時の身支度としては，産婦の自由な動きを妨げないよう，産婦が普段から着慣れているものを選択できるとよい．また，分娩時には発汗を伴うことも多く，吸湿性，通気性のある素材が好ましい．分娩時に下半身が露出しすぎないよう，下半身を覆う掛布や足カバーを準備する．靴下やレッグウォーマーは下半身の冷え防止のためにも，あえて脱ぐ必要はない．

3. 直接介助者の準備

分娩を介助する助産師は，分娩時の母児の安全を確保するために，日頃から知識，技術の習得に努め，的確な判断と機敏な行動がとれるようにする．分娩に必要な物品の確保，産科医，新生児科医，間接介助者との連携を確認し，自身の手指消毒，外陰部の消毒を行って分娩に備える．

また，介助者は，産婦とその家族との信頼関係を良好に築き，産婦がリラックスして分娩に望めるよう，安心感と信頼感を与えるように心がける．

4. 間接介助者の準備

外回りの介助者は，直接介助者が分娩準備で手が離せないときに，産婦に付き添い，ケアを提供する．そのほか，分娩に必要な物品や環境，人の調整を行い，分娩介助者と協働し，分娩が安全に終了するよう分娩室内の調整役に徹する．児出生後は，出生直後の新生児の観察，早期母子接触の介助を行う．

表 3-8　新生児科医師の立ち会いを必要とする分娩の基準（日赤医療センター）

A. 新生児科医師の立ち会い基準
 1. 妊娠中から胎児が NICU・GCU に入室となるリスクをもっている場合
  1）36 週未満の早産児が出生する場合
  2）胎児に先天的な疾患がある場合
  3）36 週以降で，児の出生体重が母児同室の基準に満たないと予測される場合
  4）双胎は，週数にかかわらず全例
 2. NICU・GCU の入院の必要性にかかわらず，立ち会いを依頼する場合
  1）帝王切開術による分娩の場合
  2）骨盤位分娩の場合
  3）CTG で胎児機能不全と判断した場合

B. 新生児科医師に蘇生・診察を依頼する基準
 分娩時の CTG 所見から分娩時の新生児科医師の立ち会いは不要と，産科医師・助産師が判断した分娩で，新生児仮死が出生した場合，速やかに新生児科医師に蘇生を依頼する．
 具体的な例を以下に示す．
 1. 直ちに新生児科医師に蘇生を依頼する例
  出生後 30 秒で，以下のような状態の場合
  1）自発呼吸がみられない場合
  2）心拍数 100 回/分未満
  3）弱い呼吸・啼泣かつ筋緊張低下を認める場合
 2. 早期に新生児科医師の診察を依頼する例
  1）努力呼吸がみられ，継続した酸素投与の必要があると思われる場合
  2）呼吸障害はみられないが，出生後 15 分以上経過しても Spo_2 値 90 以下が続く場合
  3）心雑音が聴取される場合
  4）外表奇形や特異的な顔貌などが認められる場合

5. 産科医師との連携

産科医師とは，安全に分娩を終了させるためコミュニケーションを密にし，チームとして相互に信頼関係を築いておく必要がある．介助者は医師への報告の時期を逃さないよう，母児の分娩経過に伴う変化をよく観察し，判断したことを，報告・相談することが大切である．

6. 新生児科医師との連携

母児ともにローリスクな場合でも，分娩時に新生児科医師による新生児の蘇生が必要となる場合もある．新生児科医師とも日頃からコミュニケーションをとり，緊急時にスムーズな対応ができるよう備えておくことが大事である．分娩介助者や立ち会い医師は，新生児仮死の出生が予測される胎児心拍モニター（CTG）の変化や，出生直後の新生児の状態を瞬時に的確に判断し，迅速に新生児科医師の立ち会いを依頼することが必要である．

C 分娩介助の実際

1. 外陰部の消毒

目的：分娩時における母児の感染予防

方法：外陰部の消毒方法には，清拭法と洗浄法があるが，外陰部の上方から下方へ，内側から外側，前から後ろへと清拭または洗浄するのが原則である（図3-12）．
①恥丘
②外陰部の中央
③左右大陰唇
④左右大腿内側
⑤左右臀部内側
⑥会陰部
⑦肛門

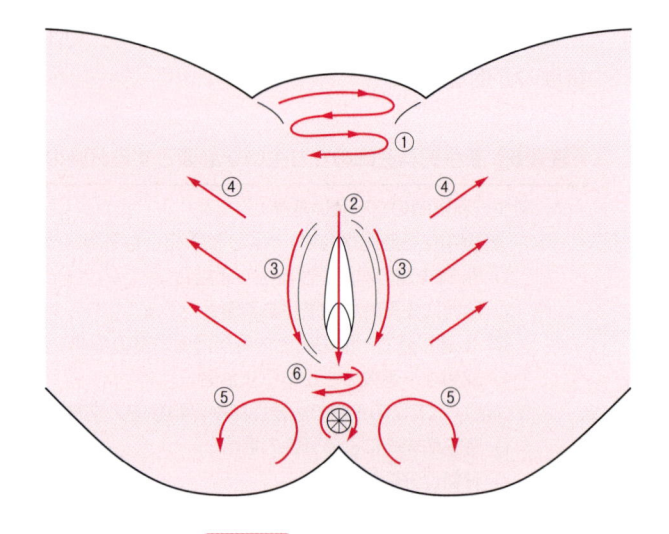

図3-12 外陰部消毒の手順

2. 肛門保護

目的：脱肛の予防や清潔野の汚染防止のために行う．

方法：介助者の手指が不潔にならないよう，綿花で肛門部を軽く圧迫する．努責に伴い排便がみられたときは，手指や清潔野が汚染されないように速やかに処理し，感染を防止する．また，産婦が羞恥心を抱かないよう，分娩室に臭気がこもらないようにするなどの配慮も必要である．

3. 人口破膜

目的：子宮口全開後も卵膜が破れず残っている場合に，必要に応じ適宜行う．

方法：羊水が周囲へ飛散しないよう，ガーゼで外陰部を軽く覆い，コッヘル鉗子などで卵膜を破り，破水させる．破水直後は児心音が変化しやすいため，必ず児心音を聴取する．また，羊水の性状についても観察する．

4. 会陰保護

目的：会陰の損傷を予防または軽減し，児の安全な娩出を図るために行う行為で，娩出力の方向調整，児頭の娩出速度の調整，児の娩出方向の調整という3つの重要な機能がある．

方法：排臨〜児娩出までの介助方法を，右手と左手の動きに分けて説明する．

【排臨時】（図3-13）

左手：指腹で軽く児頭を押さえ急激な児頭娩出に備える．

右手：会陰保護ガーゼを手掌の凹みを埋める程度に整え，会陰から1〜2cm下，陰門にそって手掌をあてる．

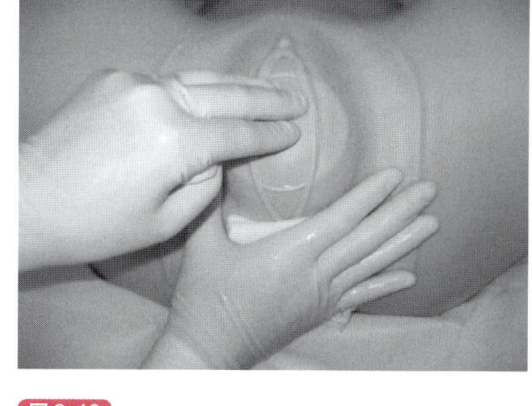

図 3-13

【発露から第3回旋まで】

左手：児頭の娩出に応じ，手掌で児頭を覆い，後頭部に手根部をあて，娩出速度の調整を行いながら，第3回旋を助ける（図3-14）．児頭が娩出したら顔面の羊水を速やかに拭き取る（図3-15）．

右手：陰門部に置いた状態を保ち，小指丘側に力を入れ会陰出口・恥骨方向にあてる．

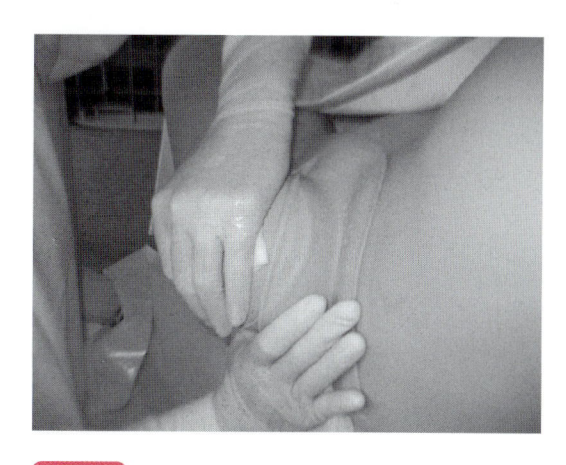

図 3-14

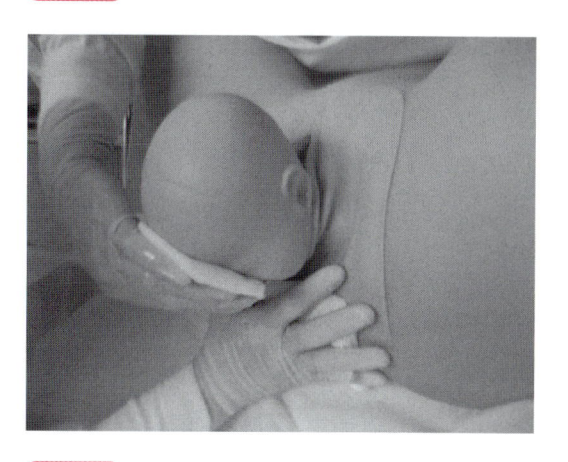

図 3-15

【第4回旋時】（図 3-16）
　左手：第4回旋の兆しがみえたら，側頭部に手掌をあて，自然な回旋を助ける．
　右手：会陰保護を続ける．

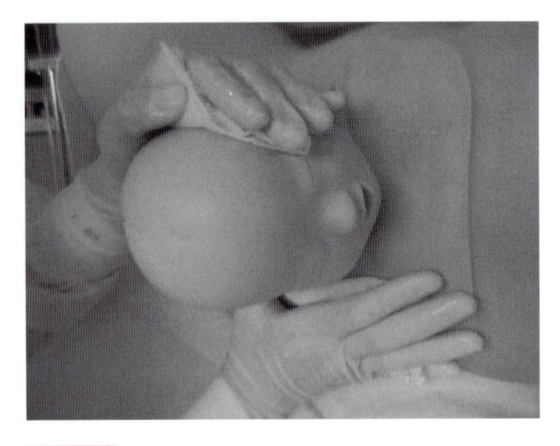

図 3-16

【前在肩甲娩出時】（図 3-17）
　左手：手掌を児の前在側頭部にあて，軽く下方に引き下げ，十分に前在肩甲を娩出させる．
　右手：会陰保護は続けるが，保護の力を弱め抵抗を少なくする．

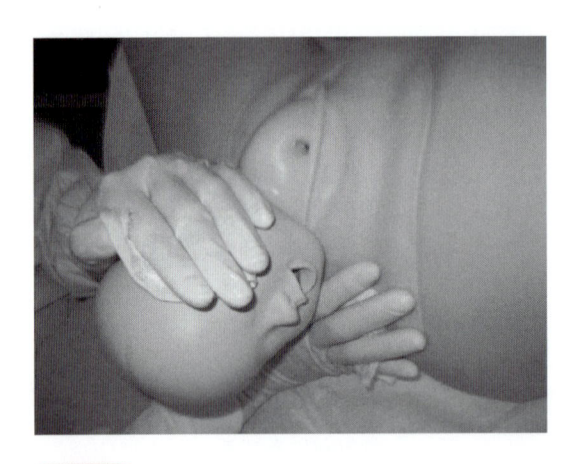

図 3-17

【後在肩甲娩出時】（図 3-18）
　左手：後在側頭部を支え，ゆっくり上方（骨盤誘導線にそって）へ押し上げ後在肩甲を娩出させる．
　右手：後在肩甲が娩出するまで，会陰保護を続ける．

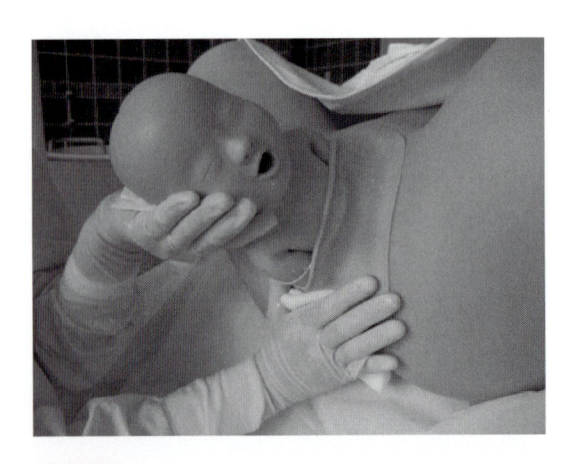

図 3-18

【体幹娩出】
右手：ここで会陰保護の手を外し，後在側体幹をしっかりと把持する（図 3-19）．
左手：右手で後在側体幹を把持したら，児を支えていた左手を外し，前在側体幹を把持し，骨盤誘導線にそってゆっくりと娩出させる（図 3-20）．

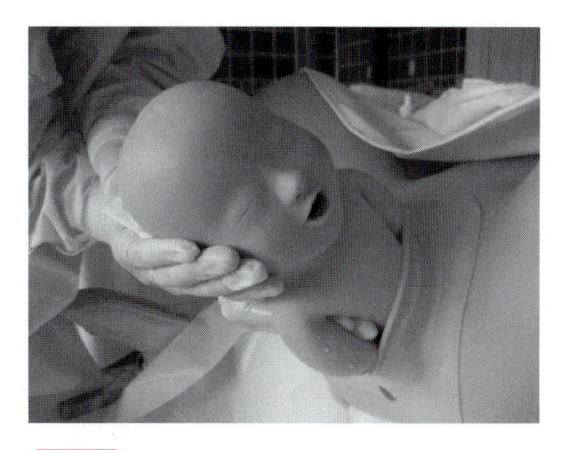

図 3-19

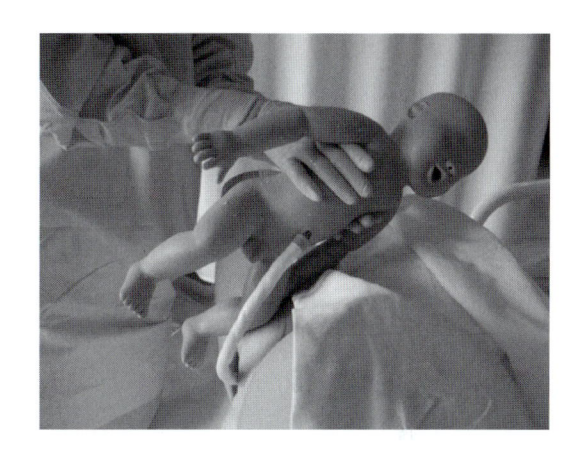

図 3-20

5．臍帯切断

　児分娩後，コッヘル鉗子で臍帯を圧挫した後，臍輪部より 2cm のところに臍帯クリップ（他に，ゴムや結紮用絹糸を用いることもある）を留め，さらに 1cm 臍帯を残して臍帯剪刀で切断する（図 3-21）．介助者は切断時に新生児を傷つけないよう十分に注意し切断する．切断したら清潔なガーゼで臍帯血管内の血液を除去し，完全に止血していることを確認する．

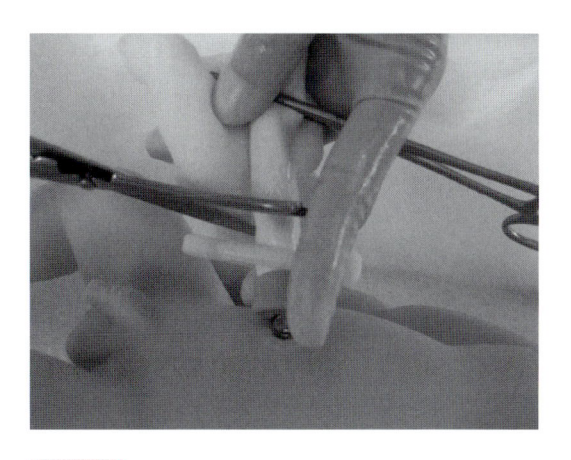

図 3-21

6. 分娩第 3 期出血の確認

胎盤が剥離する前の出血に注意し，産道損傷の有無を確認する．

7. 胎盤娩出

胎盤娩出は胎児分娩後，15〜30 分の間に起こる．胎盤剥離徴候を 2 つ以上確認し，胎盤が剥離していることを確認したうえで，臍帯を軽く牽引し，産婦に軽く努責を促す．胎盤が半分ほど娩出されたら，胎盤をガーゼでくるんで把持し，後血腫を卵膜で包むように同一方向に回転させ娩出させる．胎盤が母体面で出てくるときは，胎児面に直しながら娩出させる．卵膜は上下に動かしながら手前に引き，卵膜を残さないようにゆっくりと娩出させる．

胎盤が娩出したら，胎盤の実質や卵膜に欠損がないかを確認する（第一次精査）．

8. 母体損傷の有無の確認

分娩第 4 期の出血の原因を明らかにし，不要な出血が増えるのを防ぎ，原因に応じた処置が迅速に行われるよう，会陰裂傷など母体損傷の有無を速やかに確認する．

妊娠中から産褥期にかけては脱肛も発生しやすいため，肛門部の観察も同時に行う．

9. 胎児付属物の観察と計測

目的：①胎児付属物の状態と完全娩出の確認を行い，産褥経過についてアセスメントする．
　　　②胎児付属物の状態から胎内環境が評価でき，分娩経過中の胎児健康状態を理解する．
方法：胎盤を観察する際は，血液や羊水を分離して，胎盤を明るく平らな場所に広げて行う．

表 3-9　胎児付属物の観察項目

部位	観察項目
胎盤・母体面	胎盤の形状・副胎盤の有無 分葉の状態 白色梗塞の有無 石灰沈着の有無 実質の脆弱性 欠損の有無 色調 凝血の有無
胎盤・胎児面	胎盤の形状・副胎盤の有無 血管の分布状態 色調・着色の有無
臍帯	臍帯の付着部位 膠様質の発達状態 血管の数 結節の有無 着色の有無 捻転

D 産後 2 時間までの観察とケア

分娩後 2 時間までを分娩第 4 期といい，胎盤娩出後に裂傷の処置などが行われ，産婦は産後

の回復のため休息をとる．また，この時期の新生児は覚醒状態にあり，母親の声など周囲の状況に反応する．分娩後早期から児の呼吸状態を注意深く観察し，母児の接触を支援し自然な哺乳行動を促す．

介助者は，褥婦と新生児の生理的変化が正常に経過するように，分娩の経過と観察した事実をアセスメントし，必要なケアを提供する．

1. 母体の観察とケア

a）全身状態の観察
意識状態，バイタルサイン，自覚症状（気分不快・頭痛・創部痛など）

b）局所の観察
子宮収縮：子宮底の高さ，子宮の硬さ，後陣痛の程度
出血：持続する出血の有無，1時間で40g以上の出血は多量
縫合部の状態：出血・血腫・疼痛・浮腫などの有無と程度
肛門の状態：脱肛の有無と程度，疼痛の有無と程度
膀胱充満の有無：子宮収縮を妨げるため，排尿を促す（場合によっては導尿を行う）．

c）母体のケア
母児ともにとって安楽な体位，室温，照明，面会者などの環境を調整し，落ち着いて児や家族と過ごし，休息がとれるよう配慮する．分娩時は発汗や出血で汚染されるため，産婦の状況に合わせ産後2時間後までに清拭・更衣を行う．

分娩による疲労の回復，貧血改善のため食事や水分の摂取を促す．休息をとっても，食事や水分の摂取が十分でないと，産後の初回歩行時に貧血症状を起こし転倒の危険があるため，必要性を十分に説明し食事摂取を勧める．

2. 新生児のケア

a）出生直後の新生児の観察
出生1分後・5分後にApgar scoreを採点し，新生児の出生時の状態を評価する．「日本版新生児心肺蘇生法ガイドライン」のアルゴリズムに従い，蘇生が必要と判断される場合は，ただちにインファントウォーマーで蘇生を開始する．

正期産児で，1分後のApgar scoreが8点以上と判断した場合，母親の状況に応じ早期母子接触を開始する．早期母子接触実施中は母子の側に付き添い，新生児には酸素飽和度モニターを装着することが望ましい．

呼吸：呼吸回数や呼吸音を観察．多呼吸（60回/分以上）・無呼吸・陥没呼吸・シーソー呼吸・鼻翼呼吸・呻吟など努力呼吸の有無を観察する．
循環：心拍数や心音を観察．リズム不整・心雑音・心尖拍動の有無を観察する．
全身：分娩台では体色や外表奇形の有無などを観察する（一次精査）．
体温：早期母子接触中も，児の体温が37℃以上を保てるよう環境を整える．

b）新生児の計測と観察
分娩後2時間までの間に，より詳しく全身の観察を行う．一次精査で観察した項目に加え，分娩による損傷の有無，神経学的観察（原始反射の有無），外表奇形や特異な顔貌など形態的観察を注意深く，見逃しのないように頭部からつま先へ，正中から左右末端へ，前面から背面へと系統的にもれなく観察する．

観察とともに，体重・身長・頭位・胸囲の計測を行い，新生児の発育状態を評価する．

また，母子を分離する際は，児の標識を装着し取り違えなどが起こらないよう十分に注意する．そのようなアクシデントを防ぐために，母児の状態が許す限り，出生直後の母子分離を避け，観察や計測も母親や家族の目前で行うことが望ましい．

c) 新生児の処置
①点眼：細菌性結膜炎の予防のために実施される．近年は抗菌薬の点眼薬が用いられている．
②臍消毒：臍帯の切断面の血管数と出血の有無を観察し，アルコールなどの消毒液で消毒し，乾燥させる．

◆引用文献
1) 町浦美智子．助産師基礎教育テキスト．第5巻分娩期の診断とケア．東京：日本看護協会出版会；2009. p.148.

◆参考文献
1) 中根直子．Perinatal Care Notes 分娩介助．周産期手帳②．大阪：メディカ出版；2007.

〈馬目裕子〉

1. 陣痛の異常

3. 分娩　B. 異常

POINT
- 微弱陣痛は，子宮筋の過伸展や子宮筋腫など子宮自体の異常，児先進部による子宮下部圧迫の不足，オキシトシン・プロスタグランジンの分泌や感受性の低下，膀胱・直腸の充満などが原因である．
- 過強陣痛は，産道通過に対する抵抗の増大や体質，陣痛促進薬の不適切な使用などが原因となる．
- 微弱陣痛の場合，リラックス，休息，睡眠，脱水の補正，乳頭刺激などのケアを行う．陣痛促進薬を使用する場合にはインフォームドコンセントのうえ，用法を守る．産後も弛緩出血に注意する．
- 過強陣痛においては，ただちに医師に報告し，母児の状態をモニタリングしつつ適切な処置を行う．

A 定 義

1. 微弱陣痛

陣痛が自覚的あるいは他覚的に微弱であり，発作の持続が短く，周期が長く子宮収縮が不全であるために分娩が進行しない状態をいう．日本産科婦人科学会では子宮内圧で陣痛の強さを表現しており，子宮口7〜8cm開大時までは10mmHg未満，9cm〜第2期のとき40mmHg未満の場合を微弱陣痛としている[1]．

2. 過強陣痛

子宮収縮が異常に強い状態．日本産科婦人科学会では子宮口4〜6cmのとき子宮内圧が70mmHg以上，7〜8cmのとき80mmHg以上，9cm〜第2期のとき55mmHg以上の場合を過強陣痛としている[1]．

臨床的には子宮内圧の代わりに外測法による陣痛周期と陣痛発作持続時間をもって表現することも行われている[1]．微弱陣痛および過強陣痛における陣痛周期を表3-10に示した[2]．陣痛発作持続時間は正常で子宮口7〜8cmまでは平均70秒程度，9cm〜第2期のときには60秒程度であ

表3-10 微弱陣痛・過強陣痛における陣痛周期
（高橋　通．日本産科婦人科学会雑誌．1999; 51: N119-22）[2]

子宮口	4〜6cm	7〜8cm	9〜10cm	分娩第2期
平均	3分	2分30秒	2分	2分
微弱陣痛	6分30秒以上	6分以上	4分以上	初産4分以上 経産3分30秒以上
過強陣痛	1分30秒以内	1分以内	1分以内	1分以内

§2. 各論

るが微弱陣痛ではそれぞれ 40 秒以内，30 秒以内，過強陣痛では 2 分以上，1 分 30 秒以上となる．
また，発症の時期による分類として，陣痛発来当初から認める場合を原発性，はじめは正常で経過途中から認める場合を続発性とする．

B 頻度

報告により差があるが微弱陣痛は全分娩中の 0.6～9％，過強陣痛は 0.4％程度とされている[3]．当院でのデータでは微弱陣痛の発症頻度は原発性 3.65％，続発性 12.22％であった[4]．

C 原因と発生機序

1. 微弱陣痛

子宮筋の過伸展，子宮自体の異常，先進部による子宮下部の圧迫が不十分，内因性オキシトシン・プロスタグランジンの低下あるいは子宮筋の感受性低下，膀胱・直腸の充満が原因としてあげられる．それぞれの原因の基礎となる病態を表 3-11 に示した．

表 3-11 微弱陣痛の原因（木戸道子，他．微弱陣痛．In：岡井 崇，編．産科臨床ベストプラクティス上級編．東京：医学書院；2006．p.220-2）[4]より改変

1. 子宮筋の過伸展：巨大児，羊水過多，多胎妊娠
2. 子宮の異常：子宮筋腫，子宮奇形，既往子宮手術痕
3. 児先進部による子宮下部圧迫の不足：骨盤位，横位，回旋異常，狭骨盤，児頭骨盤不適合，軟産道強靱，骨盤内腫瘍
4. オキシトシン，プロスタグランジンの内因性分泌低下・子宮筋感受性低下：恐怖，精神的不安，不眠，全身衰弱，貧血，栄養不良
   子宮内感染，高年初産，体質
5. 膀胱・直腸の充満

2. 過強陣痛

狭骨盤，軟産道強靱，水頭症，胎位・胎勢の異常などによる産道通過に対する抵抗の増大や体質，また，陣痛促進薬の不適切な使用などが原因としてあげられる．

D 予防と予知

妊娠中から妊婦運動などで基礎体力を増進させる．規則正しい生活を行い，睡眠不足による疲労を防止する．巨大児，骨盤内腫瘍などのリスク因子がないかあらかじめ把握して対応する．分娩中においても胎位異常や回旋異常などがないか経過観察を行う．分娩中には痛みにより食事を摂りたがらない妊産婦もあるが，経腟分娩の見込みがある場合には経口摂取を勧めて脱水にならないようにする．また，排泄を促し膀胱直腸の充満を避ける．必要に応じて陣痛促進薬を使用する場合には用法用量を守り，使用中はモニタリングを行って注意深く観察する．

E 症状

1. 微弱陣痛

分娩が進行せず，**不眠，不安を訴えることがある．分娩が遷延し母体が疲労していることが多い**．

2. 過強陣痛

陣痛が強いため，産婦は不安，苦悶状態となり，腹圧がかかりやすい．産道の抵抗が強い場合は，収縮輪の上昇や子宮円索の強い緊張を認めることがある．

F 診 断

分娩監視装置にて胎児心拍数陣痛図によるモニタリングを行い，上述の定義に従って診断する．

G 治療・管理

1. 微弱陣痛

産婦人科診療ガイドラインを参考にして治療を行う[5]．原因および分娩経過より自然分娩が可能か否かを判断する．母体が疲労していれば休息を取らせ疲労回復に努める．陣痛のために休息が取りにくいときに児の状態がよければペチロルファン（塩酸ペチジン，酒石酸レバロルファン注射液）などの鎮静薬を使用することも場合により有効である．ペチロルファンは非アルカロイド系麻薬で無痛分娩において使用される薬剤である．新生児の呼吸抑制は比較的軽度であるが投与前後には必ずモニタリングを行って児の well-being を確認するようにする．

それとともに脱水を補正する．経口水分摂取を促し，十分摂取できないときには補液する．排泄を勧めて膀胱・直腸をいつも空虚にしておくことも大切である．

既破水，母体発熱などで子宮内感染が懸念される場合には抗菌薬を投与し，採血検査などにより感染をチェックしたうえで，なるべく早期娩出をはかる．

未破水の場合は分娩を促進するために人工破膜を行うこともあるが，実施については評価が一定していない．臍帯脱出や感染率上昇の危険があり慎重に判断する．

もし薬剤による陣痛促進が必要な場合にはインフォームドコンセントのうえ，できれば文書に基づいて説明してから行う．オキシトシンあるいはプロスタグランジン $F_{2\alpha}$ の点滴による静脈内投与法により陣痛促進を試みる場合には**表3-12**の項目を考慮し慎重に行う[5]．また，使用法を厳守し，母体の循環動態の変動や子宮収縮の強さに注意して観察する．使用法については**表3-13**にまとめた．なお，PGE_2 錠の内服による陣痛促進は調節性がないため当院では行っていない．

これらの処置を行っても分娩が進行しない場合や，母児に危険が認められる場合は，吸引分娩術，帝王切開術などにより急速遂娩をはかる．微弱陣痛の場合には，**分娩後に弛緩出血が起こりやすいため，出血量に注意する．**

表3-12 陣痛促進薬使用の場合に考慮すべきこと

1. 分娩は遷延しながらも進行性であること（正常に進行している分娩経過を単に短縮するための使用は不適当である）
2. 児頭骨盤不均衡や横位など分娩進行の妨げとなる条件がないこと
3. 分娩監視装置で胎児心拍数と陣痛を観察し，胎児の状態が良好であること
4. 薬剤の使用は少量より漸増しながら用いること
5. 母体の水分が過剰になりやすいので配慮すること

表 3-13 陣痛促進薬の使用方法

1. 薬剤の調整：一般的には5%ブドウ糖液500mLにオキシトシン注射液は5単位を希釈して10mIU/mLとし，プロスタグランジン$F_{2\alpha}$は，3,000μgを希釈して6μg/mLとする（希釈倍数についてはそれぞれの医療機関が独自に設定してよく，当センターではオキシトシン注射液5単位ではなく3単位を用いている）．
2. 静脈内点滴投与：上記のように調整した注射溶液を輸液ポンプと微量持続点滴セットを用いて静脈内に点滴投与する．
3. 初回投与量：オキシトシンは1〜2mIU/min（6〜12mL/hr），プロスタグランジン$F_{2\alpha}$は1.5〜3μg/min（15〜30mL/hr）から開始するが，子宮筋の感受性は個人差があることを十分に考慮する．
4. 増量とその間隔：初回投与量で有効陣痛に達しない場合は，30分以上経てから，オキシトシンは1〜2mIU/min（6〜12mL/hr），プロスタグランジン$F_{2\alpha}$は1.5〜3μg/min（15〜30mL/hr）ずつ増量し，有効陣痛に達した時点で維持量とする．
5. 安全限界：オキシトシンでは20mIU/min（120mL/hr）の速度まで，プロスタグランジン$F_{2\alpha}$は25μg/min（250mL/hr）までが安全限界とされている．
6. PGE_2経口錠の使用においては投与開始前から分娩監視装置を装着し，原則連続的モニタリングを行う．1回1錠，次回服用には1時間以上あけ，1日最大6錠までとする．

2. 過強陣痛

胎児機能不全が疑われる場合は陣痛促進薬を使用している場合には減量，中止し，原因を確認したのち心拍数が回復すれば再開する．投与を中止しても胎児徐脈が回復しない場合は体位変換，酸素投与などを試みる．それらの処置に反応しない場合は子宮収縮抑制薬の投与を行うことがある．

前回帝王切開術，子宮筋腫核出術の既往のある場合で，収縮輪の上昇がみられる場合は子宮破裂の危険性があるので帝王切開術を行う．

H 分娩の時期と方法

陣痛の強さが異常となる原因を検索し，自然分娩が可能な条件であれば，前項にて述べた管理方法に従って経過を観察しながら経腟分娩をはかる．母児の状態により帝王切開術が必要な状態であれば産科的適応により帝王切開分娩とする．

I 予後

微弱陣痛においては，児のwell-beingがよくモニターされた分娩であれば経過が遷延しても母児に悪影響を与えるというエビデンスはない．前期破水を合併している場合には子宮内感染に注意して管理する．

過強陣痛の場合には，子宮胎盤循環障害，臍帯圧迫が起こると胎児は低酸素状態に陥り胎児機能不全となることがある．経産婦などで産道の抵抗の少ない場合では急産となり産道裂傷や弛緩出血により出血量が増加するリスクがある．

J ケアのポイント

微弱陣痛の場合，産婦の精神的不安があるときには，好きな音楽を聴く，家族と会話する，アロマセラピーなどでリラックス，気分転換を勧め，軽い歩行を促していく．破水前であれば入浴

もリラックスに有効である．疲労や不眠のある産婦であれば休息，睡眠，補液，食事をすすめて脱水を補正する．あまり食事が摂れない場合には食べやすい小さなおにぎりや，ゼリーなど口当たりのよいものを提供してみるなどして工夫する．

　膀胱，直腸を空虚にし，乳頭刺激を行うことも進行につながる．産後も子宮収縮が緩みやすく，弛緩出血・子宮復古不全などのリスクが高いため子宮底の高さ，子宮の硬度などを触診し，出血量を観察していく必要がある．

　過強陣痛においては，陣痛促進薬を使用している場合にはただちに医師に報告し，母児の状態をモニタリングしつつ適切な処置を行う．産婦の緊張が過度に強く過強陣痛となりやすい場合にはリラックスや体位変換を促す．

　微弱陣痛で経過が遷延してくると，疲労と焦りによって産婦自身や家族が経腟分娩に対して消極的となり，早期の帝王切開分娩を希望することも少なくないが，産科的適応がない場合に安易に応じるべきではない．母体のもつ産む力を引き出すためにいろいろと工夫し，励ますことによって多くは再び前向きに分娩に取り組めるようになる．産婦自身にとっては諦めることなく主体的に分娩に取り組めたということで達成感や自信につながり，分娩を振り返ったときにプラスイメージをもってその後の育児につなげていくことができる．分娩が進行しないと医療者も焦ってしまいがちではあるが，お産とは単に児を娩出させればよいということではないことをあらためて認識して丹念にサポートすることが大切である．

◆文献

1) 日本産科婦人科学会, 編. 産科婦人科用語集・用語解説集改定第2版. 東京: 金原出版; 2008.
2) 高橋　通. 子宮収縮の評価（臨床）: 日本産科婦人科学会雑誌. 1999; 51: N119-22.
3) 坂元正一, 他編. 改定版プリンシプル産科婦人科学2. 東京: メジカルビュー社; 1998.
4) 木戸道子, 杉本充弘. 微弱陣痛. In: 岡井　崇, 編. 産科臨床ベストプラクティス上級編. 東京: 医学書院; 2006. p.220-2.
5) 日本産科婦人科学会/日本産婦人科医会, 編. 産婦人科診療ガイドライン産科編2011.

〈木戸道子〉

2. 産道の異常

> **POINT**
> - CPDが疑われる場合には骨盤X線計測を行う．時期は妊娠37週以降に行う．
> - 骨盤X線計測では各径線の値だけでなく，骨盤の形態も重要である．
> - 明らかなCPDでなければ試験分娩を行う．
> - 骨盤X線計測をしていなくて分娩進行が悪い場合，臨床的CPDと判断することがある．

A 概念

児頭骨盤不均衡（cephalopelvic disproportion：CPD）は，児頭と骨盤との不均衡により経腟分娩が困難な状態である．

B 頻度

日本赤十字社医療センターでは2006〜2010年の分娩12,140例のうち，CPDの診断で帝王切開分娩となったのは180例，1.48％であった．

C 原因と発生機序

骨産道を児が通過できるかどうかは，骨盤の広さと児頭の大きさによる．骨盤腔は入口部，濶部，峡部，出口部に分けられる（図3-22）．
- 入口部は上面が恥骨結合上縁と岬角を結ぶ線を含む平面で，下面は骨盤分界線の下縁を通り上面に平行する面である．
- 濶部は上面が入口部下面である．下面は恥骨結合下縁から左右坐骨棘を通り，仙骨前面に延長した線を含む平面である．
- 峡部は上面が濶部の下面である．下面は恥骨結合下縁と仙骨の先端を結ぶ線を含む平面である．
- 出口部は上面が峡部の下面である．下面は左右坐骨結節を結ぶ線で前部と後部に分けられる．前部は恥骨結合下縁と坐骨結節を含む面，後部は坐骨結節と尾骨先端を含む面である．

D 予防と予知

次の場合はCPDを疑い，妊娠37週以降に骨盤X線計測を行うことがある．
① 低身長150cm以下，特に145cm以下．
② 子宮底長が36cm以上，特に38cm以上．
③ 妊娠末期あるいは陣痛はあるが児頭が嵌入しない．
④ 超音波検査で推定児体重4000g以上や児頭大横径（BPD）10cm以上．
⑤ 難産の既往（帝王切開分娩，鉗子分娩，分娩遷延など）．

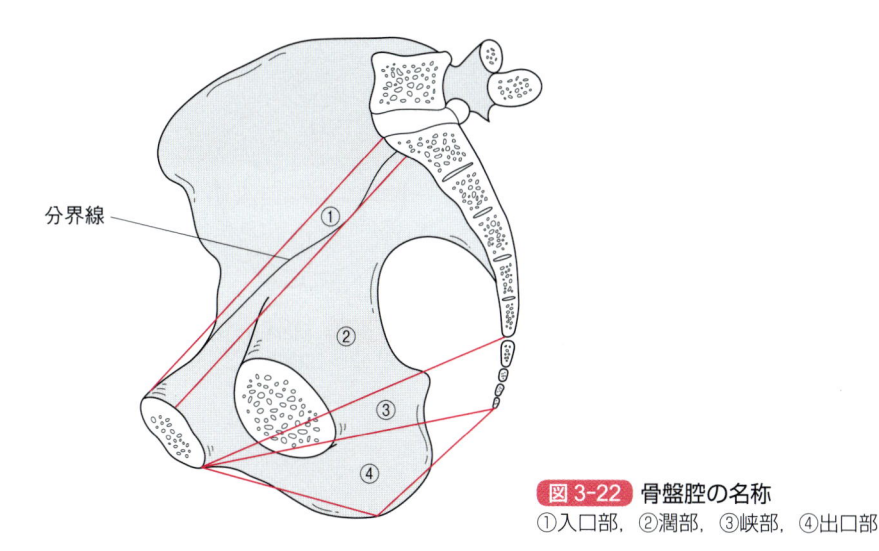

図3-22 骨盤腔の名称
①入口部, ②濶部, ③峡部, ④出口部

分界線

⑥交通事故などで変形骨盤の可能性がある.

骨盤X線計測はGuthmann法（**図3-23**）とMartius法（**図3-24**）を行う. 前者では骨盤を横から撮影し，各径線とBPDとを比較，通過可能か判定する．後者では骨盤入口面を撮影するが，入口面の広さのみならず，その形態が分娩経過の予測に参考になる．次のように分類される[1,2]（**図3-25**）.

- 女性型 gynecoid は分娩には最も適している．入口部は円形ないし横長の卵円形である．前部も後部も広く丸みがあり，容易に骨盤入口部に嵌入することが可能である.
- 男性型 android は入口部がV字形である．前部は狭く，後部も平坦で狭い．前方後頂位の嵌入は困難であるが，後方後頂位での入口部の嵌入は可能である．しかし，骨盤側壁は下方が狭いことが多く，児頭が下降した時に前方への回旋が困難となる.
- 類人猿型 anthropoid は縦長の卵円形である．前部は丸みはあるが狭く長く，後部も狭く長い．前方後頂位，後方後頂位による入口部の嵌入は容易であるが，矢状径が横での嵌入は困難である.
- 扁平型 platypelloid は横長の楕円形である．前部は広く丸みがあるが，後部は平坦で狭い．矢状径が横で嵌入するのは容易であるが，そのまま下降することが多い．前方後頂位，後方後頂位での入口部の嵌入は困難である.

E 症状

Leopold 触診法第4段（**図3-26**）で児頭が骨盤上を浮動している場合（floating head），あるいは児頭を圧迫して恥骨結合内に嵌入しないSeitz法（+）の場合（**図3-27**），CPDが疑われる.

F 診断

骨盤の大きさは**表3-14**のように分類されている（日本産科婦人科学会）．骨盤X線計測の各径線とBPDとの比較からCPDかどうかの診断をするが，骨盤の形態も重要である．しかし，骨盤X線計測をしておらず，ある程度児頭が嵌入してから分娩進行が悪いことも多い．その場

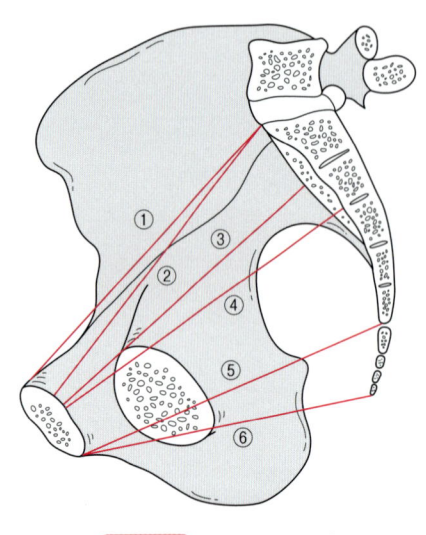

§2. 各論

図 3-23 Guthmann 法
①解剖学的真結合線，②産科的真結合線，
③最小前後径，④濶部前後径，
⑤峡部前後径，⑥出口部前後径

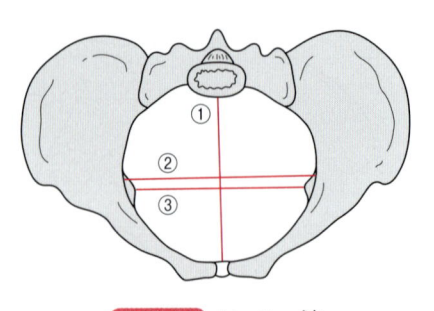

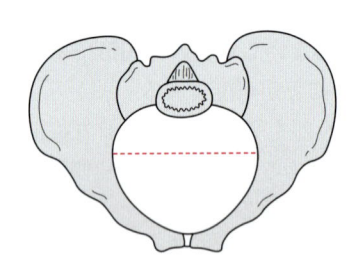

図 3-24 Martius 法
①入口前後径，②入口横径，③坐骨棘間径

1. 女性型 gynecoid type
2. 男性型 android type
3. 類人猿型 anthropoid type
4. 扁平型 platypelloid type

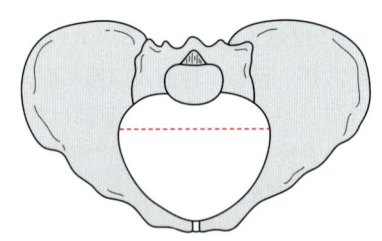

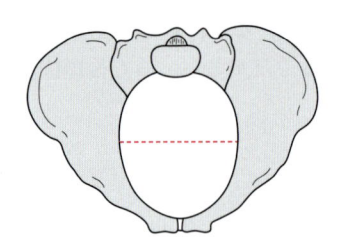

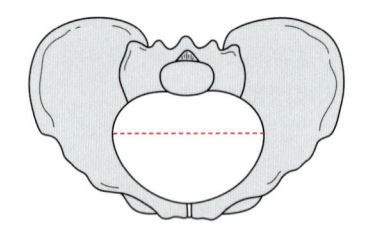

図 3-25 骨盤形態の分類

図 3-26　Leopold 触診法第 4 段

図 3-27　Seitz 法

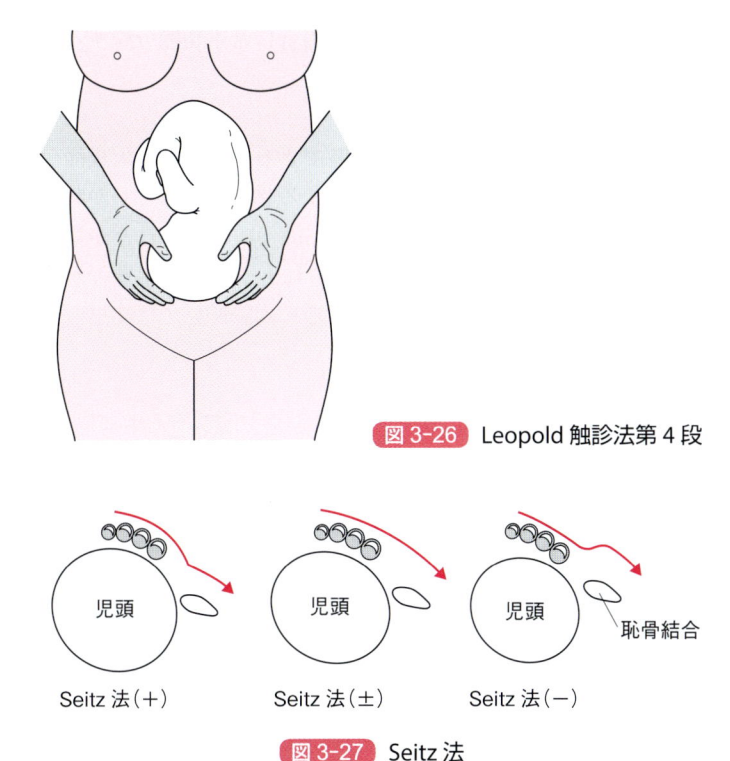

表 3-14　骨盤の大きさの基準

	狭骨盤	比較的狭骨盤	正常骨盤（平均値）
産科真結合線	9.5cm 未満	9.5〜10.5cm 未満	10.5〜12.5cm（11.5cm）
入口横径	10.5cm	10.5〜11.5cm	11.5〜13.0cm（12.3cm）
外結合線（参考）	18.0cm		18.0〜20.0cm（19.3cm）

合は「臨床的」に診断する．

1. 骨盤 X 線計測での診断

　狭骨盤では帝王切開分娩としている．しかし，明らかな CPD は少なく，ほとんどは児頭が骨産道より小さいため，その差の程度が通過障害を生じるかどうか問題となる．児頭は応形機能があり，十分な差がある場合以外は経腟分娩が可能かどうかの判断が難しい．目安として，Guthmann 法での最小前後径（通常は産科的真結合線）と，超音波検査による BPD との差が 1.0cm 未満では CPD と判断して帝王切開分娩とする．1.5cm 以上であれば CPD はないと判断する．1.0〜1.5cm の場合は試験分娩となるが，比較的狭骨盤では帝王切開分娩となることが多い．

2. 試験分娩 trial of labar での診断

　一般的な試験分娩は分娩第 1 期の過程で経腟分娩可能かどうか判断する方法で，分娩第 2 期以前であっても，有効な陣痛があるにもかかわらず分娩の進行がみられなければ CPD とするが，何時間経過をみるかの一定の基準はない．さらに厳密な試験分娩は test of labar で，分娩第 2 期の過程で経腟分娩可能かどうか検討する方法であり，子宮口が全開大し，既破水で規則的な

収縮があるにもかかわらず，2時間以上分娩の進行がみられない場合に帝王切開分娩する方法である[2]．

3. 分娩経過での診断

有効陣痛があって児頭が嵌入しなければ入口部の CPD と判断できる．児頭の最大横径が骨盤入口面を通過していることを嵌入とし，正確には Guthmann 法による骨盤側面像でしか判定できないが，臨床的には児頭の先進部が坐骨棘の高さ（いわゆる station 0）とすることが多い．また，児頭が station ＋1〜＋2 まで下降しても，有効な陣痛があるにもかかわらず進行が悪く，強い骨重や産瘤形成がみられれば峡部〜出口部の CPD と判断する．内診所見では突出した坐骨棘，短い坐骨結節間，短い出口部前後径などが認められる．

G 治療

診断されれば帝王切開術が唯一の治療法である．

H 分娩の時期と方法

CPD の診断がついた時点で帝王切開分娩とする．骨盤 X 線計測で診断がつけば陣痛開始前に行う．CPD が明らかでなければ試験分娩を行い，その経過で診断する．しかし，骨盤 X 線計測をしていないことも多く，分娩の進行具合で「臨床的」CPD とすることも少なくない．ただ，その診断は陣痛の程度，児頭回旋，内診所見などを総合的に判断して慎重に行うべきである．

I 予後

的確に診断して帝王切開術を行えば，母児の予後は良好である．判断が遅くなれば，胎児機能不全あるいは子宮破裂の可能性もある．

J ケアのポイント

CPD が疑われる症例には，**Seitz 法**などを確認する．**分娩経過の進行が悪い**場合も CPD の可能性を考え，**母体の疼痛の具合，胎児心拍数モニター異常**に注意する．

◆文献

1) 荒木日出之助. 骨盤形態，諸計線指数. In: 鈴村正勝. 産婦人科シリーズ 7. 東京: 南江堂; 1973. p.50-64.
2) CPD. In: 坂本正一. 他編. プリンシプル産科婦人科学 2. 東京: メジカルビュー社; 2010. p.533-42.

〈石井康夫〉

3. 胎勢・回旋・進入の異常

3. 分娩　B. 異常

> **POINT**
> - 産婦の骨盤が十分広いにもかかわらず分娩が遷延する場合は，胎勢・回旋・進入の異常を疑う．
> - 診断は内診によって行うが，超音波検査も有用である．
> - 胎勢・回旋・進入の異常がある場合，遷延分娩により胎児機能不全となることも多い．
> - 吸引・鉗子分娩や帝王切開分娩が必要になることが多い．

A 胎勢の異常

　胎勢とは胎児の姿勢のことをいう．分娩時の胎勢としては，児の脊柱が軽く前彎して頤部が胸壁に近づき（あごを引いた状態で）後頭部が先進する屈位をとることが多い．屈位の児が頭位で分娩となる場合，小泉門が先進し（後頭位），児頭小斜径周囲で産道を通過する．小斜径周囲径は児頭周径のうち最も小さい（成熟児で 32〜33cm）ので，屈位（後頭位）では順調に分娩が進行しやすい（図 3-28）．

　これに対して，児の頤部が胸壁から離れて児頭や脊柱が伸展・後彎するものを反屈位とよぶ．反屈の程度により，頭頂位，前頭位，額位，顔位に分類される（図 3-29）．反屈位では屈位に比べて産道通過面が大きくなるため，分娩遷延やそれに伴う胎児機能不全が発生しやすい．

　診断は内診により行うが，産瘤が大きい場合や高度の反屈位の場合は難しいことが多い．超音波検査や X 線撮影を併用することで診断可能なこともある．

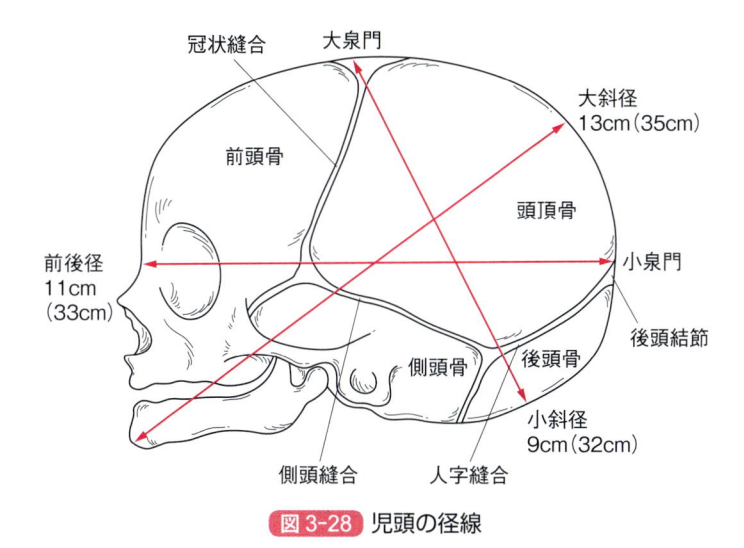

図 3-28 児頭の径線

§2. 各 論

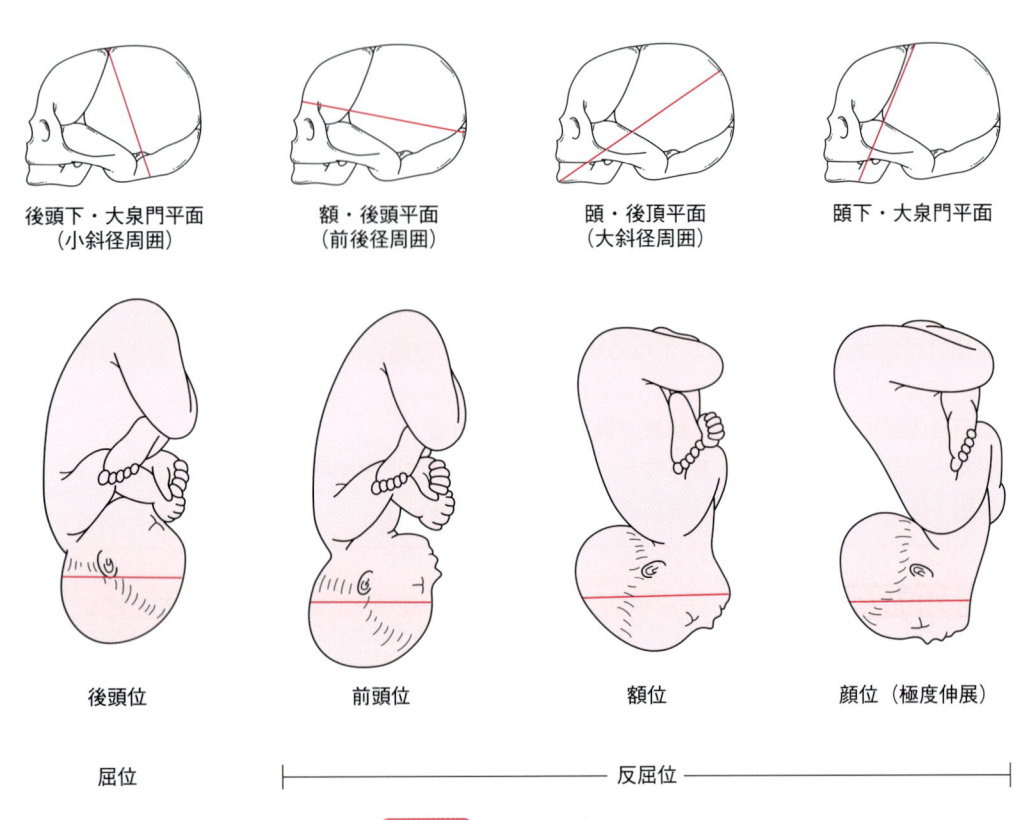

後頭下・大泉門平面 (小斜径周囲)	額・後頭平面 (前後径周囲)	頤・後頂平面 (大斜径周囲)	頤下・大泉門平面
後頭位	前頭位	額位	顔位（極度伸展）
屈位	←―――――――――― 反屈位 ――――――――――→

図3-29 胎勢と産道通過面

1. 頭頂位

大泉門と小泉門の中央部が先進するものをいう．分娩の進行に伴って，最終的には後頭位または前頭位になることが多い．

2. 前頭位

児頭が軽度に反屈して前頭（大泉門）が先進するものをいう．前後径周囲（成熟児で周囲径33〜34cm）で産道を通過する．全分娩の1〜1.5％にみられ，反屈位のなかでは最も多い．

前頭位のまま分娩が進行すると，先進部である前頭（大泉門）が母体の恥骨側に，後頭（小泉門）が母体の仙骨側に向かう第2回旋を行って前方前頭位となる．前頭が母体の仙骨側に向かう後方前頭位となることはきわめてまれである．

前方前頭位での第3回旋は，額部または鼻根部を支点として児頭を屈曲し，前頭，後頭の順に会陰を通過し，次いで児頭の反屈により額，顔，頤の順で娩出される．第4回旋は通常通りである．

児頭は，額後頭径が短縮し，小斜径が延長した短頭形または塔状頭となる（図3-30）．

分娩は母児の状態に問題がなければ自然経過を観察する．児頭が骨盤内に固定する前であれば，産婦に体動を促したり四つ這いの姿勢を取らせたりすることも胎勢の改善に有効である．前頭位では分娩が遷延することが多いため，陣痛促進を要することも少なくない．また，前頭位では後頭位よりも会陰にかかる力が大きくなりがちなため，会陰III・IV度裂傷が生じやすい．側方への会陰切開を行うとともに会陰保護の際に裂傷の延長に注意する．分娩遷延や胎児機能不全

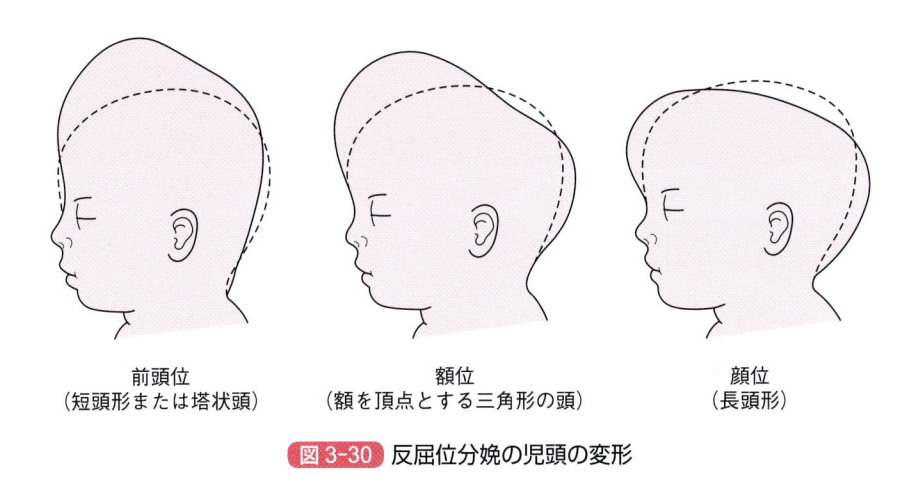

図3-30 反屈位分娩の児頭の変形
前頭位（短頭形または塔状頭）　額位（額を頂点とする三角形の頭）　顔位（長頭形）

の場合，児頭が骨盤内に十分嵌入していれば鉗子分娩や吸引分娩を行うことができる．吸引分娩の場合はカップが大泉門にかからないように注意する．子宮口全開大以前のときや児頭の骨盤内嵌入が不十分なときには帝王切開術を行う．

3. 額位

児頭が中等度に反屈し，額が先進するものをいう．大斜径周囲（成熟児で周囲径 35 cm）で産道を通過する．分娩初期に額位であったものでも分娩経過中に反屈を強めて顔位となったり，逆に前屈して前頭位や後頭位に変化することが多いので，娩出まで額位であることはまれで，分娩 10,000 例に 1 例とされている．

額位のまま分娩が進行した場合，前頭縫合が骨盤横径に一致したまま骨盤底まで下降する．第 2 回旋で額部（鼻根）が恥骨側に，後頭が仙骨側に向かうように回旋する．第 3 回旋では鼻根部を支点として前方に屈曲し，前頭，後頭の順に陰裂を通過し，続いて児頭が反屈して鼻，口，頤部が娩出される．額位で娩出された児頭は，大斜径が短縮して小斜径が延長する三角形の頭を呈する（図3-30）．

額位は頭位分娩のなかで産道通過面が最大であるため，分娩予後も悪い．成熟児で額先進を発見した場合には帝王切開分娩が選択される．児が小さい場合には経腟分娩も可能であるが，分娩が遷延しても陣痛促進は行わないほうがよい．

4. 顔位

高度の反屈位をとるもので，児の頸部が極端に伸展し，顔面・頤部が先進するものをいう．頤下・大泉門平面（成熟児の周囲径で 34 cm）で産道を通過する（図3-29）．近年では分娩 2,000 件に 1 件の頻度と報告されている．児の頸部腫瘤，無脳児，母体の狭骨盤，多産婦などで起こりやすい．

児頭の下降が子宮口全開大以降に起こることが多く，未破水の場合には骨盤腔内に大きな胎胞をふれる．多くは第 2 回旋において頤部が母体の恥骨側に向かう．児の顔面骨には頭蓋骨のような応形機能がないため，分娩の進行は緩徐である．頤部が陰裂から現われると，母体の恥骨後面で舌骨が支点となって第 3 回旋を起こし，児頭を屈曲させながら口，鼻，額，前頭の順に娩出する．自然にあるいは鉗子分娩により 70〜80％ が経腟分娩可能と報告されている．娩出された児頭は後頭が後方に伸びて頭頂が平坦な長頭形を呈し（図3-30），顔面に強い浮腫を認めるこ

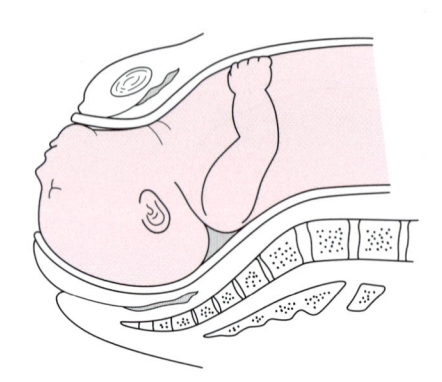

頤前方顔位：第3回旋で屈胎勢となり娩出される．

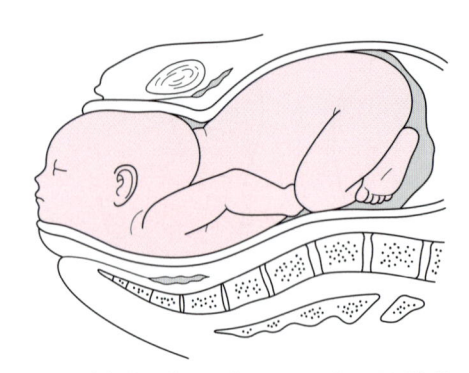

頤後方顔位：第3回旋でこれ以上の反屈胎勢は不可能であり，経腟分娩は期待できない．

図 3-31　顔位の分娩

とが多い．

　頤部が母体の仙骨側に向かう頤部後方顔位の場合は，児が著しく小さくない限りは産道通過が不可能である（図3-31）．

　頤部前方顔位の場合には待機的に分娩経過を観察する．第3回旋の際に会陰に強い力がかかりやすいので会陰裂傷に十分注意する．分娩遷延や胎児機能不全の場合，骨盤出口部まで先進部が下降していれば鉗子分娩を行うことができるが，それよりも先進部が高いときには帝王切開術を行うのがよい．顔位に対して吸引分娩は禁忌である．用手的に顔位を屈位あるいは骨盤位に矯正したり，頤部後方顔位を頤部前方顔位に矯正したりする試みは母児の危険を増大させるため，行うべきではない．

B　回旋の異常

1. 第1回旋の異常（A．胎勢の異常参照）

　頭位で分娩となる場合，大部分の胎児は第1回旋により屈位をとる．その機序は，子宮収縮による娩出力が胎児の脊柱に作用して児頭を押し下げる際に，脊柱が児頭の後方寄りにかたよって接合しているため，「てこの原理」により児頭の後側にかかる力が前側にかかる力よりも大きくなるので児頭の前屈が起こるとされている．第1回旋が正常に起こらなかった場合，児は反屈位となる．

2. 第2回旋の異常

a）後方後頭位

　正常の第2回旋では，第1回旋で先進した後頭が母体の恥骨側（前方）に向かうように回旋する．これとは逆に後頭が母体の仙骨側（後方）に向かうように回旋した状態を後方後頭位という（図3-32）．分娩の0.5%が後方後頭位で娩出されると報告されている．分娩の途中では後方後頭位であっても分娩経過中に180度回旋して正常の前方後頭位で娩出されることが多い．分娩中に児背が母体背側に向いている（第2分類）場合には児の後頭側を下にした側臥位姿勢や四つ這い姿勢により正常な回旋を促すことが試みられる．

　後方後頭位では前方後頭位と同様に小斜径周囲（成熟児で周囲径32cm）で産道を通過するが，児頭の娩出時には強度前屈で後頭を発露した後に児頭が反屈して一気に顔面が娩出される．

そのため会陰に急激に大きな力がかかって裂傷が生じやすいので，あらかじめ会陰切開を行っておくのがよい．

診断は内診で行うが，産瘤が大きい場合など回旋の判断が難しい場合には超音波検査を併用する．

後方後頭位の場合は基本的には自然経過を観察する．児頭と比べて骨盤が広い場合には内診指にて用手的に正常方向に回旋できることがある．分娩が遷延して微弱陣痛となった場合には陣痛促進薬の投与を行う．児頭が骨盤内に十分に嵌入した状態で胎児機能不全となったり，分娩が停止した場合には吸引分娩または鉗子分娩を行う．後方後頭位に対する鉗子分娩には，後方後頭位のまま娩出させる方法と，回旋鉗子（Kieland 鉗子など）を用いて前方後頭位に整復した後娩出させる方法がある．

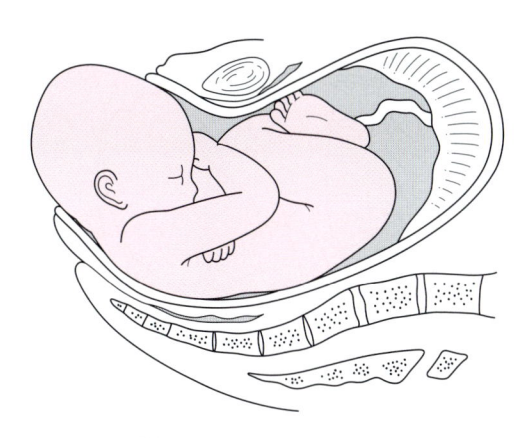

図 3-32 後方後頭位の分娩

b）低在横定位

児頭が骨盤底まで下降した状態で，胎児頭部の矢状縫合が骨盤横径に一致して分娩が遷延した状態である．頭頂部が先進した軽度の反屈位（頭頂位）となっていることが多い．低在横定位で分娩停止となる頻度は頭位分娩の 0.2% 程度とされている．

低在横位を認めた場合は児の後頭（小泉門）側が下となる方向の側臥位を母体に取らせることで児の回旋を促す．軟産道の伸展がよい場合には内診指で用手的に回旋できる場合もある．陣痛が弱い場合には陣痛促進薬を投与する．

待機的方法で分娩に至らない場合には吸引分娩または鉗子分娩を行う．

c）前方前頭位（胎勢の異常の前頭位を参照）

前頭部が先進（反屈位）し，母体の恥骨側に向かって回旋した状態である．正常の前方後頭位とは児頭の向きが異なるものの，第 2 回旋としては先進部が前方に向かうという点で正常方向の回旋である．後方後頭位との鑑別は，内診所見で大泉門のほうが先進しているために小泉門よりも触知しやすいこと，および娩出児の産瘤の位置の違いにより区別することができる．

C 進入の異常

1. 不正軸侵入

頭位分娩において児頭が母体骨盤内に進入するとき，児頭は横を向いて矢状縫合が骨盤入口横径と平行する（大横径が骨盤入口前後径と平行する）向きに進入することが多い．この際，児頭の矢状縫合が骨盤入口前後径のほぼ中央に位置して，左右の頭頂骨が同じ程度に骨盤入口に入る状態を正軸進入という．

これに対して，児頭が児体に対して側方に屈曲し，矢状縫合が母体の仙骨側または恥骨結合側に著しく偏位して進入する場合を不正軸進入という．このうち，母体の前方（腹側）にある児頭頂骨が先進して矢状縫合が母体の仙骨側に偏位したものを前頭頂骨進入といい，母体の後方（背側）にある児頭頂骨が先進して矢状縫合が母体の恥骨側に偏位したものを後頭頂骨進入という（図 3-33）．扁平骨盤や狭骨盤の場合に起こりやすい．

前在頭頂骨　　　　　　　　後在頭頂骨

前頭頂骨進入　　　　　　　後頭頂骨進入

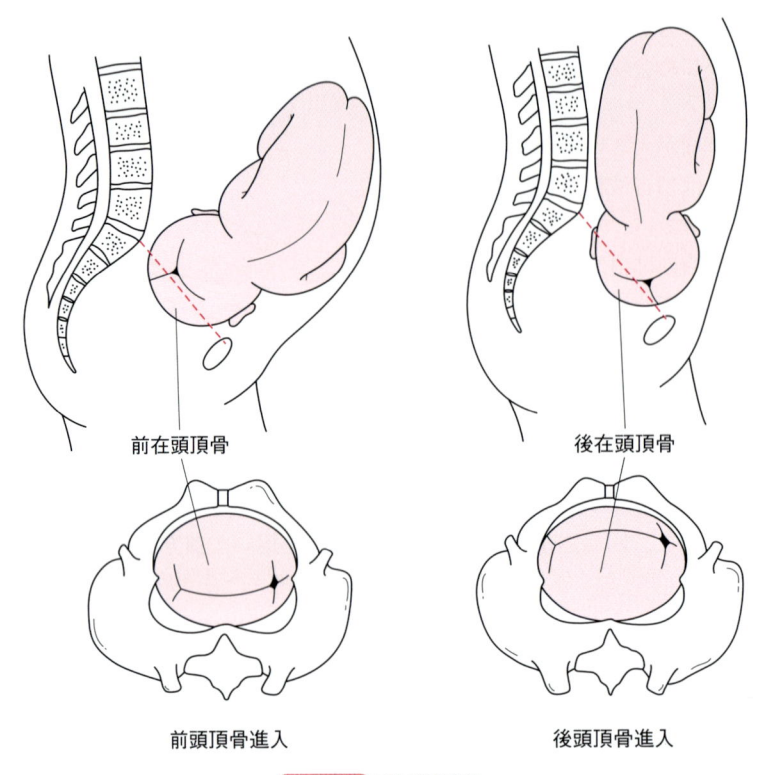

図 3-33　不正軸進入

　正軸進入した児頭であっても最初から正軸進入したものばかりではない．まず一方の頭頂骨が通過（不正軸進入）し，次いでもう一方の頭頂骨が骨盤内に進行して正軸進入となり，最終的に嵌入が完成する例も少なくない．しかし，児頭の傾いた状態が遷延するものや傾きの程度が著しいものは，以後の分娩進行に支障をきたす．分娩が遷延する場合や胎児機能不全となった場合には帝王切開術を行う．

2. 高在縦定位

　分娩初期に骨盤入口または入口上で，児頭の矢状縫合が骨盤の前後径に一致して分娩が停滞した状態である．児頭の後頭が恥骨結合側にある後頭前方高在縦定位と，逆に仙骨側にある後頭後方高在縦定位がある．分娩経過中に左右に回旋しながら骨盤に侵入するものがほとんどであるが，高在縦定位のままで分娩が遷延する場合には帝王切開分娩が選択される．

〈山田　学〉

3. 分娩　B. 異常

4. 胎位の異常

A 骨盤位 (breech presentation)

POINT
- 骨盤位では破水すると臍帯脱出を起こすことがあり，先進部と臍帯の位置を確認しておく．
- 破水および胎児心拍数モニターの異常に注意する．
- 骨盤位の矯正を希望する場合は，側臥位法あるいは外回転術を考慮する．

1. 定　義
　　胎児の縦軸と子宮の縦軸が一致するものを縦位といい，そのうち胎児の骨盤端が下向するものを骨盤位という．分娩時における先進部により，殿位（breech presentation），足位（footling presentation），膝位（knee presentation）の3つに分類されるが，先進部の状態によりさらに7つに細分される（図 3-34）[1]．

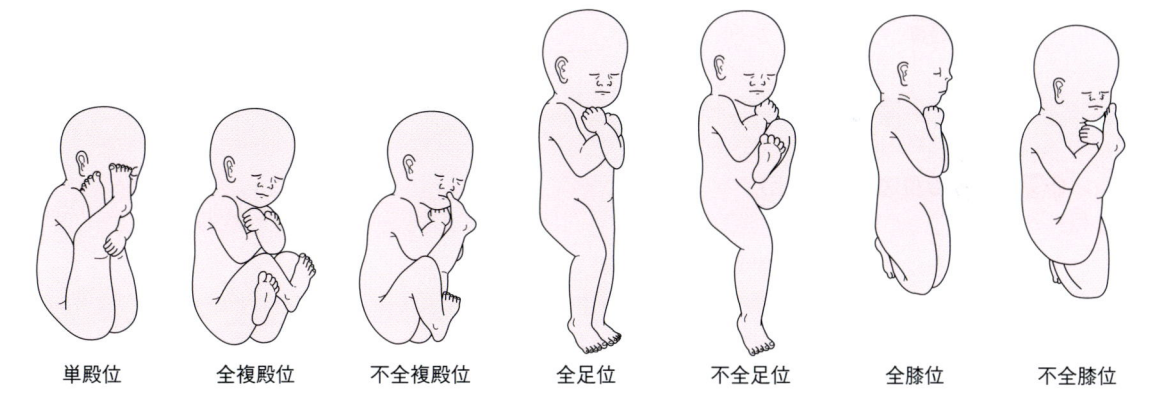

| 単殿位 | 全複殿位 | 不全複殿位 | 全足位 | 不全足位 | 全膝位 | 不全膝位 |

図 3-34　骨盤位の種類

2. 頻　度
　　早期ほど多いが，自然に減少して分娩時には全分娩の3〜5％となる．殿位は70〜75％，足位は25〜30％，膝位は1％程度である．日本赤十字社医療センターでは2006〜2010年の妊娠22週以降単胎分娩11,646例のうち210例，1.8％であった．

3. 原因と発生機序
　　子宮筋腫，前置胎盤，羊水過多，狭骨盤，子宮奇形などが原因とされるが，これらが認められないことも多く，はっきりとした理由は不明である．

4. 予防と予知
特にはない．

5. 症　状
上方に硬い部分を感じる．また，下方でよく動く．

6. 診　断
触診で上方に硬い児頭を触れる．内診では殿部や胎児小部分を触れる．超音波検査で確認できる．

7. 治　療
妊娠 28 週頃までは自己回転で頭位になることを期待して自然経過とする．妊娠 28 週頃以後では，児背側を上にして横になる側臥位法を行う（**図 3-35**）（当院では膝胸位の推奨はしていない）．妊娠 35〜36 週頃に外回転術をすることがある．緊急に帝王切開分娩となっても児が十分成熟していること，大きいと外回転しにくいためである．ただ，破水，性器出血，胎盤早期剝離などを起こすリスクがあるので，十分な説明が必要である．成功率は約 6 割である．

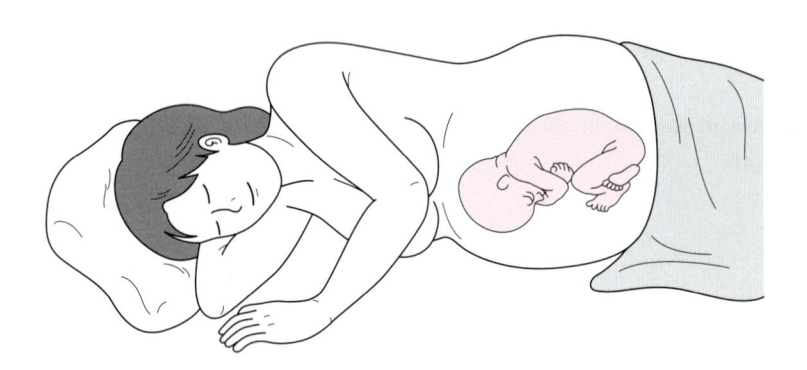

図 3-35 側臥位法（児背が上）

外回転術を行うには，胎盤付着部，羊水量，胎児の異常がないことを確認しておく．リトドリンの点滴静注を行い，腹壁を十分弛緩させて骨盤高位とし，一方の手で母体恥骨部の児殿部を挙上させながら，他方の手で児頭を反対側，さらに下方に押して，両手で協調して児の回転を誘導する（**図 3-36**）[1]．胎児心拍数を頻回に確認し，異常が出現すれば中止する．また，外回転術後は，成功でも不成功でも 40 分は胎児心拍数モニターおよび母体の状態を観察する．

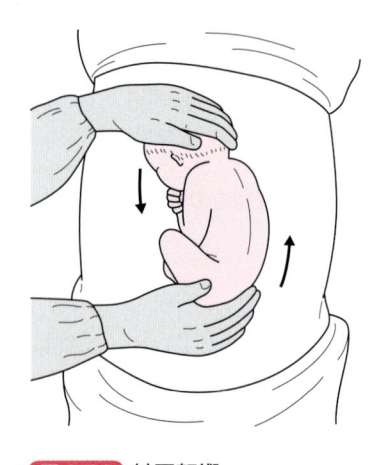

図 3-36 外回転術

8. 分娩の時期と方法

　骨盤位は原則として帝王切開分娩としている．妊娠38週以後に行うが，それ以前に破水や子宮収縮があればその時点で行う．しかし，帝王切開分娩でも骨盤位娩出術の手技は必要である．Bracht法，肩甲・上肢解出術，後続児頭牽出術などを必要に応じて行う．当院では殿位であれば必要時には経腟分娩を行うことがある．また，双胎では第2児が骨盤位でも，第1児が頭位なら経腟分娩としているので，骨盤位娩出術[2]について述べておく．

　骨盤位分娩では早く牽引してしまうと，児頭は下降しておらず娩出しにくくなる．殿部が娩出されてきたら，会陰を十分伸展させることで，児の上肢・頭部も下降する．会陰切開は十分入れ，ゆっくりかつ速やかに，1回の陣痛・怒責で分娩を完了させる．なお，児背は必ず母体前方に回旋させる．

① Bracht法：拇指を児大腿後面に，他指は児背に当てて躯幹を把持し，恥骨弓を支点として円弧を描くように児を母体腹部方向に挙上して児頭を娩出する（図3-37）．

② 横8文字牽出術：児の背後から左右殿部を把持し，大きく横8字を描くように牽引する（図3-38）．

③ 古典的上肢解出術：後在上肢と異名手で児の両足関節を背側より把持し，前上方に挙上しながら，児の後在上肢と同名手を児背側より腟深く挿入して，示・中指で前腕を解出する（図3-39）．ついで児躯幹を後下方に牽引して前在上肢を解出する．

④ Veit-Smellie法：後続児頭娩出法である．母体の背側から示指を児の口に挿入し，児の頤部を胸部に密着させて屈曲姿勢をとる．他方の手の示・中指を児の背側から左右の肩甲にかけて後下方に牽引し，恥骨弓を支点として前上方に回転・挙上して娩出させる（図3-40）．

図 3-37　Bracht法

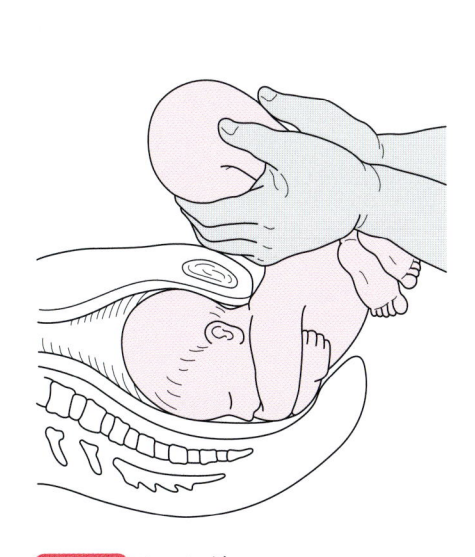

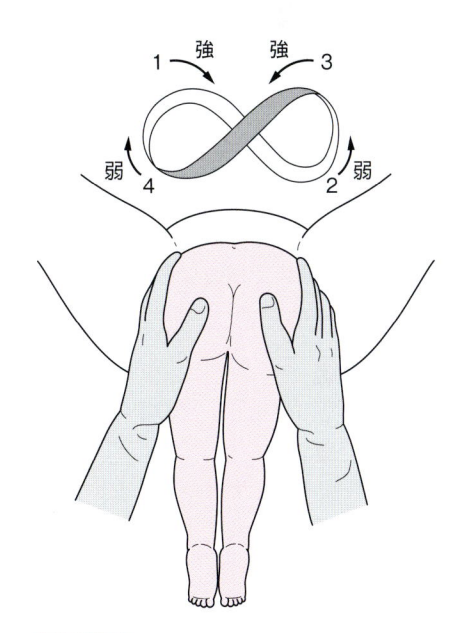

図 3-38　横8字型牽出術

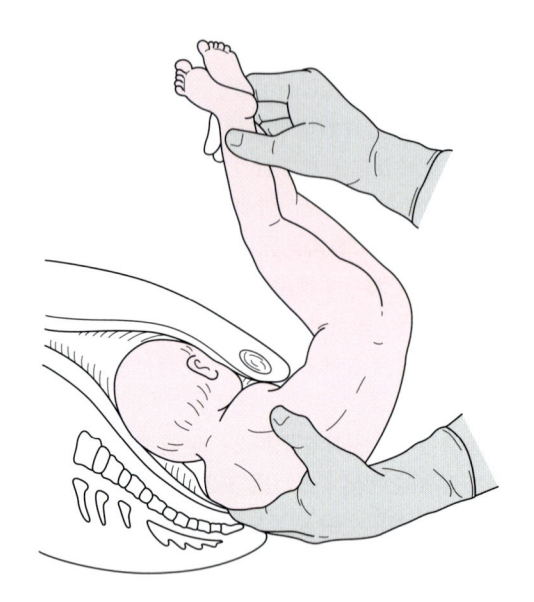

図 3-39　古典的上肢解出術

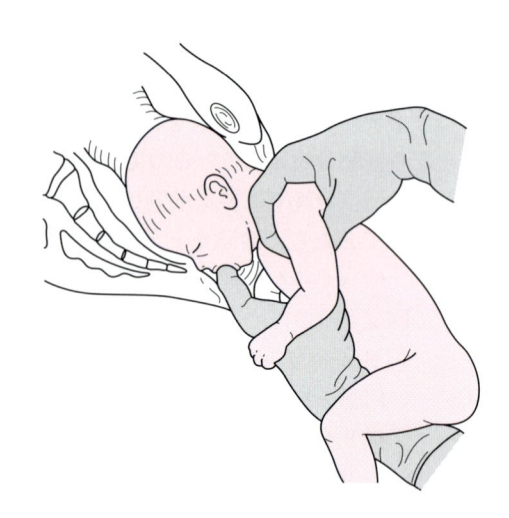

図 3-40　Veit-Smellie 法

9. 予 後
経腟分娩では後続児頭娩出困難，頸髄損傷，骨折などのリスクがある．また，破水時には臍帯脱出が起きることがある．周産期/新生児期死亡ならびに新生児合併症の頻度は，予定帝王切開分娩群1.6％に対し，経腟分娩群5.0％との報告がある[3]．

10. ケアのポイント
破水に伴う臍帯脱出に注意が必要である．緊急の対応が必要なので，破水した場合は臍帯脱出の有無の確認を行う．また，胎児心拍数パターンの異常で発見されることもある．

B　横位 (transverse presentation)

POINT
- 破水すると臍帯脱出や上肢脱出を起こしやすい．
- 遷延横位になると児のみならず母体も危険になる．
- 妊娠後期まで横位なら外回転術を考慮する．

1. 定 義
胎児の縦軸と子宮の縦軸が直角に交差する場合をいう．

2. 頻 度
妊娠中期までは珍しくないが，週数が進むにつれ頭位か骨盤位になり，妊娠末期ではまれである．ただし，双胎で第1児の分娩後，第2児が横位になることは時々ある．

3. 原因と発生機序
骨盤位と同様の原因（前述）であるが，先進部が骨盤入口部に嵌入しないときに起きる．また，子宮腔や骨盤腔が大きい場合も起こり得る．

4. 予防と予知
特にはない．

5. 症　状
腹部の側方に硬い児頭をふれ，反対側がよく動く．

6. 診　断
外診で恥骨部に先進部を触れないことで疑われる．児頭は母体側方に触れる．内診では子宮下部が空虚である．超音波検査で確認できる．破水すると先進する肩甲または脱出した上肢を触れる．

7. 治　療
骨盤位と同様に，側臥位法や外回転術をすることがある．

8. 分娩の時期と方法
横位のまま分娩が進行すると，一側の肩甲が骨盤腔内に先進し肩甲位となる（**図 3-41**）[1]．破水すると臍帯脱出あるいは上肢脱出も起こしやすい．また，遷延横位とよばれる状態となれば，放置すると子宮下部の異常伸展，収縮輪形成，子宮破裂も起きることがある．分娩は38週以後に帝王切開分娩を行うが，娩出が難しいこともある．そのときは児の足を把持・牽引して骨盤位娩出術の要領で娩出するか，逆T字切開などで創部を広げる．

9. 予　後
ときに胎児死亡に至ることもある．

10. ケアのポイン
横位のままであれば分娩進行は不可能なので，**胎位の確認**をしておく．破水したら**臍帯脱出**，**胎児心拍数モニターの異常**に注意する．

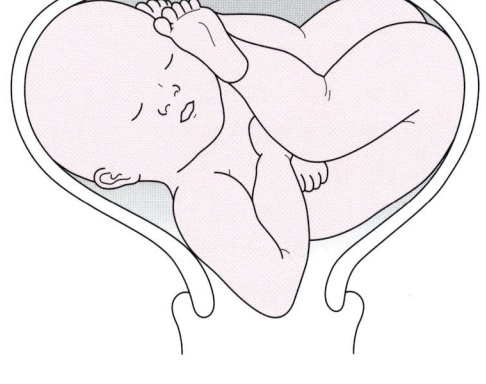

図 3-41 肩甲位

◆文献
1) 胎位の異常. In: 坂元正一, 水野正彦, 武谷雄二, 監修. プリンシプル産科婦人科学 2. 東京: メジカルビュー社; 1998. p.559-66.
2) 石井康夫. 骨盤位分娩. In: 岡井 崇, 編. 産科臨床ベストプラクティス. 1. 東京: 医学書院; 2006. p.216-9.
3) 骨盤位の取り扱いは？ 日本産科婦人科学会/日本産婦人科医会, 編. 産婦人科診療ガイドライン産科編 2011. p.166-9.

〈石井康夫〉

5. 羊水・臍帯の異常

A 羊水の異常

1. 羊水過多症（hydramnions）

> **POINT**
> - 子宮底長が大きい場合は羊水過多を疑う．
> - 羊水過多が診断されたらその原因を検索する．
> - 妊娠延長が有益と判断されれば羊水除去を行う．

a) 定 義
妊娠の時期を問わず，羊水量が 800mL を超える場合を羊水過多という．何らかの母体症状を伴う場合を羊水過多症という．

b) 頻 度
0.2〜1.6％程度とされる．日本赤十字社医療センターでは 2006〜2010 年の妊娠 22 週以降分娩 12,140 例のうち 120 例，0.99％であった．

c) 原因と発生機序
羊水過多は羊水の産生量が吸収障害による排出を上回るために生じる．軽症から中程度では 17％しか原因が見出せないが，重症では 9 割に原因が推定される[1]．原因には次のようなものがある．

<胎児原因>
中枢神経系：水頭症，髄膜瘤，開放性二分脊椎，小頭症
消化器系：食道閉鎖，十二指腸閉鎖，横隔膜ヘルニア，臍帯ヘルニア
循環器系：先天性心疾患，不整脈
呼吸器系：乳び胸，先天性嚢胞性腺腫様肺奇形（CCAM）
生殖泌尿器系：腎過誤腫
その他：染色体異常，胎児貧血，胎児水腫，筋ジストロフィー，胎児尿崩症
双胎間輸血症候群（TTTS）

<母体原因>
糖尿病

d) 予防と予知
胎児原因の予防はない．母体原因の糖尿病は予防可能である．

e) 症 状
妊娠週数に比べ子宮底長が大きい．触診で胎児部分を触れにくい．また，動悸や呼吸困難の他，腹部緊満感が強く，切迫早産となりやすい．

f) 診 断
超音波検査による羊水量の測定で診断する．羊水指数（AFI）では 25cm 以上，羊水ポケット

（AFP）では 8cm 以上を羊水過多と判定する．

g）治 療

母体が呼吸困難などの症状を訴える場合，あるいは胎児娩出より妊娠週数の延長が有益な場合は羊水除去を行う．AFI が 25cm 以上であれば，経腹的に自然滴下で 1500〜2000mL を除去し，AFI 14〜15cm を目標とする．

h）分娩の時期と方法

母体症状，妊娠週数，胎児 well-being，羊水量の状態で娩出時期を決定する．可能なら経腟分娩だが，帝王切開分娩となることもある．

i）予 後

児の予後は原因疾患によることが大きい．原因不明の場合，妊娠中期からの発症で，後期に軽快がみられない場合は予後不良例が多い[2]．なお，妊娠中は流・早産，前期破水，胎位・胎勢の異常，分娩時は微弱陣痛，臍帯脱出，弛緩出血，その他常位胎盤早期剥離などの異常を起こしやすいため，十分な注意が必要である．

j）ケアのポイント

妊娠中および分娩時にはさまざまの異常を起こしやすい．**母体の状態と胎児心拍数モニターの異常**に十分注意する．

2. 羊水過少（oligohydramnions）

> **POINT**
> - 子宮底長が小さい場合は羊水過少を疑う．
> - 羊水過少が診断されたらその原因を検索する．
> - 胎児の well-being に注意する．

a）定 義

羊水が異常に少ない状態を羊水過少症という．一般的には 100mL 以下としている．

b）頻 度

1〜2％程度とされる．当院での過去 5 年間では 116 例，0.96％であった．

c）原因と発生機序

妊娠中期では約半数が胎児異常[3]，約 3 割が前期破水，ついで胎盤早期剥離，胎児機能不全，原因不明などである．妊娠後期では前期破水や胎盤機能不全によることが多い．軽度〜中等度の羊水過少では，ほとんどは明らかな原因が不明である．原因としては次のようなものがある．

　＜胎児原因＞
　　尿路障害：腎無形成，多囊胞腎，尿路閉塞
　　胎児奇形：中枢神経系，心奇形，横隔膜ヘルニア
　　胎児発育不全，染色体異常，双胎間輸血症候群（TTTS）
　＜胎盤原因＞
　　胎盤機能不全，常位胎盤早期剥離，破水
　＜母体原因＞
　　妊娠高血圧症候群，膠原病，薬剤（NSAIDs，ACE 阻害薬）

d) 予防と予知
　胎児および胎盤原因の予防法はない．母体原因は治療を行う．
e) 症　状
　妊娠週数に比べ子宮底が小さい．触診で胎児部分を触れやすい．また，破水していることがある．
f) 診　断
　超音波検査により羊水量を測定する．AFIで5cm未満，羊水ポケットで2cm未満を羊水過少と判定する．なお，妊娠末期になると羊水は少なくなる．
g) 治　療
　妊娠24～25週以前に羊水が少ない状態が続くと肺低形成となり予後が悪い．また，内反足・四肢彎曲を起こす．そのため，人工羊水注入が行われることがある．しかし，効果は十分とはいえない．分娩時には胎児徐脈を発生しやすいが，人工羊水注入で臍帯圧迫を緩和しながら経腟分娩することは可能である．
h) 分娩の時期と方法
　妊娠週数，羊水過少の期間，肺低形成の予測，胎児well-beingなどで分娩時期を決める．帝王切開分娩となることが多い．
i) 予　後
　妊娠中期の重度羊水過少例の多くは予後不良である．妊娠25週未満の前期破水では，羊水ポケットが1cm以下で14日以上続いた場合は周産期死亡率が90％以上とされる[4]．妊娠継続を期待した場合でも，半数以上は自然陣痛，または母体・胎児適応で流・早産となる．妊娠後期では前期破水や胎盤機能不全によることが多く，予後は良好であることが多い．なお，分娩時には胎児徐脈，胎便吸引症候群，新生児仮死発生率が高い．
j) ケアのポイント
　胎児異常のことが多いため，**胎児心拍数モニターの異常**に注意する．**分娩時には胎児徐脈**が出やすい．また，破水のこともあるので，破水の有無の確認も大切である．

3. 羊水混濁 (meconium staining)

POINT
- 羊水混濁を認めたら，胎児心拍数モニターの異常に注意する．
- 胎児心拍数モニターの異常がなければ，特別の処置は必要ない．
- 胎児心拍数モニターの異常があれば早めの分娩とし，胎便吸引症候群（MAS）に注意する．

a) 定　義
　羊水はほとんどが胎児尿由来であり無色透明である．しかし，なんらかの原因で胎児が分娩前に胎便を排出した場合に羊水混濁となる．
b) 原　因
　胎児の胃腸の正常な生理的成熟が前提にあり，一過性の臍帯圧迫による迷走神経刺激誘発腸管蠕動運動亢進が加わることによるとされ，胎児低酸素状態の関与は少ない．
c) 頻　度
　妊娠週数とともに増加し，妊娠40週では約15％，妊娠42週以上では23～30％に増加する．

d）予防と予知
分娩予定日を過ぎるほど可能性は高くなる．

e）症　状
特有の症状は特にない．

f）診　断
破水したときに羊水混濁があることが確認される．

g）治　療
それ自体の治療はなく，分娩時の人工羊水注入は臍帯圧迫の緩和には効果があるが新生児死亡や胎便吸引症候群（meconium aspiration syndrome: MAS）の改善には効果はないとされる．

h）分娩の時期と方法
羊水混濁がみられても，それのみでは胎児機能不全とはいえない．しかし，同時に胎児心拍数異常もみられる場合には，蘇生を必要とする新生児が増加する[5]．そのため早めの分娩とする．

i）予　後
MAS は羊水混濁が認められた児の 5％に発生し，そのうち 4％の児が新生児死亡になるとされている[6]．しかし，分娩時に児が元気であれば口腔内，鼻腔内の分泌物や胎便の除去でよく，MAS の予防としての気道，口咽頭，鼻咽頭などの吸引は利益がないとされるようになった．

j）ケアのポイント
羊水混濁がみられるだけであれば経過観察でよいが，**胎児心拍数モニターの異常**に注意する．

B 臍帯の異常

POINT
- 分娩時に判明するものが多く，必ずしも妊娠中に診断がつかない．
- 分娩時には胎児心拍数モニターの異常が認められることがある．
- 緊急な対処を必要とすることがある．

1. 臍帯下垂，臍帯脱出

a）定　義
破水前に胎児先進部の前方に臍帯があれば臍帯下垂，破水後に臍帯が胎児の先進部を越えていれば臍帯脱出という．

b）頻　度
臍帯脱出は 0.5～0.8％とされる．日本赤十字社医療センターでの 2006～2010 年の多胎を含む分娩総数 12,648 例のうち，臍帯脱出は 13 例，0.10％であった．

c）原因と発生機序
胎児先進部と子宮下部との間隙が広いことである．横位，骨盤位，羊水過多，狭骨盤，広骨盤などの場合である．その他，臍帯下部付着，過長臍帯などで起きやすい．

d）予防と予知
上記 c）の場合や双胎の経腟分娩で第 2 児娩出時では破水時に臍帯脱出の可能性を考えておく．

e）症　状
臍帯脱出では胎児徐脈，あるいは腟・外陰部違和感でわかることがある．

f) 診　断
臍帯下垂は経腟超音波やカラードプラーが有効である．内診では卵膜上から透見，あるいは臍帯を索状物として触れ，拍動もわかる．破水し，臍帯脱出すれば直接確認できる．

g) 治　療
臍帯下垂は安静をとり自然整復を期待する．臍帯脱出すれば急速遂娩を行う．

h) 分娩の時期と方法
臍帯下垂では子宮収縮が強くなれば帝王切開分娩となることが多い．臍帯脱出が起きた場合は，頭位で子宮口が全開していれば吸引・鉗子分娩も可能である．それ以外では，胎児下降部と骨盤壁とに挟まれた臍帯の圧迫を用手的に防ぎながら，速やかに帝王切開術を行う．

i) 予　後
臍帯脱出では時間が長いほど，臍帯圧迫の程度が強いほど児の予後は不良である．

j) ケアのポイント
横位や骨盤位での破水時には臍帯脱出の可能性を念頭におき，すぐに**胎児心拍数モニターの異常**の有無を確認する．

2. 臍帯巻絡

a) 定　義
分娩時に臍帯が胎児に巻いている状態である．

b) 頻　度
20～25％とされる．そのうち頸部が約90％，躯幹は数％，その他四肢などである．巻絡回数は1回のことが多い．

c) 原因と発生機序
過長臍帯や活発な胎動が誘因となる．

d) 予防と予知
特にない．

e) 症　状
胎児心拍数モニターの異常や，巻絡による臍帯短縮のため分娩第2期遷延の原因となることがある．

f) 診　断
分娩時に診断される．妊娠中は超音波検査，特にカラードプラが有用である．

g) 治　療
妊娠中は特にない．分娩時に確認した時に解除する．

h) 分娩の時期と方法
通常の分娩経過観察をするが，胎児機能不全となれば急速遂娩を行う．

i) 予　後
巻絡の回数が多い，あるいはきつい場合に，胎児機能不全や新生児仮死，さらには新生児死亡を起こすことがある．

j) ケアのポイント
胎児心拍数モニターの異常がみられれば臍帯巻絡も疑う．

3. 臍帯卵膜付着，臍帯辺縁付着

臍帯卵膜付着は0.4～1.2％とされる．臍帯が卵膜に付着している場合であり，胎盤とは卵膜上

の血管のみでつながっている．卵膜上の血管部は Wharton 膠質で保護されていないため，圧迫を受けやすい．臍帯辺縁付着は臍帯が胎盤辺縁に付着している場合をいう．これらは胎児発育不全をきたしやすく，新生児死亡を起こすこともある．卵膜付着は単胎で 1〜2％，辺縁付着は 3％程度とされるが，双胎では約 10 倍となる[7]．当院での過去 5 年間では臍帯卵膜付着 100 例（0.79％），臍帯辺縁付着 52 例（0.41％）であった．

4. 過長臍帯，過短臍帯

通常の臍帯の長さは 50〜60cm であるが，70cm 以上を過長臍帯，25cm 以下を過短臍帯という．過長臍帯では臍帯巻絡，臍帯下垂や脱出，臍帯真結節を起こしやすい．過短臍帯では分娩第 2 期遷延，臍帯の断裂，子宮内反症を起こすことがある．当院での過去 5 年間では臍帯過長 143 例（1.13％），臍帯過短 6 例（0.05％）であった．

5. 臍帯真結節，臍帯偽結節

真結節は臍帯が結ばれている状態をいう．偽結節は結ばれてはいないが，結ばれたようにみえる状態をいう．真結節は子宮内での胎児の運動に伴うものであり，偽結節は Wharton 膠質で結節状になったものである．臍帯真結節では固く結ばれると胎児死亡を起こすことがあるが，臍帯偽結節は特に症状を起こさない．当院での過去 5 年間では臍帯真結節 38 例（0.30％），臍帯偽結節 16 例（0.13％）であった．

6. 臍帯過捻転

臍帯の捻転が過度のものをいう．臍帯は 2 本の動脈と 1 本の静脈が Wharton 膠質内にあり，適度に捻転している．過捻転では血流障害をきたしやすく，胎児発育不全，胎児機能不全，また子宮内死亡を起こすことがある．当院での過去 5 年間では 13 例（0.10％）であった．

7. 単一臍帯動脈

臍帯血管が 1 本の動脈と 1 本の静脈からなっている．妊娠中の超音波検査で容易に診断され，全妊娠の約 1％とされる．胎児奇形，染色体異常，胎児発育不全，胎児機能不全などを伴いやすい．当院での過去 5 年間では 22 例（0.17％）であった．

◆文献

1) Hill L, Breckle R, Thomsa ML, et al. Polyhydroamnions: ultrasonically detected prevalence and neonatal outcome. Obstet Gynecol. 1987; 69: 21-5.
2) 妊娠中の羊水過多の診断と取り扱いは？　日本産科婦人科学会/日本産科婦人科医会，編．産婦人科診療ガイドライン産科編 2011. p.112-4.
3) Shipp TD, BromLey B, Pauker S, et al. Outcome of singleton pregnancies with severe oligohydramnions in the second and third trimesters. Ultrasound Obstet Gynecol. 1996; 7; 108-13.
4) Kilbride HW, Yeast J, Thibeault DW. Defining limits of survival: lethal pulmonary hypoplasia after midtrimester premature rupture of membranes. Am J Obstet Gynecol. 1996; 175: 675-81.
5) Miller FC, Sacks DA, Yeh S-Y, et al. Singnicance of meconium during labor. Am J Obstet Gynecol. 1975; 122: 573-80.
6) 田中　守．羊水混濁．ペリネイタルケア．2006；新春増刊：36-40.
7) 長谷川潤一．卵膜付着・辺縁付着．臨婦産．2010; 64: 712-5.

〈石井康夫〉

6. 胎児機能不全

> **POINT**
> - 胎児機能不全とは，胎児が子宮内において呼吸・循環機能が障害された状態をいう．
> - 胎児機能不全の診断には胎児心拍数陣痛図検査（CTG）が中心的な役割をはたしている．
> - 胎児機能不全は特に分娩時に発生しやすい．
> - 胎児機能不全は胎児発育不全，妊娠高血圧症候群，早産，羊水過少，破水症例で起こりやすい．
> - 胎児機能不全発生時には種々の方法で胎児の酸素化を図りながら，急速遂娩を検討する．

A 定義（概念）

　胎児機能不全とは「胎児が子宮内において，呼吸ならびに循環機能が障害された状態をいう」と日本産科婦人科学会は定義している．ここでいう呼吸とは細胞レベルで酸素を使った代謝を行って二酸化炭素を排出する「細胞呼吸（内呼吸）」のことを指す．

　健常な状態（well-being）にある胎児は，胎盤を介して母体血から酸素を取り込み，酸素化された血液を自らの循環機能で胎盤から臍帯を通じて全身に供給し，十分量の酸素を用いて代謝を行っている．そのような胎児の酸素供給および利用が，種々の程度に障害されていると判断された場合を胎児機能不全とよんでいる．胎児機能不全と診断される胎児の中には，「胎児の状態がよいことが確認できない」程度の軽度の異常を示しただけのものから，「死の直前」の重症のものまで，様々な重症度の症例が含まれる．したがって，胎児機能不全とは，妊娠中あるいは分娩中に胎児の状態を評価する臨床検査において，「正常ではない所見」が存在し，胎児の健康に問題がある，あるいは将来問題が生じるかもしれないと判断された場合をいう．

　胎児の酸素供給・利用状態は胎児から採血した血液中の酸素分圧やpHを測定することによって調べることができるが，そのような検査は侵襲が大きいために臨床の場ではほとんど行われない．胎児機能不全の診断には胎児心拍数陣痛図（CTG）や超音波検査などが用いられる．なかでも胎児心拍数陣痛図は，低侵襲で分娩時にも継続的に行えることから中心的な役割を果たしている．

B 頻度

　日本赤十字社医療センターでの最近2年間の分娩では，出生児の12%が胎児機能不全と診断されていた．同期間の新生児仮死（出生1分後のApgar scoreが7点以下）は6.2%，児の酸血症（臍帯動脈血pH 7.2未満）は4.7%であった．

　前述のように，胎児機能不全と診断される症例の中には軽症から重症まで幅広い症例が含まれる．そのため胎児機能不全の診断の頻度は，新生児仮死や児の酸血症に比べて高くなっている．

C 原因

　胎児への酸素供給は，①母体循環による子宮への酸素供給，②子宮胎盤間でのガス交換，③胎児から胎盤・臍帯への血液循環機能によって維持されている．胎児機能不全はこれらの機能のどこに障害があっても発症する可能性があり，その原因は多岐にわたる（**表 3-15**）．

　胎児機能不全は，子宮収縮がないときに比べて子宮収縮があるとき，特に分娩時に発生しやすい．その機序として，1) 子宮が収縮すると子宮筋のなかを走行する動脈が圧迫されるため，子宮と胎盤との物質交換の場である絨毛間腔への血流が減少し，胎児への酸素供給が減少すること，2) 子宮内圧の上昇により子宮内で臍帯が圧迫されて血流が悪くなりやすいことがあげられる．さらに分娩が進行すると胎児の下降に伴って臍帯が直接的に牽引・圧迫されやすくなり，「臍帯因子」による胎児機能不全が起こりやすい．

表 3-15 胎児機能不全の原因

1. 子宮への酸素供給不良
   a. 母体低酸素状態
      呼吸器疾患
      重症貧血
   b. 母体循環機能不全
      心疾患
      ショック
      仰臥位低血圧症候群
      脊椎・硬膜外麻酔
   c. 子宮の循環不全
      過強陣痛
2. 子宮胎盤間でのガス交換不良
   a. 常位胎盤早期剥離
   b. 妊娠高血圧症候群
   c. 母体血栓形成傾向
      自己免疫疾患（抗リン脂質抗体症候群など）
      抗凝固因子欠損症（アンチトロンビン欠損症など）
3. 胎児・胎盤・臍帯の循環機能の異常
   a. 胎児循環機能不全
      胎児心疾患
      胎内感染
      双胎間輸血症候群
   b. 胎盤循環の異常
      胎盤血管腫
      胎盤梗塞
   c. 臍帯循環の異常
      臍帯脱出
      臍帯巻絡
      臍帯長の異常
      臍帯付着部の異常
      羊水過少（破水によるものを含む）

D 予防

陣痛促進薬を使用する場合は，過強陣痛による胎児機能不全を起こすことがあるので，子宮収縮と胎児心拍数をモニタリングしながら投与量を調節する必要がある．

E 症状

胎動減少を訴えることはあるが，一般的に母体の自覚症状は乏しい．

F 診断

胎児 well-being の評価法には，胎児心拍陣痛図検査（CTG），超音波ドプラ法による胎児血流検査，および超音波を用いた胎児呼吸様運動・胎動・胎児筋緊張・羊水量の観察と CTG を用いた non-stress test を組み合わせた biophysical profile score（BPS）が現在臨床の場では使用されている（§2-2-A-5. 胎児 well-being の評価の項，131 頁参照）．胎児機能不全の診断に際しては，超音波検査だけで判定することはまれであり，ほとんどの症例で胎児心拍数陣痛図検査による診断が行われている．胎児心拍数陣痛図検査による診断の基準として，日本産科婦人科学会は「胎児心拍数波形の分類に基づく分娩時胎児管理の指針」を提示した（§2-3-A-4. CTG とその評価の項，表 3-6，292 頁参照）．この波形分類でレベル 3〜5 が胎児機能不全に該当する．

G 治療

胎児機能不全の原因と発症時期，重症度に応じて治療法・対策を選択する．

分娩開始前に胎児機能不全と診断された場合，児が胎外生活が可能であると判断されれば帝王切開術による娩出が選択される．

分娩進行中に胎児機能不全と診断された場合には，胎児の酸素化の改善を目的に，母体の体位変換（仰臥位低血圧症候群の改善と臍帯圧迫の軽減），母体への酸素投与，輸液（子宮血流の改善）を行う．陣痛促進薬を使用していた場合は減量または中止する．羊水過少の場合は人工羊水注入によって臍帯圧迫の軽減を期待する．子宮収縮抑制薬投与を行う場合もある．これらの処置を行いながら胎児の重症度と分娩の進行具合を評価する．子宮口が全開大で児頭が骨盤内に十分嵌入している場合は，短時間のうちに経腟分娩できるように鉗子分娩，吸引分娩や会陰切開を行う．経腟分娩に時間を要することが見込まれる場合や鉗子・吸引分娩が不成功であった場合は帝王切開術を行う．

H 管理

胎児発育不全，妊娠高血圧症候群，早産，羊水過少，破水症例などで胎児機能不全が起こりやすい．このような症例で子宮収縮がある場合には適宜胎児心拍モニタリングを行って，胎児機能不全の早期発見に努める．

I ケアのポイント

胎児機能不全に対して急速遂娩を行う場合，特に迅速な行動が求められる．スタッフ間の連絡，人員・器材・手術室の手配，産婦・新生児の移送法などについてあらかじめ手順を定め，緊急時に備えた訓練をしておくことが重要である．

〈山田 学〉

3. 分娩　B. 異常

7. 産道損傷

> **POINT**
> - 骨産道損傷として，恥骨結合離開，仙腸関節や尾骨の損傷がある．
> - 軟産道損傷として，子宮破裂，頸管裂傷，腟・会陰裂傷，腟・外陰血腫がある．
> - 深部腟壁裂傷では，出血性ショックをきたすことがある．
> - 頸管裂傷の出血は，胎盤娩出前から始まり，無痛性で持続的鮮紅色である．
> - 腟・外陰血腫では，分娩後に産道痛，肛門痛，肛門圧迫感を訴える．血腫が大きくなると，排便感や膀胱刺激症状を訴え，突然ショック状態になることがある．

A 概念

　産道損傷とは，骨産道や軟産道に生じる分娩時の産道損傷の総称で，日常的に遭遇する産科合併症の1つである．骨産道損傷としては，恥骨結合離開，仙腸関節や尾骨の損傷が，軟産道損傷としては，子宮破裂，頸管裂傷，腟・会陰裂傷，腟・会陰血腫があげられる．これらのなかには軽症のものから，外出血や内出血のため出血性ショックやDICに陥り，母体の生命にかかわる重篤な例まである．

　ここでは，腟壁裂傷，頸管裂傷，腟・会陰血腫について述べる．

B 腟壁裂傷[1]

1. 分類

　①頸管裂傷に伴う腟円蓋部の裂傷，②輪状に腟を離断する腟円蓋裂傷，③腟を縦走する裂傷，④腟前壁尿道口下部の裂傷，⑤坐骨棘と児頭との間に挟まれて生じる裂傷，⑥会陰裂傷に伴って発生する腟下部1/3の縦走裂傷などがある（図3-42）．会陰裂傷に伴って生じる腟壁裂傷（図3-42の⑥）が最も多い．

2. 症状

　児娩出直後からみられる鮮紅色で持続的な出血であり，深部裂傷では出血性ショックをきたすことがある．

3. 診断

　分娩直後に大きな腟鏡をかけ，直視下に出血部位を確認する．なお，裂傷の最上部が腟円蓋まで達している場合（図3-42の①）は，不全子宮破裂の可能性があるので，母体のバイタルサインなど留意し，緊急手術のタイミングを逸しないようにする必要がある．

4. 治療

　出血がそれほど多くない場合は，腟壁裂傷上端から吸収糸を用いて連続（または結節）縫合を行う．奥深い裂傷で最深部の縫合が困難な場合は，確実に縫合できる部位をまず縫合し，その縫合糸をペアン鉗子などで牽引しながら最深部を縫合する．最深部の縫合が不十分な場合に，腟壁

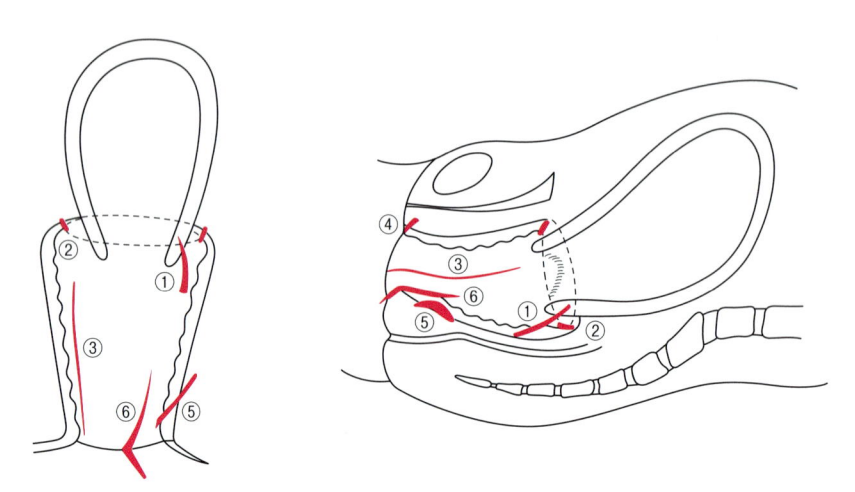

図3-42 腟壁裂傷の好発部位（日本産婦人科医会. 研修ノート No.60. 産道損傷）[1]

血腫を起こすことがある．また，直腸に注意して死腔を残さないように縫合するが，創部底が縫合できない場合は，ペンローズドレーンを留置し，翌日に抜去する．

出血量が多い場合には，まず腟内にガーゼを挿入して圧迫止血を行い，バイタルサインをチェックし全身管理を行う．人員確保のうえ輸液・輸血を準備した上で，縫合止血する．すみやかな縫合止血には，十分な鎮痛や視野の確保が重要であり，腰椎麻酔が有効な場合がある．止血困難な場合は，血管造影で出血部位の動脈を同定し，選択的に塞栓術を行う方法もある．

5. 予後

きちんとした縫合止血が行えないと，腟壁血腫を起こして，出血性ショックをきたし，治療に難渋することがある．また，将来の子宮下垂や子宮脱，膀胱瘤や直腸瘤の原因となりうる．縫合不全や感染を起こすと，創部離開や瘻孔形成をきたす．

C 頸管裂傷，頸管挫滅[1,2]

頸管裂傷の原因は，頸管の急激な伸展，過度な伸展，伸展性の不良などがあげられ，分娩の急激な進行（子宮収縮薬による陣痛増強も含む），子宮口全開大前の努責，鉗子・吸引分娩，巨大児分娩，子宮口に瘢痕が存在する場合などがリスク因子となる．

症状は児娩出後ただちにみられる無痛性の持続的な鮮紅色の出血で，子宮収縮は良好である．

胎盤娩出前から出血は開始している．

診断には，触診では不確実であり，必ず腟鏡をかけ，頸リス鉗子で頸管を牽引して直視下に出血部位を確認する必要がある．好発部位は3時，9時の方向であり，裂傷の上端の部位と裂傷の深さを確認する．裂傷が円蓋を越して子宮

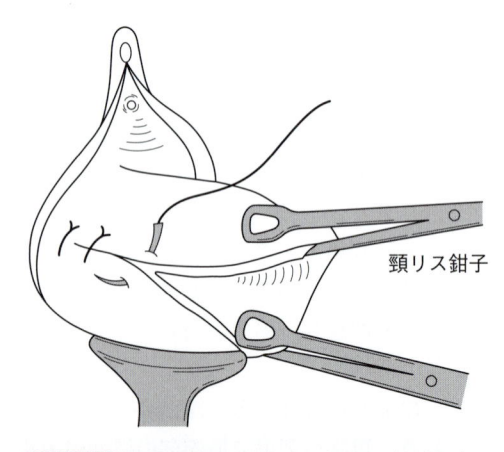

図3-43 頸管裂傷の縫合（日本産婦人科医会. 研修ノート No.60. 産道損傷）[1]

体部まで延長している場合や，頸管が完全断裂せず，内側だけに裂傷が入り延長している場合があるので留意する．

　動脈性の出血では，出血性ショックの危険もあり常に出血量を把握しつつ速やかに縫合を開始する．裂傷の両側を頸リス鉗子で牽引して直視下に吸収糸で縫合する．裂傷の上端の少し上部から縫合を開始する．裂傷部が比較的上部の場合は，子宮腟部を外方に牽引しつつ，側腟円蓋部より子宮頸部に大きく糸をかけ止血する（図3-43）．

D 腟・会陰血腫[1, 3]

　腟・会陰血腫は，分娩時に骨盤内血管の破綻・断裂によって腟粘膜下，外陰皮下および広間膜の結合組織中に発生する血腫である．腟血腫（図3-44）では，増悪すると，出血は骨盤隔膜上方に浸潤し後腹膜血腫を形成する（図3-45）．会陰血腫では，出血は骨盤隔膜下方に浸潤し会陰部に血腫を形成する．原因としては，急速な分娩の進行による腟壁の急激な伸展，過大な頭部や肩甲の通過による腟壁の過度な伸展，腟壁の伸展不良，静脈瘤に伴う脆弱な血管，腟壁および会陰裂傷の縫合不全，出血性素因，DICを発症した妊産婦などである．

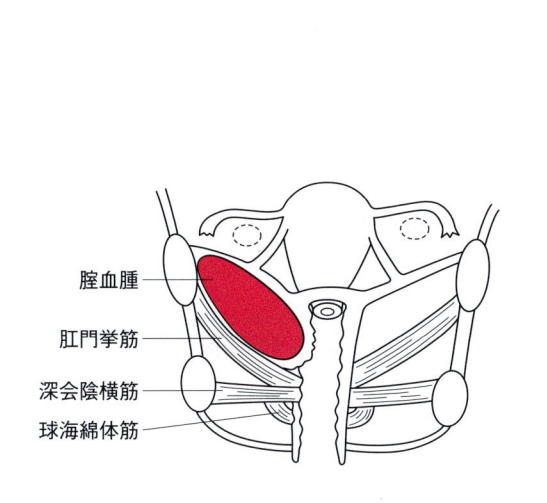

図3-44 腟血腫（日本産婦人科医会．研修ノート No.60．産道損傷）[1]

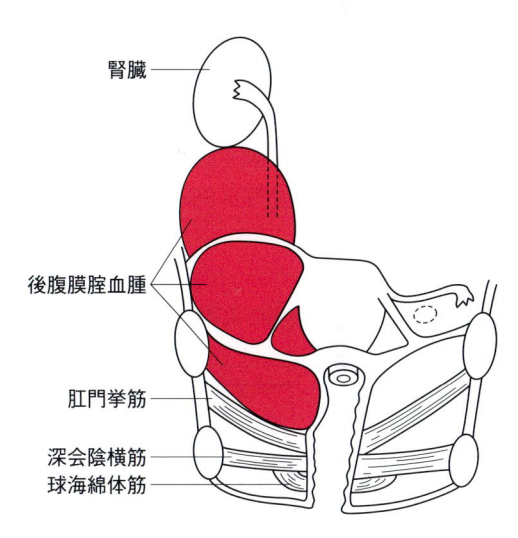

図3-45 後腹膜血腫（日本産婦人科医会．研修ノート No.60．産道損傷）[1]

　日赤医療センターにおける経腟分娩後の会陰・腟壁血腫の発症は，分娩9,000例中の47例（0.5％）に認められた．初産43例，経産4例（すべて帝王切開術既往後の経腟分娩：VBAC）で，自然分娩32例，吸引分娩14例，鉗子分娩1例であった．8例に輸血，2例に内腸骨動脈結紮術，1例に内腸骨動脈領域の塞栓術が行われた（表3-16）．外陰・腟壁血腫のリスク因子として，経腟初産と吸引分娩があげられる．

1. 腟壁血腫
a）症　状
　分娩後に産道痛，肛門痛，肛門圧迫感などを訴えるが，内出血が主体であり，初期は出血量に比較して臨床症状に乏しい．血腫が大きくなると，排便感や膀胱刺激症状を訴え，さらに血腫が

表3-16 会陰・腟壁血腫症例47例（板岡奈央, 他. 日産婦東京会誌. 2007; 56: 429-33）[4]
（約9,000分娩症例中, 2003年1月〜2007年6月）

平均年齢	33.4歳
分娩歴	初産　43例（91.5%） 経産　4例（8.5%） （すべて前回帝王切開分娩）
分娩様式	自然分娩　32例（68.1%） 吸引分娩　14例（29.8%） 鉗子分娩　1例（2.1%）
輸血症例	8例（17.0%）
開腹手術（内腸骨動脈結紮術）	2例（4.3%）
塞栓術（内腸骨動脈塞栓術）	1例（2.1%）

後腹膜腔に及ぶと腰痛, 殿部痛, 下腹部痛を訴え, 突然出血性ショックに陥ることがある.

b) 診　断

産道損傷による血腫は, 発生部位により外陰部, 腟壁, 後腹膜腔に分類され, 症状と処置が異なる（表3-17）. 分娩後のバイタルサインに注意することに加えて, しばらくして腟・会陰部や肛門周囲の疼痛を強く訴える場合は, 血腫の可能性を念頭におき, 血液検査による貧血の進行と画像診断による血腫部位の診断を積極的に行い, 血腫の程度に対応した処置を取ることが肝要である.

表3-17 産道損傷による血腫の症状と処置（板岡奈央, 他. 日産婦東京会誌. 2007; 56: 429-33）[4]

	外陰血腫	腟壁血腫	後腹膜血腫
症状	肛門痛, 肛門圧迫感, 創部痛		
	外陰痛	排便感 膀胱刺激症状	腰痛, 殿部痛, 下腹部痛 出血性ショック
処置	保存的処置（経過観察, ガーゼ充填） 外科的処置（切開縫合処置, ドレーン留置, ガーゼ充填） 感染症対策（抗菌薬療法）		開腹手術（出血部位の結紮, 内腸骨動脈結紮＋ガーゼ充填圧迫） 動脈塞栓術

c) 治　療

(1) 出血量の推定と全身状態の把握

腟壁や後腹膜腔血腫では, 総出血量の把握が困難であり, 貧血の進行状態を総合的に判断する.

(2) 全身状態の維持と経腟的止血処置

十分な輸液・輸血の準備を行い, 全身状態の維持に努め, 全身管理下に十分な鎮痛や視野の確

保を行って，処置を行う．経腟的止血処置を試みる（**図3-46**）．腟内を消毒し，血腫に切開を加えて凝血塊を除去，断裂血管を確認できれば，結紮止血する．出血のため断裂血管が確認できない場合は，出血部位と思われる部位の上方および下方に収束結紮を行い，ペンローズドレーンを留置する．ガーゼ充填を行う場合もある．また，感染予防として，抗菌薬を投与する．

（3）開腹止血処置と血流減量処置

血腫が後腹膜腔に及んでいる場合には，血腫は経腟的圧迫が困難なため，開腹による処置が必要となる．腟傍結合組織へのガーゼ充填留置による圧迫止血処置と（**図3-47**），内腸骨動脈結紮術・塞栓術などの血流減量処置が有効である．この際，腟傍結合組織への留置充填ガーゼを，腟壁創部から抜去できるように工夫することで，再開腹術を回避することが可能となり，予後の改善につながる．また，放射線科との連携による選択的動脈カテーテルによる塞栓術も有効であり，広く行われるようになった．

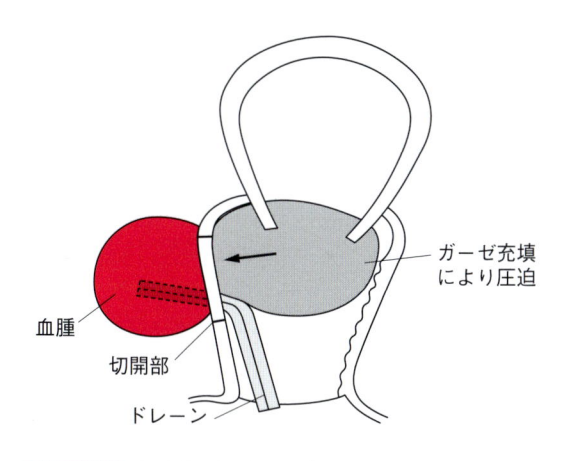

図 3-46 腟壁血腫の処置（杉本充弘．日産婦誌．2010; 62: N278-82）[3]

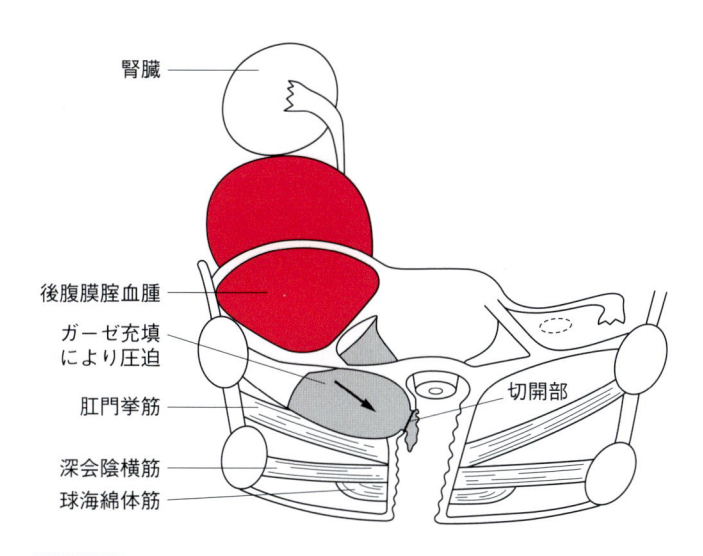

図 3-47 腟壁血腫・後腹膜血腫の処置（杉本充弘．日産婦誌．2010; 62: N278-82）[3]

2. 会陰血腫

会陰血腫も基本的には腟血腫と同じである．症状としては，分娩後外陰痛，肛門痛，肛門圧迫感などで，皮膚は膨隆し暗赤色を呈する．血腫の広がりを確認後，腟血腫の処置に準じて慎重に対処する．

◆文献
1) 日本産婦人科医会. 研修ノート No.60. 産道損傷. 1998. 1-51.
2) 木口一成. E. 婦人科疾患の診断, 治療, 管理. 日産婦誌. 2009; 61: N226-31.
3) 杉本充弘. 腟壁血腫への対応. 日産婦誌. 2010; 62: N278-82.
4) 板岡奈央, 笠井靖代, 杉本充弘. 分娩後の外陰・腟壁血腫症例の検討. 日産婦東京会誌. 2007; 56: 429-33.

〈笠井靖代〉

8. 子宮破裂

> **POINT**
> - 妊娠中に起きることもあるが，多くは分娩時である．分娩後に判明することもある．
> - 母体の突然の異常な疼痛や胎児心拍の徐脈～消失があれば疑う．
> - 急速に出血性ショックとなるため，迅速な診断および治療を要する．
> - 分娩後では外出血が多くなくても，1時間以内に低血圧や頻脈があれば疑う．

A 定義

子宮破裂（uterine rupture）とは妊娠子宮の破裂をいう．妊娠中はまれで，多くは分娩時に起きる．また，分娩後に診断がつくこともある．

B 頻度

発生頻度は全分娩の0.03～0.1％である．帝王切開術既往では0.4～0.5％（子宮瘢痕離解を含む）とされている．日赤医療センターでは2006～2010年の分娩12,140例のうち3例，0.025％であり，3例とも帝王切開術の既往があった．他に1例分娩後の母体搬送があったが，帝王切開術の既往はなかった．

C 原因と発生機序

程度により2種類に分類される．
①完全子宮破裂：子宮筋層と漿膜が断裂して子宮腔と腹腔が交通する．腹腔内出血を起こし，胎児も腹腔に脱出することがある．
②不全子宮破裂：子宮筋層が断裂しているが漿膜は断裂していない．出血は漿膜下から後腹膜に生じ，胎児は子宮内にとどまる．

原因は次の3種類である．
①子宮瘢痕破裂：帝王切開術，子宮筋腫核出術，間質部妊娠，奇形子宮などの手術瘢痕部の破裂である．
②自然子宮破裂：人工的操作を加えずに自然に起きた破裂をいう．狭骨盤，巨大児，反屈位などで過強陣痛となると，子宮下部が過度に伸展されて起きる．
③外傷性子宮破裂：不適切な陣痛促進薬の使用や産科手術（吸引・鉗子分娩，Kristeller胎児圧出法）により起こす．

既往手術例は帝王切開術と子宮筋腫核出術がほとんどである．

1. 帝王切開術既往 （表3-18）

当院の過去5年間の帝王切開術既往の分娩は1,152例で，経腟分娩（vaginal birth after cesarean delivery: VBAC）は598例（51.9％），反復帝王切開分娩が554例（48.1％）であった．子宮破

§2. 各 論

表 3-18 帝王切開術既往（日本赤十字医療センター 2006〜2010 年）

	2006 年	2007 年	2008 年	2009 年	2010 年	計
総数	160	185	225	249	333	1,152
経腟分娩	88	95	97	126	192	598
帝切分娩	72	90	128	123	141	554

裂は3例，0.26％であった．1例目は妊娠28週の切迫早産の診断で母体搬送された完全子宮破裂で，緊急帝王切開術を行った．2例目は帝王切開術時に不全子宮破裂を認めた．3例目は経腟分娩後に不全子宮破裂が判明した．なお，1例目は前回の帝王切開術では逆T字切開であった．

2. 子宮筋腫核出術既往（表 3-19）

当院の過去5年間の子宮筋腫核出術既往の分娩は403例で，経腟分娩は195例（48.4％），帝王切開分娩は208例（51.6％）であったが，子宮破裂例はなかった．

表 3-19 子宮筋腫核出術既往（日本赤十字社医療センター 2006〜2010 年）

	2006 年	2007 年	2007 年	2009 年	2010 年	計
総数	90	59	66	95	93	403
経腟分娩	58	24	28	51	34	195
帝切分娩	32	35	38	44	59	208

D 予防と予知

帝王切開術や子宮筋腫核出術，間質部妊娠，奇形子宮などの子宮手術の既往は注意が必要である．帝王切開術は通常では子宮下部横切開であるが，体部縦切開，逆T字切開のこともあり，これらではリスクが高く4〜9％となる[1]．子宮筋腫核出術も近年は開腹の他，腹腔鏡，粘膜下筋腫での子宮鏡手術も増えており，注意が必要である．また，不適切な子宮収縮薬投与や急速遂娩などでも起きるので，慎重に行うべきである．

帝王切開術既往妊婦が経腟分娩を希望した場合（trial of labor after cesarean delivery：TOLAC）の注意として，「産婦人科診療ガイドライン」には次のようなことがある[2]．
- 経腟分娩選択中は，分娩監視装置による胎児心拍数モニターを行う（A推奨：強く勧められる）．
- 経腟分娩後は，母体のバイタルサインと下腹痛に注意する（B推奨：勧められる）．

この2点は分娩時および分娩後の子宮破裂の早期発見に重要である．また，当院では子宮口全開後に陣痛促進薬を使用することがあるが，オキシトシンを使用している（分娩誘発あるいは陣痛促進の際に，プロスタグランジン製剤を使用しない：A推奨）．

E 症 状

＜胎児症状＞
- 胎児心拍：徐脈が多く認められるが，特徴的なパターンはない．ときに突然の消失もある．

＜母体症状＞
- 下腹痛：破裂時および直後に突然異常な腹痛を訴える．帝王切開術既往例では子宮下部創部の

疼痛を訴えることがある．
- 出血：破裂後は内出血が主であるが，外出血を認めることもある．外出血は少量で持続的にみられることが多い．
- 収縮輪：破裂直前では陣痛は過強から痙攣性となる．収縮輪が明瞭となり上方に移動する．通常はみられない．
- 陣痛：破裂後は陣痛が停止あるいは微弱となり，楽になる．
- 胎動：減少あるいは消失．
- ショック：破裂後は顔面蒼白，チアノーゼ，血圧低下，頻脈，嘔吐．

しかし，不全子宮破裂では症状が軽度なことが多い．

F 診断

分娩前では完全子宮破裂では，以下のようなことから診断する．
- 外診：子宮体部は硬く収縮し，裂口から腹腔内に排出された胎児部分を腹壁から触知できる．
- 内診：先進部は著しく上昇し，胎児は腹腔内に脱出すると触れなくなる．内診指をさらに深く挿入すると裂口を確認できる．さらに腸管や腹壁を触れることもある．
- 超音波検査：破裂して児が子宮外に脱出すると，腹壁下に胎児を確認できる．出血は腹腔に貯留する．

不全子宮破裂では診断が困難なことが多い．また，分娩後では子宮の収縮が良好，子宮頸管裂傷や腟裂傷がなくても，出血が持続すれば子宮破裂が疑われ，次のようなことで診断する．
- 内診：内診指で子宮裂孔を触れる（裂孔を拡大しないよう注意）．
- 超音波検査：創部離開や血腫形成，あるいは後腹膜下への出血．
- 血管造影：血管断裂部位の同定．

G 治療

診断がつけば早急な対処を行う．
① バイタルサインの確認
② 酸素投与
③ 血液検査：血算，生化学，凝固・線溶系
④ ショックの治療：補液，赤血球・新鮮凍結血漿・血小板輸血，抗DIC療法
⑤ 手術：帝王切開術で児を娩出後，裂傷が大きい場合や，出血が多く子宮温存が困難であれば単純子宮全摘術を行う．裂傷が小さく，止血も容易で子宮温存が可能であれば，破裂部を縫合のみを行い，妊孕性を保つことも可能である．
⑥ 経腟分娩後に子宮破裂が診断された場合では次の方法も可能である．
　塞栓術：造影CTや血管造影で血管外漏出部位が同定されれば，選択的動脈塞栓術を行う．
しかし塞栓術で止血されても，破裂創部の修復，補強が必要であり，原則として開腹手術を行う．

H 分娩の時期と方法

診断がつき次第帝王切開術を行う．

I 予　後

　完全子宮破裂で胎児が裂孔から腹腔に出れば児は死亡することが多い．不全子宮破裂では児はかならずしも状態は悪くはならない．母体死亡は1～2％，胎児死亡率は20～80％とされる．母体死亡の原因は出血，ショック，感染などである[3]．分娩後でも本邦で1991～1992年の子宮破裂による妊産婦死亡が13例（帝王切開術既往は1例）あり，全例が経腟分娩（69％が分娩誘発・促進，46％が吸引・鉗子分娩）に成功したが，分娩直後～40分以内にショックないし持続する外出血が顕在化していた[2]．子宮破裂では経腟分娩後に腹腔内出血を起こしても，外出血は少量のことがあるので，外出血量に見合わない低血圧・頻脈は注意が必要である．

J ケアのポイント

　母体の異常な疼痛，胎児心拍数モニターの異常があれば疑う．**分娩後の低血圧や頻脈**に注意する．子宮破裂では母体と胎児ともに危険な状態となる．母体は救命できても子宮全摘になれば妊孕性を失うことになる．一方，胎児は死亡するか，生存しても後遺症が残る可能性がある．そのような場合には，精神的に支えることも大切である．

K 症例提示

　子宮破裂の診断は困難なことも多い．前述の院内症例3例，院外症例1例を提示する．

＜症例1＞完全子宮破裂，28歳．2回経妊2回経産，前回帝王切開分娩（妊娠27週，骨盤位）．
・経過：自宅で突然の右腹痛あり，妊娠28週切迫早産，虫垂炎の疑いで当院に母体搬送された．子宮口開大1cm．
・入院後：子宮収縮抑制を行い，一時的に腹痛が弱くなったが再度増強，血性分泌が増加した．胎盤早期剥離および低位胎盤は否定的であった．疼痛と子宮収縮は関係なかった．微細変動が乏しくなり，軽度変動一過性徐脈が出現した．超音波検査で子宮と膀胱の間にecho free spaceを認め，前回の帝王切開術が逆T字切開であり，子宮破裂を疑い緊急帝王切開分娩となった．
・手術および術後経過：前回の逆T字帝王切開部が破裂，胎盤母体面が露出していた．胎児はすぐに啼泣があった．子宮破裂部を縫合，温存した．男児1724g，Apgar score 6/8．出血量2500mL．術後7日目に退院した．

＜症例2＞不全子宮破裂，33歳，1回経妊1回経産，前回帝王切開分娩（妊娠42週，分娩遷延）．
・経過：妊娠39週1日で陣痛発来にて入院した．
・入院後：破水し，徐々に分娩進行したが，軽度変動一過性徐脈が出現した．酸素投与で経過観察し子宮口全開となったが，軽度変動一過性徐脈の回復が悪くなり，鉗子分娩が試みられたが分娩に至らず帝王切開分娩となった．
・手術と術後経過：前回帝王切開瘢痕部の子宮筋層が2cm断裂した不全子宮破裂であった．通常の帝王切開術が行われた．男児3176g，Apgar score 9/9，臍帯血pH7.312．術後8日目に退院した．

＜症例3＞不全子宮破裂，37歳，5回経妊2回経産，初回帝王切開分娩（妊娠39週，胎児機能不全）．
・経過：妊娠40週4日で陣痛発来にて入院した．
・入院後：徐々に分娩進行，分娩時間11時間30分で女児3940g分娩した．Apgar score 9/9，

臍帯血 pH7.228. 分娩前より少量の凝血排出があったため，胎盤娩出後に内診をしたところ，帝王切開創部離解と凝血を触知した．超音波検査では異常はわからず，外出血もほとんどないため経過観察とした．しかし，その後外出血がみられ，超音波検査で帝王切開創部の子宮内に血腫を確認，ヨードホルムガーゼで圧迫止血を行った．翌日ヨードホルムガーゼを抜去，以後経過問題なく，10日目に退院した．子宮破裂創部の修復，補強がなされず，将来に問題を残した症例である．

＜症例4＞ 不全子宮破裂，28歳，2回経妊2回経産，分娩後母体搬送．

- 経過：前医で妊娠40週1日に陣痛微弱のため，子宮口1cm開大でプロスタグランジン E_2 を1時間毎に4回内服した．しかし，陣痛はあるものの子宮口開大せず，オキシトシンで促進して経腟分娩となった．女児2884g，Apgar score 9/10，臍帯血pH 7.372．胎盤娩出後に出血持続したため弛緩出血と診断され，子宮収縮薬点滴，ヨードホルムガーゼ圧迫止血，子宮クーリングなどが行われたが出血は2000mL以上となり，当院に搬送された．

- 入院後：子宮頸管に出血部が認められたため縫合，ヨードホルム充填処置が行われた．しかし，出血持続し，子宮収縮薬投与，用手的子宮圧迫および大動脈圧迫，赤血球と新鮮凍結血漿輸血，抗DIC治療が行われた．Hb 6.5に低下したため血管造影が行われ，右子宮動脈部分枝からの出血が確認され，子宮動脈塞栓術が行われ出血は減少した．だが，再度多量出血あり，再疎通が疑われたため手術が施行された．

- 手術および術後経過：子宮右側下部の7cmの不全子宮破裂が確認され，創部縫合と両側内腸骨動脈結紮が行われた．術後14日目に退院した．早期に開腹手術を行ったほうがよかった症例である．

◆文献

1) Wilson RD, Johnson MP, Flake AW, et al. Reproductive outcomes after pregnancy complicated by maternal-fetal surgery. Am J Obstet Gynecol. 2004; 191: 1430-6.
2) 帝王切開既往妊婦が経腟分娩を希望した場合は？ 日本産科婦人科学会/日本産婦人科医会，編．産婦人科診療ガイドライン産科編 2011. p.170-2.
3) 子宮破裂．In: 坂元正一，水野正彦，武谷雄二，監修．プリンシプル産科婦人科学2．東京：メジカルビュー社；1998. p.593-7.

〈石井康夫〉

3. 分娩　B. 異常

9. 子宮内反症

> **POINT**
> - 大量出血と激痛のためショックを起こす．速やかにドクターコールし，人員確保とライン確保を行う．
> - 頻度はまれであるが，治療が遅れると母体死亡を起こす危険性がある．
> - 子宮内反症の原因として臍帯牽引，不適切な胎盤の圧出法が指摘されている．胎盤娩出は慎重に行う．

A 定義

子宮体が内方に反転して頸管内に下降し腟内あるいは腟外に脱出したり，子宮内膜面が外方に内転した状態をいう．

内反の程度により下記のように分類される．

分類　1）子宮陥凹：子宮底部の陥凹が子宮腔内にとどまっているもの
　　　2）不全子宮内反症：子宮頸部まで内反してきたもの
　　　3）完全子宮内反症：外子宮口を越えて内反脱出したもの
　　　4）子宮内反脱出症：子宮が完全に反転して腟外まで脱出したもの

B 頻度

初産婦に多く，2,000〜20,000分娩に1例の頻度で発生し，多数の分娩を扱う施設での頻度が高い傾向がある．治療が遅れると，大量出血・ショックのため母体死亡に至ることもある．

C 原因と発生機序

発生原因としては，内因性のものと外因性のものが考えられる．内因性のものとしては，子宮筋の弛緩をきたす要因（多胎妊娠，羊水過多症，多産婦など），癒着胎盤，胎盤の子宮底部付着，子宮頸部の無力などが考えられる．外因性のものとしては，分娩第3期における過度の臍帯牽引，無理な胎盤娩出，胎盤用手剥離などの粗暴な取り扱い，臍帯過短，臍帯巻絡などにより急激に臍帯が牽引される場合などがある．特に胎盤剥離徴候以前に臍帯を過度に牽引したり，強引な胎盤の子宮底圧出法を行ったりした場合に発生しやすいといわれている[1]．

D 予防

完全に予防することは困難であるが，胎盤の付着部位にも関係するといわれるので，分娩前に胎盤の位置は確認しておく．また，ていねいな胎盤の取り扱いを行うよう心がける．

E 症状

　分娩第3期において産婦が急激な下腹痛，出血，ショック症状などを呈する．
　子宮が反転するため，子宮体部が絞扼され，うっ血する．胎盤剝離面の破綻血管は，生物学的結紮が作用しないため大量の出血が起こる．また，子宮反転により腹膜が牽引されるため，腹部の激痛をきたし，激痛による神経原性ショックも起こることがある．

F 診断

　腟鏡診および内診で，表面赤色で出血を認める球状の腫瘤が触知される．膀胱が空虚であれば，恥骨結合上に子宮底部に相当する部分の陥凹（内反漏斗）が認められる．外診にて子宮底が触知不能で，超音波断層法で陥凹した子宮が認められ，これにより診断が確定する（図3-48）．
　鑑別診断としては，分娩直後の異常出血の原因となる弛緩出血，頸管裂傷，子宮破裂などがあげられるが，いずれも子宮底の触診や腟鏡診さらには経腹的超音波検査で診断は可能である．

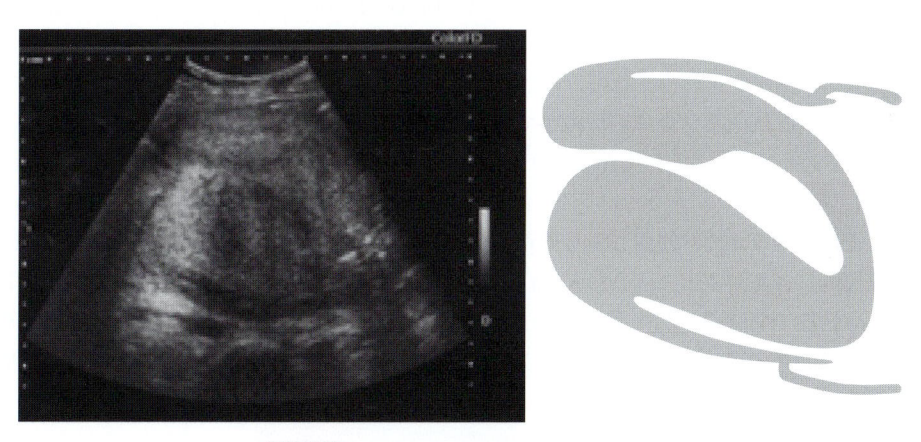

図3-48 子宮内反時の経腹的超音波所見

G 治療と管理

1. ラインの確保

　大量出血となるため，ラインを確保し，輸血の準備をする．人員を確保し，十分な輸液・輸血と抗ショック療法を行う．

2. 子宮の整復

a）用手的整復

　静脈路を確保し，吸入麻酔薬や子宮収縮抑制薬を投与し子宮が弛緩した後に整復を行う．発生後間もない（1時間程度）内反子宮は，術者が一方の手掌を子宮底にあて，反対の手の指で骨盤軸の方向に押し上げるだけで修復可能なことが多い．元に戻れば子宮を弛緩させる薬物は中止し，オキシトシンを点滴して子宮を収縮させる．この間，子宮底を把持して正常な子宮の位置を保ち，子宮が収縮して止血するまで双手圧迫を続ける．

b）手術的整復（Huntington手術）

　絞扼が強く，用手的整復が不可能な場合は開腹する．円靱帯と子宮底部を同時にゆっくりと引き上げながら，子宮体部を下方に押し下げるようにして修復する．絞扼が強くて修復できないと

きは，後壁を注意深く切開して子宮底部を露出させる．修復した後は子宮筋を弛緩させる麻酔薬は止め，オキシトシンの点滴を始める．

3. 疼痛管理
疼痛のため整復術が困難な場合は麻酔下に行う．

4. 子宮筋の収縮
整復に成功した場合は，内反症の反復の予防や，胎盤剥離面からの出血を止めるために子宮収縮薬を投与する．

5. 胎盤の剥離
胎盤が剥離せずに，子宮が内反することもある．剥離をせず整復したほうがよいとの考えが一般的である．大抵の場合，整復後，自然に胎盤は剥離する．

6. 整復後の管理
整復後は必ず超音波検査を行い，確実に整復が行われているかを確認する．整復が不十分の状態で子宮収縮促進薬を使用すると，内反した子宮が前後の子宮筋に絞厄され，その後の整復が困難になることや，疼痛のためショック状態になることもあり得る．子宮が腟内や腟外に内反した場合や，経腟的に用手的整復術を行った場合は，細菌感染の機会が多くなるので予防的に広域スペクトラムを有する抗菌薬を全身的に投与する．

H 最新の話題

子宮筋の弛緩を得るために使用される薬剤は，吸入麻酔薬，子宮収縮抑制薬などがあるが，最近では，整復時にニトログリセリンが有効であったという報告もある[2,3]．ニトログリセリンには強力かつ即効性で短時間しか作用しない子宮筋弛緩作用がある．ほとんどの報告は経静脈投与であるが，当センターではニトログリセリン（ニトロペン 0.3mg）の舌下投与にて整復が成功した症例を経験している[1]．

◆文献
1) 池崎公彦, 中川潤子, 細川あゆみ, 他. 子宮内反症の4例. 日産婦東京会誌. 2009: 58: 53-7.
2) 梁 善光, 上里忠和, 落合尚美, 他. 子宮内反症. 産婦の実際. 2007; 56: 199-206.
3) Altabef KM, Spencer JT, Zinberg S. Intravenous nitroglycerin for uterine relaxation of an inverted uterus. Am J Obstet Gynecol. 1992; 166: 1237-8.

〈中川潤子〉

10. 弛緩出血

> **POINT**
> - 弛緩出血は胎盤娩出後の子宮収縮不全により引き起こされる.
> - 産科異常出血は全分娩の5〜10％にみられ，うち約80％を弛緩出血が占める.
> - 迅速な初期対応により人員を確保し止血対処法を開始する．輸液および輸血のタイミング，DICの治療が重要である.

A 定義

胎盤の娩出後，子宮筋の収縮不全から胎盤剥離部の断裂血管および子宮静脈洞が閉鎖されず大出血をきたすものを弛緩出血という.

B 頻度

500〜1,000mLの出血15.2％，1,000〜2,000mLの出血2.6％，2,000mL以上の出血0.14％とされる[1].

C 病態生理

胎児・胎盤娩出後，生理的に子宮収縮が起こり，出血は減少する．これは子宮筋による生物学的結紮といわれ，筋肉の収縮が止血に重要な役割をはたしている．この機能が障害されると弛緩出血をきたす．子宮筋の収縮不全をきたす原因を表3-20に示す.

表3-20 子宮筋の収縮不全をきたす原因

子宮筋の異常	子宮筋の過伸展（多胎，羊水過多，巨大児） 子宮筋腫，子宮腺筋症，子宮奇形
分娩経過，背景	微弱陣痛，分娩遷延，母体疲労など 墜落産，急速遂娩，多産婦 長時間の子宮収縮薬使用 麻酔薬の投与
胎盤	胎盤・卵膜遺残 子宮内腔凝血塊貯留 常位胎盤早期剥離 前置胎盤
その他	膀胱・直腸の充満 母体出血傾向 子宮内感染 弛緩出血の既往

D 症状と診断

　胎盤娩出後に異常出血を認めた際は，ただちに触診で子宮底部をマッサージし子宮収縮の程度を確認する．

　同時に娩出された胎盤に欠損がないかを確認し，胎盤遺残を除外する．

　弛緩出血の性状としては，暗赤色の間欠的な出血が特徴的である．暗赤色で中等量の持続的な出血は産道裂傷であることが多い．鮮血の出血が持続的にみられる場合は頸管裂傷，腟壁裂傷が考えられる．子宮収縮良好にもかかわらず出血が持続する場合は腟鏡診で腟壁，頸管などの軟産道裂傷の有無を確認する．さらに子宮底部を触れない場合は子宮内反症を考える．

　また，超音波で子宮内腔の血塊，胎盤遺残の有無を確認する．さらに子宮傍組織，後腹膜の血腫形成による子宮の偏位の有無の確認や，子宮破裂の鑑別を行う．

E 管理および治療

　弛緩出血と診断した場合，出血が増量すると消費性凝固障害によるDICを発症する．近年，分娩後早期にDIC，弛緩出血を引き起こすDIC型後産期出血の病態が明らかとなってきており，羊水塞栓症の1型と考えられている[1,2]．このため，止血処置と並行して全身状態の把握を行い，正しい処置対応，輸血のタイミングの決定など適切な判断が必要である．

1. 人員の召集

　大量出血の対応について役割分担を普段からシミュレーションを行い，迅速な対応ができるようにする．

2. 出血量の推定

　産科出血の正確な出血量評価は羊水の混入や貧血および脱水などにより過小評価になることがあり注意が必要である．血算，生化学，凝固系検査を行うだけでなく，バイタルサインおよび症状もあわせ総合的に判断することが重要である．妊婦は循環血液量の15%までの出血はバイタルサインが変化せず徴候なく耐えられる．出血が1,500mLを超えると血行動態が変化し，頻脈および低血圧を呈し，2,000mLを超えるとDICを伴うことが多い[3]．

　出血の推定にはshock index（SI＝心拍数/収縮期血圧）の評価が有用であり，1以上となった場合は循環血液量の15～25%を失っており，注意を要する．1.5以上となった場合は産科危機的出血としてただちに輸血を開始する必要がある（§2-3-B-12．産科ショックとDICの項，362頁，図3-53参照）（**表3-21**）[4,5]．

3. 輸液および輸血

　循環血液量の15%までの出血の場合，乳酸リンゲル液を出血の2～3倍投与する．20～50%までの出血量に対しては人工膠質液を投与するとともに輸血の準備を進める．輸血の考え方としては凝固因子の補充および酸素運搬のための赤血球の補充であり，血管内にボリュームを入れる目的ではないことに留意する．

4. 止血操作

　子宮底マッサージとともに子宮収縮薬の投与を行う．膀胱が充満している場合は導尿する．子宮収縮薬はオキシトシン（アトニン）が第1選択であり，子宮体部を周期的に収縮させる作用がある．5単位を500mLの輸液内に注入し急速点滴静注する．血中半減期は短い（平均3分）ので持続点滴を継続するが，持続時間をより長く保てることから子宮筋に筋注することもある．麦角アルカロイドであるマレイン酸メチルエルゴトリンは子宮体部および下部を持続的に収縮さ

せる作用があり，筋注もしくは5〜10mLの輸液で希釈しゆっくり投与する．末梢血管収縮作用を認めることから慢性高血圧症や妊娠高血圧腎症には禁忌である．プロスタグランジン$F_{2\alpha}$は欧米では子宮筋に筋注するが，わが国では適応外使用である．1,000μgを生食10mLで希釈し1回2〜5mLを経腹的もしくは経腟的に子宮筋層に局注する．点滴静注の際は1,000〜2,000μgを500mLの輸液に希釈し点滴静注する．

　出血量が減少しない場合，双手圧迫法を行う．双手圧迫は腟内に挿入した手で子宮内の血液を除去した後，前腟円蓋を圧迫，他方の手で腹壁から子宮体部を把持し，両手で子宮全体を恥骨結合に向かい強く圧迫する（図3-49）．

　これでも出血が減少しない場合子宮内にガーゼ充填を行う．

　近年，メトロイリンテルを子宮内に充填するバルーンタンポナーデ法の有用性も報告されており，挿入および抜去が迅速容易な上に子宮筋層に対する均一な圧迫によりガーゼ充填法以上の奏効率があると期待されている．超音波ガイド下にメトロイリンテルを子宮内腔の底部まで挿入し，腟内に脱出してこない量（80〜150mL）の蒸留水をメトロ内に注入する．腟内へのメトロ

表 3-21 ショックインデックスによる出血量の推定

shock index	0.5〜0.67	1.0	1.5	2.0
心拍数	60〜80	100	120	140
収縮期血圧	120	100	80	70
出血量(%)	＜15 （＜1,000mL）	15〜25 （1,000〜1,500mL）	25〜40 （1,500〜2,500mL）	＞40 （＞2,500mL）
輸液・輸血のめやす	乳酸リンゲル （出血量の2〜3倍）	人工膠質液 輸血を準備	RCC（＋FFP） （Hb7〜8g/dL， 収縮期血圧 90mmHg， 尿量0.5mL/kg/時 以上を目標）	RCC＋FFP DICの治療

ショック指数は出血量を反映していて，SI（Shock index）が1以上の場合，喪失した循環血液量（L）とだいたい一致する【0.5〜0.67：正常と同等，1：中等症，1.5以上：重症】．

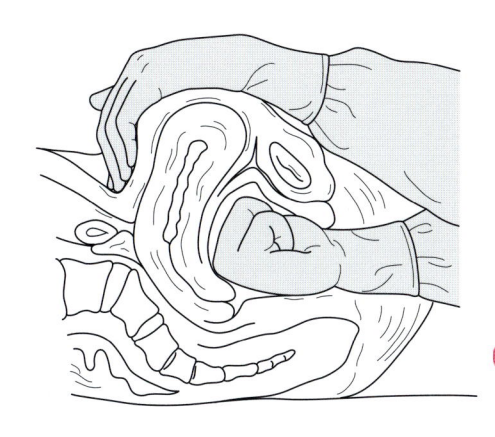

図 3-49 子宮双手圧迫手技（Cunningham F, et al. Williams Obstrics. 23rd ed. McGraw-Hill）

脱出および出血がないことを確認し，メトロ脱出防止のためにヨードホルムガーゼを充填する．抗菌薬を投与しバイタルサイン，出血量を定期的に確認のうえ，数時間～24時間後抜去する（図3-50)[6,7]．

5. 外科的治療

保存的療法が無効な場合は，時期を失することなく全身管理下に外科的止血術を行う．

内腸骨動脈結紮，子宮動脈結紮，B-Lynch 縫合（図 3-51)[8]，もしくは子宮摘出術を行う．

しかし最近は，血流減量処置としてより侵襲的な開腹術に代わって放射線科医師と共同で子宮動脈塞栓術，内腸骨または総腸骨動脈 balloon occlusion などがまず試みられる．

6. 予 後

出血性ショックや DIC に陥らなければ，予後は良好である．産科ショックに陥った場合は，§2-3-B-12．産科ショックと DIC の項（357 頁）を参照されたい．

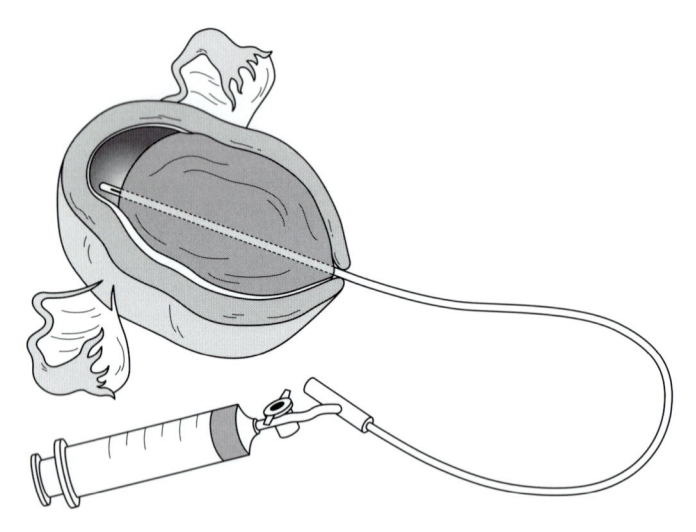

図 3-50 メトロイリンテルによる子宮内バルーンタンポナーデ法

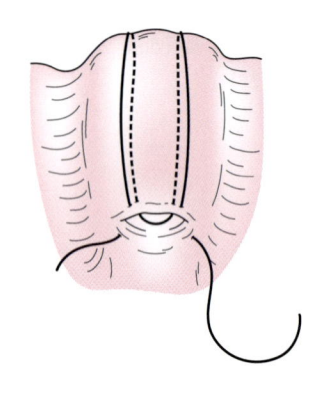

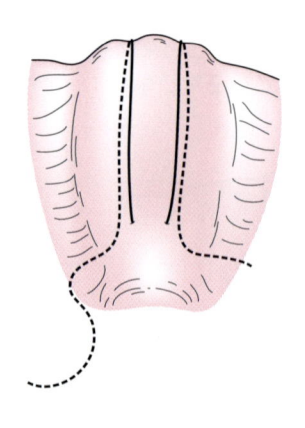

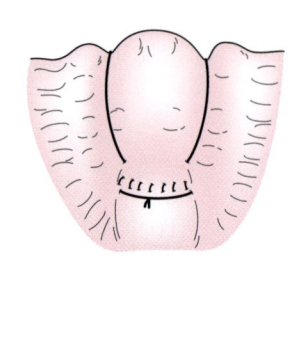

図 3-51 B-Lynch 縫合法

◆文献

1) 荒木 勤. 弛緩出血. 最新産科学異常編. 東京: 文光堂; 2002. p.361-6.
2) 小林隆夫. 分娩時異常出血. In: 池ノ上克, 他編. NEW エッセンシャル産科学・婦人科学. 3版. 東京: 医歯薬出版; 2004. p.464-70.
3) 竹田 省. 産科出血の管理. 産婦治療. 2008; 97: 300-6.
4) 竹田 省. 弛緩出血. 産婦治療. 2009; 99: 239-46.
5) 日本産婦人科学会, 日本産婦人科医会, 日本周産期新生児学会, 日本麻酔科学会, 日本輸血・細胞治療学会;「産科危機的出血への対応ガイドライン」2009.
6) Georgiou C. Intraluminal pressure readings during the establishment of a positive 'tamponade test' in the management of postpartum haemorrhage. BJOG. 2010; 117: 295-303.
7) Georgiou C. Balloon tamponade in the management of postpartum haemorrhage: a review. BJOG. 2009; 116: 748-57.
8) Ferguson JE, Bourgeois FJ, Underwood PB. B-Lynch suture for postpartum hemorrhage. Obstet Gynecol. 2000; 95 (6 Pt 2): 1020-2.

〈細川さつき〉

11. 癒着胎盤

> **POINT**
> - 癒着胎盤とは「胎盤の絨毛が子宮筋層に侵入し，胎盤の一部または全部が子宮壁に強く癒着し，胎盤の剥離が困難なもの」と定義される．
> - 癒着胎盤は病理組織学的に楔入胎盤（狭義の癒着胎盤），嵌入胎盤，穿通胎盤に分類される．
> - 既往帝切回数が増加するにつれて前置癒着胎盤のリスクが高くなる．
> - 前置癒着胎盤が強く疑われた場合は，大量出血に備え，予定帝切分娩で胎児を娩出した後に子宮を摘出する．

A 定 義

胎盤の絨毛が子宮筋層に侵入し，胎盤の一部または全部が子宮壁に強く癒着し，胎盤の剥離が困難なものをいう．

B 分 類

癒着胎盤は摘出子宮の病理組織学的検索により，絨毛が子宮筋層表面と癒着するが筋層内には侵入していない楔入胎盤（placenta accrete）（狭義の癒着胎盤），絨毛が子宮筋層内に侵入しているが子宮漿膜面には達しない嵌入胎盤（placenta increta），および絨毛が子宮筋層を穿通し子宮漿膜面や周囲臓器に達する穿通胎盤（placenta percreta）に分類される．なお付着胎盤とは「胎児娩出後に胎盤が単に娩出されない状態」と定義され癒着胎盤には含まれない．

C 頻度・リスク因子

癒着胎盤には前置胎盤を合併する場合と合併しない場合で頻度に大きな差があり，前置癒着胎盤の頻度は 2,500 分娩に 1 例，常位癒着胎盤の頻度は 22,000 分娩に 1 例と報告されている．当センターの 1996 年 1 月～2008 年 12 月までの前置癒着胎盤の頻度は，妊娠 22 週以降の分娩 25,112 例中 22 例（分娩 1,000 あたり 0.8）であった（図 3-52）．

前置癒着胎盤の最も重要なリスク因子は帝王切開（帝切）分娩歴で，既往帝切分娩回数が増加するにつれてリスクは高まり，帝切分娩の既往がない場合は 1～5％であるが，1 回の場合は 11～25％，2 回の場合は 35～47％，3 回の場合は 40％，4 回以上の場合は 50～67％と報告されている．当センターの検討でも，帝切分娩既往がない場合は 4％（8/203 症例），1 回の場合は 27％（6/22 症例），2 回の場合は 75％（3/4 症例）であった．これに対して常位癒着胎盤の頻度は既往帝切分娩回数が 1 回の場合 0.3％，2 回の場合 0.6％，3 回以上の場合も 2.4％ときわめて低率である．

その他の癒着胎盤のリスク因子として，高年齢（＞ 35 歳），経妊回数の増加，子宮内膜欠損（Asherman 症候群），既往歴に子宮内膜炎や子宮内膜掻爬術，子宮奇形形成術がある場合，粘

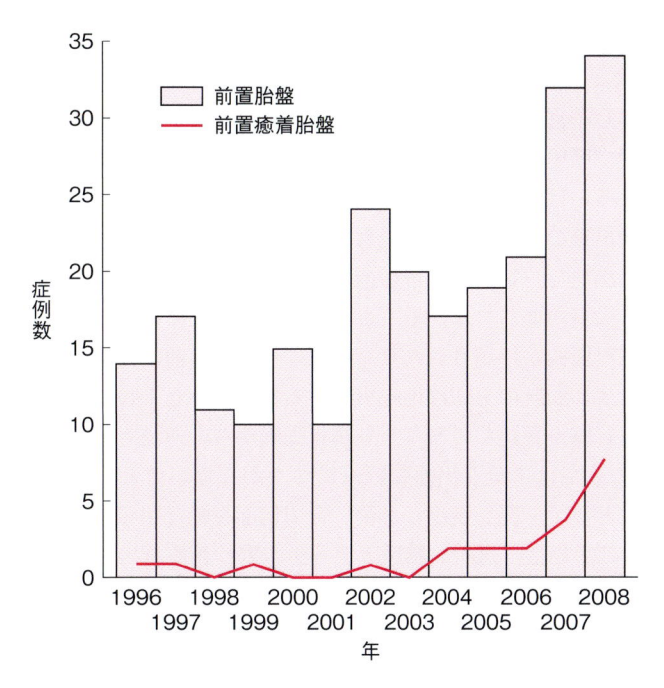

図 3-52 日赤医療センターにおける前置胎盤および前置癒着胎盤症例数の推移
（1996年1月〜2008年12月；総分娩数：25,112例，総帝王切開分娩数：3,666例，前置胎盤：244例，前置癒着胎盤：22例）

膜下筋腫などが指摘されている．

D 診断法

　常位癒着胎盤の場合に妊娠中に診断されることはまれで，分娩時の胎盤剥離時に初めて気づかれることが多い．これに対して前置癒着胎盤ではまず前置胎盤と診断された後にリスク因子を検討し，前置癒着胎盤の可能性がある場合には画像診断を駆使して異常所見の有無を検索する（§2-2-B-5．前置胎盤の項，158頁を参照のこと）．

E 治療

　前置癒着胎盤と常位癒着胎盤では治療方針が大きく異なる．

1. 常位癒着胎盤の場合

　経腟分娩時に児娩出後30分経過しても胎盤が娩出しないときは胎盤嵌頓と癒着胎盤を疑い，静脈麻酔下に胎盤の用手剥離を実施する．完全な胎盤娩出が困難で胎盤片が遺残してしまう場合は無理に剥離せず経過観察とする．帝切術時に胎盤の剥離が認められない場合は術中に可能な限り用手的に胎盤を剥離する．一部の胎盤が遺残した場合，出血が多い場合はヨードホルムガーゼを子宮腔内に充填し，剥離面を圧迫して帝切創部を縫合閉鎖する．さらに，子宮への血流減量処置として，両側内腸動脈を結紮する．子宮温存を希望する遺残胎盤に対しては，出血や感染徴候に留意しつつ自然経過観察が可能であるが，大量出血や血中 β hCG 値の陰性化が認められない場合は，子宮内容搔爬術や子宮鏡下残存胎盤切除術，子宮動脈塞栓術あるいはメソトレキセート

（MTX）療法などを実施する．

2. 前置癒着胎盤が強く疑われる場合

　前置癒着胎盤の場合，胎盤を剥離し子宮温存をはかることは母体生命を脅かす大出血に至る可能性が高く，原則的に予定帝切分娩で胎児を娩出後に子宮を摘出する（cesarean hysterectomy）．この際，術中出血量増加の原因となるのは胎盤切開創と剥離胎盤からの出血で，胎盤を避けて児を娩出することが肝要である．児娩出後の子宮摘出時に最も問題となるのは膀胱剥離時に膀胱から子宮下節への新生血管からの大量出血で，特に既往帝切創や穿通胎盤のために膀胱が癒着している場合は，子宮摘出に時間を要し大量出血につながる．これを予防するため術前に内腸骨動脈や総腸骨動脈，あるいは腹部大動脈遮断術が併用されたり，術中に子宮摘出前に内腸骨動脈結紮術を実施したり，癒着膀胱を剥離せずに膀胱部分切除術を実施するなど様々な手技が試みられている．なお前置癒着胎盤では側副血行路が発達しており，外腸骨動脈からの逆流も多くみられることから，内腸骨動脈の血流遮断のみでは十分な出血量軽減につながらないこともある．したがって，出血量を最小限にする工夫として，児を娩出した後，帝切創部を縫合閉鎖し，いったん閉腹する2段階手術を行う．2回目の手術は，選択的動脈カテーテル塞栓術を行い．子宮への血流量を減少させた後に再開腹し子宮を摘出する．2段階で行うことで胎児への放射線被曝を避けることができる．本治療は産科手術の中で最も母体生命を脅かすリスクの高い手術で，子宮摘出と輸血の必要性についてインフォームドコンセントを得たのちに，麻酔法，ICUやNICU入院などに関して放射線科医，麻酔科医，泌尿器科医，新生児科医とも十分連携して集学的治療にあたることが肝要である．

〈安藤一道〉

3. 分娩　B. 異常

12. 産科ショックと DIC

POINT

- 産科ショック（obstetrical shock）の約 90％は出血性ショックであり，DIC を併発しやすいのが特徴である．
- 産科出血における出血量の評価は shock index（SI：脈拍数/収縮期血圧）と計測出血量で行う．
- SI 値≧ 1.0 あるいは経腟分娩時出血量≧ 1.0L（帝王切開分娩時出血量≧ 2.0L）の場合には，出血原因の検索・除去に努めながら，「産科危機的出血への対応ガイドライン」に基づいて対応する．
- SI 値≧ 1.5，産科 DIC スコア≧ 8，あるいは乏尿・末梢冷感・Spo_2 低下等出現の場合には，「産科危機的出血」と診断し，出血原因の検索・除去に努めながら，ただちに輸血を開始し，高次施設への搬送を行う．
- 産科危機的出血時，交差済同型血が入手困難な場合には未交差同型血，異型適合血，異型適合新鮮凍結血漿・血小板濃厚液の輸血も行える．
- 分娩時には常に脈拍に注意し，脈拍が上昇（100/分以上）した場合には SI を算出するよう，チーム全体で共通意識をもつことが必要である．

A 定　義

　　産科ショックとは妊娠もしくは妊娠に伴って発生した病的状態に起因するショックをいう[1]．産科ショックの約 90％は出血性ショックであり，播種性血管内凝固症候群（disseminated intravascular coagulation syndrome：DIC）を併発しやすいのが特徴である．

B 頻　度

　　日本産科婦人科学会周産期委員会の全国調査では妊産婦死亡を含めた妊婦重症管理例は分娩 250 人に 1 人が発生し，その約 9 割が産科大量出血に関係していた．すなわち，約 300 人に 1 人の割合で分娩時大量出血が発生する．

　　分娩時の平均出血量は 300mL 程度で 500mL 以上が異常出血と定義されている[1]．2008 年日本産科婦人科学会周産期委員会による 253,607 例の検討では分娩時出血量の 90 パーセンタイルは単胎・経腟分娩で 800mL，単胎・帝王切開分娩で 1500mL，多胎・経腟分娩で 1600mL，多胎・帝王切開分娩で 2300mL であった[2]．

　　日本赤十字社医療センターの 2003〜2009 年の統計（表 3-22）では分娩後 2 時間で 1000mL 以上の出血を認めた症例が，単胎・経腟分娩で 2.9％であった．一方，単胎・帝王切開分娩で羊水を除く術中出血量が 1000mL 以上であったのは 18.7％であった．なお，双胎では経腟分娩の 22.5％，帝王切開分娩の 34.6％で 1000mL 以上の出血を認めており，単胎に比べて大量出血例

表3-22 分娩時出血量（日本赤十字社医療センター，2003〜2009年）

出血量	単胎 経腟分娩	単胎 帝王切開分娩	多胎 経腟分娩	多胎 帝王切開分娩	合計
1000mL 未満	11,916 (97.1%)	1,911 (81.3%)	214 (77.5%)	250 (65.4%)	14,291 (93.5%)
1000mL 以上	359 (2.9%)	440 (18.7%)	62 (22.5%)	132 (34.6%)	993 (6.5%)
うち 1500mL 以上	90 (0.7%)	159 (6.8%)	19 (6.9%)	49 (12.8%)	317 (2.1%)
うち 2000mL 以上	30 (0.2%)	68 (2.9%)	7 (2.5%)	18 (4.7%)	123 (0.8%)
総分娩数	12,275	2,351	276	382	15,284

が有意に多かった．分娩時に1500mL以上の出血を認めた症例は経腟分娩12,551例中109例（0.9％），帝王切開分娩2,733例中208例（7.6％）であり，単胎より双胎，経腟分娩より帝王切開分娩に多かった[3]．

C 原因と発生機序

産科ショックの約90％は出血性ショックであり，その他，子癇，羊水塞栓症，感染流産などがその基礎疾患となり得る．また仰臥位低血圧症候群，産科手術時の腰椎麻酔によるショックなどもこれに含まれる．

産科出血の原因疾患は出血の時期により異なる．各疾患については他稿に詳しいので，ここでは特に救急対応が必要な疾患のポイントのみ述べる．

1. 妊娠初期

大出血の多くは異所性妊娠（子宮外妊娠，頸管妊娠）である．妊娠初期の超音波検査による着床部位の検索が重要なのはいうまでもない．子宮外妊娠では妊娠の診断前に腹腔内出血・ショックのため救急搬送されることも多いので，救急対応する他科のスタッフにも周知徹底が必要である．

2. 妊娠中後期〜分娩時

妊娠中期の大出血はまれであるが，副角妊娠の破裂や古典的帝王切開術や子宮筋腫核出術後の子宮破裂が報告されている．子宮破裂の診断には既往手術などの問診が重要である．

妊娠後期〜分娩前の出血の原因として重要な疾患は前置胎盤・低位胎盤と常位胎盤早期剥離である．前置胎盤は超音波検査により出血前に診断されることが多いが，前置癒着胎盤では帝王切開分娩時に想定外の出血で苦慮することも多い．常位胎盤早期剥離の発症予知は困難であり，DICに移行しやすいので早期診断・治療が重要となる．

3. 分娩後〜産褥期

分娩後の出血は胎盤剥離面か，産道の裂傷からの出血であり，大出血の多くは弛緩出血である．巨大児，双胎，羊水過多などの子宮筋の過伸展や微弱陣痛，子宮内感染などがあると子宮収縮不全を起こしやすい．これらの症例では血管確保のうえ，出血が多くなりそうであればただちに双手圧迫，子宮収縮薬の投与を行い，出血をコントロールする．「さらさらした凝固しない出血」の場合はDIC型の後産期出血の可能性を考慮する．

子宮内反症や頸管裂傷，胎盤遺残の診断・処置のためにも胎盤娩出時の子宮底マッサージと胎盤娩出直後の内診指による子宮内の検索は重要である．

D 症 状

ショックの症状は，古典的にショックの5徴（five P sign）とよばれる蒼白（pallor），虚脱（prostration），冷汗（perspiration），脈拍触知不能（pulselessness），呼吸不全（pulmonary insufficiency）に代表されるが，これらがすべてそろう前に診断し，早期に治療を開始する必要がある．**ショックの初期には顔面蒼白，悪心，不穏，呼吸急迫，頻脈，血圧低下，尿量減少などの症状が現われる．**

E 診 断

ショックを疑った場合，素早くバイタルサインのチェックを行い，採血とともに輸液，輸血，投薬のための血管確保が必要である．

1. 重症度の判定

簡便な臨床的指標として，ショックの診断，重症度，治療経過の判定にはショックスコアが用いられている（**表 3-23**）[4]．

表 3-23 ショックスコア

スコア 項目	0	1	2	3
収縮期血圧：BP（mmHg）	100 ≦ BP	80 ≦ BP < 100	60 ≦ BP < 80	BP < 60
脈拍数：PR（回/分）	PR ≦ 100	100 < BP ≦ 120	120 < PR ≦ 140	140 < PR
base excess：BE（mEq/L）	−5 ≦ BE ≦ +5	+5 < BE ≦ ±10	±10 < BE ≦ ±15	±15 < BE
尿量：UV（mL/時間）	50 ≦ UV	25 ≦ UV < 50	0 < UV < 25	0
意識障害	清明	興奮から軽度の応答遅延	著しい応答遅延	昏睡

5項目の合計で判定　0〜4点：非ショック
5〜10点：軽症および中等症ショック
11〜16点：重症ショック

また，shock index（SI）は脈拍数（回/分）/収縮期血圧（mmHg）で表し，この値はおよその出血量（L）を表すものとして利用されている．妊婦の場合にはSI値1.0で約1.5L，SI値1.5で約2.5Lに相当するとされている．分娩時に即座に出血量を測定することは困難な場合も多いが，**SI値が1，すなわち脈拍数が収縮期血圧を超えたら出血量が1500mLを超えたと判断し，ショックに対する治療を開始するようにするとよい．**

また，検査としてバイタルサインのほかに，血液検査（血算，生化学，凝固線溶系），胸腹部X線検査，心電図，血液ガス分析などが必要である．

2. 循環動態の把握

ショック状態では循環動態を把握するため，中心静脈圧（CVP），可能であればSwan-Ganzカテーテルの留置を行い，心拍出量，全身血管抵抗，肺動脈圧，肺動脈楔入圧を経過を追ってモニターすることが望ましい．

3. DICの診断

播種性血管内凝固症候群（DIC）とは，本来，血液凝固が起こらないはずの血管内において，

種々の原因により凝固機転の亢進が起こり，血管内で広範に血液が凝固し，全身の細小血管内に多数の微小血栓が形成される症候群である．血管内に生じた血栓が，主に肺，腎臓，肝臓などの臓器血管で塞栓となり，循環障害に起因する臓器障害を引き起こす．一方，血栓形成により凝固因子と血小板が消費され欠乏することによって消費性凝固障害が起き，さらには血栓形成に反応して線溶系の活性化が加わって出血傾向が助長される．

DIC の診断は，基礎疾患の有無，臨床症状として出血症状・臓器症状の有無に加えて，血液凝固学的検査成績（血清 FDP，D ダイマー，血小板数，血漿フィブリノゲン，プロトロンビン時間）により行われる．産科 DIC では突発性に発生し経過が急性であり，診断に時間的な余裕がないことが多いため，基礎疾患の重篤性と臨床症状に重点を置いてスコア化し，早期に治療にふみきるための産科 DIC スコア（表 3-24）が用いられる．

表 3-24 産科 DIC スコア

以下に該当する項目の点数を加算し，8 点以上は産科 DIC

基礎疾患		点数	臨床症状		点数	検査	点数
早　　剥	（児死亡）	5	急性腎不全	（無尿）	4	FDP　　　：10μg/dL 以上	1
〃	（児生存）	4	〃	（乏尿）	3	血小板　　：10万/mm³ 以下	1
羊水塞栓	（急性肺性心）	4	急性呼吸不全	（人工換気）	4	フィブリノゲン：150mg/dL 以下	1
〃	（人工換気）	3	〃	（酸素療法）	1	PT　　　　：15 秒以上	1
〃	（補助換気）	2	臓器症状	（心臓）	4	出血時間　：5 分以上	1
〃	（酸素療法）	1	〃	（肝臓）	4	その他の検査異常	1
DIC 型出血	（低凝固）	4	〃	（脳）	4		
〃	（出血量: 2L 以上）	3	〃	（消化器）	4		
〃	（出血量: 1〜2L）	1	出血傾向		4		
子　　癇		4	ショック	（頻脈: 100 以上）	1		
その他の基礎疾患		1	〃	（低血圧: 90 以下）	1		
			〃	（冷汗）	1		
			〃	（蒼白）	1		

F 治　療

産科ショックの管理では，ショックに対する対症療法と出血に対する原因療法を併行して行う．

1. 救急処置

ショックに対する救急処置としてまず，気道確保し，換気を改善し，酸素の投与を行う．さらに副腎皮質ステロイドや血管作動薬などの薬剤の投与と，アシドーシスの補正により全身状態の改善を図る．

2. 輸血の判断と使用法

急性出血に対する輸血療法では，出血量に応じて電解質液，赤血球濃厚液，等張アルブミン製剤，全血製剤などを組み合わせて投与する治療法の方が全血輸血よりも臨床的に効果が上がる．「血液製剤の使用指針（改訂版）」（2005 年）によれば，急性出血における輸血療法の原則は以下のとおりである．

- Hb値が10g/dLを超える場合は輸血を必要とすることはないが，6g/dL以下では輸血はほぼ必須とされている（Hb値のみで輸血の開始を決定することは適切ではない）．
- 循環血液量の20〜50％の出血量に対しては，人工膠質液〔ヒドロキシエチルデンプン（HES），デキストランなど〕を投与する．赤血球不足による組織への酸素供給不足が懸念される場合には，赤血球濃厚液を投与する．
- 循環血液量の50〜100％の出血では，適宜等張アルブミン製剤を投与する．なお，人工膠質液を1,000mL以上必要とする場合にも等張アルブミン製剤の使用を考慮する．
- 循環血液量以上の大量出血（24時間以内に100％以上）時または，100mL/分以上の急速輸血をするような事態には，新鮮凍結血漿（FFP）や血小板濃厚液の投与も考慮する．

非妊時の成人の循環血液量は体重（kg）×70mLで求められるが，妊娠中は血液量が35％増加するために非妊時の循環血液量とは相違がある．また，分娩時の出血量の測定は羊水混入などにより不正確になりやすいため，輸血開始の判断は単に出血量だけでなく，臨床症状やSI値（血圧，脈拍数），尿量などのバイタルサインに注意し，迅速に行う必要がある．

3. 抗DIC療法

妊娠・分娩時の出血は非妊娠時に比較してDICを引き起こしやすいため，出血傾向を認めた場合には早め早めに抗DIC療法を行うべきである．特に常位胎盤早期剥離などの明白な原因がないのに，大量出血に至らない段階で明らかな出血傾向を呈した場合，羊水塞栓症を念頭に置き，DICに対する積極的な治療を開始すべきである．

抗DIC療法としては，新鮮凍結血漿（FFP）や血小板濃厚液による補充療法に加え，凝固線溶系の抑制を目的として，セリンプロテアーゼ阻害薬による酵素阻害療法が有効である．メシル酸ガベキサート（FOY）とメシル酸ナファモスタット（フサン）はともに，抗凝固作用と抗線溶作用をもち，持続点滴で投与する．血中アンチトロンビンが凝固亢進により消費され，活性70％以下に低下すれば，アンチトロンビン製剤により補充する．また，抗トリプシン作用をもつウリナスタチン（ミラクリッド）は，抗ショック作用が強く急性循環不全に対して有効である．

G 産科危機的出血への対応

関連5学会により2010年に公表された「産科危機的出血への対応ガイドライン」[2]に示された産科出血への対応（図3-53）の要点は以下のとおりである（§2-3-B-10，弛緩出血の項，349頁参照）．

①妊娠初期検査で血液型判定，不規則抗体スクリーニングを行う．
②通常の分娩でも大量出血は起こり得るが，大出血が予想される前置・低置胎盤，巨大筋腫合併，多胎，癒着胎盤の可能性がある症例では高次施設での分娩，自己血貯血を考慮する．分娩時には必ず血管確保，妊婦看視を行う．血液センターからの供給と院内の輸血体制を確認しておく．
③経過中にshock index（SI）が1となった時点で一次施設では高次施設への搬送も考慮し，出血量が経腟分娩では1L，帝王切開分娩では2Lを目安として輸血の準備を行う．同時に，弛緩出血では子宮収縮，頸管裂傷・子宮破裂では修復，前置胎盤では剥離面の止血などを行う．
④各種対応にもかかわらず，SIが1.5以上，産科DICスコア（表3-24）が8点以上となれば

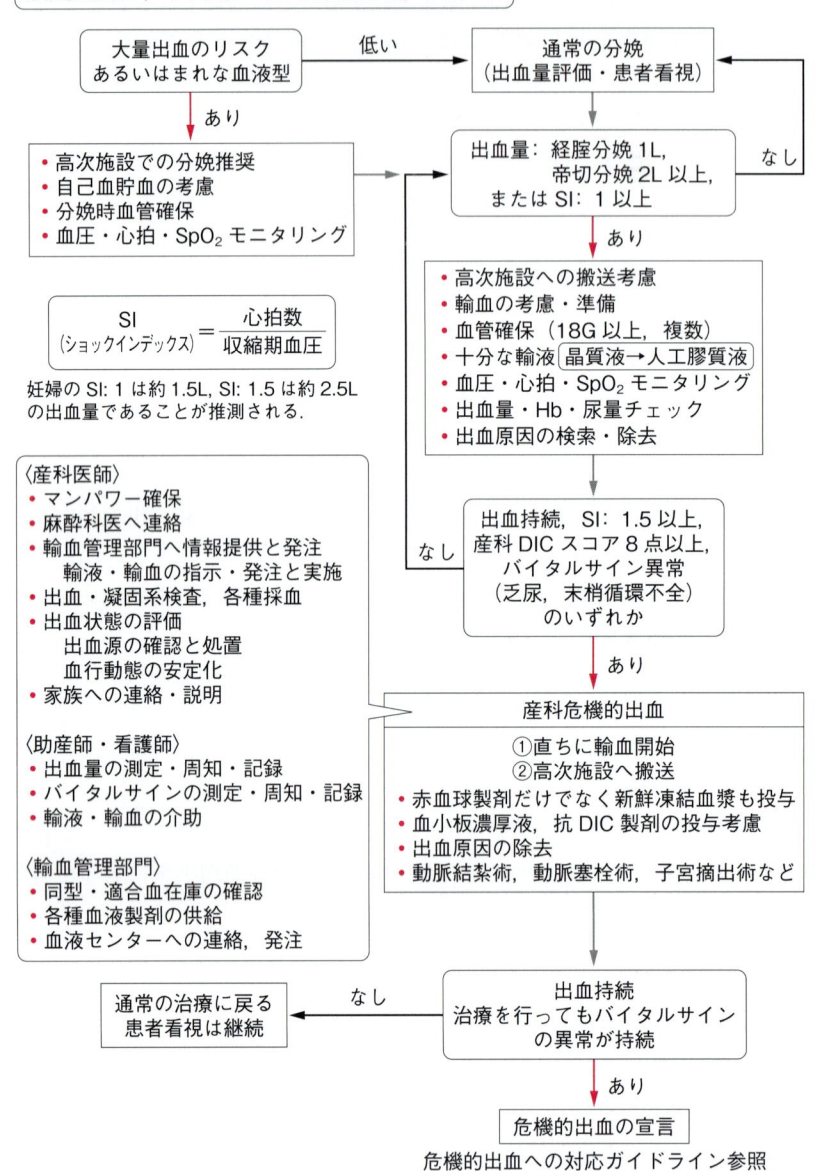

図 3-53 産科危機的出血への対応フローチャート（産科危機的出血への対応ガイドライン）[2]

「産科危機的出血」として輸血を開始し，一次施設では高次施設への搬送を行う．産科危機的出血の特徴を考慮し，ただちに赤血球製剤だけではなく新鮮凍結血漿（FFP）を投与し，血小板濃厚液，アルブミン，抗 DIC 製剤などの投与も躊躇しない．

⑤これらの治療によっても出血が持続し，バイタルサインの異常が持続するなら，躊躇せず非常事態を宣言し，日本麻酔科学会，日本輸血細胞治療学会の「危機的出血への対応ガイドライン」[5] に従う．コマンダーを決定し，その指揮命令により各スタッフが組織的に対応する

ことが不可欠であり，分娩室・手術室・輸血部などの関係するスタッフの連携を日頃から確認し習熟しておく必要がある．また，輸血に際しては救命を最優先し，緊急度に応じて交差適合試験を省略する．輸血部への連絡は緊急度コードを用い，情報を迅速かつ的確に伝達する（表3-25）．産科的には，子宮動脈の結紮・塞栓，内腸骨・総腸骨動脈の結紮・塞栓，子宮腔上部摘出術あるいは子宮全摘出術などを試みる．

⑥子宮摘除術を行っても止血ができない場合には保険適用外ではあるが国内外で実績のある遺伝子組換え血液凝固第VII因子製剤の使用を考慮してもよい．この投与の前には十分量のフィブリノーゲンと血小板を補充する．血栓を起こす可能性があるのでトラネキサム酸の併用は避ける．なお，産科での使用は全例登録制であることにも留意する．

⑦大量産科出血で輸血を急がなければ救命が難しいと判断される場合，救命を最優先した輸血を行う．未交差同型血を用いることも可能である．心停止が切迫しているような超緊急時には異型適合血も可能である．O型赤血球製剤とAB型FFPは超緊急時に使用できることを念頭に置いておくことが重要である．またRh0（D）抗原が陰性の患者でRh0（D）陰性血が入手できない場合はRh0（D）陽性の血液を使用してもよい．Rh0（D）陽性の血液をRh0（D）陰性患者に使用した場合は，48時間以内に不規則抗体検査を実施し，抗D抗体が検出されない場合は抗D免疫グロブリンの投与を考慮する．

表3-25 輸血の緊急度と交差適合試験（日本赤十字社医療センター）

緊急度	検査時間	交差適合試験	適合度
S	なし	検査なしでO型赤血球MAPを輸血する	ABO型のメジャーミスマッチを防ぐ
1	15分	血液型検査と生食法の交差適合試験を実施して輸血する	ABO型の不適合輸血を避けられる
2	40分	Coombs法まで実施して輸血する	検査での不適合輸血を避けられる

H 予 後

妊産婦死亡は減少してきているが，わが国の妊産婦死亡症例の1/3以上が出血性ショックを原因としており[3]，分娩時出血への対応は産科における最重要課題である．

I ケアのポイント

分娩時には常に出血に対する意識をもち，妊産婦のバイタルサインに注意することが必要である．特に脈拍が上昇（100/分以上）した場合にはSIを算出するよう，チーム全体で共通意識をもつことが必要である．

ひとたび大量出血が起こると，担当医師は出血が持続している産婦につきっきりとなり，主に出血を最小限に食い止めるための処置を行うことになる．必要に応じて迅速に人員の確保を行い，産婦の全身状態の管理を行うことが重要である．したがって，突発的に生じる大量出血や出血性ショックに対する管理については，分娩室・手術室・輸血部などの関係するスタッフと日頃から確認し習熟しておく必要がある．

◆文献
1) 日本産科婦人科学会, 編. 産科婦人科用語集・用語解説集（改訂第2版）. 2008.
2) 日本産科婦人科学会, 日本産婦人科医会, 日本周産期新生児医学会, 日本麻酔学会, 日本輸血・細胞治療学会. 産科危機的出血への対応ガイドライン. 2010.
3) 宮内彰人. 産科出血とその管理. 産婦人科治療. 2010; 100: 604-10.
4) 杉本充弘. 重篤な病態とその管理（子宮破裂・出血性ショック）. 産と婦. 2004; 71: 475-82.
5) 日本麻酔科学会, 日本輸血・細胞治療学会. 危機的出血への対応ガイドライン. 2007.
6) CQ316 分娩時大出血への対応は？ 日本産科婦人科学会/日本産婦人科医会, 編. 産婦人科診療ガイドライン産科編 2011. p.152-8.

〈宮内彰人〉

3. 分娩　B. 異常

13. 羊水塞栓症

> **POINT**
> - 羊水や胎児成分が母体血に流入し肺の小血管に閉塞を起こす．
> - 破水直後に発症しやすい．
> - 胸内苦悶，呼吸困難，咳，不穏状態，血圧低下，チアノーゼなど心肺虚脱を主体とするものと，分娩後にさらさらとした子宮出血が持続し，DIC・ショックを認めるものがある．
> - まれではあるが重篤な疾患であり，母体死亡率が高い．
> - 症状，所見から疑いをもったら，ただちに呼吸循環管理，抗DIC対策をはじめとした治療を開始する．

A 定　義

母体血中へ流入した羊水と胎児成分による肺毛細血管の閉塞を原因とする肺高血圧症とそれによる呼吸循環障害を指す．

B 頻　度

分娩2～3万に1例といわれている[1]．

C 原因と発生機序

羊水や胎児成分が卵膜の断裂部位，子宮筋の裂傷部位，子宮内腔面に露出した破綻血管などから母体血中へ流入し，それらの成分が核になって塞栓を生じ，母体の静脈系，右房，右室，肺動脈を経て肺内の小血管に閉塞を起こす．さらに，プロテアーゼや組織トロンボプラスチンなどのケミカルメディエーターが産生されることにより，肺血管の攣縮，血小板・白血球・補体の活性化，血管内皮障害，血管内凝固などを起こしDICに至る．さらに肺内の局所の炎症反応が広がっていき高サイトカイン血症による全身炎症反応を招くとともに成人呼吸窮迫症候群を発症する．こうした機序により呼吸不全や肺高血圧，右心不全，ショック，多臓器不全が引き起こされる．

D 予防と予知

リスク因子として経産婦，過強陣痛，遷延分娩，羊水混濁，分娩前後の発熱，軟産道裂傷，子宮破裂，常位胎盤早期剥離があり，陣痛発来後，特に破水後に発症することが多く報告されている．これらの状況においては注意して観察することが必要である．また，羊水穿刺，人工羊水注入，分娩誘発・促進，吸引・鉗子分娩，帝王切開分娩などの産科処置後に起こることがあるので，本症を常に念頭においてモニター，薬剤などを常備しておく．

E 症状

分娩中あるいは分娩後，特に破水後に発症する胸内苦悶，呼吸困難，咳，不穏状態，血圧低下，チアノーゼ，胸部痛，痙攣など心肺虚脱症状を主体とするもの（心肺虚脱型）と，分娩後にさらさらとした子宮出血が持続し，DIC・ショックを認めるもの（DIC 型後産期出血型）と，それらの両方の症状を呈する場合がある[2]．

F 診断

症状，所見から羊水塞栓症が疑われた場合には，ただちに治療を開始する．
本症における典型的な検査所見を表 3-26 に示した．
診断は表 3-27 における診断基準項目に基づいて行われる．剖検例では確定診断が可能だが，非剖検例や救命例では組織学的に胎児成分を確認することができないため臨床的診断となる．

表 3-26 羊水塞栓症に認められる典型的な検査所見（尾崎浩士．産科臨床ベストプラクティス上級編．東京：医学書院；2006）[3]

検査方法	所見
出血時間	延長
凝固時間	短縮
血小板数	$10 \times 10^4/mm^3$ 以下
赤沈	15mm/時以下
PT	15 秒以上
血中フィブリノーゲン	150mg/dL 以下
FDP	$10\mu g/mL$ 以上
ATIII	50%以下
産科 DIC スコア	8 点以上
末梢血液中の亜鉛コプロポルフィリン	2pmol/mL 以上
シアリル TN 抗原（STN）	47U/mL 以上
肺動脈血	胎児成分，羊水成分の証明，ムチン染色による検出

表 3-27 羊水塞栓症の診断基準（日本産婦人科医会，編．研修ノート No.82．分娩周辺期の救急．2009）[4]

剖検例	非剖検例・救命例
＜確定羊水塞栓症＞ 組織学的に剖検組織内に胎児成分を確認	＜臨床的羊水塞栓症＞ 1）妊娠中または分娩後 12 時間以内に発症 2）下記の 1 つ以上の症状に対して集中的な医学治療が行われている 　・心停止 　・呼吸不全 　・分娩後 2 時間以内の原因不明の大量出血 　　（1500mL 以上） 　・播種性血管内凝固症候群（DIC） 3）観察された所見や症状が他疾患で説明できない

本症の診断の際に，検査所見として参考になるものに末梢血液中の亜鉛コプロポルフィリンまたはシアリル TN 抗原がある．これらの測定のためにはできるだけ血液を保存しておくことが大切である．採血後に血清を分離し，アルミホイルで遮光し冷蔵保存する．日本産婦人科医会の事業として，浜松医科大学にて本症診断における各種マーカーの測定を行っている．同大学あてに検体を送付し検査を依頼する．

羊水塞栓症に類似した胸部症状を呈する病態の鑑別診断として，急性心筋梗塞，狭心症，心不全などの心臓疾患があげられる．また，麦角アルカロイド（メテナリン®）による冠動脈攣縮による場合もあり，高血圧や虚血性心疾患を合併した例には特に注意する．他には肺塞栓症，薬物アレルギー・アナフィラキシー，子癇，敗血症などとの鑑別が必要である．

G 治療・管理

症状がみられたら迅速にモニター，検査，初期治療を開始する．呼吸症状を伴わずに出血多量から始まる例もあり，羊水塞栓症を鑑別診断として考慮しながら対応する．

表 3-28 に本症の初期治療について示した．

診断，初期治療においてはマンパワーが必要である．スタッフを集めるとともに，初期対応の後の管理は ICU にて行うか，高次医療機関へ母体搬送を行う．

表 3-29 に初期治療に必要な処置を示した．

表 3-28 羊水塞栓症の初期治療

呼吸管理	気道確保，酸素投与，気管内挿管，人工呼吸 痙攣がある場合：抗痙攣薬（ジアゼパムなど）
循環管理	抗ショック療法（副腎皮質ステロイド） 高サイトカイン血症の治療（ウリナスタチン） 循環血液量減少の補正（輸液・輸血，ドーパミンなど） アシドーシスの補正（炭酸水素ナトリウム）
DIC の治療	低分子ヘパリン 新鮮凍結血漿（FFP） ATIII，メチル酸ガベキサートなど

表 3-29 初期治療に必要な処置

- スタッフを集める
- 末梢血管確保
- 採血（血算，凝固系，クロスマッチ用，保存用検体）
- モニター装着（血圧，酸素飽和度，心電図など）
- 気道確保，酸素投与
- 気管内挿管，中心静脈確保，動脈ライン確保，Swan-Ganz カテーテル挿入などの準備
- 血液製剤，必要な薬物の手配，投与
- 出血量，尿量のチェック
- 児の well-being の確認（ドップラ，エコーなど）
- 家族への連絡，説明

産後出血，DIC を主体とする病型の場合には，抗 DIC 治療を進めるとともに出血量を観察し止血をはかっていくが，薬物療法だけで十分な効果が得られない場合には，内腸骨動脈・子宮動脈塞栓術や子宮全摘術を行うことがある．

本症では母体死亡となる例が少なからずあり，医療訴訟となりやすいため，家族に状況をていねいに説明するとともに，できるだけ早期に補助診断用の検体を採取，保存しておく．もし不幸な転帰となった場合には，必ず確定診断のための剖検を勧める．家族の同意が得られない場合は，その旨を文書で記載しておく．

H 分娩の時期と方法

母体に対する治療を行いつつ，児の well-being を確認し，分娩進行状況を判断して急速遂娩のタイミングと様式を決定する．

I 予　後

母体死亡率は約 80％と高率で，短時間で死亡に至る場合と，いったん救命後に DIC を併発し多臓器不全を起こして死亡となる場合とがある．わが国における 1989 年から 2004 年までの妊産婦死亡の剖検例のうち，本症によるものと推定される例は 24.3％と死亡原因の 1 位であった[2]．

J ケアのポイント

羊水塞栓症はまれな疾患ではあるが，いったん発症すると重篤な経過をたどり，死亡率も高い．リスク因子を知り，発症しやすい状況を把握しておくことで，症状，所見から本症を疑って迅速に対応できるようにする．あわてることなく，スタッフをできるだけ集め，必要な処置，検査，輸血や薬剤の手配などを落ち着いて迅速に進めていく．予後不良であることも少なくないため家族の不安も強い．疾患についての情報を提供し，治療に対する十分なインフォームドコンセントが必要になる．説明の場にはスタッフが立ち会い，内容をカルテに記載するとともに，家族の不安や疑問を受け止める心理的サポートが求められる．

◆文献
1) 日本産婦人科医会，編．研修ノート No.62．母体救急疾患〜こんなときどうする〜．1999．
2) 金山尚裕．羊水塞栓症．産科救急 Q&A．救急・集中治療．2009; 21: 1243-7．
3) 尾崎浩士．分娩後の出血・裂傷　84．羊水塞栓．産科臨床ベストプラクティス上級編．東京：医学書院；2006．p.268-71．
4) 日本産婦人科医会，編．研修ノート No.82．分娩周辺期の救急．2009．

〈木戸道子〉

14. ハイリスク分娩

> **POINT**
> - 妊娠中や出産後の母児の経過や予後に，異常が予測される場合をハイリスク妊娠とよぶ．
> - 産科的異常が問題となる場合として，妊娠高血圧症，切迫早産，多胎妊娠，既往帝王切開分娩などがある．
> - 他科の基礎疾患を合併している場合として，妊娠糖尿病，心血管系の異常，腎疾患，膠原病などの基礎疾患を合併する場合がある．
> - ハイリスク分娩管理では，妊娠，分娩による母体の変化が基礎疾患に与える影響を十分理解しておくことが重要である．
> - 分娩時は，連続的な胎児健康状態のモニタリングが必要である．
> - 一次医療機関で管理されるローリスク妊産婦では，リスク因子を早期に発見して，地域の高次施設との連携を速やかにとれるようにすることが重要である[1]．

以下，代表的なハイリスク妊娠の分娩管理について述べる．

A 高年齢

高年齢妊娠は年々増加しており，当センターにおける 2010 年の分娩症例のうち 35 歳以上は全体の 42.5％，40 歳以上は 10.0％を占めていた．

高年齢妊娠の増加は帝王切開率の増加に関連しており，その要因として前回帝切分娩既往，子宮筋腫合併妊娠，子宮筋腫核出術後妊娠，生殖補助医療（ART）妊娠，妊娠高血圧症候群が関与するといわれている．当センターの分娩症例では，20 代の妊婦の帝王切開率が 12.4％であるのに対し，40 歳以上の初産の帝王切開率は 37.8％と有意に高率であった．背景として，妊娠糖尿病（GDM）合併妊娠，ART 後妊娠，胎盤位置異常，子宮筋腫核出術後妊娠，子宮筋腫合併妊娠が，40 歳以上の妊婦には明らかに多かった．

分娩管理としては，上記合併症が多いことを念頭におきつつ，高年齢ということだけで過大なリスク評価をする必要はなく，各々の合併症を評価して，個別に対応することが重要である．妊婦自身も，高年齢というだけで大きな不安を抱いていることが多いので，リスクには個人差が大きいことを説明し，できるだけ不安を取り除くことが大切である．

B 肥満

日本産科婦人科学会栄養委員会では，非妊時において BMI 18 未満をやせ，BMI 18 以上 BMI 24 未満を標準，BMI 24 以上を肥満とし，妊娠中は妊娠初期 BMI 24 以上，妊娠中期 BMI 26 以上，妊娠 10 カ月 BMI 28 以上を肥満としている[2]．妊娠中の体重増加に関しては，妊娠高血圧症候群予防のために，非妊時体重別にやせ 10〜12kg，標準 7〜10kg，肥満 5〜7kg の体重増加が提案

表 3-30 肥満妊婦の合併症（大西淳仁，他．日産婦誌．2008; 60: 61-4）[1]

1．母体合併症	2．児合併症
1) 耐糖能異常	1) 巨大児
2) 妊娠高血圧症候群（PIH）	2) 新生児仮死
3) 血栓症（脂肪血栓も含む）	3) 死産
4) 帝王切開率	4) NICU 入院
5) 遷延分娩	
6) 弛緩出血	
7) 肩甲難産	
8) 創部離解など	

されている．

肥満妊婦は妊娠中のみならず分娩時にもさまざまな合併症を引き起こす（**表 3-30**）．

1. 経腟分娩時の管理

母体肥満では，骨産道に肥満の影響はないが，やせ型や標準型に比べて分娩停止率や帝王切開率が有意に上昇する．特に，巨大児においては分娩障害が起こりやすく，児頭骨盤不均衡（CPD），微弱陣痛，分娩遷延，肩甲難産，弛緩出血，軟産道裂傷などがあげられる．

a) CPD

初産婦で妊娠 38 週以降に児頭が浮動であれば CPD を疑う．腹囲が 100cm 以上や子宮底が 36cm 以上，尖腹，児頭大横径（BPD）10cm 以上などの場合は巨大児を疑う．

b) 微弱陣痛

骨盤計測などで問題なくても，軟産道の脂肪沈着による産道狭小化により，分娩遷延や弛緩出血となる可能性もある．必要であれば陣痛促進を行い，分娩の進行に合わせて帝王切開分娩や吸引分娩・鉗子分娩などによる急遂分娩を行う．

c) 軟産道裂傷

巨大児による過大な先進や吸引・鉗子分娩による急速な伸展のため，会陰裂傷や頸管裂傷が起こる．会陰裂傷は十分な会陰保護や会陰切開により，予防できることが多い．分娩異常出血原因のなかで一番頻度が高い．

d) 弛緩出血

遷延分娩，巨大児による子宮筋の過伸展から弛緩出血が起こりやすい．頸管裂傷や子宮破裂，子宮内反症などを除外して，すぐに治療を開始する．まず，血管確保を行い，出血量に応じて輸血を準備する．子宮底の輪状マッサージや腹部冷罨法を行い，それでも止血しない場合は双手圧迫術を行いながら子宮収縮薬を点滴投与する．さらに子宮内へのガーゼ充填，内腸骨動脈結紮術，子宮全摘術，子宮動脈塞栓術などを検討する．

e) 肩甲難産

肥満妊婦に多い母体耐糖能異常，巨大児，遷延分娩，微弱陣痛，吸引・鉗子分娩は肩甲難産のリスクファクターであり，経腟分娩の 0.6～1.4％で起こりうる．

肩甲難産が起こった場合，マンパワーを確保しつつ，導尿を行い，恥骨上部を圧迫し，児頭をけん引する．これで娩出しない場合は，McRoberts 体位をとり，仙骨岬が平坦になることで娩出しやすくする．肩甲難産の合併症としては，新生児仮死，児の腕神経損傷，鎖骨骨折などをきたすことがある．

2. 帝王切開分娩時の管理

BMI の増加により帝王切開率は上昇する．しかし，帝王切開分娩になった場合には，出血，感染，創部離解には注意が必要である．**高度肥満は，深部静脈血栓症（DVT）のハイリスクである．肺血栓塞栓症／深部静脈血栓症（静脈血栓塞栓症）予防ガイドラインにおいて，肥満妊婦の帝王切開分娩は DVT の高リスクに分類されている．弾性ストッキングの着用，間欠的空気圧迫法，低用量未分画ヘパリン投与などを行い，DVT を予防する．**

C 多 胎

多胎分娩では，単胎分娩と異なった管理が必要である．

1. 多胎分娩のリスク

a）分娩第 1 期のリスク

微弱陣痛になりやすいので，陣痛発来後はルート確保を行い，必要時に陣痛促進を行えるよう準備する．分娩が遷延した場合は，弛緩出血のリスクが増大することも念頭におく必要がある．

b）分娩第 2 期のリスク

先進児においては，回旋異常，児頭下降不良の他に胎児機能不全のリスクがある．後続児はそれに加え，**表 3-31** のようなリスクがあることを念頭におく[4]．**第 1 児分娩後から第 2 児分娩までの間が，双胎分娩で最も合併症リスクが高く，後続児への急速な対応が必要になることが多い．**

2. 分娩方法の選択

頭位-頭位の場合は，経腟分娩を選択することができる．頭位-非頭位の場合は，施設によって選択肢が分かれる．ただし，両児間に体重差があり，特に先進児が小さい場合はリスクが増加するので注意が必要である．先進児が非頭位の場合は，予定帝王切開術を行う．品胎の場合も，帝王切開分娩を選択する．一絨毛膜一羊膜双胎の場合は帝王切開分娩を選択するが，一絨毛膜二羊膜双胎と二絨毛膜二羊膜双胎の違いだけで分娩方針を変更する必要はない．

表 3-31 双胎分娩のリスク（村越 毅，他．周産期医学．2010; 40: 314-7)[4]

分娩第 1 期	微弱陣痛 回旋異常 両児の競合
分娩第 2 期 第 1 子（先進児）分娩後から 第 2 子（後続児）分娩まで	胎児徐脈 胎位異常 臍帯脱出，胎児小部分脱出 後続児娩出遅延 続発性微弱陣痛 胎盤剥離 胎盤嵌頓 懸鉤
分娩後	弛緩出血 子宮収縮不全

3. 経腟分娩管理

陣痛発来時には，必要に応じて薬剤投与ができるように血管確保を行う．両児別個に心拍モニターを同時に行う．先進児分娩後ただちに後続児の心拍，胎位，先進部，臍帯などを，超音波および内診にて確認する．このとき，臍帯脱出や常位胎盤早期剥離の所見の有無に注意する．陣痛が弱くなった場合は陣痛促進薬の投与を開始する．胎児心拍モニターの異常がなければ後続児の分娩を急ぐ必要はない．しかし，胎児心拍モニターに異常を認めた場合はただちに帝王切開術ができるよう準備を行いながら経腟分娩を試みる．

多胎分娩後は，伸展した子宮筋により，子宮収縮不全，弛緩出血が起こりやすい．血管確保を行い，出血量，子宮収縮に注意して，産後の観察を行う．

D 子宮筋腫合併

子宮筋腫合併妊娠は1.4〜3.9％の頻度であり，出産年齢の高年齢化により増加している[5]．

子宮筋腫による胎位異常や産道狭窄が起こりやすいことから，帝王切開分娩の頻度は高く，20.5〜58％の頻度で実施されている．

1. 子宮筋腫が分娩に及ぼす影響

a）分娩障害（児頭下降障害）

子宮頸部筋腫，子宮下節の筋腫，直腸子宮窩に嵌入した筋腫は，児が産道を通過する障害となるリスクがある．手拳大以上のものはそのリスクが高いが，分娩時の筋腫と児頭の位置関係により様々である．

b）微弱陣痛

手拳大以上の筋層内筋腫や多発筋腫を有する場合は微弱陣痛になることが多い．

c）弛緩出血

微弱陣痛となり，陣痛促進薬の投与を必要とした症例では，分娩後も子宮収縮不全を起こしやすく，弛緩出血を発症することが多い．

d）胎位・胎勢異常

子宮筋腫の位置によっては，横位や骨盤位になることがある．

2. 産褥に及ぼす影響

a）子宮復古不全

体部筋層内筋腫を有する場合，産褥期の子宮復古不全をきたすリスクがある．

b）強度の後陣痛

産褥の子宮収縮に伴い，筋腫部位に強度の疼痛を生じることがある．

c）悪露停留

子宮頸部筋腫や，子宮下節の筋腫を有し，産道の変形や狭窄を生じた症例では，分娩後の悪露停留が起こりやすい．帝王切開術を行った場合は，産褥期の悪露排出障害を考慮し，同時に筋腫核出術を行うか否かを検討することが必要である．

d）子宮内感染

悪露排出障害による子宮内膜炎と，子宮筋腫変性・壊死巣への感染がある．妊娠中に子宮が増大し，変性・壊死を起こした症例では，産褥期に変性壊死巣への感染を起こしやすい．

e）産褥期出血

粘膜下筋腫や内腔に近い筋層内筋腫を有する例では，分娩後に筋腫の表面から出血することが

ある．また，胎盤・卵膜の遺残，悪露の停留による出血が起こりやすいことから，出血機序の鑑別が難しいことがある．

3. 分娩管理

血管確保を行い，特に，産後の子宮収縮不全による出血が起きた場合に備える．

子宮筋腫が原因による微弱陣痛の場合には，必要に応じて陣痛促進を行う．

帝王切開術を行う場合は，以下の点に留意して行う[6]．

①胎位・胎勢異常を伴うことが多い．

②胎盤位置異常を伴うことがある．

③子宮筋腫が子宮下節前壁，側壁にある場合は，通常の子宮下部横切開では娩出できない可能性もある．

④下部横切開ができても，破水と同時に胎位異常を引き起こすことがある．

⑤子宮筋腫のために血管が豊富になり，子宮壁切開時に出血量が多くなるリスクがある．

⑥児娩出後に子宮収縮不良で出血量が増す可能性がある．特に，子宮筋腫の部位に胎盤が付着していた場合には，出血量が多くなる．

E 帝王切開分娩既往

VBAC-TOL（vaginal birth after cesarean-trial of labor）を行う基準として，①産科的に経腟分娩が可能なこと，②既往帝王切開分娩の術式が深部横切開術であり，古典的帝王切開術でないこと，③帝王切開分娩の既往が1回であること，④緊急帝王切開術および子宮破裂に対する緊急手術が可能であること，⑤インフォームドコンセントが得られたことなどがある[3,6]．

インフォームドコンセントの内容としては，①約0.3〜1.0％の確率で子宮破裂が起こる，②子宮破裂が起こった場合，母体，児ともに生命の危険にさらされること，③全既往帝切妊娠のうち，約50％がVBACに成功すること，をよく説明する．

陣痛促進薬の使用は禁忌ではないが，プロスタグランジンを用いた場合の子宮破裂の相対リスクは高いことが報告されているため，使用を避ける．

硬膜外麻酔などの無痛処置は，子宮破裂の徴候をマスクしてしまうリスクがあるため行わない．

子宮下節の帝切創部の痛み，血尿，収縮輪の出現およびその上昇，変動一過性除脈，遅発一過性除脈，遷延除脈などの症状に注意する．母体の症状より児心拍モニタリングの異常が先行することが多いため，連続児心拍モニタリングは必須である．

分娩終了後は，用手的に創部を確認する．子宮破裂は分娩後に症状が出現することがあるので，血圧，脈拍数や出血に注意して産後の経過観察を行う．外出血に見合わない低血圧，頻脈は子宮破裂による腹腔内出血を意味することがあり，開腹止血をすることが母体救命に必要となる場合がある．

◆文献
1) 大西淳仁, 池ノ上克. ハイリスク妊産婦の分娩管理. 日産婦誌. 2008; 60: 61-4.
2) 牧野真太郎, 宮国泰香, 竹田 省. 肥満妊婦と難産. 臨婦産. 2010; 64: 1324-31.
3) 池ノ上克. 研修医のための必須知識 ハイリスク妊産婦の分娩管理. 日産婦誌. 2002; 54: 107-9.
4) 村越 毅, 北代祐三. 多胎妊娠での分娩方法の選択. 周産期医学増刊号. 周産期診療指針 2010. 2010; 40: 314-7.
5) 中川潤子, 細川あゆみ, 大里文乃, 他. 子宮筋腫合併妊娠―筋腫核出術の是非―. 産婦人科の実際. 2010; 59: 351-8.
6) 平松祐司, 井上誠司, 増山 寿. 子宮筋腫合併妊産婦の取扱い方. 産婦人科治療. 2010; 100: 175-80.
7) 帝王切開既往妊婦が経腟分娩（TOLAC, trial of labor after cesarean delivery）を希望した場合は？ 日本産科婦人科学会/日本産婦人科医会, 編. 産婦人科診療ガイドライン産科編 2011. p.170-2.

〈渡邊理子〉

3. 分娩　C. 産科処置

1. 陣痛誘発

POINT
- 陣痛誘発は陣痛促進薬などにより人工的に子宮収縮を誘発することである．
- 陣痛促進は陣痛発来後に微弱陣痛が原因で分娩進行に問題を認め，子宮収縮を増強させることである．
- 子宮収縮薬使用にあたっては，インフォームドコンセントをとる．
- 開始前に頸管熟化について評価し，未熟な場合には頸管熟化をはかったのち子宮収縮薬を使用する．
- 陣痛誘発や促進の適応を遵守し，子宮収縮薬の禁忌，慎重投与に留意する．
- 子宮収縮薬は，精密持続点滴装置を用いて，投与量，増量の間隔に注意する．
- 子宮収縮薬使用中は，母体のバイタルサイン（血圧と脈拍数）のチェックを原則1時間ごとに行うとともに，子宮収縮と胎児心拍を連続モニターする．

A 適応と要約

医学的・産科学的適応と社会的適応に大別される．経腟分娩を試みることが危険な症例では，子宮収縮薬の投与は禁忌となる．

1. 医学的・産科学的適応

経腟分娩の条件を満たしていて，表3-32のように妊娠継続により母体あるいは胎児に危険が生ずる場合には，陣痛誘発の適応となる．妊娠高血圧症候群などの母体適応による陣痛誘発では，分娩週数によっては胎児成熟を犠牲にせざるを得ない場合もある．その場合には，NICUとの連携が不可欠となる．胎児発育停止などの胎児適応においては，陣痛誘発により経腟分娩が可能となる場合もある．胎児機能不全で，急速に分娩が必要な場合には帝王切開分娩を選択する．子宮収縮薬使用の禁忌と慎重投与については，表3-33に示す．

表3-32　陣痛誘発もしくは促進の適応となりうる場合[1]

1. 医学的適応
   a. 胎児側の因子
      1) 児救命などのために新生児治療を必要とする場合
      2) 絨毛膜羊膜炎
      3) 過期妊娠またはその予防
      4) 糖尿病合併妊娠
      5) 胎児発育不全
      6) 巨大児が予想される場合
      7) 子宮内胎児死亡
      8) その他，児早期娩出が必要と判断された場合
   b. 母体側の因子
      1) 微弱陣痛
      2) 前期破水
      3) 妊娠高血圧症候群
      4) 墜落分娩予防
      5) 妊娠継続が母体の危険を招くおそれがある場合
2. 非医学的対応
      1) 妊産婦側の希望など

表 3-33 子宮収縮薬（オキシトシン，$PGF_{2\alpha}$，PGE_2）の禁忌と慎重投与[1]

子宮収縮薬	禁忌	慎重投与
3 薬剤共通	1. 当該薬剤に過敏症 2. 帝王切開分娩既往 2 回以上 3. 子宮体部に切開を加えた帝王切開分娩既往 　（古典的帝切分娩，T 字切開，底部切開など） 4. 子宮筋全層もしくはそれに近い子宮切開 　（子宮鏡下筋腫核出術含む） 5. 他の子宮収縮薬との同時使用 6. プラステロン硫酸（マイリス®，レポスパ®など）との併用 7. メトロイリンテル挿入後 1 時間以内 8. 吸湿性頸管拡張剤（ラミナリアなど）との同時使用 9. 前置胎盤 10. 児頭骨盤不均衡が明らかな場合 11. 骨盤狭窄 12. 横位 13. 常位胎盤早期剝離（胎児生存時）¶ 14. 重度胎児機能不全 15. 過強陣痛	1. 児頭骨盤不均衡が疑われる場合 2. 多胎妊婦
オキシトシン	1. PGE_2 最終投与から 1 時間以内	1. 異常胎児心拍数図出現 2. 妊娠高血圧症候群 3. 胎位胎勢異常による難産 4. 心・腎・血管障害 5. 帝王切開分娩既往回数 1 回 6. 禁忌にあるもの以外の子宮切開 7. 常位胎盤早期剝離（胎児死亡時）¶
$PGF_{2\alpha}$	1. PGE_2 最終投与から 1 時間以内 2. 帝王切開分娩既往（単回も），子宮切開既往 3. 気管支喘息・その既往 4. 緑内障 5. 骨盤位などの胎位異常	1. 異常胎児心拍数図出現 2. 高血圧 3. 心疾患 4. 急性骨盤腔内感染症，その既往 5. 常位胎盤早期剝離（胎児死亡時）¶
PGE_2	1. 子宮収縮薬静注終了後 1 時間以内 2. 帝王切開分娩既往（単回も），子宮切開既往 3. 異常胎児心拍数図出現 4. 常位胎盤早期剝離（胎児死亡時でも）¶ 5. 骨盤位などの胎位異常	1. 緑内障 2. 喘息

注：ここに記載されている禁忌あるいは慎重投与の対象は主に胎児が生存している場合を想定している．したがって，常位胎盤早期剝離¶で示したように胎児死亡時には異なった基準が考慮され，禁忌対象への子宮収縮薬使用があり得る．

2. 社会的適応

明らかな医学的・産科学的適応がなく，社会的あるいは個人的な理由から陣痛誘発を行う場合である．仕事上の都合，家族の都合などが理由となる．また休日，夜間など医療スタッフが少ない時間帯を避け，十分な管理体制下での分娩を目的に陣痛誘発を行う場合もある．

3. 要約

経腟分娩の要約を満たし，妊娠週数が明確であることと分娩準備状態の確認が条件である．排卵日が不明の場合は，妊娠初期の超音波所見により分娩予定日を修正する．分娩準備状態の確認には，自発子宮収縮（妊娠陣痛）の有無と Bishop score（**表 3-34**）が 7 点以上であることなどが参考となる[2]．

陣痛誘発は，母児の状態を適切にモニターし，速やかな子宮内胎児蘇生や帝王切開術の実施，新生児蘇生などが行える施設で行うことが必要である．

表 3-34 Bishop score

因子	点数				
	0	1	2	3
頸管開大度（cm）	0	1〜2	3〜4	5〜6
展退度（%）	0〜30	40〜50	60〜70	80〜
station	−3	−2	−1〜0	+1〜
頸管硬度	硬	中	軟	
子宮口位置	後方	中央	前方	

B インフォームドコンセント

特に社会的適応で陣痛誘発を行う場合はリスク・ベネフィットに関して本人，夫，家族にわかりやすく説明し，十分に理解を得ておく必要がある．子宮破裂，弛緩出血，羊水塞栓など有害事象の報告もある（**表 3-35**）．具体的な方法，予想される効果，副作用，緊急時の対応などについての説明が必要となる．

表 3-35 子宮収縮薬との関連が示唆される主な有害事象[1]

重大な有害事象	①ショック ②過強陣痛，子宮破裂，頸管裂傷，微弱陣痛，弛緩出血 ③胎児機能不全	
その他の有害事象	過敏症	過敏症状
	新生児	新生児黄疸
	循環器	不整脈，静脈注射後の一過性血圧上昇・下降
	消化器	悪心・嘔吐
	その他	水中毒症状

注：子宮収縮薬と羊水塞栓症の因果関係については否定的である．

C 方法

オキシトシンあるいはプロスタグランジン（$PGF_{2\alpha}$）の点滴静注による．陣痛促進薬の作用機序や副作用について十分に理解する必要がある．また，頸管熟化不全例では，分娩誘発が失敗しやすいため（表3-36），分娩誘発の適応があり頸管熟化不良と判断された場合は，頸管熟化処置後に陣痛誘発を行う．

表3-36 頸管熟化度と分娩誘発失敗率[3]

Bishop score			
0〜3点	初産 45%	経産 7.7%
4〜6点	初産 10%	経産 3.9%
7〜10点	初産 1.4%	経産 0.9%

1. 頸管熟化法

ラミナリア桿，親水性ポリマーであるダイラパンや硫酸マグネシウムを含む高分子素材であるラミセルが用いられる．Foley カテーテルやメトロイリンテルも効果的で，ミニメトロ（40mL）はラミナリア桿に比べて挿入が容易で産婦の苦痛も少ない．ある程度子宮口が開大していれば，内診指により内子宮口付近の子宮壁から卵膜を剝離することや乳頭刺激によっても熟化促進がある程度促される．

2. 人工破膜

人工破膜は，臍帯脱出や臍帯圧迫による胎児機能不全，子宮内感染の危険性を伴うが，陣痛誘発には有効な手段であり，羊水混濁や血液の有無などを確認できる．

人工破膜はコッヘル鉗子を用いる．内診指で臍帯を触れないこと，前置血管の可能性がないことなどに留意する．破水後は子宮内感染のリスクが増すので，ペニシリン系やセファロスポリン系の抗菌薬を投与する．

3. 陣痛促進薬（表3-37）

a) オキシトシン

子宮筋の感受性は妊娠週数，頸管所見によっても異なり，また個人差が大きい．点滴静注後3〜5分で反応がみられ，40分後には一定となる．投与速度の調節が重要で，必ず輸液ポンプを用いる．過強陣痛となればオキシトシン投与を速やかに中止して，必要があれば子宮収縮抑制薬を投与する．

5%グルコース液500mLにオキシトシン5単位を溶解し（10ミリ単位/mL），1〜2ミリ単位/分で開始して30分ごとに1〜2ミリ単位/分増量する．分娩進行には，通常は10ミリ単位/分までの投与で十分である．安全限界は20ミリ単位/分とされるが，必要最少量で有効収縮を得るように投与量を調節する．

表 3-37 子宮収縮薬の使用法[1]

1. オキシトシン：精密持続点滴装置（輸液ポンプなど）を用いる

オキシトシン	開始時投与量	維持量	安全限界
	1～2 ミリ単位/分	5～15 ミリ単位/分	20 ミリ単位/分
5 単位を 5%糖液あるいは生理食塩水 500mL に溶解（10 ミリ単位/mL）	6～12mL/時間	30～90mL/時間	120mL/時間

増量：30 分以上経てから時間当たりの輸液量を 6～12mL（1～2 ミリ単位/分）増やす．
注意点：PGE$_2$ 錠内服後のオキシトシン点滴静注は最終内服時から 1 時間以上経た後に開始し，過強陣痛に注意する．

2. PGF$_{2\alpha}$：精密持続点滴装置（輸液ポンプなど）を用いる

PGF$_{2\alpha}$	開始時投与量	維持量	安全限界
	1.5～3.0μg/分	6～15μg/分	25μg/分
3,000μg を 5%糖液あるいは生理食塩水 500mL に溶解（6μg/mL）	15～30mL/時間	60～150mL/時間	250mL/時間

増量：30 分以上経てから時間当たりの輸液量を 15～30mL（1.5～3.0μg/分）増やす．
注意点：PGE$_2$ 錠内服後の PGF$_{2\alpha}$ 点滴静注は最終内服時から 1 時間以上経た後に開始し，過強陣痛に注意する．
気管支喘息，緑内障，骨盤位ならびに帝王切開分娩・子宮切開既往には PGF$_{2\alpha}$ を使用しない．

3. PGE$_2$ 錠（経口）の使用法

PGE$_2$	1 回 1 錠，次回服用には 1 時間以上あける 1 日最大で 6 錠まで

注意点：他の子宮収縮薬同様に投与開始前から分娩監視装置を装着し，投与中は原則連続的モニターを行う．帝王切開分娩・子宮切開既往ならびに骨盤位には PGE$_2$ を使用しない．子宮収縮薬静脈投与終了後 1 時間以内は使用しない．
また，異常胎児心拍パターンを確認したら投与中止とする．

b）PGF$_{2\alpha}$

オキシトシンによる陣痛誘発では子宮内圧は急激に上昇し，間欠期の短い子宮収縮が特徴であるが，PGF$_{2\alpha}$ では不規則で弱く持続時間の長い収縮から，次第に規則的協調的な収縮が得られる．子宮筋の感受性に個体差が少なく，頸管熟化作用があるため熟化不全例の陣痛誘発にも有効である．

3,000μg を 5%グルコース 500mL に溶解し（6μg/mL），1.5～3μg/分から点滴静注を開始し，30 分ごとに 1.5～3.0μg/分ずつ増量する．6～15μg/分で維持し，安全限界は 25μg/分である．

緑内障や気管支喘息合併例には使用できない．オキシトシンとの併用は相乗効果により過強陣痛をきたす可能性があるので禁忌である．

c）プロスタグランジン E$_2$（PGE$_2$）

1 錠（0.5mg）を 1 時間ごとに 3～4 回経口投与する（6 錠まで）．調節性がなく，ときに過強収縮となるので入院のうえ胎児心拍数陣痛図モニタリング下に投与する．腟内投与など経口以外

の投与法は認められていない．通常はオキシトシンやPGF$_{2\alpha}$点滴静注に先立って投与されるが同時併用は行わない．

D 胎児心拍数陣痛図モニタリングと緊急処置

　胎児心拍数陣痛図による連続的モニタリングを原則とする．外測法によるモニタリングが一般的である．

　頻回，過度の子宮収縮は胎児低酸素血症に陥る可能性があるので，10分に5回以上，1回の子宮収縮が90秒以上持続する場合，あるいは1分ごとの頻回の子宮収縮などで胎児心拍数所見に異常がみられる場合には，速やかに陣痛促進薬の投与を中止し，rapid tocolysisとして塩酸リトドリン（500〜1,000μg）あるいはニトログリセリン（100〜200μg）の静注，NTGニトログリセリン0.3mg舌下錠1錠の使用（当センターではこちらを使用している．即座に使用できる，投与量の間違いもない）などにより子宮収縮を抑制する．NTGは保険適用外であるが，迅速に子宮筋弛緩が必要な場合には有効で，膜受容体を介さず直接細胞内に働き速効する[4]．

◆文献

1) 日本産科婦人科学会，日本産婦人科医会．子宮収縮薬による陣痛誘発・陣痛促進に際しての留意点．改訂2011年版．2011年4月．
2) 伊藤宏晃．子宮頸管熟化と分娩誘発．日産婦誌．2007; 59: N405-9.
3) CQ412 分娩誘発の方法は？　日本産科婦人科学会/日本産婦人科医会，編．産婦人科診療ガイドライン産科編2011. p.206-10.
4) 笠井靖代．15．子宮収縮薬，子宮収縮抑制薬治療の基本的考え方．In: 杉本充弘，編．妊婦・授乳婦の薬．東京：中外医学社; 2010. p.54-7.

〈笠井靖代〉

2. 会陰切開と縫合

3. 分娩　C. 産科処置

> **POINT**
> - 産道裂傷を避け，分娩第 2 期を短縮し，安全な分娩を行うために会陰切開を行うことがある．
> - 会陰縫合前に，切開・裂傷部を十分に確認し，確実に縫合を行う．
> - 縫合後に強い疼痛を訴える場合，血腫形成も念頭に置きながら創部を観察する．

A　会陰切開（episiotomy）

　胎児娩出に際して，会陰および腟壁裂傷を予防し，分娩第 2 期を短縮させ，母児双方にとって安全な分娩を行うことを目的に，児娩出直前の会陰部に種々の切開を加える手技である．適時に適切な会陰切開が行われれば，軟産道の裂傷を避けることができ，分娩時間を短く，児頭への圧迫も軽減できる．適切な切開時期は，児頭が骨盤底に達して児の先進部が圧迫され始めた頃である．切開を行うときは，産婦が説明を納得したうえで行う．

　適応；会陰部の進展性が悪く大きな裂傷が避けられそうもない場合，肩甲難産，骨盤位分娩，後方後頭位，鉗子分娩，吸引分娩などが適応となる．

1. 会陰切開の種類の選択

　正中切開と正中側切開が多く行われている．切開法により特徴がある．会陰切開の目的により切開法を選択する（図 3-54，表 3-38）．

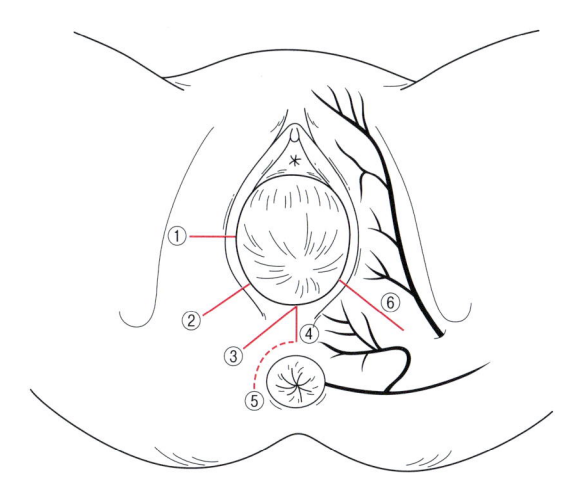

図 3-54　会陰切開の種類（荒木　勤，他．会陰正中三段切開縫合法．東京：金原出版；1993. p.78-80）
①側横切開法，②側切開法（中間切開法），③正中側切開法，④正中切開法，⑤正中J字切開法，⑥Schuchardt 深切開法

表 3-38 正中切開法と正中側切開法の比較

症状	正中切開法	正中側切開法
会陰拡張効果	大	やや劣る
出血	少ない	やや多い
第3・4度会陰裂傷の合併	やや多い	まれ
術後創部疼痛	ごくまれ	強い
治癒効果	優秀	縫合部のずれが生じやすい
創部縫合不全	まれ	ときに開くことあり
続発性性感異常	まれ	ときに認められる

a) 正中切開法 (median episiotomy)

正中切開法は，会陰腱中心部位を肛門に向かってまっすぐに切開する方法である．血管・神経が少なく，腱組織でできている部位であり，出血は少なく，術後の疼痛・腫脹がきわめて少ない．最も推奨される切開法であるが，会陰保護が十分でないと第3度・4度会陰裂傷をきたすことがある．

b) 正中側切開法 (mediolateral episiotomy)

陰唇交連の最下点すなわち会陰腱中心の最上端より肛門括約筋に沿って左右いずれかを斜め下方に切開する方法である．正中切開法よりも出血が多く，術後の疼痛・腫脹も生じやすい．

c) 側切開法 (lataral episiotomy)

後連合より2〜3cm側方で，腟入口縁から坐骨結節の方向に切開を加える方法である．出血が多く，疼痛が強く，陰裂開大効果は少なく，創部の治癒経過は不良である．

2. 会陰切開時の麻酔

会陰切開に対する疼痛対策として，局所麻酔法が一般的である．切開予定部位の皮下に注射針を挿入し，血液が吸引されないことを確かめた後，麻酔薬を注入する．

陰部神経遮断麻酔を行うこともある．これは，経会陰的と経腟的があるが，分娩時の麻酔としては経腟的陰部神経遮断麻酔を選択することが多い．坐骨棘内下方を穿刺，局所麻酔薬を注入し，陰部神経を麻痺させる．

B 会陰縫合

胎盤娩出後，会陰切開または会陰裂傷の縫合を行う．縫合を行う前に，頸管裂傷の有無と子宮収縮不良による出血の有無などを確認し，必要なら頸管裂傷縫合術，子宮収縮薬投与などを行う．

会陰切開を行っている場合でも，創部が延長・拡大したり，その他の場所に裂傷がみられることもあり，切開・裂傷部の観察・評価を慎重に行う．創部が直腸側に深い場合には第3度・4度裂傷の可能性もあり，必要に応じて直腸診を行い，肛門括約筋・直腸粘膜の損傷の有無を確認する．

図 3-55 外陰の筋肉

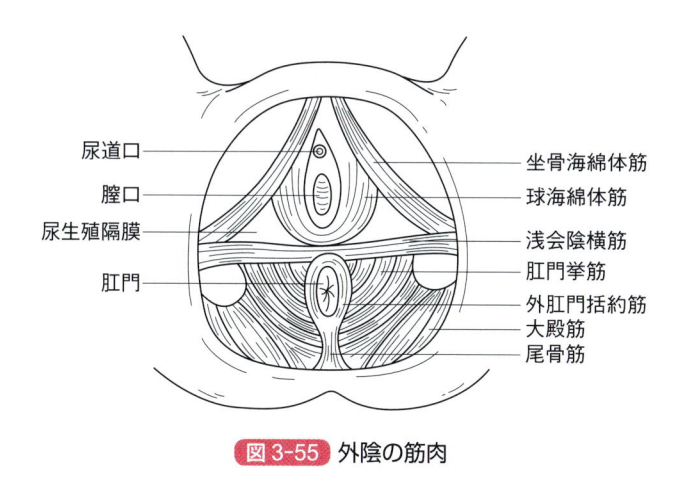

表 3-39 会陰裂傷の分類（日本産科婦人科学会，2003 より引用改変）[2]

第1度： 最も軽度なもので，会陰皮膚および腟粘膜のみに限局する裂傷
第2度： 会陰の皮膚のみならず，筋層の裂傷を伴うが肛門括約筋は損傷されないもの
第3度： さらに裂傷が深層に及び，肛門括約筋や腟直腸中隔の一部が断裂したもの
第4度： 裂傷が肛門粘膜ならびに直腸粘膜に及んだもの

C 会陰縫合術

　切開創や裂傷の縫合は，止血を確実に行い，解剖学的な層と層を合わせ，過度の縫合を行って循環障害をきたすことのないように心がけることである．縫合糸は3-0 あるいは 2-0 合成吸収糸が用いられることが多い．

　第 1〜2 度裂傷では，腟壁は 1 層の結節縫合か連続縫合を行い，会陰部は 2 層に結節か連続縫合を行う．

　第 3 度裂傷では肛門括約筋に 3〜4 針の結節縫合を加えるほかは，第 1〜2 度裂傷と同じである．術後管理は便秘しないように注意する以外は普通と変わりない．

　第 4 度裂傷では直腸粘膜の端部がぴったり合うように，直腸筋層に 0.5 cm おきに縫合糸をかけ，さらにその上層の筋膜も縫合する．その後，肛門括約筋の縫合以後は第 3 度裂傷の場合と同じである．緩下剤を 1 週間投与すると同時に，座薬や浣腸は避ける．予防的に抗菌薬も 3〜5 日間投与する．

　会陰切開・裂傷の有無にかかわらず，分娩後に外陰部痛を強く訴える場合には，血腫形成，蜂窩織炎，膿瘍が発生していないかどうかを注意深く診察する必要がある．

　①腟壁縫合：腟壁創断端よりも深部（子宮側）から血流がみられることがあり，腟壁創断端より 1 cm ほど奥側から縫合を開始し，腟壁血腫形成を予防する．縫合は結節縫合，連続縫合のいずれでもよく，1 cm 間隔程度で，処女膜縁まで縫合する．死腔を残さないように，直腸に注意して縫合する．縫合糸は，組織反応が少なく，異物として残らない吸収糸が一般的である．通常，細い糸で，血管や組織の損傷を少なくするために角針より丸針が使われる．♯2-0 または♯3-0 丸針付きの合成吸収糸（バイクリル，デキソンなど）が使用されている．傷が深く，感染，血腫の危険がある場合にはドレーンを留置する．

②皮下縫合：皮下組織の創傷が深い場合は，皮下縫合（埋没縫合）を行う．結節縫合，連続縫合いずれでもよく，腟壁縫合と同様な組織反応が少なく，異物となりにくい合成吸収糸を使用する．

③皮膚縫合：通常創最下端より開始する．左右のバランスをとりながら縫合する．

④縫合が終了したら必ず直腸診を行い，縫合糸が直腸粘膜に出ていないことを確認する．

　会陰裂傷は分娩時に確実に診断し，縫合することが大切である．適切な治療が行われないと，肛門括約筋機能不全，便失禁，将来の子宮下垂や子宮脱の原因となる．また，縫合不全や感染を起こすと，瘻孔を形成する．この場合は，炎症が治まってから再手術となる．

◆文献

1) 武谷雄二, 総編集. 新女性医学大系　25 正常分娩. 東京: 中山書店; 1998.
2) 関　博之. 会陰裂傷, 会陰切開. 周産期医学. 2010; 40（増刊号）: 294-6.
3) 森川　肇. 会陰切開・縫合　会陰切開のタイミングと縫合・疼痛対策のコツ. 産婦人科の実際. 1996; 45: 1677-81.

〈有馬香織〉

3. 吸引分娩，鉗子分娩

> **POINT**
> - 吸引および鉗子分娩は分娩第2期の母児のリスクを回避するために実施される急速遂娩術である．
> - 適応は胎児機能不全，分娩第2期の遷延，および母体合併症のため分娩第2期を短縮する必要がある場合に大別される．
> - 安全に吸引・鉗子分娩を実施するためには適応と要約を順守する．

A 概念および頻度

　　吸引および鉗子分娩は分娩第2期の母児のリスクを回避するために実施される急速遂娩術である．当センターにおける過去10年間の吸引・鉗子分娩数の推移をみると，吸引分娩が6～8％，鉗子分娩が1～2％であった（**表3-40**）．

　　吸引・鉗子分娩の適応はおおむね同様で，胎児機能不全のため速やかに分娩を終了させる必要がある場合，回旋異常や微弱陣痛などにより分娩第2期が遷延している場合，および母体心疾患のため分娩第2期を短縮する必要がある場合に大別され，安全に吸引・鉗子分娩を実施するためには適応と同時に要約を厳守することである（**表3-41**）．その際，児頭の下降度，回旋および先進部位を正確に把握することが重要で，児頭の下降度は児頭の最大周囲径の位置により高位（骨盤入口部：station 0～+1），中位（骨盤濶部：station +2），低位（骨盤峡部：station +3～+4）および出口部（骨盤出口部：Station +5）に分類される．児頭の回旋は手掌全体を用いて矢状縫合，大泉門，小泉門を触知し胎児の耳を触れて回旋を確認する．また超音波診断法も分娩第2期の児頭の回旋の客観的評価法として簡便かつ有用である．

表 3-40 日本赤十字社医療センターにおける過去10年間の吸引・鉗子分娩数の推移

	2001年	2002年	2003年	2004年	2005年	2006年	2007年	2008年	2009年	2010年	2001～2010年
総分娩数	1,853	1,926	2,006	1,923	1,942	2,129	2,331	2,478	2,478	2,725	21,791
吸引分娩数	122 (6.6)	124 (6.4)	133 (6.6)	133 (6.9)	136 (7.0)	172 (8.1)	190 (8.2)	144 (5.8)	158 (6.4)	197 (7.5)	1,509 (6.9)
鉗子分娩数	36 (1.9)	41 (2.1)	38 (1.9)	36 (1.8)	41 (2.1)	20 (0.9)	38 (1.6)	26 (1.0)	65 (2.6)	76 (2.9)	417 (1.9)

（　）：総分娩数に対する割合（％）

表 3-41 吸引・鉗子分娩の適応と要約

適応：
　①胎児機能不全
　②回旋異常や微弱陣痛などによる分娩第 2 期遷延または停止
　③母体合併症（心疾患や神経疾患など）のための分娩第 2 期短縮
要約：
　母体側 3 条件
　　①子宮口が全開大していること
　　②児頭骨盤不均衡（CPD）がないこと
　　③破水していること
　胎児側 3 条件
　　①児頭が鉗子適位*であること
　　②成熟に近い正常児頭であること
　　③児が生存していること

*鉗子適位とは「児頭の最大周囲径が小骨盤腔に嵌入し，先進部が両側坐骨棘間線（station 0）を超え，station +2 以下に下降している場合」をいうが，術者が安全に施行できる児頭の位置を鉗子適位と考えるべきである．

B 吸引・鉗子分娩の実際

　吸引・鉗子遂娩術に際しては，本人および家族に対して必要性とリスクを十分に説明する．
　吸引分娩に使用される吸引カップにはソフトカップと金属カップがあり，ソフトカップは金属カップに比べ経腟分娩の成功率は低いが新生児の頭皮損傷のリスクは低く，当センターではソフトカップを使用している（図 3-56, 57）．吸引分娩のポイントは児頭に装着可能な最大のカップを使用し，腟壁や頸管を児頭とカップの間に挟みこまないよう留意しつつ大泉門を避け小泉門と矢状縫合の一部にまたがるように装着し，ゆっくり吸引圧を高め最終陰圧を 50～60cmHg とし，陣痛にあわせてカップに垂直に骨盤軸にそって牽引することである（図 3-58）．
　鉗子分娩に使用される鉗子には，頭位遂娩用にネーゲレ鉗子（図 3-59），回旋鉗子としてキーラン鉗子，骨盤位後続児頭娩出用鉗子としてパイパー鉗子が用いられる．鉗子遂娩術は鉗子の擬持，鉗子の挿入・装着，試験牽引，児頭の牽引，鉗子の抜去の 5 つの基本操作からなり，鉗子の挿入は左葉→右葉の順に行い決して鉗子柄を押し込まないこと，挿入した両葉が完全に接合部

図 3-56 ソフト（シリコン）吸引カップ

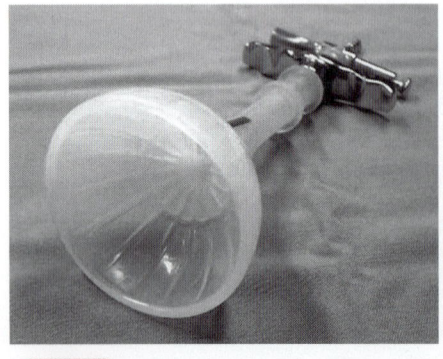

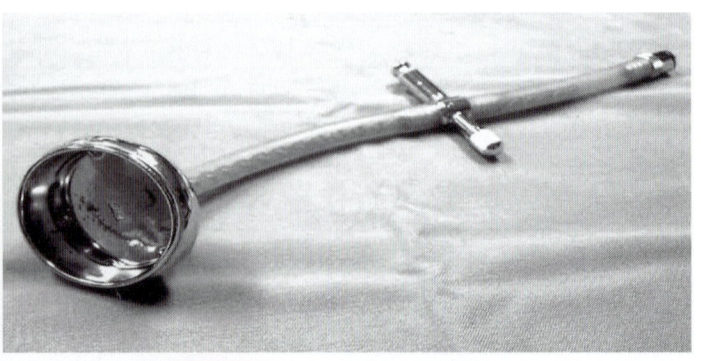

図 3-57 ハード（金属）吸引カップ

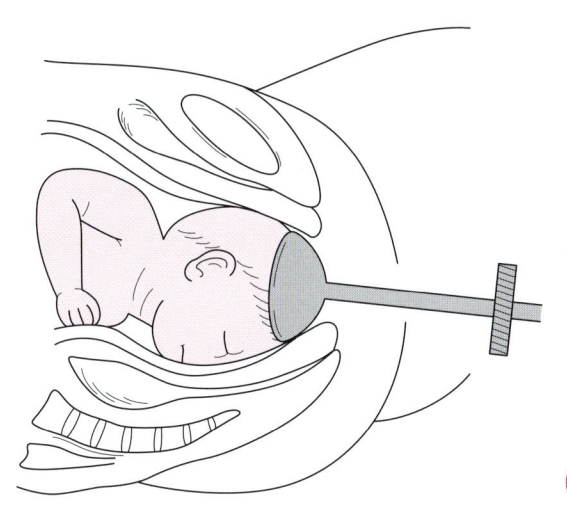

図 3-58 ソフト（シリコン）吸引カップの装着

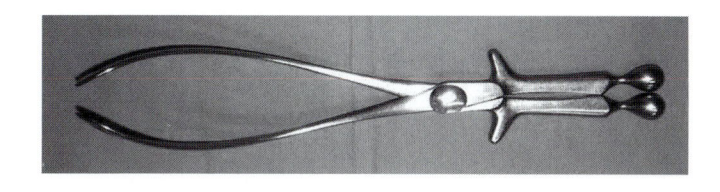

図 3-59 ネーゲレ鉗子

で合致するのを確認すること，試験牽引にて滑脱しないことを確認すること，児頭の牽引は骨盤誘導線に沿って正中で行うこと，鉗子の抜去は児頭娩出直前にゆっくり行うことなどが鉗子遂娩術のポイントである（図 3-60）．

なお吸引・鉗子分娩時の麻酔については硬膜外麻酔や陰部神経遮断麻酔などが実施されることがある．また牽引力が弱い吸引分娩の補助として胎児圧出法（Kristeller 圧出法）が併用される場合もある．

吸引・鉗子分娩を実施後はただちに産道裂傷や新生児損傷の有無を確認する．吸引分娩では児

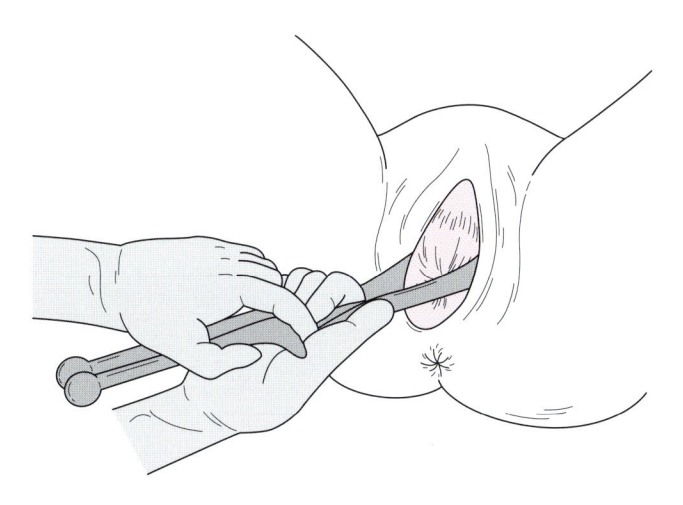

図 3-60 鉗子の牽引

頭のカップ装着部を観察して大泉門にかかっていないことを確認し，頭血腫や帽状腱膜下血腫などの有無を調べ，頭蓋内出血や網膜出血にも注意する．吸引分娩は鉗子分娩に比べ産道裂傷の程度は軽度であるが，前回帝王切開術例や巨大児，多産婦，Kristeller圧出術併用などでは子宮破裂にも留意する．鉗子分娩でも児頭の鉗子圧痕部を観察し正しく装着されていたか確認し，会陰・腟壁・腟円蓋裂傷や膀胱・直腸損傷，子宮破裂などの有無を十分に診察し必要な処置をする．

〈安藤一道〉

3. 分娩　C. 産科処置

4. 帝王切開術

> **POINT**
> - 分娩は本来経腟的に行われるが，母と児の安全を守るために非常時の処置として帝王切開術が行われる．
> - 一般的な腹式深部帝王切開術では子宮下節を横切開する．早産や前置胎盤の場合に行われる古典的帝王切開術では体部を縦切開する．
> - 帝王切開術では，麻酔，出血，感染，血栓症，隣接臓器の損傷，胎児損傷などの問題を生じることがある．
> - 術後血栓症の予防には，早期の離床，弾性ストッキングの着用，間欠的空気圧迫法などが推奨される．

A 予定帝王切開術と緊急帝王切開術

　　分娩は本来経腟的に行われるものであるが，母と児の安全を守るために非常時の処置として帝王切開術（cesarean section: C/S）（帝王切開分娩 cesarean delivery）が行われる．帝王切開術には，手術日時を予め決めて行う予定帝王切開術（elective C/S）と分娩進行中の母児の変化に急速対応する緊急帝王切開術（emergency C/S）がある．帝王切開術は開腹手術であり，麻酔，出血，感染，血栓症，隣接臓器の損傷，胎児損傷などの問題を生じることがある[1]．

B 帝王切開術の適応

a）母体適応
　母体側に経腟分娩を困難にする要因がある場合として，狭骨盤，軟産道狭窄または強靱，骨盤内腫瘍などがある．また，経腟分娩の進行が母体の健康を著しく害する危険がある場合として，切迫子宮破裂，重篤な全身疾患の合併，子宮頸癌または外陰癌合併などがある．

b）胎児適応
　胎児側に経腟分娩を困難にする要因がある場合として，横位または胎勢異常（顔位など），胎児疾患（水頭症，仙尾部奇形腫，腹部腫瘤など）がある．また，経腟分娩の進行が胎児の健康を著しく害する危険がある場合として，胎児機能不全，臍帯脱出または臍帯下垂，骨盤位，リスクの高い胎児疾患（胎児血小板減少症,髄膜瘤など）がある．

c）総合的適応
　母児両者の相対的関係から経腟分娩が困難と判断される場合として，児頭骨盤不均衡，回旋異常または進入異常による分娩停止などがある．また，経腟分娩の進行が母児の両者またはいずれかの健康を著しく害する危険がある場合として，前置胎盤，常位胎盤早期剥離，子癇または妊娠高血圧腎症重症，微弱陣痛による遷延分娩などがある．

C 帝王切開術の要約

a）母体側要約
母体の全身状態が手術侵襲に耐えられることがすべての手術に共通の前提条件である．

b）胎児側要約
胎児が生存しており，胎外生活が可能であることが一般的な前提条件である．しかし，胎児・胎盤の存在が母体の生命に危険を及ぼす場合は，胎児の生存を帝王切開術の前提条件とはしない．

D 帝王切開術の合併症

a）術中の合併症
術中出血が多量になり，輸血が必要になることがある．多量出血が予測される症例では，同種血または自己血を準備することが勧められる．また，隣接臓器である膀胱・尿管・腸管などを損傷するリスク，胎児娩出に伴い胎児の身体を損傷するリスクがあり，慎重な手術操作が要求される．

b）術後の合併症
深部静脈血栓症，肺血栓塞栓症を発症することがある．血栓症の予防には，早期の離床，弾性ストッキングの着用，間欠的空気圧迫法などが推奨されている（**表3-42**）[2]．また，細菌感染症の併発，臓器癒着によるイレウスを発症することもある．さらに，腰椎麻酔後では一過性の頭痛が数％にみられる．術後合併症を予防するためにも，早期の離床・歩行，早期からの頻回授乳による母乳育児と子宮復古の促進が大切である．

表 3-42 産科における静脈血栓塞栓症の予防

リスクレベル	対象症例	推奨予防法
低リスク	正常分娩	早期離床，積極運動，弾性ストッキング
中リスク	帝王切開分娩（高リスク以外）	弾性ストッキング or 間欠的空気圧迫法
高リスク	高年齢肥満妊婦の帝王切開分娩 静脈血栓塞栓症既往 or 血栓性素因妊婦の経腟分娩	間欠的空気圧迫法 or 低用量未分画ヘパリン
最高リスク	静脈血栓塞栓症既往 or 血栓性素因妊婦の帝王切開分娩	低用量未分画ヘパリン＆間欠的空気圧迫法 or 低用量未分画ヘパリン＆弾性ストッキング

E 帝王切開術の手技

a）腹壁切開
下腹部横切開と縦切開がある．横切開は，腹壁ヘルニアの発生が少なく，美容上優れている．一方縦切開は，短時間で開腹することができ，上方への延長が可能であり，腹壁神経の損傷が少

ないなどの長所がある．

b）子宮壁切開

最も一般的な腹式深部帝王切開術では子宮下節を横切開する．早産や前置胎盤の場合に行われる古典的帝王切開術では体部を縦切開する．その他特殊な場合に体部下部横切開や子宮下節縦切開が行われることがある（図 3-61）[1]．

c）胎児娩出

児頭娩出は，用手的に行う場合，ソフト吸引カップを使用する場合（図 3-62）[1]，娩出鉗子を使用する場合がある．骨盤位の場合は，骨盤位牽出術に準じた手技が行われる．

d）胎盤娩出

臍帯の牽引と子宮底の圧迫により胎盤は娩出される．胎盤が容易に剥離しない場合は用手的に剥離する．

e）子宮壁切開創縫合

切開創は筋層縫合と漿膜縫合に分けて行う．筋層は2層に縫合することが多く，合成吸収糸が使用される．

f）腹壁切開創縫合

腹壁切開創を腹膜，腹直筋，筋膜，皮下脂肪，皮膚の順に縫合し閉腹する．

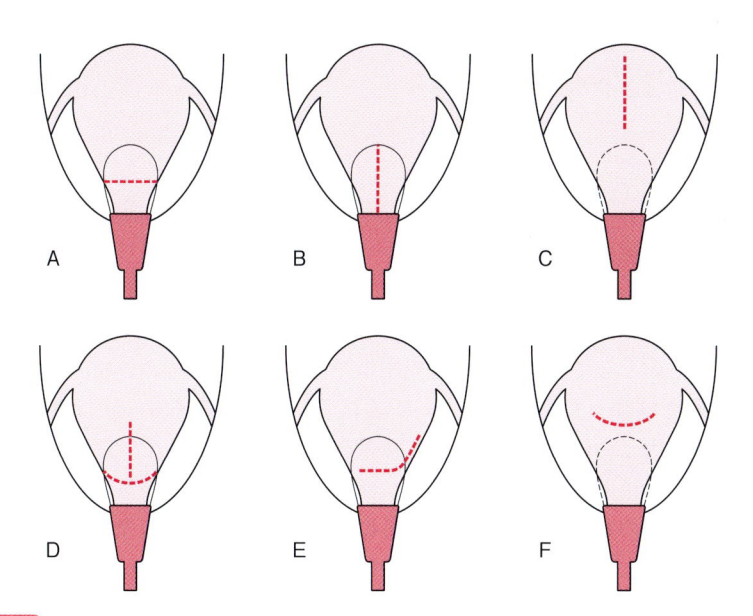

図 3-61 帝王切開術における子宮切開法〔杉本充弘．産と婦．2003; 70(Suppl.): 60-70〕[1]
A：子宮下部（深部）横切開，B：子宮下節（深部）縦切開，C：子宮体部縦切開，
D：逆T字状切開，E：J字状切開，F：子宮体下部横切開．

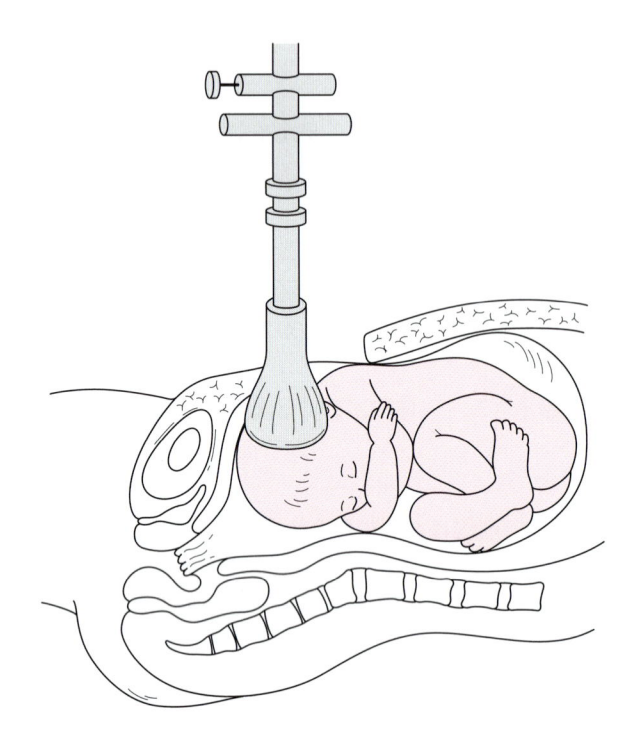

図 3-62 吸引カップによる児頭娩出

F 特殊な帝王切開術
1. 子宮筋腫合併例の帝王切開術[3]
a) 検討事項
　子宮筋腫合併例の帝王切開術における術前の検討事項を整理すると，まず筋腫核出術適応の検討である．適応があるものとして，帝切時の胎児娩出障害と悪露排出障害の原因となる子宮体下部・下節・頸部の大きな筋腫（長径 8cm 以上）があげられる（**図 3-63**）．次は帝切時の筋腫核出術に伴うリスクと関連因子の検討である．まず多量出血のリスクとして，筋腫の大きさ・部位と深さ・個数を確認し，手術所要時間を予測する．次に核出創部感染のリスクとして，子宮内腔との連続性や子宮内感染症の有無を確認する．さらに，術後癒着と術後血栓症のリスクについても検討が必要である．

b) リスクへの対策
　帝王切開時に筋腫核出術を行う場合は術前の対策が必要である．まず，多量出血のリスクへの対応として，手術スタッフの適切な人選，自己血貯血または輸血の準備を行う．次に，核出創部感染のリスクへの対応として，子宮内腔と筋腫との距離を確認し，術前からの子宮内感染症の治療を行う．さらに，術後癒着のリスクへの対応として，インターシードなど癒着防止材の準備をする．また，術後血栓症のリスクへの対応として，手術所要時間の短縮のためスタッフの人選，血液濃縮予防のため術前に十分な輸液量の投与，術中・術後の下肢血流促進に使用する間欠的空気圧迫法，弾性ストッキングなどの準備，術中・術後に行う抗凝固療法の準備を行う．

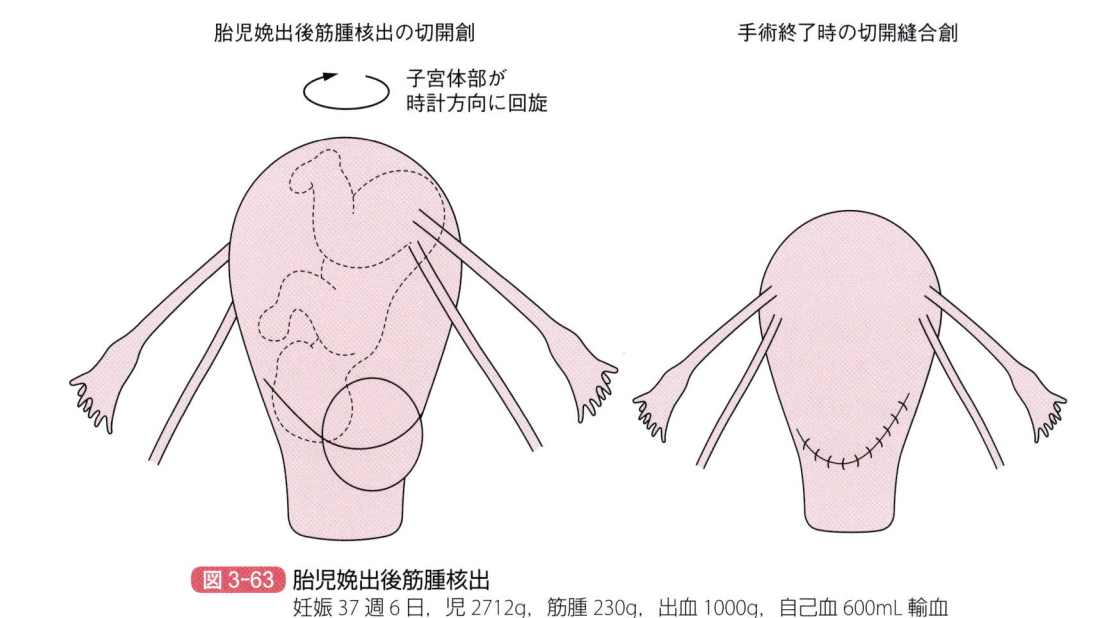

図 3-63 胎児娩出後筋腫核出
妊娠 37 週 6 日，児 2712g，筋腫 230g，出血 1000g，自己血 600mL 輸血

2. 古典的帝王切開術[4]

a）定　義
　古典的帝王切開術とは子宮体部縦切開術をいう．帝王切開術として，一般には子宮下節（深部）横切開術が行われる．

b）適　応
　子宮体部縦切開術が選択されるのは，特殊な場合に限られる．例えば，妊娠 30 週前の早産で子宮下節の伸展が十分でない場合，前置胎盤で前壁に付着している場合，子宮下部または頸部に大きな筋腫がある場合，子宮頸癌を合併している場合などがある．古典的帝王切開術を行うか否かを決めるには，術前の胎児，胎盤，合併症に関する精度の高い診断が必要である．

c）手技の特徴
　胎児と胎盤の位置から容易に胎児を娩出できる部位を縦切開する．超低出生体重児の娩出は，未破水例では被膜状態での胎児娩出が望ましい．切開創は筋層が厚いため，下部筋層縫合と漿膜筋層縫合の 2 層縫合を行う．術中の多量出血，術後の肺血栓塞栓症，子宮内感染症，臓器癒着への予防と対応が重要である．

◆文献
1) 杉本充弘. 帝王切開術. 産と婦. 2003; 70 (Suppl.): 60-70.
2) 肺血栓塞栓症／深部静脈血栓症（静脈血栓塞栓症）予防ガイドライン委員会, 著. 肺血栓塞栓症／深部静脈血栓症（静脈血栓塞栓症）予防ガイドライン・ダイジェスト版. メディカルフロントインターナショナルリミテッド. 2004.
3) 杉本充弘, 中川潤子. 子宮筋腫合併例の帝王切開. 産と婦. 2002; 69: 344-50.
4) 杉本充弘. 古典的帝王切開術. 産と婦. 2007; 74: 189-96.

〈杉本充弘〉

5. 産痛への対応

> **POINT**
> - 陣痛とは必ずしも痛みを伴うものではない．
> - 不安や心配から痛みが増強することもあり，妊婦に寄り添うことが大切である．
> - 無痛分娩は硬膜外麻酔を用いる方法が主流である．
> - 麻酔のメリットは鎮痛効果であり，デメリットは血圧低下などの合併症と分娩経過への影響である．

A 疾患の概念（産痛とは）

産科婦人科用語集・用語解説集では，産痛は「分娩時の子宮収縮，軟産道開大，骨盤壁や骨盤底の圧迫，子宮下部や会陰の伸展などによって生じる下腹部痛や腰痛などの疼痛を総称して産痛という」と記されている．

そして，陣痛とは「本来は分娩時の反復する子宮収縮をいうが，広くは妊娠中の子宮収縮も含めて表現されている．洋の東西を問わず痛みと表現されているが，元来は子宮収縮そのものを指し，疼痛を伴うことが絶対的な条件ではない」とも記されているが，産痛（痛み）とは明確に区別することはできない．したがって，陣痛により分娩は進行するため，分娩の進行を妨げることなく，痛みのみ取り除く方法が工夫されてきた．

B 原因と発生機序

分娩の痛みは子宮の収縮と子宮頸管の開大や展退によるもので，痛みはT11～T12の後根とT10およびL1からの神経線維の一部を経由して伝達される．産道や，陰唇，会陰部が広げられることによる痛みは，S2～S4の後根の求心性線維を通って陰部神経を介して伝達される[1]（図3-64）[2]．

産痛には，それだけでなく精神的な要素も加わる．たとえば，初産婦であれば，陣痛は初めてのことであり，分娩の進行に伴って痛みが増強し，頻回になっていく．いつ終わるともわからない不安がより一層痛みを強く感じさせてしまう原因となる．

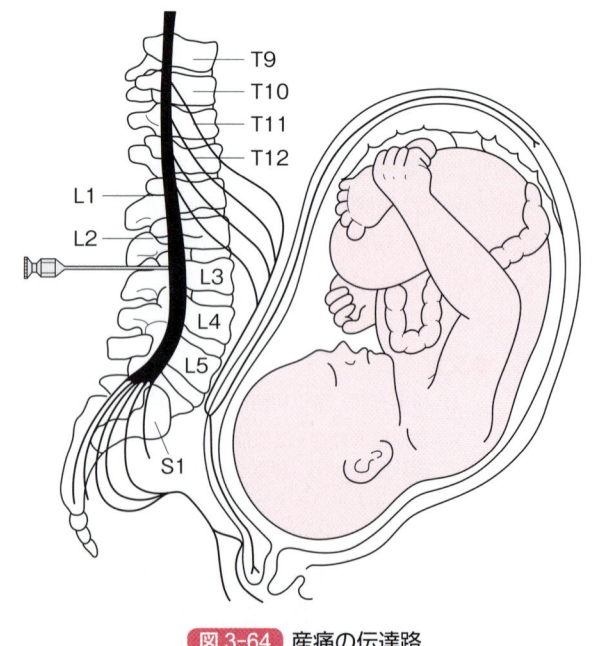

図3-64 産痛の伝達路

C 無痛分娩法の種類

経腟分娩時の産痛を軽減させる方法として，薬物を使わない方法と使う方法がある．一般的に痛みを十分に取り除く場合を無痛分娩，緩和する程度の場合を和痛分娩というが，明確な定義はない．

1) 非薬物的な方法：呼吸法，音楽療法，ラマーズ法などがある．マッサージやアロマセラピー，指圧なども有効である．
2) 薬物による方法：鎮静・鎮痛薬，吸入麻酔，硬膜外麻酔，陰部神経ブロックなどがある[3]．現在，硬膜外麻酔が主流である．

D 硬膜外麻酔による無痛分娩

1. 硬膜外無痛分娩とは

硬膜外麻酔を産痛緩和目的にて改良した方法である．硬膜外麻酔とは，腰部の皮膚から4〜6cmの深さにある硬膜外腔に，硬膜外針を用いてカテーテルを挿入し，そこから薬剤を注入する方法である．局所麻酔薬を用いることで，感覚神経，運動神経，交感神経の刺激伝導を遮断できる．この麻酔法自体は，手術や術後の鎮痛のため日常的に用いられているが，硬膜外無痛分娩を安全，かつ効果的に行うためには，妊婦の特性，効果が不十分な場合や麻酔の合併症に対する対処法などを理解する必要がある．

2. 局所麻酔薬

使用する薬剤はできるだけ運動神経に影響しないほうがよい．そのため，低濃度にしてフェンタニルを添加することで，運動神経を遮断することなく鎮痛効果を高めることができる．

薬剤の注入は，ポンプを用いて一定量を持続注入したり，産婦が痛みを感じた時に1回で急速に注入したりする方法がある．

外科手術で使用されるメピバカインやリドカインは知覚神経遮断効果が弱く，胎盤通過性があるため，硬膜外無痛分娩には適さない．低濃度（0.0625〜0.25％）ブピバカインが使用されるが，近年，心毒性が少ないロピバカイン（0.08〜0.375％）や，レボブピカイン（0.0625〜0.25％）が使用される（表3-43）[1]．

表3-43 麻酔薬

局所麻酔	初回投与量 (mL)	追加投与量 (mL)	作用発現時間 (分)	持続時間 (分)	追加時間 (分)
1％リドカイン	8〜15	6〜10	10〜20	45〜75	60
0.25％ブピバカイン（マーカイン）	8〜15	6〜10	15〜30	75〜120	90
1％メピバカイン（カルボカイン）	8〜15	6〜10	10〜20	45〜75	60

3. 適応

①患者の希望
②患者の全身合併症（脳血管疾患，心血管疾患など）

4. 禁　忌
①血液凝固異常
②腰部脊椎骨の異常
③全身の感染症
④神経疾患，など

5. 手技の実際
①麻酔前に乳酸加リンゲル液を輸液する（血圧低下予防）
②血圧測定
③産婦を側臥位とする
④消毒
⑤硬膜外カテーテル挿入
⑥0.25％ブピバカイン 3.0 mL をカテーテルより注入
⑦血管内誤注入やクモ膜下誤注入の所見がないことを確認
⑧0.25％ブピバカイン 3.0 mL をカテーテルより追加注入
⑨効果が安定するまでは血圧を 5 分ごとに測定

6. 管　理
①血圧の測定を 15 分ごとに行う．
②胎児心拍モニターの変化，血圧の低下がないか観察する．
③20〜30 分で効果が現れるか，観察する．
④分娩第 1 期では部分的に T10〜L1 の神経支配領域に麻酔を行い，分娩第 2 期には麻酔の範囲を広げ，仙髄神経支配領域を含めるようにする．
⑤40〜60 分後に硬膜外カテーテルより 0.1％ロピバカイン＋フェンタニル 2 μg/mL 溶液を 6〜12 mL/時の速度で持続注入する．
⑥3〜4 時間を目安に導尿する．

7. 硬膜外無痛分娩の副作用とその対策

a）低血圧
脊髄神経のなかに交感神経も含まれるため，低血圧が起こりやすい．また，血圧低下により子宮血流が減少するため，迅速に対応することが重要である．収縮期血圧が 100 mmHg 以下に低下したらエフェドリンを静注する．

予防法としては，処置前に十分に輸液負荷を行うことと仰臥位低血圧症候群を避ける体位をとることである．

b）必要のない神経ブロック
硬膜外麻酔では，第 10 胸神経から仙骨神経までの脊髄神経に作用が及ぶため，痛みだけでなく，運動神経や感覚神経を遮断する症状が出現する．特に下肢の運動神経が遮断されれば，筋力が低下し転倒の危険性がある．そのため，歩行を制限する．また，排尿障害をきたすことがあり，一定時間ごとの導尿で対応する．分娩時には努責感がなくなるため，努責のタイミングを指導したり吸引分娩を行う必要がある．

c）瘙痒感
瘙痒感は出現しても多くの場合特別な処置は必要としない．程度が強ければ低用量のナロキソンの静注などで治療する．

8. 硬膜外無痛分娩の合併症とその対策

a）麻酔薬のくも膜下腔への誤注入
　硬膜外カテーテルがくも膜下腔に迷入すれば，全脊麻となり，徐脈，低血圧がみられ，呼吸停止となることもある．重篤にならないためには，少量ずつ慎重に投与する．

b）麻酔薬の血管内への誤注入
　硬膜外腔にも血管は存在するため，カテーテルから注入された薬剤が血管内に入ると局所麻酔中毒による意識障害や痙攣，重篤な不整脈を起こす危険性がある．これも完全に予防は困難であるため，局所麻酔中毒の初期症状として，耳鳴り，多弁などがないか監視を十分に行う．

c）硬膜穿刺後頭痛
　カテーテル挿入時に硬膜外針で硬膜穿破してしまうことがある．この場合，1〜3日後に頭痛が起こる．特に上体を起こすと症状がひどくなるため，できるだけ安静にし，程度がひどい場合は自己血パッチ（自己血の硬膜外腔への注入）を考慮する．

d）神経障害
　カテーテル挿入時，もしくは留置したカテーテルによる神経損傷，硬膜外血腫，硬膜外膿瘍，髄膜炎などがある．

9. 分娩時のケア
　分娩時の痛みは不安から強くなることもある．そのため，硬膜外無痛分娩をスムースに行うためには，外来から処置について説明しておくことが重要である．

10. 硬膜外無痛分娩のメリット，デメリット
　硬膜外麻酔分娩のメリットは，まずは優れた鎮痛効果にある．そして全身麻酔と異なり，出産の時に意識がある．薬剤の工夫により，運動神経の遮断を回避し，麻酔中も歩行や排尿が可能である．また，薬剤の選択により，児の呼吸や神経行動に影響しない．産科処置に伴う痛みにも効果がある，といったことがあげられる．

　一方，デメリットとしては，手技や薬剤による合併症の可能性がある．血圧，胎児心拍のモニターが頻回となる．分娩経過に及ぼす影響がみられることがある，といったことがあげられる．

　特に硬膜外無痛分娩が分娩経過に及ぼす影響については，多くの研究がなされており，陣痛促進薬の使用頻度，鉗子・吸引分娩率が上昇することが報告されている．しかし，帝王切開率は必ずしも上昇しない．

おわりに
　無痛分娩の頻度は日本では2〜3％程度と報告され，アメリカで約6割，イギリスで約3割，フランスで約8割に比べると圧倒的に少ない．

　産痛を生体防御機構としてみると，分娩の開始を知らせ，分娩の準備を促す警告ともいえる．自然の摂理である分娩に際して，産痛の意味を理解し，分娩の進行がわかっている助産師や家族のサポートがあるだけで，不安は随分と軽減されるはずである．それでも，除痛を希望する場合には，硬膜外無痛分娩により妊婦の満足度を高めることができる．

◆文献
1) 金山尚裕, 河村隆一. 研修医のための必修知識　C. 産科疾患の診断・治療・管理　11. 産科麻酔, 無痛分娩. 日産婦誌. 2002; 54: N195-201.
2) Ostheimer GW. Manual of obstetric anesthesia. New York: Churchill Livingstone; 1992. p.168.
3) 照井克生. 硬膜外無痛分娩の基礎知識. 助産雑誌. 2011; 65: 390-5.
4) 加藤里絵. 硬膜外鎮痛による無痛分娩. ペリネイタルケア. 2010; 29: 548-54.

〈中川潤子〉

3. 分娩　D. ケア

1. 経腟分娩時のケア

> **POINT**
> - 経腟分娩には，初産婦で 12〜15.5 時間，経産婦で 5〜8 時間の時間を要する．産婦の産痛緩和と体力消耗に配慮して支援し，心理的側面に寄り添うケアを提供する．
> - 産婦とその家族が新しい家族を楽しみに迎えられるよう，社会的側面に配慮して支援する．
> - 産婦がバースプランに基づいて主体的に出産に臨み，医療者との十分なコミュニケーションのもとに出産することが求められている．
> - フリースタイル出産は，自由で楽な姿勢で出産する形態であるが，胎児の安全を確保する工夫が必要である．
> - 分娩経過中の入浴を含めて水中で過ごすことには，産痛緩和とリラクセーションに効果があるが，胎児への影響を考慮して水温が体温以上にならないよう注意する．
> - 医療者は，母子の安全性と快適性が最大限のバランスで保証されるように体位選択を支援していく．

A 分娩経過をどのように過ごすか（フリースタイル出産）

1. 体位の選択 （図 3-65）

　　分娩進行とともに次第に子宮収縮発作は強まり，間欠期は短縮していく．分娩第 1 期（開口期）から，発作時に産痛（陣痛）を感じる産婦が多い．発作に合わせて，ゆったりした深呼吸を行うことで過ごしやすく感じることが多いが，体位変換することも効果的である．通常は，産痛に合わせて産婦が本能的にとる体位が胎児にとっても負荷が少ないといわれている．しかし，医療者が子宮収縮や胎児の状況を観察しながら，産婦に合った体位を提案，助言することも必要である．

a）仰臥位

　　仰向けになった産婦には，骨盤誘導線に沿って子宮が胎児を押し出そうとする力と，胎児の体重（重力）との間に，相殺する合成ベクトルが発生する（図 3-66）．特に出口部においてその傾向は顕著になる．

（1）体位の特徴と適していること

　　内診や超音波断層撮影等の診察時など，診察や処置を行うときに視野を確保し，正確な所見を得ることができる．また，分娩監視装置の外測計は真下からの圧力を計測することを想定して作られているため，仰臥位が基本となる．

（2）注意点

　　子宮と脊椎の間にある下大動静脈を増大した妊娠子宮が圧迫すると，循環血流量減少を招き，低血圧を招くこと（仰臥位低血圧）がある．子宮や胎盤への循環血液量の減少から胎児徐脈の誘因になる場合があるので，速やかに側臥位へ体位変換を行う．妊娠後期には，仰臥位をとるだけ

400 §2. 各 論

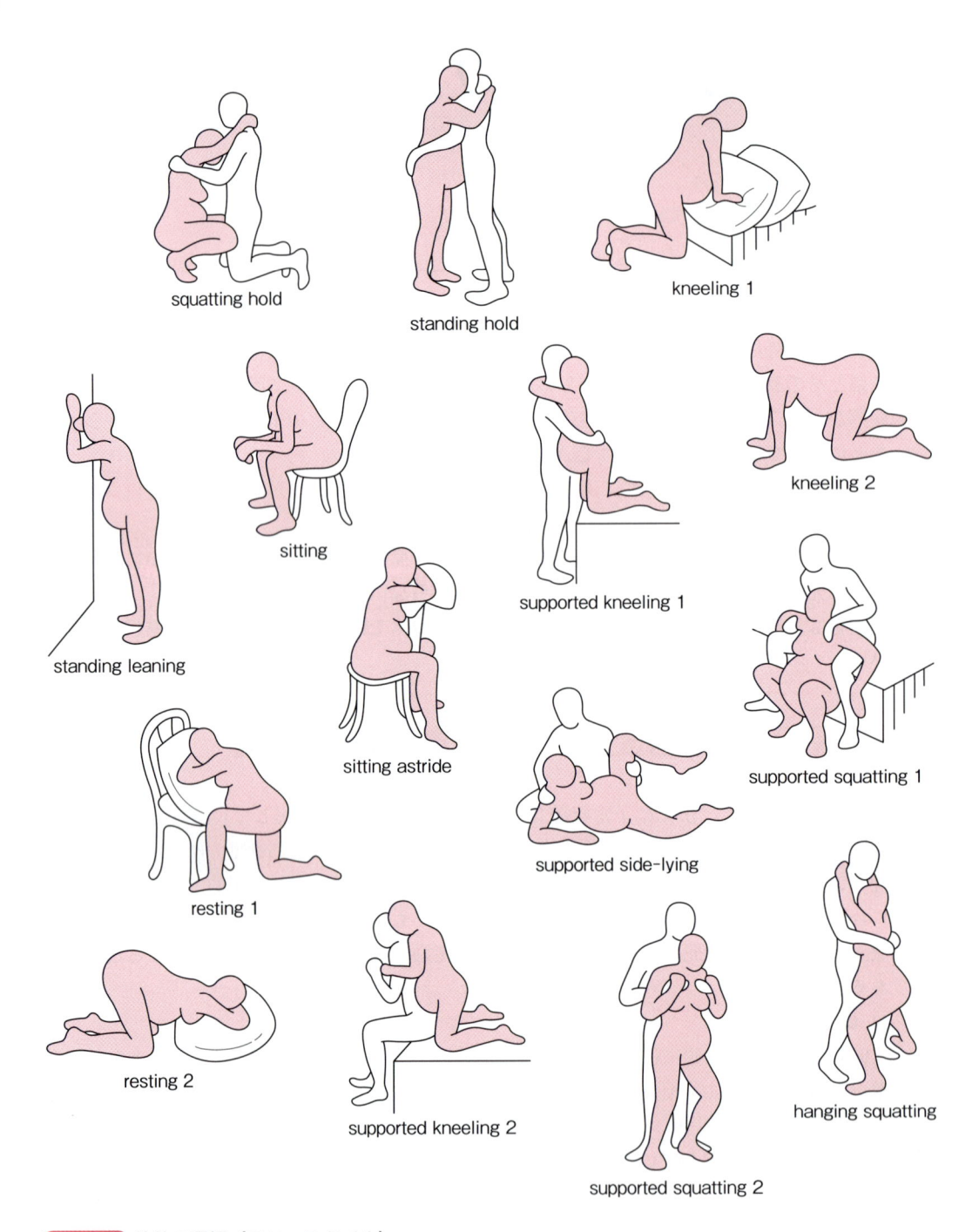

squatting hold
standing hold
kneeling 1
standing leaning
sitting
supported kneeling 1
kneeling 2
resting 1
sitting astride
supported side-lying
supported squatting 1
resting 2
supported kneeling 2
supported squatting 2
hanging squatting

図 3-65 体位の選択（フリースタイル）

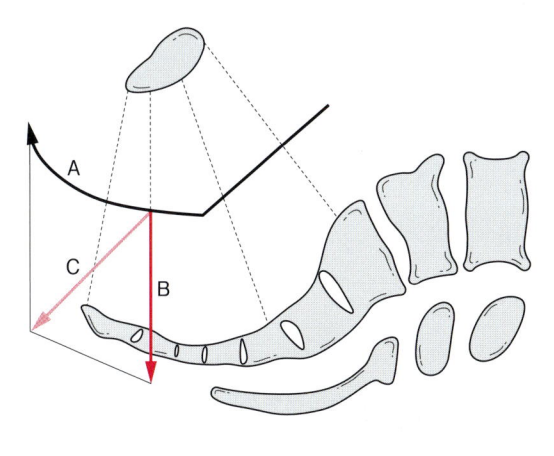

図 3-66 仰臥位での娩出力方向
A: 骨盤誘導線＝胎児娩出力
B: 胎児の体重＝重力
C: 合成ベクトル＝会陰保護の必要性

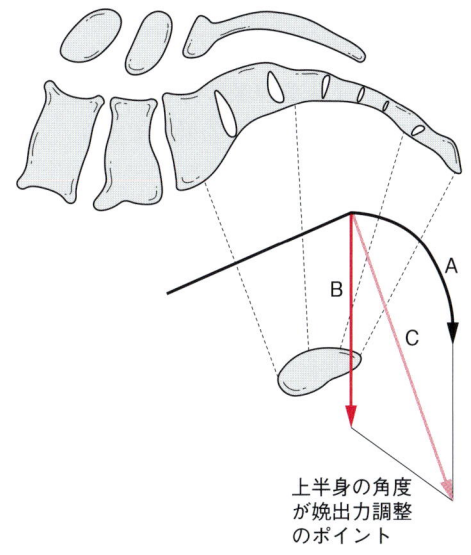

図 3-67 膝手位での娩出力方向
A: 骨盤誘導線＝胎児娩出力
B: 胎児の体重＝重力
C: 合成ベクトル

上半身の角度が娩出力調整のポイント

で低血圧症候群を引き起こす妊婦もいる．仰臥位をとる時間が短くすむよう注意する．

b）膝手位（四つん這い）

　膝手位をとると，脊椎から妊娠子宮が離れるため，下大動静脈にかかる圧が最少になる（図 3-67）．

（1）体位の特徴と適していること

　妊娠後期には，子宮の増大から腰痛を訴える妊婦が多いが，この体位では胎児の圧迫が緩和されるため腰痛が緩和される．また，子宮収縮の発作時にも循環血液量が保たれるため，胎児循環が保たれる．クッションを抱えたり，座卓にもたれたりする四つん這いの姿勢には心理的な安心感もあり，多くの産婦が好む．

（2）注意点

　産婦が楽に感じることが多く，他の体位へ変換するのを嫌がることがある．2〜3時間同じ体位でいる場合には尿閉を引き起こすこともあるので注意する．

c）側臥位

　骨盤誘導線が水平になる（図 3-68）のが特徴で，分娩進行への重力の影響が少ない．左右ど

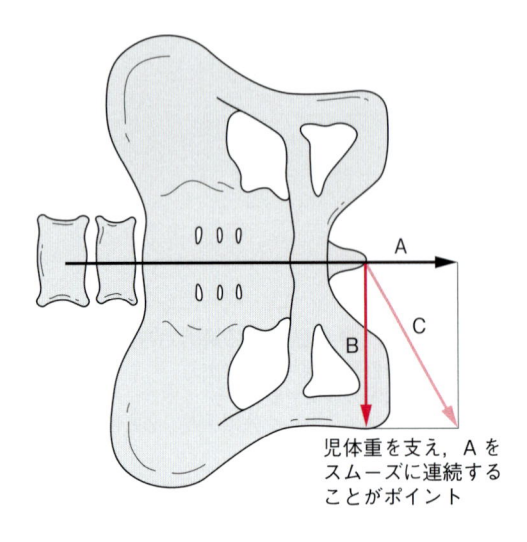

図 3-68 側臥位での娩出力方向
A：骨盤誘導線＝胎児娩出力
B：胎児の体重＝重力
C：合成ベクトル

児体重を支え，A をスムーズに連続することがポイント

ちらの側臥位をとるかは産婦が安楽だと感じる方でよい．下大動静脈は正中よりも右（肝臓寄り）であるため，仰臥位低血圧を起こした妊産婦は左側臥位をとると効果的である．分娩第2期の分娩台上でも容易なため，多くの施設で対応されている．

(1) 体位の特徴と適していること

一般的には児背が下になるような体位での側臥位を好む産婦が多く，休息するのに適している．ただし，あえて児背が上になる体位をとることで胎児の回旋を促進させる効果が期待できる．また，経過の早い産婦では子宮収縮からくる努責感を和らげる効果があり，経産婦に好まれる．反対に，前駆陣痛などで経過が長引いて疲労のある場合には，間欠時に休息をとるのに適しており，初産婦が好む傾向がある．

(2) 注意点

児頭娩出までの分娩速度は仰臥位と変化がないが，肩甲からの娩出力が弱くなりやすい．羊水混濁を認めた場合，胎児が大きく肩甲難産が予想される場合には体幹娩出時には仰臥位へと体位変換する．

d）座位・立位

立位や座位では，骨盤軸と重力方向が重なる（**図 3-69**）．娩出力と胎児重力が合致することで分娩促進への効果が期待できる．

(1) 体位の特徴と適していること

この体位では胎児の下降が期待できる．産婦は胸郭が広がるために呼吸が楽で，間欠時に背をまっすぐに保って深呼吸を行うと落ち着いた心理状態が保たれる．分娩第2期でも分娩台の背を上げることで体位保持が容易である．

(2) 注意点

第1期前半までに体位を意識していると緊張しがちになる．通常の生活動作のなかで立ったり，座ったり，歩いたりすることが自然にできていればよい．

e）スクワット（蹲踞）

骨盤は仙腸関節を軸として蝶番運動を行い，坐骨間径が延長する．座位・立位に比して，蹲踞位では足を深く曲げることで仙骨に対する恥骨の角度が大きくなり，骨盤出口部付近での娩出力が強まる．

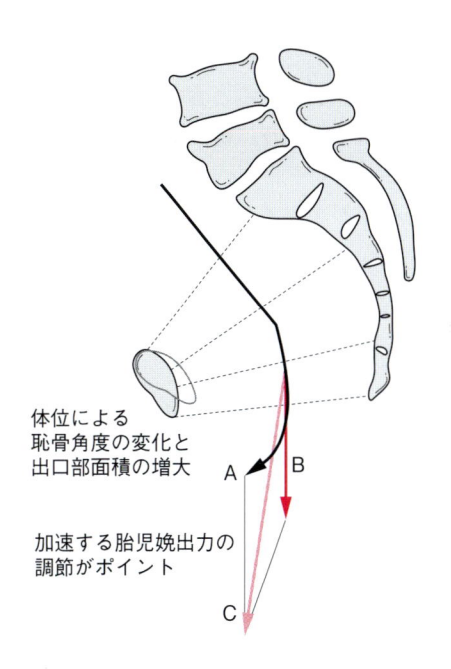

図 3-69 スクワットでの娩出力方向
A: 骨盤誘導線＝胎児娩出力
B: 胎児の体重＝重力
C: 合成ベクトル

体位による恥骨角度の変化と出口部面積の増大

加速する胎児娩出力の調節がポイント

(1) 体位の特徴と適していること

分娩第2期後半で，あと一息で発露といった場合の効果を期待できる．近代までの日本では，上半身は「産み綱」にしがみついて蹲踞で出産することが多かった．

(2) 注意点

分娩開始前の経産婦など，胎児位置が骨盤入口部より上にある場合には，胎児が引き上がって効果が望めない．産婦の体位保持が難しいため，適切な支えが必要である．間欠時には膝をつく，腰を下ろすなどで休息を勧める．また，下肢の循環が妨げられてうっ血や浮腫を招きやすいため，自然努責を最小限にして発作2～3回ごとに体位変換を行う．出口部に近い場合には胎児への圧迫も強まるため，収縮後に毎回必ず児心音を確認する．少しでも徐脈があるときは，産婦に状況を説明し，他の体位へ変更する．また，この体位での娩出時は，産婦にとって努責の調節が難しくなるため，できれば発露前に膝手位などへ変換するようあらかじめ説明し，誘導する．

2. 胎児状態の観察

どんな体位でもドップラでの児心音聴取が可能である．分娩監視装置の装着も可能だが，慣れないと仰臥位以外では下大動脈の母体心拍を拾う場合があるので，橈骨動脈などを触知して母体の脈拍と鑑別する．コードレスモニターなどを利用して，モニタリングのために産婦の体位変換は制限しないことが望ましい．

一方，一般的に用いられる外測法のトランデューサーで所見の正確性が保証できるのは，仰臥位，Fowler位（半座位）である．産婦と胎児のリスクに応じて短時間でも体位変換してモニタリングの精度を上げる選択を行う．

分娩第2期では間接介助（外回り）も体位保持，家族へのケアが求められてくるため，チームとして分娩環境について日常的に話し合い，確認しておくことが望ましい．

3. 日常生活援助

分娩進行中も，できるだけ普段の生活リズムを守れるように配慮する．

a) 食　事
血糖値が下がると，子宮筋の運動能力も低下する．分娩開始していると食事のリズムが崩れがちになるため，食べられるもの，飲めるものを少しずつ摂取するように促す．

b) 睡眠・休養
熟睡感は得にくいが，間欠時にウトウトする程度でも休息が図れる．産婦が楽に感じる体勢で休めるよう環境整備をしていく．

c) 排　泄
胎児が下降していると尿閉になりやすいので，3時間を目安に排尿を促す．

d) 気分転換
分娩経過が長引いていると気持ちが滅入りやすい．少しでも「楽しみに待てる」ように，適度に気分転換できるよう促す．歯を磨く，窓を開ける，家族と他愛のない会話をする，上の子どもの世話をする，音楽を聴くなど，わずかなことで可能である．

e) 温浴・マッサージ
前期破水や発熱（37.5℃以上）がなければ温浴も和痛効果がある．足浴だけでもよい．マッサージは産婦の好みに合わせて行うが，触れているだけでも安心感が得られる．

f) 環境への配慮
陣痛中の産婦は五感が鋭敏になる．薄暗く，暖かく，心地よい香りや手触りのある環境の下で安心感が副交感神経優位になりやすく，分娩進行を促進する．また，人的環境も重要である．パートナーや，実母，姉妹，経産婦の場合には上の子どもも含めて，産婦が望む人と過ごせるよう，ときには1人になりたい場合の代弁も含めて環境整備に配慮したい．分娩体位だけを自由にするという発想ではなく，満足できる環境を自由に発案し，産婦とともに試行しながら「いいお産」を現実化していくことが医療者の任務である．

B 水中出産のケア

1. 水中出産のメリット

妊娠中に増大する子宮が，水中では浮力となる．下半身への循環も保たれるため，身体を自由に動かせる感覚が快適だと感じる妊婦は多い．「水の中で産む」こと自体よりも，水中で過ごすことを選択肢の1つとして施設側が環境を提供することで，妊婦の快適性が向上することがメリットである．産婦にとっては，「自分で産む」というコントロール感覚をもって分娩に主体的に臨めるメリットもある．

実際に水中で分娩するときの条件，手順，環境などは妊娠中から情報提供し，現実味のあるバースプランになるように支援する（表 3-44）．特に，経過中にリスクが生じた場合には，水中に執着せず分娩方針を変更することで，胎児の安全性を保つことを確認する．

表 3-44　水中出産の適応者

- 今回の妊娠経過が正常で，経腟分娩予定であること．
- 水中分娩を希望し，説明会に参加してサイン済みの同意書をもっていること．
- 前期破水がなく，入水までの分娩経過が正常で，母子のバイタルサインに異常がないこと．

表 3-45 水中出産用プールの清掃手順

① 使用毎に洗剤で浴槽内をよく洗浄し，有機汚れをすっかり洗い流す．
② 乾燥させる．
③ 70％イソプロパノール液のスプレーで浴槽内を噴霧する．
④ よく乾燥させる．

*分娩前2時間で，分娩専用を使用することとし，分娩第1期前半から入水したい場合，原則的には別の浴槽を使用する．

2. 水中出産の原則と注意点

- 産婦と常在菌叢を同じくするパートナー以外は，同じ水に入らない．医師・助産師は長手袋をつけてプールの外から介助を行う．
- 児の鼻粘膜が空気に触れることで第1啼泣が誘発される．児頭が娩出してから再び水中に没すると誤嚥の危険がある．妊娠中から妊婦やパートナーへ説明し，児の身体がすべて娩出してから抱き上げることを確認しておく．
- 胎盤が剥離すると，子宮内に水の逆流が起き，感染の可能性が生じる．児の分娩後は，できるだけ速やかに水から出て，胎盤娩出は分娩台上で行う．
- 新生児の分娩時刻は娩出時であるが，水面に届く前は第1啼泣の条件下にないため，Apgar score は児が水面から出てからの時間で測定する．

3. 水中出産の手順と環境維持

a) 準 備
- 室温は30℃以下にしない．
- 水温は37℃程度を維持できるよう直前に溜める．
- できれば水中分娩には防水仕様のコードレスのCTGモニターを用意する．

b) 入 水
- 適時に内診などで，入水から1時間程度で分娩に至るようにする．
- 入水時間は2時間を限度とする．
- 入水中の胎児監視は防水仕様のドップラかモニターで，発作後に1分程度の聴取を行う．

c) 排臨〜発露
- 分娩が近いことを確認したら，産婦が安定した体勢になっているか確認する．
- 間接介助（外回り）スタッフは，可動式の分娩台ならばプールに引き寄せ，固定式の場合にはストレッチャーを近づけておく．

d) 児頭娩出〜体幹娩出
- 産婦に先進部に手を添えながら，落ち着いて体幹が出るまで腰を浮かせないように声をかけ，助産師は支持する．

e) 体幹娩出以降
- 児が下を向くような体勢で，産婦が水から抱き上げられるように声をかけ，助産師は支持する．
- いったん児を抱き取り，助産師が上から下へ向かって鼻を拭き，第1啼泣を確認する．
- 臍帯切断前に臥位に体位変換する．

◆文献

1) WHO 編, 戸田律子, 訳. "分娩第1期の姿勢とからだの動き" "分娩第2期の産婦の姿勢". In: WHO の59カ条お産のケア実践ガイド. 東京: 農山漁村文化協会; 1997. p.96-7, 115-6.
2) 荒木 勤. フリースタイル分娩. In: 最新産科学: 正常編. 21版. 東京: 文光堂; 2002. p.278-82.
3) 助産師基礎教育テキスト5. 日本看護協会出版, 2009.
4) 中根直子. 周産期手帳2. 分娩介助. 大阪: メディカ出版; 2005.

〈中根直子〉

3. 分娩　D. ケア

2. 帝王切開術と術後のケア

> **POINT**
> - 術中・術後の身体的側面だけでなく，手術や術後についての不安や恐怖など心理的側面へも配慮した援助を行う．
> - 経過に即した予測を含め，異常の早期発見に努め，速やかな対処を行う．
> - 母子が一緒に過ごせるように援助し，術後早期にクッションなどを用いベッド臥床での頻回授乳を開始する．
> - 早期離床を勧め，段階的に育児行動の自立へ向け援助する．
> - 緊急に帝王切開分娩となった場合にはバースレビューを早期に行い，前向きに産褥生活に向き合えるように援助する．

A 帝王切開分娩時のケア

1. 帝王切開分娩時の身体的側面とケア

　帝王切開分娩となる産婦はハイリスク産婦が多く，妊娠分娩歴のみでなく，合併症や既往歴，アレルギー情報などを考慮したうえで，異常の早期発見に努める必要がある．また，帝王切開術の適応（母体要因か児要因か）や，予定帝王切開分娩と緊急帝王切開分娩の別，検査結果，状況により，起こりうる事態（大量出血や DIC，子宮収縮不全など）を予測し，異常時には迅速に行動できるように（輸血の手配や全身麻酔管理など）日頃から準備しておく必要がある．

2. 帝王切開分娩時のケアの実際

　予定帝王切開分娩の場合，前日までに術前オリエンテーションを実施し，前日には術前処置を行う．術前オリエンテーションにおいては産婦が術前から術後までをイメージでき，主体的・肯定的に行動できるように援助する．緊急帝王切開分娩の場合，手術の可能性が判明した時点で医師から説明するとともに，可能な範囲で，手術直前から術中，術直後に関する情報提供を行う．例えば，手術までの流れ，食事摂取や飲水に関する説明，術中の状態，膀胱留置カテーテルの挿入など排泄に関すること，活動可能範囲（積極的早期離床），授乳方法などである．術後の状況や日程に関しては産婦に時間的・精神的余裕がある場合に説明し，説明できない場合には術後落ち着いたときに説明する．家族にも同時に説明し，家族が産婦をサポートしやすいように援助する．緊急帝王切開分娩の場合，状況の変化を理解することが困難な場合もあり，医師や看護職の説明に疑問や不安な点はないかなど，説明のつど産婦や家族に確認する必要がある．また，産婦の希望があれば，手術中に家族が産婦のそばで産婦を励まし，分娩の瞬間に立ち会えるように援助する．

　術中はバイタルサインや出血量，尿量，産婦の様子や訴えなどの監視をし，異常があれば医師に報告する．また，帝王切開分娩に関する記録（手術開始時間，破膜時間，児娩出時間，胎盤娩出時間，羊水量，出血量，手術終了時間）をする．出血量とガーゼのカウントは定期的かつ確実

に行い，医師に報告する．さらに，産婦の状態を常時観察し，産婦が落ち着いた精神状態でいられるように適宜声掛けを行う．また，手術室という特殊な環境下でも家族の支援を妨げないように配慮する．また，児の出生後には新生児科医師の診察後，早期に母子接触が可能となるよう努めるとともに，児の出生後の胎外生活適応状況の観察を継続的に行う．

術直後はバイタルサインの観察とともに，子宮収縮状況，悪露の排泄，尿量，創部の出血状況を観察しながら衣服を整え，病室に移動する準備を整える．帝王切開分娩の場合，子宮復古不全となるリスクが高く，術直後の適切な観察は非常に重要となる．

児が未熟児室に入院となる場合，分娩直後に新生児科医師協力のもと母子の接触をはかり，また，手術室から産褥入院病室へ移動時に状況が許せば未熟児室を経由するなど可能な限り早期母子接触に努める．

3. 帝王切開分娩時の心理的側面とケア

分娩経過によっては，産婦が経腟分娩を望んでいても緊急に帝王切開分娩になる場合がある．急激な状況変化に産婦は驚き，不安や恐怖を訴えることも少なくない．家族も含めての十分な状況説明はもとより，精神的安定をもたらすような声掛けやタッチングが必要である．家族の存在は重要であり，緊急な状況下であってもできるだけ家族とともに過ごせるように援助する．もし産婦が1人の場合，看護職が寄り添い，十分な精神的安定を確保できるよう配慮する必要がある．また，帝王切開分娩の決定に満足できるような医療者との関係づくりは必要不可欠であり，関わった医療者による術後のレビューも産婦が自己肯定できるツールとして非常に重要である．

B 術後のケア

1. 術後早期のケア

術後早期は手術侵襲により身体状況の変化が生じやすい時期であり，異常の早期発見に努めることが重要である．それには産褥期の全身復古と術後の身体に関する状況を理解し，定期的かつ継続的な観察とアセスメントを実施する必要がある．さらに，分娩経過や術中の状況，合併症，既往歴により，術後に起こりうる異常を予測し，異常の発見時には医師への報告とともに，速やかな対処が求められる．術後異常の主なものは子宮収縮不全，創部出血，循環動態の変化，肺水腫，肺血栓塞栓症，イレウス，創部癒合不全などであり，この他に各妊婦の合併症や既往歴に応じたリスクを予測し対応する必要がある．

術後早期の具体的観察項目としては，バイタルサイン，循環では血圧，心拍数，脈圧，四肢冷感の有無，顔色，体色，尿量，点滴量，呼吸では呼吸回数，血液の酸素飽和濃度，肺のAir入り，肺雑音の有無，腹部では子宮収縮（高さ，硬度，輪状マッサージで悪露の流出があるか），悪露量（30分で50gを超える場合は医師に報告をする），創部（出血が多い場合は医師に報告する）腸蠕動音，ガス貯留の有無，嘔気・嘔吐の有無，意識状態，疼痛部位や程度，輸血ルート刺入部の状態などである．観察実施時期としては帰室直後，帰室後15分後，30分後，1時間後であり，その後は各勤務帯での観察時間に則り実施するが，状況により変更する．

術後24時間以内は持続的な経静脈点滴管理が好ましい．循環動態に合わせた輸液管理が必要とされる．過剰な輸液は肺水腫（呼吸苦や酸素飽和濃度低下で発見されることが多い）や循環不全（胸痛や胸部の異和感で発見されることが多い）などの原因となることもあり，注意が必要である．また，疼痛の状況に応じて点滴管理による疼痛コントロールを行う．

術直後から静脈血栓症を予防するために弾性ストッキングを着用し，十分歩行が可能となるま

で間欠的空気圧迫法を行う．また，イレウスや褥瘡，循環不全を予防するために術後早期から定期的体位変換を行い，術翌日には離床援助を行う．離床時は循環動態の変化による意識消失，肺塞栓など血栓による合併症発症のリスクに注意しながら援助を行う必要がある．また，膀胱損傷は尿道留置カテーテルを抜去後に尿意が感じられない，自尿がないなどで発見されることがあり，注意する必要がある．

2. 日常生活援助

術直後は臥床安静のため日常生活援助が不可欠である．洗面や清拭，外陰部の清潔援助がそれにあたるが，褥婦の個別的状況に合わせ，適切なタイミングで実施する．外陰部の清潔に関しては感染防止と皮膚トラブル防止の観点でも重要であり，定期的な外陰部清拭と皮膚摩擦を起こさない産褥ナプキンの交換が必要となる．ADL拡大状況に応じ，日常生活行動の自立へ向けて援助していく．

3. 育児行動援助

術直後から授乳は児の求めに応じて頻繁に行う．また，授乳時以外でも同室できるように環境を整える．児が傍らにいることにより褥婦は安心感や安堵感を得られる．家族にも支援的働きかけを行い，抱っこ方法やおむつ交換方法，同室中の観察視点などを説明する．これは家族で育児を行うきっかけ作りにもなる．臥床中の授乳介助はクッションやタオルなどの利用を工夫し，褥婦に過度な負担がかからないよう配慮しながら実施する．また，安全面への配慮が必要不可欠であり，家族不在時に母子同床もしくは添い寝授乳する場合には看護師が付き添うか，または頻繁に訪室する必要がある．

ADL拡大後は個別的状況に合わせ，授乳行動の確立を優先し，その後徐々に他の育児行動自立に向けて援助していく．術後1日目に座位が可能となれば，腹部への圧迫に配慮し，主に脇抱きでの授乳を援助する．児の抱き上げ，おむつ交換などは褥婦の身体的負担が大きいため，状況に合わせ適宜援助する．術後2日目以降は褥婦が前向きに育児行動自立へ向けて行動できるように積極的に働きかけていくが，個別性を考慮し，対象者の状況に合わせた援助が重要となる．分娩経過や術後の経過はもとより，帝王切開分娩をどのように受け止めているかなどの精神的状況も考慮し，適切な声掛けや援助が必要である．必要時には児を一時的に看護室に預かる場合もある．また，退院後の生活環境や家族援助の状況により，入院中の育児行動到達目標を変更する場合もある．

児が未熟児室に入院となった褥婦の場合，定期的な搾乳を援助し，できるだけ早期に児に面会できるように車いすやストレッチャーでの面会援助をする．

4. 心理的側面とケア

術後の褥婦は身体的理由で積極的に育児行動をとれないことから虚無感や劣等感，失望感を覚えることがある．また，分娩に対するイメージの変化，挫折感などを感じている場合もあり，適切な言葉かけやバースレビューを行うことにより，それらのマイナス感情の表出を助け，自己肯定できるよう援助する必要がある．

また，児が未熟児室に入院となった場合，児の状況や予後への不安，後悔や自責の念を感じていることも多い．褥婦の思いを表出できるような声掛けをし，思いの傾聴とともに未熟児室スタッフとの連携により褥婦が児の状況を理解できるように援助する．

C 術後の異常とそのケア

1. 帝王切開術後の身体的異常とケア

　術後早期においては子宮収縮不全による出血，腹腔内出血，創出血などがあげられ，術前や術中の経緯から推測できるものも多く，経過を考慮したアセスメントと注意深い観察が重要である．異常が発見された場合には，医師へ報告するとともに周囲のスタッフにも状況を伝え，速やかに診察や処置（バイタルサイン測定，モニター装着，補液，採血，再ルート確保，輸血など）ができるように環境を整える．状況により救急蘇生物品を準備する．褥婦へは頻繁に声掛けを行い，状況が理解でき，落ち着いた精神状態でいられるように援助する．児が同室している場合，褥婦の同意を得たうえで家族に委ねるか，もしくは看護室にあずかる．離床時期には肺塞栓などの血栓症，肺水腫，イレウス，意識消失の可能性がある．歩行前には座位でしばらく過ごし，気分不快がないことを確認後に立位とする．歩行時には必ず付き添い，褥婦の顔色や訴え，冷汗の有無に注意をはらう．胸部痛，呼吸苦，意識消失がある場合には速やかに医師に報告し，処置を行う．また脊髄くも膜下麻酔後に座位や立位で悪化する頭痛を訴えた場合，医師に報告し指示をあおぐとともにできるだけ安楽に生活できるよう援助する．術後数日には創癒合不全による創離解があげられる．ナプキンでの高湿と体動制限による皮膚摩擦による皮膚トラブルもまれにみられ，殿部全体を数日間観察する必要がある．

2. 帝王切開術後の精神的異常とケア

　§2-4-B-5．産褥期の精神障害の項（441頁）参照．

〈重松環奈〉

1. 産褥の生理

> **POINT**
> - 正常な産褥経過を理解し，異常の早期発見に努め，迅速な処置を行うことが重要である．
> - 個々の分娩の経過，合併症の有無により，産褥経過もさまざまである．起こりうる異常を想定しながら観察を行うことで，スムーズな対応を行うことができる．

A 産褥の定義

分娩終了直後から始まり，妊娠・分娩により生じた全身および性器の解剖学的・機能的変化が非妊時の状態に戻っていく期間．分娩後6〜8週間を要する．

B 性器の変化

1. 子宮の復古

分娩後，子宮は急速に収縮して復古する．これは，個々の子宮平滑筋細胞のサイズの縮小や筋線維，結合織の萎縮や変性によると考えられている．図4-1に，産褥における子宮底の高さを示す．胎盤娩出直後には臍下2〜3横指まで収縮するが，数時間後には，骨盤底筋，腟の緊張度の回復などにより，子宮底は再度上昇し，12時間後には臍高に達する．S状結腸との位置関係から，子宮は右に傾くことが多い．以後，子宮底は徐々に下降し，9日後には，腹壁から触知できなくなる．

子宮復古には，後陣痛，授乳，離床，睡眠，排尿，排便，全身状態，ストレスなど，多くの因子が関係している（表4-1）．子宮収縮不全のため，子宮復古が障害される状態を子宮復古不全という．症状は，子宮が正常の産褥時期に比べて大きく軟らかとなる．原因は，胎盤片や卵膜片

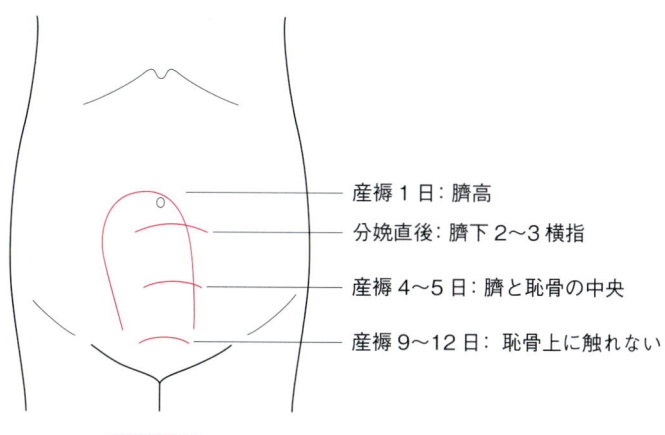

- 産褥1日：臍高
- 分娩直後：臍下2〜3横指
- 産褥4〜5日：臍と恥骨の中央
- 産褥9〜12日：恥骨上に触れない

図4-1 産褥子宮底の高さ（文献2より改変）

§2. 各 論

表 4-1 子宮復古不全の原因（文献1より改変）

A. 器質性子宮復古不全
 1) 胎盤や卵膜など胎児付属物の子宮内遺残
 2) 悪露の子宮内遺残
 3) 子宮筋腫，子宮腺筋症
 4) 子宮内膜炎，子宮筋層炎などの子宮内感染
B. 機能性子宮復古不全
 1) 多胎妊娠・巨大児・羊水過多症などによる子宮筋の過度の伸展による疲労
 2) 微弱陣痛，分娩遷延
 3) 塩酸リトドリンなどの子宮収縮抑制薬の長期使用
 4) 授乳を行わないこと
 5) 母体疲労
 6) 過度の安静
 7) 膀胱や直腸の慢性的充満

の残留，悪露残留，子宮内感染，子宮筋腫，羊水過多症，遷延分娩，多胎妊娠などがあげられる．診断には，腹部触診，内診による子宮の大きさ，硬度の確認，悪露の色や量の確認を行う．また，経腟超音波により，子宮内腔への胎盤や卵膜の遺残の有無を確認する．遺残があれば遺残を除去し，子宮底のマッサージ，冷罨法，子宮収縮薬投与などを行う．

子宮頸部は分娩直後には伸展しており不明瞭だが，10時間後には元の形に戻り，内子宮口は9日目には1指開大程度になる．

2. 腟，外陰

分娩により過度に伸展した腟壁や，会陰裂傷，会陰切開創は徐々に回復し，3週間目にはほぼ分娩前の状態に回復する．分娩当日～1日目には，外陰・腟壁血腫の有無，創部からの出血の有無に注意して観察を行う．

3. 悪露

産褥期に子宮から排泄される分泌物を悪露という．産道の創面に由来するもので，血液，リンパ液，粘液，脱落した細胞，組織，細菌，白血球などを含む．産褥4日頃までの悪露は赤色悪露とよばれ，大部分が血液である．産褥5日目から2週目頃までの悪露は褐色悪露とよばれ，

表 4-2 悪露と子宮の変化（文献3より改変）

産褥日数		2, 3日	1週間	2, 3週間	4週間	6週間
子宮体部	形状	臍下2～3横指	手拳大			鶏卵大
	重さ	約1000g	約500g	約300g	約100g	約70g
子宮頸部（外子宮口）		2指開大	1指開大		閉鎖	
悪露		赤色 血液成分が多く含まれる	褐色 ヘモグロビンが変性	淡黄色 血液成分減少，白血球主体	白色 白血球減少，子宮腺分泌液主体	消失

血液成分が減少し，白血球が増加する．産褥 15 日目以降は黄色悪露とよび，血液成分がさらに減少し，白血球が増加する（**表 4-2**）．産褥日数とともに悪露の量は減少する．

4. 性機能の変化

月経再来は，非授乳婦では分娩後平均 2 ヵ月，授乳婦では 3 ヵ月から 1 年と個人差が大きい．非授乳婦では，プロラクチン濃度が産褥 20～30 日頃に正常化し，卵巣機能が復活して月経が再開する．

5. 乳汁分泌

（§2-4-A-2．母乳育児：乳汁分泌のメカニズム，415 頁参照）

C 全身の変化

a）体温
24 時間以内に平熱に戻る．38℃を超える場合は感染症を疑う．

b）呼吸
増大した子宮により横隔膜が挙上するため，妊娠後期には機能的残気量が低下するが，産後は増加する．産後は胸式呼吸から腹式呼吸に変化する．

c）循環
妊娠中には，胎盤に送る十分な血液を維持するために血液量の増加と凝固・線溶系の亢進という大きな変化が起こる．分娩後は 300～500 mL の血液が失われるが，子宮収縮や子宮周辺の静脈の虚脱によりほぼ同量の血液が回収され，循環血液量は維持される．妊娠中に 30～45％増加した循環血液量が産褥 2～3 週間で非妊時の値に回復する．血圧の変動は少ない．

d）血液
妊娠により変化した血液所見は，分娩後 2 週間でほぼ正常に戻る．白血球の増加は産褥 1 週間後には正常に戻る．血小板は胎盤剥離後ただちに減少するが，数日で正常化する．分娩時の出血や悪露排出により赤血球は産褥 1 日目までは低下するが，以後増加し，産後 1 ヵ月までの間に正常化する．

e）内分泌動態
- エストロゲン：分娩 24 時間で妊娠末期の 1/4 以下に激減．
- プロゲステロン：産褥 1 週間で非妊時のレベルに戻る．
- プロラクチン：妊娠中を通して上昇し，授乳中には正常非妊婦の上限，乳頭刺激で上昇する．
- hPL（ヒト胎盤ラクトーゲン）：胎盤娩出後に減少する．
- hCG（ヒト絨毛性ゴナドトロピン）：分娩後に減少し，産褥 2 週で妊娠反応陰性になる．

f）泌尿器
3～4 週間で腎機能正常化．分娩時の児頭圧迫による膀胱の末梢神経障害などにより，産褥尿閉が起こりやすいが，通常 24 時間以内に回復する．

g）糖代謝
食後血糖値やインスリン分泌などの糖代謝は分娩後速やかに非妊時のパターンに復帰する．

h）消化器
裂傷痛や肛門痛が起こりやすい．産褥 2～3 日は，腸管の緊張低下，腹壁の弛緩，食物摂取不足，臥床などの原因で便秘に傾きやすい．

i）精神的変化

身体的，精神的，社会的に大きな変化がみられ，新しい環境への適応に迫られる．適応しきれない場合，精神的問題が生じることがある．**産褥期には，マタニティーブルーズとよばれる軽度のうつ状態や，産褥精神病（おもにうつ病）とよばれる精神障害の発症に注意する．**

◆文献

1) 日本産科婦人科学会．産婦人科研修の必修知識　2011．東京：社団法人日本産科婦人科学会；2011. p.187-9.
2) 平松祐司．産褥の管理．In: 朝倉啓文，他編．完璧！産婦人科ローテート・マニュアル．産婦人科の実際．第55巻　別冊．東京：金原出版；2006. p.156-60.
3) 医療情報科学研究所．病気が見える［vol.10］産科．東京：メディックメディア；2009. p.307.

〈渡邊理子〉

2. 母乳育児：乳汁分泌のメカニズム

POINT

- プロラクチンは乳腺の発育と分化に必要不可欠のホルモンで，その分泌は妊娠初期より週日の増加とともに漸増する．
- 胎盤から分泌される多量のエストロゲンとプロゲステロンがプロラクチン受容体の働きを妨げているため，妊娠中には本格的な乳汁分泌はみられない．
- 分娩後は，プロラクチン受容体の感受性が亢進，受容体数が増加する．受容体数の増加には，産後早期からの頻回の乳頭吸啜刺激も有効に作用する．
- 乳頭吸啜刺激による下垂体前葉からのプロラクチン放出は乳汁産生・分泌を促進し，同時に，後葉からのオキシトシン放出は射乳を起こす（内分泌調節）．直接授乳できない場合は，搾乳によりプロラクチン分泌を維持する必要がある．
- 乳房から乳汁が排出されないと，乳腺・乳管内圧が低下しないため，数日間で乳汁分泌が減少する（乳腺局所調節）．

A 乳房の解剖学

1. 乳頭と乳輪

乳房は胸壁前面にあり，左右一対の半球状隆起である．乳房は汗腺に類似した乳腺組織とその周囲の脂肪と結合組織で構成されている．乳房中央の色素沈着した突出部分を乳頭，乳頭の周囲を乳輪という．乳頭は刺激により勃起して大きくなり，授乳しやすくなる．

2. 乳腺葉と乳管

乳腺は 15〜20 個の乳腺葉からなり，乳腺葉はさらに乳腺小葉，腺房へと分岐する．乳汁は腺房で造られ，乳腺小葉の小腺管に集まり，乳管を進む．乳管は乳輪の皮下を通り，乳頭に開口する．乳頭の表面には 15〜20 個の開口部がある[1,2]（図 4-2）．

3. 乳腺の腺細胞構造

乳腺の周囲には毛細血管とリンパ管が発達している．乳腺の腺細胞は，基底膜に包まれ乳汁を分泌する腺房上皮細胞層とそれをバスケット状に包む筋上皮細胞層から構成され，その外側を網状に毛細血管が覆っている[1]．筋上皮細胞層は平滑筋の形態をしていて，この細胞の収縮により射乳現象が起こる（図 4-3）[2]．

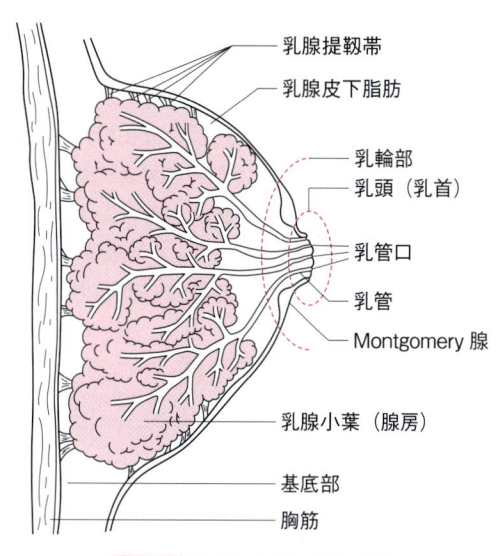

図 4-2 乳房の解剖学的構造

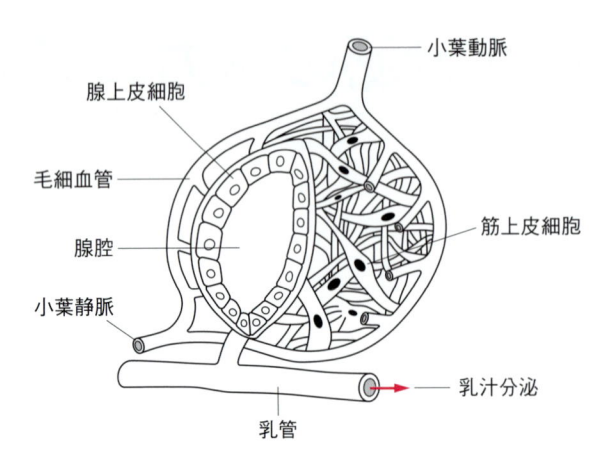

図 4-3 乳腺の腺細胞の構造
(杉本充弘. 母乳の分泌構造. In: 東京都病院薬剤師会, 編. 授乳婦と薬. 東京: じほう; 2000. p.8-12)[2]

B 乳房の発育と発達

1. 乳腺の発育

　小児期には乳腺の急激な発育はない．思春期になるとエストロゲンが増加するため，乳腺が急激に発達する．エストロゲンの作用により，乳管の増加と延長，結合組織と脂肪の増加がみられる．さらに，月経が発来するようになると，エストロゲンとプロゲステロンの作用により，乳腺小葉・腺房の発育が促進される[3]．

2. 妊娠による乳房の変化

a）乳房の腫大と Montgomery 腺の発育

　妊娠により乳房が腫大するのは妊娠 8 週頃からである．乳房腫大は乳腺の発育と脂肪組織の増加によるものである．乳輪の色素沈着は濃くなり，さらに外周に薄い着色の第 2 乳輪が形成される．また乳輪内の皮脂腺が肥大して外表面に小結節状に隆起する．この皮脂腺は Montgomery 腺とよばれ，初乳様の分泌液にはフェロモンが含まれている．

b）乳腺・乳管の発育と分化

　妊娠による乳腺の発育と分化には各種のホルモンが相互作用をもって関与する．胎盤から分泌されるエストロゲン，プロゲステロン，胎盤性ラクトーゲン，下垂体前葉からのプロラクチン，成長ホルモン，甲状腺ホルモン，副甲状腺ホルモン，インスリン，コーチゾールなどが関与している[3]．主にエストロゲンが乳管系の増殖と分化を，プロゲステロンが乳腺小葉・腺房の発育と分化を促進し，血管の発達と乳頭の腫大がみられる．

C 乳汁の産生と分泌

1. 乳汁産生の開始

a）初乳の産生・分泌

　腺房内には，妊娠 10 週頃より水様透明な分泌物が，妊娠 16 週頃には脂肪滴とカゼイン様分泌物が認められ，初乳の分泌が始まる．乳房は出産後の乳汁分泌に必要な機能的準備を妊娠中期にはほぼ完了する[1]．

b）プロラクチン分泌の増加

乳汁産生（lactogenesis）の機能分化は，プロラクチン，インスリン，コーチゾールの3つのホルモンにより誘導される[3]．特にプロラクチンは乳腺の発育と分化に必要不可欠のホルモンである．プロラクチンの分泌は，妊娠初期より週日の増加とともに漸増する[4]．乳腺の腺房上皮細胞が乳汁分泌細胞に分化し，乳腺葉が発達することにより，妊娠中期から後期にかけて，乳腺組織は乳汁分泌能力をもつようになる．

c）プロラクチン受容体の作用

プロラクチンは，乳腺上皮に存在するプロラクチン受容体を介して乳汁産生を促進する．妊娠後期には，血中プロラクチンの濃度が非妊娠時の10倍以上に高まり，乳汁を産生し分泌する準備が整う．しかし，胎盤から分泌される多量のエストロゲンとプロゲステロンが乳腺のプロラクチン受容体の働きを妨げているため，妊娠中には本格的な乳汁分泌はみられない[4,5]．

2. 乳汁の本格的分泌

分娩が終了し，脱落膜由来プロラクチンの消失により血中プロラクチン濃度は低下するにもかかわらず，胎盤から分泌されていた多量のエストロゲンとプロゲステロンが急速に血中から消失することで，乳腺のプロラクチン受容体に結合するプロラクチンが増加し，本格的な乳汁の産生と分泌が開始する[4]（図4-4）．これは，胎盤由来のエストロゲンとプロゲステロンの消失により，プロラクチン受容体の感受性が亢進し，さらに受容体数が増加するためと考えられる．プロラクチン受容体の増加には，産後早期からの頻回の乳頭吸啜刺激も有効に作用する．また，乳汁分泌の開始には，甲状腺ホルモン，インスリン，コーチゾールなども関与している．

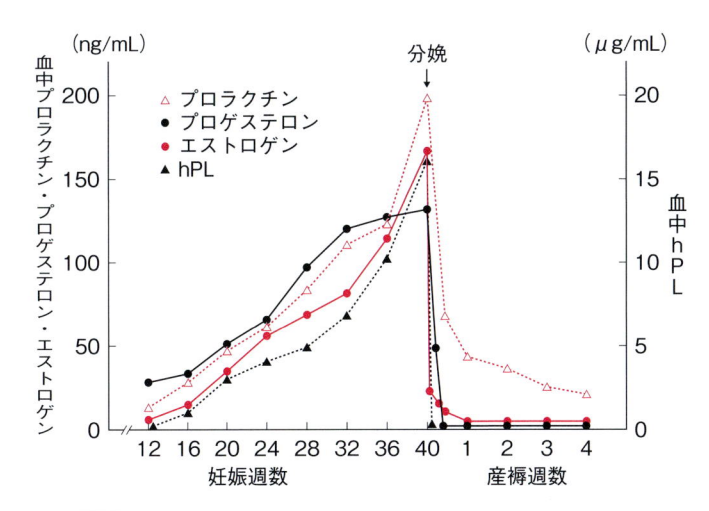

図4-4 妊娠・分娩・産褥における血中各種ホルモン濃度の変動
（青野敏博．乳房の変化と乳汁分泌．In: 武谷雄二，総編集．新女性医学大系32―産褥．東京：中山書店；2001. p.27-38）[4]

3. 乳頭刺激による射乳と乳汁分泌

a）射乳反射

分娩直後の褥婦では初乳分泌が少量認められる．新生児が乳頭を吸啜すると，その刺激が乳頭から中枢に向かう求心性神経を経て視床下部・下垂体系に伝わり，下垂体後葉からオキシトシン

が放出される．オキシトシンは，乳腺細胞の細乳管で筋上皮細胞を収縮させ，射乳を起こす．乳頭の刺激から乳汁が排出されるまでの時間は約1分と短い．筋上皮細胞の収縮は，腺房の圧縮と乳管の拡大を起こし，乳汁を排出する[1,5]（図4-5）．

b）乳頭刺激による乳汁分泌

乳頭刺激による下垂体後葉からのオキシトシン放出と同時に，前葉からはプロラクチンの放出が起こる．妊娠末期の妊婦に乳頭刺激を加えても血中プロラクチンの分泌はあまり増加しない

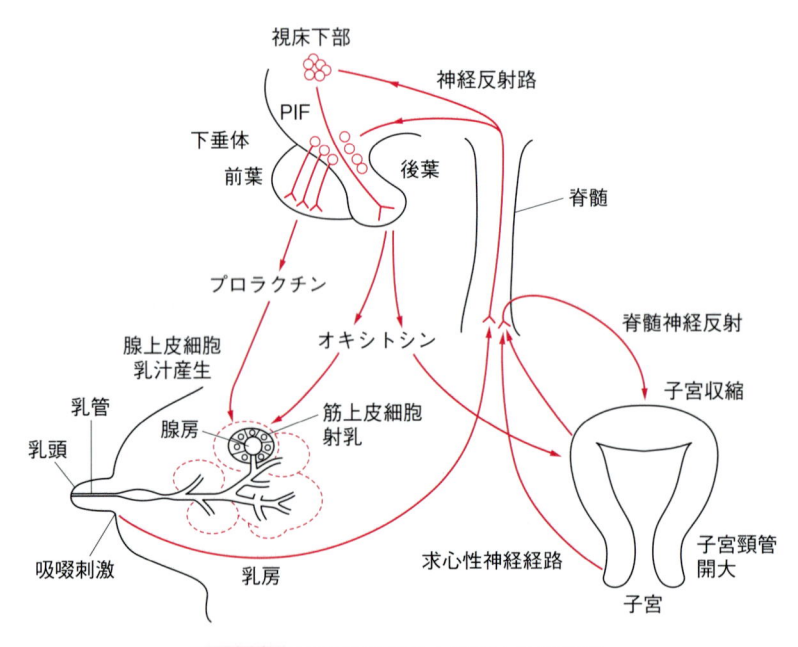

図4-5 乳頭吸啜刺激と神経内分泌調節

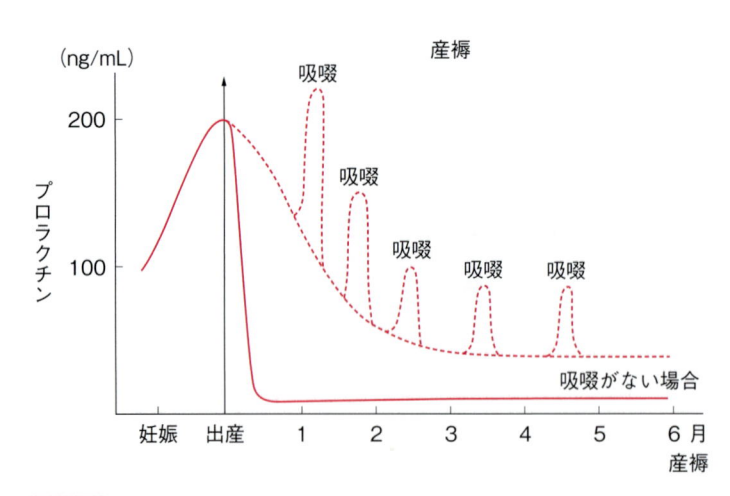

図4-6 出産後の血中プロラクチン濃度の変動
(Riordan J, et al. Anatomy and physiology. Breast feeding and human lactation. Sudbury: Jones and Bartlett Publishers. 1988. p.93-119[1]）より一部改変）

が，産褥期のプロラクチン分泌は，刺激に反応して一過性のピーク（サージ）を形成して増加する．血中プロラクチン濃度は，乳頭吸啜刺激の45分後にピークをつくり，約2倍となる（図4-6）．一方，産褥期に授乳をしないとプロラクチン分泌は低下し，1〜2週で基礎値となる[1,4]．したがって，直接授乳できない場合は，搾乳によりプロラクチン分泌を維持することが必要である．

4. 乳汁産生の調節

a）内分泌調節

乳頭刺激による射乳反射と，プロラクチン分泌による乳汁産生調節は，ホルモン分泌量による調節である．一方，乳汁産生量は，腺房細胞内に乳汁が蓄積すると，プロラクチン受容体のmRNAが減少し，プロラクチンの取り込みが抑制されることで調節されておりホルモン受容体による調節である[4]．

b）乳腺局所調節

乳管の乳汁を排出し，乳管内圧を低下させることは，乳頭の吸啜刺激とともに乳汁分泌を促進・維持するうえで重要である．乳房から乳汁が排出されないと，乳腺内圧・乳管内圧が低下しないため，数日間で乳汁分泌が極度に減少することもある．乳腺内圧の上昇が腺房細胞を圧迫し，毛細血管の血液循環低下と過剰になった乳汁成分がラクトースとカゼインの産生を抑制するためである[1]．これは，乳児の食欲に応じる乳腺局所の調節と考えられる．

5. 乳汁分泌の維持

産後授乳を継続していても，プロラクチンの基礎値は次第に低下し，産後6カ月以後は分娩直後の20％程度となる．この時期では，乳頭吸啜刺激によるプロラクチンサージは，基礎値の2倍程度である．産後2カ月以後，血中プロラクチン濃度が低下しても十分な乳汁分泌が維持されるメカニズムとして，乳頭吸啜刺激によるプロラクチンサージに加えて，乳腺局所の乳汁産生調節の関与が考えられる[1]．

◆文献

1) Riordan J, Auerbach K. Anatomy and physiology. Breast feeding and human lactation. Sudbury: Jones and Bartlett Publishers; 1998. p.93-119.
2) 杉本充弘．母乳の分泌構造．In: 東京都病院薬剤師会，編．授乳婦と薬．東京：じほう；2000. p.8-12.
3) 山本敏也，松本敬子，岡本陽子，他．乳腺発達の内分泌機構．産と婦．2000; 67: 159-66.
4) 青野敏博．乳房の変化と乳汁分泌．In: 武谷雄二，総編集．新女性医学大系 32—産褥．東京：中山書店；2001. p.27-38.
5) Lawrence RA, Lawrence RM. Physiology of lactation. Breast feeding. St. Louis: Mosby; 1999. p.59-94.

〈杉本充弘〉

3. 家族計画

> **POINT**
> - 家族の構成員数を適正化する目的で，医学の知識と技術を用いて妊娠するように努めたり，避妊をしたりすることを家族計画（family planning, planned parenthood）という．
> - 日本で現在販売され一般に主として用いられている避妊の器具および薬品としては，コンドーム，経口避妊薬（中用量ピル・低用量ピル），IUD がある．
> - コンドームは最も多く使われており，手軽で有用な避妊方法だが，適正に用いることが肝要である．
> - 経口避妊薬は確実な避妊方法であるが，毎日必ず服用すること，肝機能障害，血栓症などの副作用に十分留意することが大切である．
> - IUD は日常的に避妊を配慮する必要がなく便利で有用な避妊方法だが，装着に伴う種々の症状出現や，定期的な医療機関受診の必要性など，配慮すべき点がある．

A 家族計画の本邦における歴史

　医学の進歩により，妊娠する方法，妊娠を避ける方法が次第に明らかになってきた．まず，望まない出産や望まない妊娠を避けるための方法が知られるようになり，その知識の普及啓発が重要であるという意識が社会のなかで高まった．1949 年の優生保護法改正により，経済的理由による中絶が認められるようになった．生活を確保するために堕胎手術によって産む児の数を調節するという方法が第二次世界大戦後急速に広まりつつあったが，社会がそれを追認する形をとった．さらに，1952 年の優生保護法改正により受胎調節実地指導員の制度が設けられ，望まない妊娠をしないために避妊を推奨する機運が高まった．男性側の配慮が重要なコンドームだけでなく，女性が主導権をもつことができるペッサリーや殺精子剤などによる避妊も周知された．当初は生めよ増やせよと国策のための出産推奨と障害者の断種を目的として 1940 年に立法された国民優生法が 1948 年に優生保護法と姿を変えて存続していたが，妊娠を避ける知識と方法の普及啓発という，家族計画を進めるうえでの大きな後ろ盾となった．その後，IUD や経口避妊薬の普及により避妊の方法は変遷し，知識と技術は確実に広まっている．

B 各種の避妊方法

　現在，本邦で販売され一般に用いられている避妊の器具および薬品としては，コンドーム，経口避妊薬（中用量ピル・低用量ピル），IUD，殺精子剤，ペッサリーがある．

1. コンドーム

　コンドーム（図 4-7）は，最も使われている避妊具であり，正しくかつ無理なく用いれば，ほぼ完全な避妊効果を得ることができる．避妊を失敗しないための留意点は以下のとおりである．
　まず，挿入の際には，最初から装着しておくことが必要である．これは，射精前でも精子は

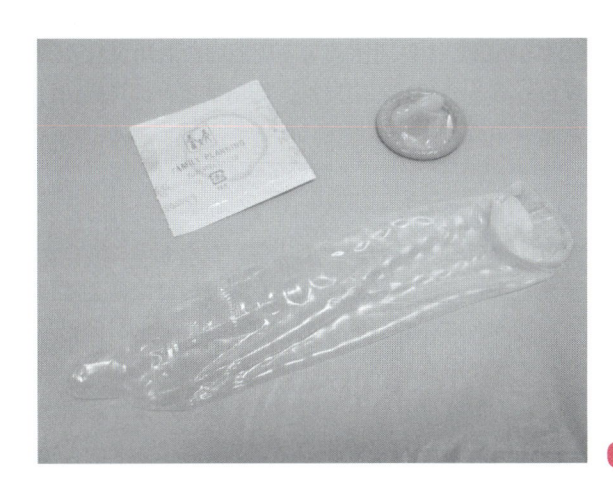

図4-7 コンドーム

種々の分泌液とともに尿道口から出ているためである．次に，装着の際には，十分に勃起した状態で陰茎の軸とコンドームの軸がずれないように均等に，かつ，無理な張力を加えずに行うことが重要である．また，挿入中に陰茎の勃起が不十分になった際には抜去し，再び十分に勃起してから装着しなおすことも重要である．こうした配慮により，性交時の運動でコンドームの膜の一部に強い張力が加わることを防ぎ，破れる危険を最小にすることができる．

コンドームは手軽であり，多くの性感染症からお互いを護るという利点もある．一方で，正しく用いないと避妊に失敗することもあり，特に，前述のような留意点を正しく認識して，男女が協力して用いることが必要である．

2. 経口避妊薬

経口避妊薬は，手軽で確実な避妊方法である．正しく服用すれば，妊娠の危険は0.1％といわれている[1]．一方で，毎日忘れずに服用する必要があること，血栓症防止のため禁煙をしっかり守ること，そして，肝機能に影響がないか随時確認することが求められる．卵巣ホルモンと黄体ホルモンの合剤だが，卵巣ホルモンの含有量により，低用量ピル（図4-8），中用量ピル（図4-9），高用量ピルの3群に分けられている．高用量ピルの服用を継続すると血栓症の発現頻度が高くなることが知られており，現在では避妊の方法として用いられることはない．また，低用量ピルと中用量ピルの違いは，1錠あたりに含まれる卵巣ホルモン成分の量によるが，中用量ピルでは50μg，低用量ピルでは30〜40μgとなっている[2]．低用量ピルでは，長期服用した際に出現する血栓症や乳癌，子宮体癌の発生頻度をより低く抑え得るとされている．一方で，服用中の持続的な出血などの不便な症状は，中用量ピルを服用した際より頻度が高い．使用方法は，低

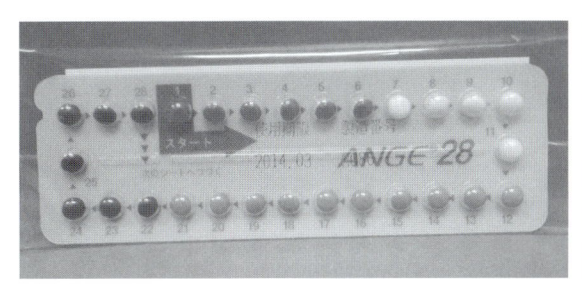

図4-8 低用量ピル

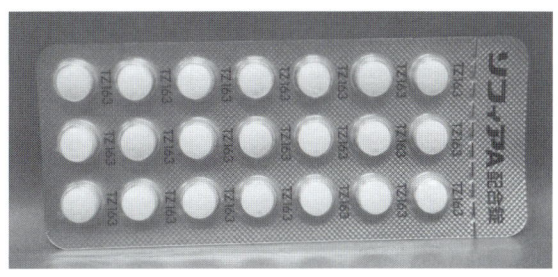

図4-9 中用量ピル

§2. 各 論

用量ピル，中用量ピルともに，通常は 21 日間服用し 7 日間休薬する周期的な服用を行う．休薬中に有効成分を含まない錠剤を服用する場合もある．初回服用時は，低用量ピルは月経初日または第 2 日より，中用量ピルは月経第 4 日または第 5 日より服用することが普通である．

3. IUD

　　IUD は intrauterine device（子宮内器具）の略語であるが，子宮内腔に異物を入れることで着床を妨げるなどの理由によって妊娠を防ぐ方法である．以前によく使用されたものの形状が円形であったため，避妊リングともよばれる．装着することで妊娠の危険を数％程度に抑えることができるとされている．器具そのものに何も付加されていないタイプ（図 4-10），銅が付着したタイプ（図 4-11），黄体ホルモンが付着したタイプがある．後 2 者は付着物の効果により妊娠の危険度がさらに低くなっている．装着すると，日常的には避妊を配慮する必要がなくなる点が最大の利点である．一方で，考慮すべき点としては，医療機関を受診しないと装着できないこと，装着後に下腹痛など他の疾患と区別を要する症状が出現する場合があること，外子宮口より露出している糸が性交渉時の感覚に影響を与える可能性があること，定期的なチェックを受けるため年に数回は医療機関を受診する必要があること，2〜5 年に 1 度の交換が必要なことがあげられる．

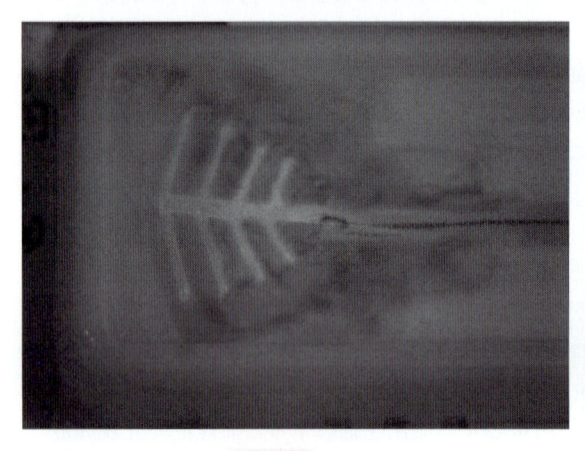

図 4-10 IUD

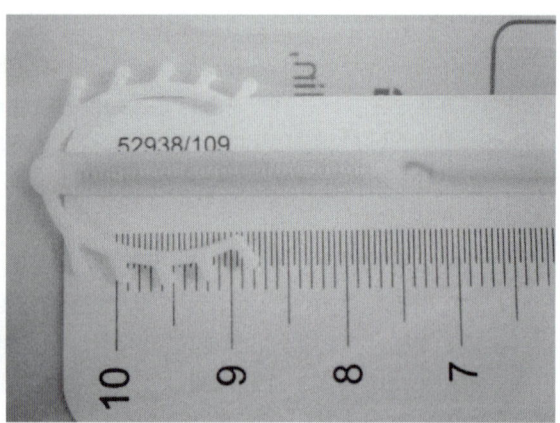

図 4-11 IUD（銅が付着したタイプ）

4. 殺精子剤

　　殺精子剤は，男性性器を挿入する 5 分ほど前に腟内に薬剤を挿入し，腟分泌物によって薬剤を溶解させ，その殺精子効果により妊娠を防ぐものである．薬剤の挿入位置や射精までの時間，体位による薬剤の流出など，避妊効果については不確実な要素がある．現状ではネオサンプーンループ錠（図 4-12）のみが一般に入手可能な薬剤であるが，販売数は少なく，また，医薬品販売業を営む店舗においても扱っているところは少ない．

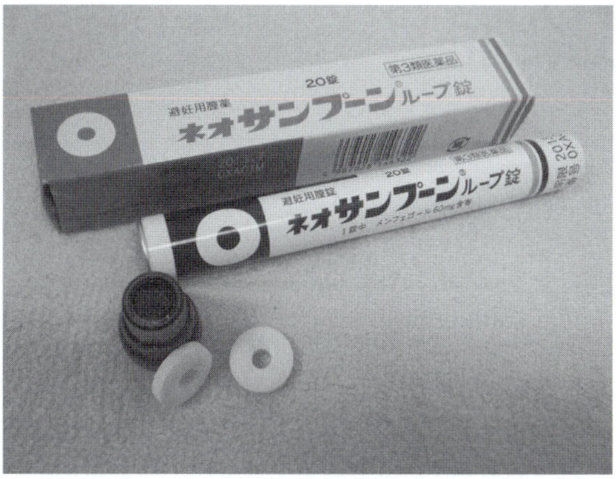

図4-12 殺精子剤 ネオサンプーンループ錠

5. ペッサリー

　ペッサリーは，子宮口を覆う形で腟の奥に装着し精子が子宮内に侵入することを妨げる目的で使用する．通常は，表面に殺精子成分を含むゼリーを塗布して用いる．医療機関を受診することで入手可能とされており，受胎調節実地指導員制度の導入など優生保護法の改正に一役買った避妊器具ではある．しかし，実際に使用している人は，本邦ではすでに皆無に近いものと思われる．厚生労働統計の薬事工業生産動態統計調査により避妊用ペッサリーの生産数実数が計上されるはずだが，数値を確認できない状況にあることからも過去の方法といえる．

◆文献
1) 牧野恒久. 教えて！ピルのこと. 東京：帝国臓器製薬；2000. p.7.
2) 浦部晶夫，島田和幸，川合眞一，編. 今日の治療薬 2010. 東京：南江堂；2010. p.387.

〈長屋　憲〉

4. 産褥　B. 異常

1. 産褥子宮内感染症

> **POINT**
> - 産褥熱（puerperal fever）とは，主に分娩の際に生じた創傷に細菌感染が生じ，それにより起こる感染症である．一般的には子宮内膜炎を原因とする．
> - 分娩終了後の 24 時間以降，産褥 10 日以内に，2 日以上，38℃以上の発熱の続く場合をいう．
> - かつては妊産婦死亡の重要な原因であったが，消毒法・抗菌薬療法の普及により激減した．
> - 早期発見に，発熱，悪露の観察は重要である．
> - 治療は，抗菌薬投与，子宮収縮を促すことであり，母乳育児は子宮復古を促す．

A 定　義

　分娩により生じた創傷に起きた感染と，それに続発する感染症で，感染が性器損傷部位に限局した限局性産褥熱と，敗血症のような全身性産褥熱がある．分娩終了後の 24 時間以降，産褥 10 日以内に，2 日以上，38℃以上の発熱の続く場合をいう．産褥期の乳腺炎，腎盂腎炎などの偶発疾患による感染，発熱との鑑別は不可能なことが多い．かつては重症型の全身性産褥熱の頻度が高く，妊産婦死亡の重要な原因であったが，先進国では分娩管理や抗菌薬の進歩により産褥熱による死亡は激減した．

B 頻　度

　1978 年まで妊娠中毒症や出血に次いでわが国の妊産婦死亡の原因第 3 位を占め，1950 年には妊産婦死亡の 8.5％，出産 10,000 に対し約 4.0 であった．その後抗菌薬の著しい進歩により，1965 年には 3.3％，約 0.5 以下と顕著に減少した．

C 原因と発生機序

　分娩後の腟内操作などにより上行した腟内の常在菌は，分娩時損傷や縫合糸などの異物，壊死組織や残留した凝血塊など，細菌増殖に格好の環境を得て，子宮内の胎盤付着部位の脱落膜周囲に感染し，子宮内膜炎を引き起こす．帝王切開術後では子宮切開創部に感染が起こり周囲に波及していく経路をとる．

　起炎菌（表 4-3）は通常複数で，好気性・嫌気性菌が混在している．よく分離される菌は，B 群溶血性レンサ球菌（GBS），大腸菌のほか，嫌気性菌では *Peptostreptococci, Bacteroides fragilis* などである．最近では MRSA やクラミジアによる産褥熱の発症も報告されている．

　早期に適切な治療を行えば通常容易に治癒するが，ときにはさらに上行し，子宮筋層炎や付属器炎，リンパ行性に骨盤結合組織や腹膜炎，また血行性に血栓性静脈炎や敗血症へと進展し全身状態の悪化をみる場合もある．

　産褥熱のリスク因子としては，帝王切開分娩が最も重要であり，経腟分娩と比較すると 5 か

表 4-3 女性性器感染の原因となりやすい細菌

好気性菌（aerobes）
　A・B・D 群溶血性レンサ球菌（*Streptococci*）
　Enterococcus
　グラム陰性菌：*Escherichia coli, Klebsiella, Proteus* 種
　黄色ブドウ球菌（*Staphylococcus aureus*）
　表皮ブドウ球菌（*Staphylococcus epidermidis*）
　Gardnerella vaginalis
嫌気性菌（anaerobes）
　Peptococcus 種
　Peptostreptococcus 種
　Bacteroides fragilis 群
　Prevotella 種
　Clostridium 種
　Fusobacterium 種
　Mobiluncus 種
その他
　Mycoplasma 種
　Chlamydia trachomatis
　淋菌（*Neisseria gonorrhoeae*）

ら 30 倍のリスクがあるといわれている．帝王切開分娩時にすでに陣痛・破水がある場合や，破水例に対する頻回の内診などもリスク因子と考えられている．また，分娩時損傷，貧血，糖尿病，子宮筋腫などの母体合併症がみられる場合もリスクは増大する．

D 予防

a）分娩前の対策
①妊娠中の腟炎，外陰炎などの治療を行う．
②妊娠中の保清指導を行う．

b）分娩期の対策
①分娩にあたり，産婦の外陰部，産道の清潔を保つ．
②看護・診療従事者，器具からの感染を防ぐ．
③産道の裂傷を少なくし，胎盤や卵膜など子宮内の遺残をなくす．

c）産褥期の対策
①子宮収縮を図る．早期の母乳育児開始により，子宮収縮を促す．
②悪露の排泄，性状に注意する．
③清潔な子宮内処置を心がける．
④産道の損傷部位の適切な修復を行う．
⑤外陰部の保清を指導する．

E 症状

子宮内には悪露が停滞し，子宮復古不全を伴う．発熱とともに悪露を伴う悪臭を認める．

子宮復古不全がしばしば産褥子宮内感染症の原因となる．悪露が血性でかつ量も多く遷延し，またその流出が不十分であるため細菌感染の温床となりやすく，悪臭を伴う．さらに子宮内感染が復古不全を増大させることにもなる．

子宮内膜炎に進行すると，子宮の圧痛とともに悪露はより膿血性で悪臭が強く，感染性を帯び，発熱，下腹部痛が認められる．多くの産褥子宮内膜炎は産褥3～5日ごろから発症するが，しばしば悪露滞留が初発症状である．

子宮内膜炎から感染がさらに深層へ拡大すると，産褥子宮筋層炎となる．子宮筋層炎は子宮内膜炎より重症であり，発熱とともに悪寒戦慄を伴うことも多く，感染の軽重により全身状態も変化する．

F 診 断

特徴は高熱の持続である．正常の産褥経過においても1～2日目に37.5℃程度の発熱をみることは多いが，3日目からは平熱に落ち着くことが一般的である．**産褥3日目以降も発熱がみられる場合には産褥熱を疑う**．発熱，下腹部痛，子宮の圧痛，悪露の悪臭を呈する．

通常は分娩後2～7日ごろの熱性疾患で，尿路感染症，乳腺炎，呼吸器感染症などが除外されたときに，産褥熱と診断される．血液検査の軽度炎症所見は，分娩後，特に帝王切開分娩では術後の変化としてみられる所見であり，注意を要する．

G 治 療

子宮内感染など原因となる感染症の早期診断と，適切な抗菌薬による強力な化学療法を行う．また，子宮収縮を図り，悪露の十分な排泄を確保する．抗菌化学療法にあたっては，悪露など感染部位から得られた検体による細菌学的検査と，検出菌に対する感受性試験に基づき有効な抗菌薬を投与する．

治療開始時には起炎菌は明らかでないことが多いが，グラム陰性菌と嫌気性菌に十分な抗菌力をもち，同時にブドウ球菌・レンサ球菌などのグラム陽性菌に対しても抗菌力があるものを用いる．治療薬剤は授乳中でも安全性の高いものを選ぶ必要があり，治療中も母乳育児を続けられるようにしていく．

局所的な治療として，子宮内の遺残物の除去や産道の感染部位での排膿なども行う．

H 管 理

悪露の流出を促し，抗菌薬を投与する．治療開始が遅れると，感染症は敗血症に至ることもあり，注意を要する．

I 予 後

適切な抗菌薬の使用と細菌感染の温床となる悪露や血腫などの除去，子宮収縮薬による子宮復古の促進などによって子宮内感染などを原因とした産褥熱は治癒に向かう．

J ケアのポイント

産褥期の発熱は比較的多くみられるものである．産後数日経過して発熱を認めるものには，乳腺炎，尿路感染症，子宮内膜炎などが多く，産後の悪露の性状・量などの観察は重要である．

産褥子宮内感染症では，授乳が早期治癒を促すことにもなり，積極的に母乳育児を続けられるよう，環境を整える必要がある．

◆文献
1) 日本産婦人科学会, 編. 産科婦人科用語解説集. 第 2 版. 1997; p.56-7.
2) 武谷雄二, 総編集. 新女性医学大系. 32 産褥. 東京: 中山書店; 2001. p.112-9.
3) 村田雄二, 編. 産科合併症. 大阪: メディカ出版; 2006. p.339-41.

〈有馬香織〉

4. 産褥　B. 異常

2. 血栓症

> **POINT**
> - 妊産婦の肺血栓塞栓症は非妊時より起こりやすく66％は産褥期で多くは帝王切開術後である．
> - 症状は下腹痛，下肢腫脹，呼吸苦，血圧低下，意識低下である．
> - 高年齢，肥満，長期安静臥床などがリスク因子であり，血栓・塞栓形成素因がある最高リスク妊産婦の場合には特に注意が必要である．
> - 早期離床，積極的運動，体位変換，下肢屈伸・挙上，足の背屈，十分な補液管理による脱水や血液濃縮予防，弾性ストッキング，下肢間欠的空気圧迫法，低用量未分画ヘパリン投与などの対策が有効である．
> - 深部静脈血栓症（DVT）がある場合には間欠的空気圧迫法は禁忌であるため，問診・視診・触診によりDVTの有無を確認してから行う．

A 定義

　血液が凝固能の亢進，うっ滞，内皮細胞の障害などによって凝血塊となったものを血栓とよぶ．血栓により組織への血流低下を起こすことを血栓症，血栓が遊離して移動し，他の血管を閉塞することを血栓塞栓症という．下肢深部静脈に血栓が生じ，静脈還流に障害を与える病態が深部静脈血栓症（DVT）である．肺血栓塞栓症（PTE）は，肺動脈が血栓塞栓子により閉塞する疾患である．

B 頻度

　無症候性の場合が多く正確な発症頻度は不明であるが，妊産婦の場合は非妊娠時の5～10倍起こりやすいといわれる．なかでも妊産婦の肺塞栓症は66％が産褥期に発生し多くは帝王切開術術後である[1]．

　肺血栓塞栓症の発症率は0.02％，経腟分娩では0.003％，帝王切開分娩後では0.06％であり，死亡率は14.5％という報告がある[2]．

C 原因と発生機序

　妊娠や手術を契機に血栓症が起こりやすい原因として，血液凝固能の亢進，血流の停滞，静脈壁の損傷がある．表4-4にリスク因子をまとめた．

表 4-4 血栓の発生要因とリスク因子

1. 血液凝固能の亢進
    妊娠による生理的凝固能亢進
    血液濃縮（嘔吐，下痢，術後などの脱水）
    栓友病（トロンボフィリア）：血栓・塞栓形成素因があり血栓塞栓症を起こしやすい
        病態（アンチトロンビンⅢ欠乏症，プロテインC欠乏症，プロテインS欠乏症，
        活性化プロテインCレジスタンス異常，抗リン脂質抗体症候群など）
2. 血流の停滞
    増大子宮による下大静脈・骨盤内静脈の圧迫
    長期安静臥床（特に帝王切開術術後）
    肥満
    術中体位（砕石位など），長時間の手術
3. 静脈壁の損傷
    分娩，骨盤内手術
    前期破水，子宮内感染などによる骨盤内血栓性静脈炎

D 予防と予知

肺血栓塞栓症/深部静脈血栓症予防ガイドラインに準拠して準備を進める．

表 4-5 産科領域における静脈血栓塞栓症予防のガイドライン（産婦人科診療ガイドライン産科編 2011)[2]

リスクレベル	疾患など	予防法
低リスク	正常分娩	早期離床，積極的運動
中リスク	帝王切開分娩（高リスク以外）	弾性ストッキング or 間欠的空気圧迫法
高リスク	高年齢肥満妊婦の帝王切開分娩	間欠的空気圧迫法 or 低用量未分画ヘパリン
	最高リスク妊婦の経腟分娩	
最高リスク	最高リスク妊婦の帝王切開分娩	間欠的空気圧迫法 and 低用量未分画ヘパリン
		弾性ストッキング and 低用量未分画ヘパリン

最高リスク妊婦：静脈血栓症既往，血栓症素因を有する場合

深部静脈血栓症（DVT）がある場合には間欠的空気圧迫法は禁忌であるため，問診・視診・触診により DVT の有無を確認してから行う．
手術時の体位は砕石位を避け，仰臥位あるいは開脚位で行うとリスクが低下する．

E 症　状

原因不明の発熱が先行することがある．
- 深部静脈血栓症：下肢の痛み，圧痛，腫脹，発赤，熱感を認める．
- 肺血栓塞栓：深部静脈血栓症の局所症状を伴わない場合が半数程度ある．呼吸困難，頻脈，胸痛，血圧低下，チアノーゼを認める．初回歩行時，排泄時，体位変換時に発症しやすい．

F 診 断

症状ならびに表 4-6 における検査を参考にする．

表 4-6 深部静脈血栓症・肺血栓塞栓における検査

他覚所見：
深部静脈血栓症
Homan's sign：膝関節伸展位で足関節を背屈すると腓腹筋に圧痛
Pratt's sign：腓腹筋をつかむと痛みが増強
血液所見：
炎症反応（白血球数や CRP 上昇）
凝固線溶検査の亢進
〔トロンビン-アンチトロンビン複合体（TAT），$α_2$-プラスミンインヒビター
（$α_2$-PIC）の上昇，FDP や D ダイマーの高値〕
画像診断所見：
下肢の血流，肺血流の様子，右心負荷，大血管の血栓の有無などをチェックする．
下肢静脈超音波断層検査，カラードップラ法，下肢静脈造影検査
肺シンチグラム，胸部 X 線，心電図，心エコー
胸部 CT，MR アンギオ，肺血管造影

G 治療・管理

まず発症予防を心がけることが重要である．確定診断を行うまで時間がかかるため，**症状と所見から疑わしい場合には早急に治療を開始する**．重症度評価を行うが，軽症でも再発作を起こす可能性があるので高次医療機関へ搬送する．

肺血栓塞栓症の初期治療を表 4-7 に示す．

表 4-7 肺血栓塞栓症の初期治療（日本産婦人科医会，編．研修ノート No. 82. 分娩周辺期の救急．2009）[3]

呼吸管理：
酸素投与（鼻カニューレ，酸素マスク，リザーバ付き酸素マスクなど）
気管挿管，人工換気
循環管理：
強心作用と肺動脈拡張作用のある薬剤の投与（ドパミン，ドブタミン，
ノルエピネフリンなど）
経皮的心肺補助装置
薬物療法：
抗凝固療法（ヘパリンなど）
血栓溶解療法（ウロキナーゼなど）

ヘパリンを使用する場合，合併症である出血に注意しなければならない．妊娠中から未分画ヘパリンを使用していた場合には陣痛発来後なるべくいったん投与を中止し，分娩後に出血がおさ

まったところで再開し，その後ワーファリンに切り替え，6週間から3カ月は投与する．また，未分画ヘパリン投与時には血小板数，凝固能検査，肝機能検査を適宜行う．ヘパリンにより血小板減少が起こりうる病態であるHIT (heparin-induced thrombocytopenia) に留意し投与開始5〜7日目に血小板数の測定を行う．

また，**ヘパリンを使用する場合には脊椎麻酔，硬膜外麻酔の場合には硬膜外血腫が生じ神経を圧迫することで不可逆的神経障害を生じるリスクがある**．このため未分画ヘパリン投与は麻酔の刺入操作前4時間から刺入後1時間は行わない．また，硬膜外カテーテル抜去の2〜4時間前から抜去1時間後においても投与を避けることが必要である．

H 予後

1996年厚生省心身障害研究班の報告書によると，1991年から2年間にわが国で起こった妊産婦死亡例のうち調査可能であった197例中，肺血栓塞栓症が原因とされたものは17例であり死亡原因の3位であった．しかもそのうち13例は帝王切開術後であった[4]．

I ケアのポイント

肺血栓塞栓は生命に関わる重篤な疾患であり，予防，早期発見，迅速な治療が欠かせない．

リスクが高い産婦，発症しやすい状況を考慮し，きめ細かく観察を行う．**表4-8**に予防のためのケアについて示した．

表4-8　血栓塞栓症の予防のためのケア

早期離床：離床をためらう産婦を励ましてサポートし，必要なら歩行に付き添う．
積極的運動，体位変換：下肢屈伸・挙上，足の背屈を行う．
脱水や血液濃縮予防：十分な補液管理，経口摂取・飲水量の確認
リスクレベルに応じた予防：弾性ストッキング，間欠的空気圧迫法，低用量未分画ヘパリン

◆文献
1) 日本産婦人科医会，編．研修ノートNo. 62. 母体救急疾患〜こんなときどうする〜．1999.
2) 日本産科婦人科学会/日本産婦人科医会，編．産婦人科診療ガイドライン産科編2011.
3) 日本産婦人科医会，編．研修ノートNo. 82. 分娩周辺期の救急．2009.
4) 石川睦男．妊産婦死亡と肺血栓塞栓症．妊産婦死亡に関する研究，平成8年度厚生省心身障害研究報告書．

〈木戸道子〉

4. 産褥　B. 異常

3. 乳腺炎

> **POINT**
> - うっ滞性乳腺炎は，乳管開口部の閉鎖，血管およびリンパ管のうっ滞による乳管圧迫，乳汁分解産物や脱落上皮による乳管の閉塞などで乳汁がうっ滞し，乳汁の排出不全が原因で乳房圧が上昇するために生ずる．
> - ①妊娠初期に扁平乳頭や陥没乳頭の有無を確認し，適切な処置を行う，②妊娠34, 35週では乳管開通を促す，③分娩直後の早期母子接触（カンガルーケア）を通じた早期授乳開始，④24時間の母子同室，頻回・自律授乳などの環境整備，⑤乳汁が過剰に残るようであれば，授乳後に搾乳を指導しておくこと，などの予防が有効である．
> - 化膿性乳腺炎でも原則として授乳を止める必要はない．
> - 母体が35歳以上では乳癌の罹患率も上昇しており，妊娠中からの乳房管理に際しては，乳癌についての啓蒙や画像によるスクリーニング検査も重要である．

A 概念

産褥1〜2日目に初乳がみられ，3〜4日目には成乳に移行し，産褥1〜2週で乳汁分泌は完成する．この時期の乳汁分泌量の急増に乳管導出路が対応できないと乳汁のうっ滞が起こる．これがうっ滞性乳腺炎であり，さらに細菌感染が加わると化膿性乳腺炎となる．

B 頻度

授乳女性の2〜33％程度とされ，産後2〜3週間目に最も起こりやすい．大多数は6週間以内に発症する．

C 原因

乳汁分泌の前駆現象として，分娩後24〜48時間ごろに生理的な乳房の腫脹を自覚する．この現象は乳腺への血流増加によるうっ血や浮腫が原因と考えられる．分娩後3〜4日以降になると乳汁分泌が亢進してくる[1]．これは，妊娠後期にプロラクチンの作用を抑制していた胎盤から分泌されるエストロゲンやプロゲステロンが胎盤の娩出とともに急激に低下したことによる[2]．うっ滞性乳腺炎は，乳管開口部の閉鎖，血管およびリンパ管のうっ滞による乳管圧迫，乳汁分解産物や脱落上皮による乳管の閉塞などで乳汁がうっ滞し，乳汁の排出不全が原因で乳房圧が上昇するために生ずる．特に初産婦で多く認められる．誘因を**表4-9**に示す[3]．

表 4-9 乳腺炎の誘因

- 乳頭に傷がある，特に黄色ブドウ球菌が定着している．
- 授乳回数が少ない．
- 回数または授乳時間を決めて授乳する．
- 授乳をとばす．
- 授乳を急にやめる．
- 児の吸着が弱いまたは，吸啜がうまくできずに，効果的に乳汁を飲み取れない．
- 乳汁分泌過多
- 母親または児の病気
- 母親のストレスや疲労
- 乳房への圧迫（きついブラジャーなど）
- 乳頭上の白斑，乳管閉塞：水泡，カンジダ

D 予防（表 4-10）[4-6]

乳腺のうっ滞は生理的現象であり，予防が大切である．①妊娠初期に扁平乳頭や陥没乳頭の有無を確認し，適切な処置を行う，②妊娠 34, 35 週では乳管開通を促す（図 4-13），③分娩直後の早期母子接触を通じた早期授乳開始，④24 時間の母子同室，頻回・自律授乳などの環境整備，⑤乳汁が過剰に残るようであれば，授乳後に搾乳を指導しておくこと，などが有効である．また，個々の妊婦が母乳育児についての正しい知識と意欲をもてるようにサポートすることも重要である．日赤医療センターで使用している乳房カルテを図 4-13 に示す[7]．

表 4-10 乳腺炎の予防

妊娠初期	扁平乳頭や陥没乳頭の有無の確認と適切な処置
妊娠 34, 35 週	乳管開通の励行
分娩直後	早期母子接触を通じた早期授乳開始
授乳	24 時間の母子同室，頻回・自律授乳などの環境整備
乳汁が過剰に残る場合	授乳後の搾乳
妊娠中産褥期全般	母乳育児についての正しい知識と意欲をサポート

E 症 状

乳腺炎は，乳線のうっ滞している局所の軽度発赤，腫脹，疼痛があり，38.5℃以上の発熱，悪寒，インフルエンザ様の身体の痛みおよび全身症状を伴うもので，局所に腫瘤として触知することもある．乳管が開通して乳汁分泌がスムーズに行われるようになると症状は軽快する．産褥 1 週間前後に片側性に上記症状を呈すれば，本症であると診断される．

F 治 療

治療としては乳房の安静をはかりながら，搾乳による乳汁の排出を行う．授乳を止める必要はない．乳房の緊満や疼痛が強い場合は，消炎鎮痛薬を服用し，冷湿布を併用するとよい．

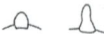

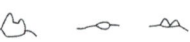

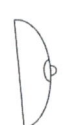

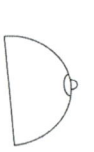

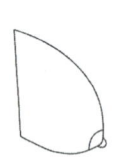

図 4-13 乳房カルテ（日本赤十字社医療センター）

G 化膿性乳腺炎[8]

　乳頭の亀裂などの損傷により，乳頭から侵入した細菌感染により発症する．
　うっ滞性乳腺炎と化膿性乳腺炎の比率は約 9：1 である．
　起炎菌としては，黄色ブドウ球菌が最も頻度が高い．乳房の辺縁部に初発し，乳房全体に広がる疼痛，発赤，腫脹，熱感を認める．悪寒を伴う高熱をきたす．数日の経過で徐々に感染巣が限局し，膿瘍を形成すると皮膚は菲薄化する．治療は，膿瘍が形成されていなければ，抗菌薬の投与と乳汁うっ滞の解除を行う．膿瘍が形成された場合には，皮膚切開によるドレナージを行う．

H 最新の話題

妊娠中・産褥期の乳房管理を行うことは，スムーズな母乳育児の確立や乳腺炎の予防のために重要であるが，さらに乳癌の早期発見にも意味がある．乳癌の罹患率は，**図 4-14** のように 35 歳以上で急激に増加している．日赤医療センターにおいて 2000 年 1 月より 2010 年 12 月までの 10 年間，総分娩数 20,672 件のなかで，10 例の乳癌症例を経験した．そのうち，9 例が 35 歳以上であり，35 歳以上の妊産婦については，800 人に 1 人の割合での発症となる．リンパ節転移のない早期に発見，治療を行えば，根治が十分に期待できる．2cm を超えない病期 1 期のうちに早期発見するためには，超音波検査などの画像検査を積極的に行うことも大切である[9]．

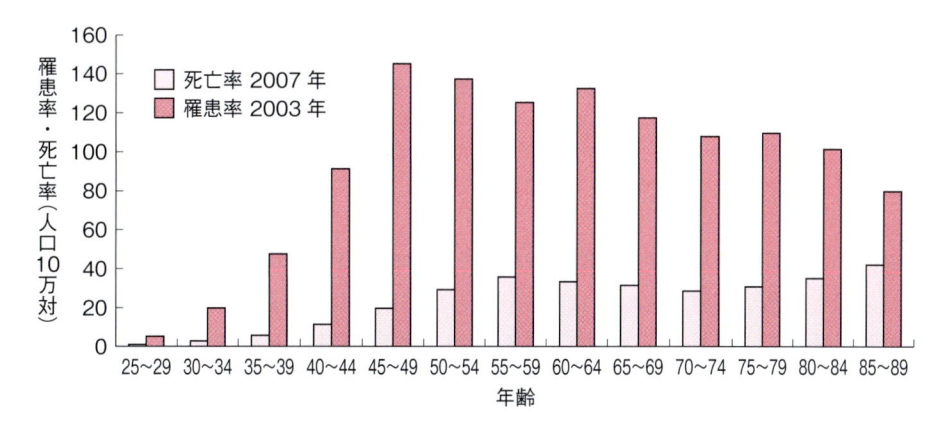

図 4-14 日本の乳癌の年齢階層別罹患率と死亡率
死亡率: 2007 年　人口動態統計
罹患率: 2003 年　厚生労働科学研究費補助金第 3 次対がん総合戦略研究事業「がん罹患・死亡動向の実態把握の研究」

◆文献

1) 牧野田 知，富澤英樹．研修医のための必修知識 12．産褥異常の管理と治療．日産婦誌．2002; 54: N204-7.
2) 青野敏博．乳房の変化と乳汁分泌．In: 荻田幸雄，編．新女性医学体系 32 産褥．東京: 中山書店; 2001. p.27-38.
3) 日本助産師会．母乳育児支援業務基準　乳腺炎．2011.
4) 瀬川雅史．母乳育児成功のために．助産婦雑誌．2000; 54: 474-80.
5) Slaven S, Havey D. Unlimitted sucking time improve breastfeeding. Lancet. 1981; 1(8216): 392-3.
6) 笠井靖代，杉本充弘．産褥乳房管理で乳腺炎は防げるか？　周産期医学．2004; 34(増刊号): 376-77.
7) 笠井靖代，杉本充弘．妊娠中の乳房管理．産科と婦人科．2005; 72: 22-8.
8) 乳腺炎．産婦人科研修の必修知識 2007．日本産科婦人科学会．p.340.
9) 熊田絵里，笠井靖代，杉本充弘．妊娠期・授乳期乳癌 17 例の検討．日周産期・新生児誌．2012; 48: 1-6.

〈笠井靖代〉

4. 産褥　B. 異常

4. マイナートラブル

> **POINT**
> - 妊娠中は骨盤底筋が緩むため，排尿障害や恥骨結合離開が起こりやすい．
> - 排尿障害は1カ月くらいで自然に軽快することが多いが，症状が続く場合は精査が必要である．
> - 骨盤底筋を鍛えるために，産後の骨盤底筋体操が有用である．

A 排尿障害

1. 定　義
　排尿障害には，排尿困難と頻尿，尿閉，尿失禁などが含まれる．排尿困難とは尿意を催してから排尿を試みても円滑に排尿できない状態，頻尿とは排尿回数が1日10回以上の場合，尿閉とは膀胱に尿が充満しているがまったく排尿ができない状態，尿失禁とは無意識に尿が漏れる状態をいう．

2. 頻　度
　産褥期には，排尿障害，特に尿失禁，尿閉の発症頻度が高くなる．しかしその症状は一過性で，自然に軽快することから，臨床上は問題とならないことが多い．産後の排尿障害の発症頻度に関する詳細なデータはないが，一般に女性の尿失禁の頻度は約30％[1]といわれ，経産婦，40歳以上に多いとされる．

3. 原因と発生機序
　妊娠中はエストロゲンやプロゲステロンなどの働きにより，骨盤臓器をサポートしている線維組織は著しく軟化し，妊娠末期には骨盤底の支持組織が全体的に弛緩する．そこに胎児の娩出という大きな力が加わることにより，排尿機能に影響を及ぼす．

4. 予　防
　尿道への圧迫や筋肉の弛緩によるものは一過性のことが多い．しかし，神経障害によるものは症状が長く続くことがあるため，難産や巨大児が疑われる症例においては分娩前より適切な管理を行う．

　a）生活の改善
　　体重管理，便秘の改善，よく運動すること．
　b）正しい排尿習慣
　　膀胱内にある程度尿がたまっていて，尿意を感じたらトイレに行くように指導する．また，トイレでは力を抜いて自然に排尿するように指導する．
　c）骨盤底筋体操[2]
　　正しく骨盤底筋体操を行うよう指導する．仰向けの姿勢，肘や膝をついた姿勢，机にもたれた姿勢，座った姿勢などから行う．骨盤底筋体操の基本ポイントは，①体の力を抜いて，リラック

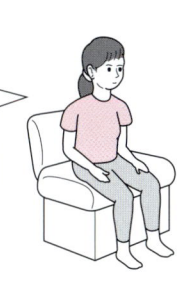

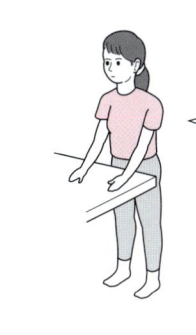

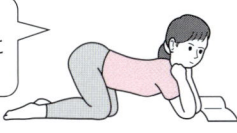

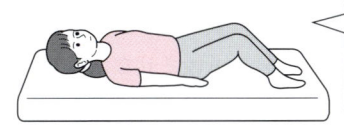

図 4-15 骨盤底筋体操

スすること，②背筋を伸ばし，足を肩幅くらいに開いて行う，③骨盤底筋が締まることを確認する，④5つ数える間，骨盤底筋を締めたままにする，⑤5つ数えたら，ゆっくり力を抜くようにする（図 4-15）．

5. 診 断

問診が重要である．質問シートを用いて，症状を自分で記入してもらうのも有用である[1]．問診により尿失禁の有無，種類，重症度がある程度診断可能となる．必ず内診を行い，血腫，瘢痕，瘻孔の有無などを慎重に観察する．超音波検査，尿検査，血液検査などの他，症状がひどければ，泌尿器科的な検査を行う．

6. 治 療

産褥期の排尿障害は一過性であることが多いため，保存的治療が原則となる．妊娠・分娩により弛緩した骨盤底は産褥期（分娩後 6～8 週間）にはほぼ改善する．骨盤底筋体操を行うことは筋肉の収縮を回復させ，症状の緩和に有用である．

一方，分娩時の神経損傷による排尿障害は回復まで数年を要することもあり，症状が強い場合や，分娩後 6 カ月を経過しても改善が認められない場合は薬物療法や手術療法を考慮する．

B 恥骨結合離開

1. 定 義

恥骨結合軟骨が損傷を起こしている状態で，著しい自発痛や圧痛を示す．歩行困難となる場合もある．

2. 頻 度

1,000～3,400 分娩に 1 例程度と低率である．

3. 原因と発生機序

妊娠中は，エストロゲン，プロゲステロン，リラキシンなどの作用により全身の靱帯結合組織は弛緩する．特に骨盤輪の伸展は分娩のためには必要なことである．しかし骨盤輪の離開，特に

仙骨関節部の離開が増大すると障害をきたすことがある．リスクファクターとして，多産，胎位異常，困難な鉗子・吸引分娩，骨盤輪の外傷の既往などがあげられ，母体の年齢，児の体重との明らかな因果関係はない[3]．

4. 症　状

恥骨結合部の自発痛と圧痛が典型的な症状で，離開が拡大すると歩行や立位の維持が困難となる．

5. 診　断

a）恥骨結合部上の離開を触知

触診で恥骨結合部に著しい限局性の圧痛がある．離開の程度により，結合部に陥没溝を触知できる．片足ずつ押し上げ引き下げさせながら触診すれば，恥骨結合部の緩みや動きを認めることができる（push-pull test）[4]．

b）X線撮影

骨盤X線撮影正面像から離開の有無と程度を診断する（図4-16）．

恥骨結合の幅は，非妊時の女性でX線画像上2〜6mm程度であるのに対し，恥骨結合離開症例では，8mm以下では無症状，9〜20mmで症状が出現することが多い[5]．しかし，画像の離開の程度と症状とは必ずしも一致しない．恥骨結合の離開が明らかでない場合には，片足で起立させて腹背像のX線撮影で恥骨結合の上下への転位を認めることがある（Chamberlain徴候）[4]．

c）骨の可動性の確認

内診で恥骨結合を挟み，一側の足首を牽引すると同時に反対側の足を挙上させると恥骨結合の可動性を触れることができる．

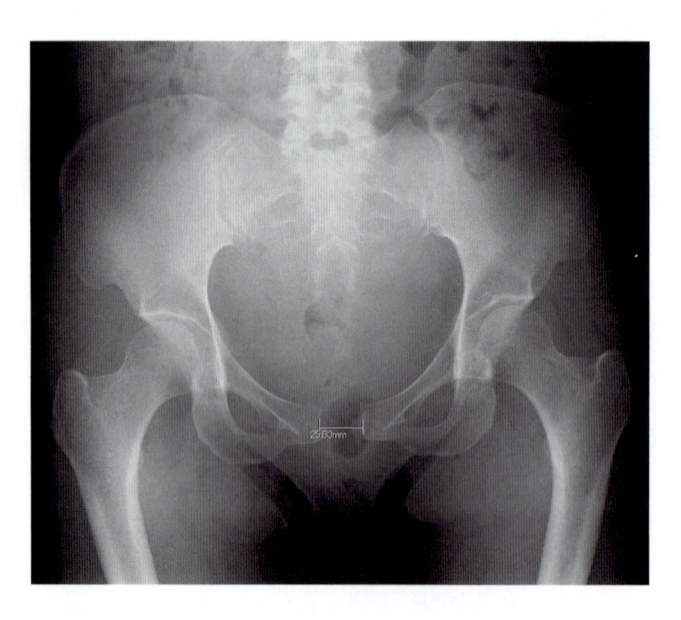

図4-16　骨盤部正面単純撮影

6. 治　療

疼痛の管理，安静の確保，歩行の支援が中心となる．ほとんどは，臥位安静とコルセットの使用により完全に回復するとされている．

①疼痛管理：局所の湿布，消炎鎮痛剤，抗ヒスタミン剤など．

②安静：安静は重要であるが，授乳の時期でもあり，母児関係の確立のために支援が必要である．
③骨盤ベルトの固定：歩行時の痛みが強い場合は骨盤ベルトまたは軟製コルセットで骨盤を固定したうえで，痛みの程度をみながら，起座から歩行へと進めていく．
④骨盤懸吊療法：恥骨結合の離開の程度が高度であったり，歩行が困難な症例では，骨盤懸吊帯で両側約10kgずつくらいの重さで骨盤を上方に牽引する（図4-17)[6]．この方法で，両側の腸骨翼と大転子を引き寄せ骨盤輪を元に戻す．靱帯の修復強化が起こり，恥骨結合の離開も早期に閉鎖するため，約2週間の安静期間が過ぎれば，骨盤ベルトまたは軟性ベルトを着用して歩行を開始する．これにより再発することはほとんどない．
⑤プレート固定：上記の治療で症状が軽快しない場合は，観血的な治療が必要となることもある．一部に恥骨結合部をプレートで固定する手術が行われる．

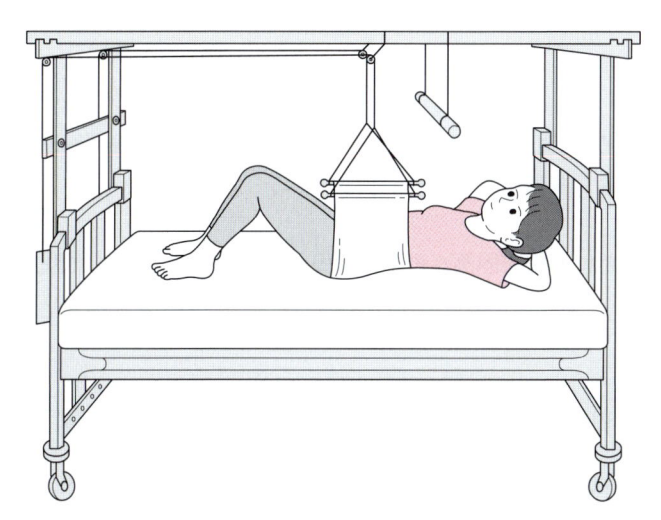

図4-17 骨盤懸吊療法

7. 予 防

妊娠中に骨盤輪の弛緩により，妊娠女性がアヒル歩行，すなわちTrendelenburg徴候を示しながら歩く現象が認められる．生理的現象ではあるが，分娩前，恥骨離開に至る前に，簡単な骨盤ベルトを着用し，骨盤輪を全体的に周囲から締めるなどの予防の対策を講じるとよい．

8. 管 理

治療の基本は安静となるが，産後は授乳を含めて母児関係の形成に最も大切な時期であるため，できるだけ支援していく．例えば，臥位での授乳，オムツ替えの工夫などを指導する．歩行が可能であっても，できるだけ骨盤を動かさないように歩行器を使ったり，痛みの少ない横歩き，後ろ歩きなどを指導する．

体幹起立筋や殿筋などの筋力強化のための腰痛体操やWilliams体操（図4-18)[6]などの指導を行う．

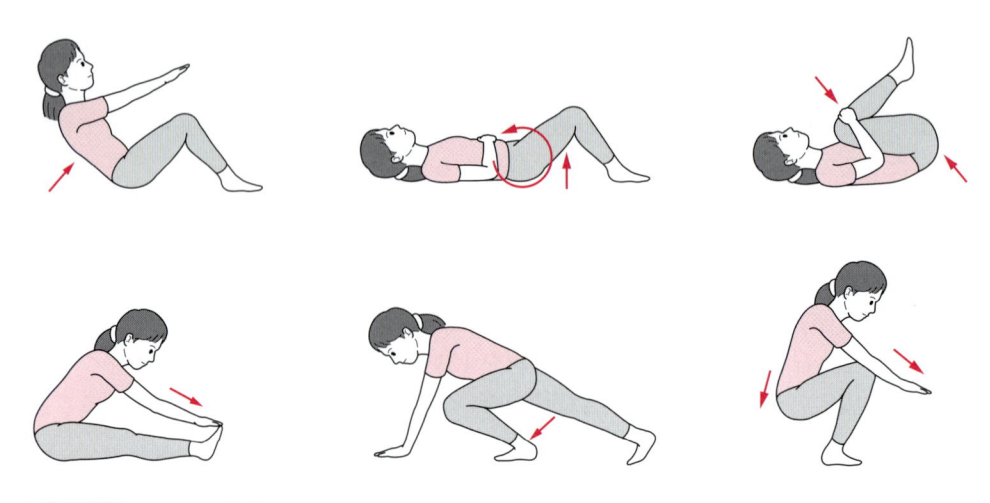

図 4-18 Williams 体操

9. 予 後
　一般に症状は 1〜2 カ月で消失するため，予後は良好である．再発については報告が少ないが，リスク因子を有する場合は繰り返し発症することが予測される．

10. 最新の話題
　リスクファクターとして，多産，胎位異常，困難な鉗子・吸引分娩，骨盤輪の外傷の既往などがある．

◆文献
1) 石河　修，平井光三．F．排尿困難．In：新女性医学大系 32．異常産褥の治療と管理．東京：中山書店；2001．p.137-48．
2) 西村かおる，加藤久美子，横山英二．近藤厚生，監修．女性の頻尿・尿失禁．continence Series 1．東京：コンチネンスジャパン；2001．p.12-3．
3) 山田浩子，中井章人．恥骨離開．周産期医学．2006; 36: 1393-5．
4) 竹林浩一，高倉賢二，野田洋一．P．関節痛，手指のしびれ感，筋肉痙攣，肩こり，手指のこわばり．In：新女性医学大系．妊娠・分娩・産褥期の症状と鑑別診断および対策．東京：中山書店；2001．p.321-8．
5) Brehm W, et al. Am J Obst Gyn. 1928; 15: 187.
6) 津山直一．18．妊・産・褥婦の偶発合併症．整形外科疾患．In：現代産婦人科学大系．東京：中山書店；1973．p.343-52．

〈中川潤子〉

5. 産褥期の精神障害

> **POINT**
> - 産褥期には「産褥精神病」とよばれる特有の精神障害と，多くの褥婦が出産後の一時期に経験する，軽いうつ状態である「マタニティブルーズ」がみられることがある．
> - マタニティブルーズは，約30％の褥婦に発症し，適切な育児のサポートで自然に軽快する．
> - 産褥精神病は，多くは産後1カ月以内に発症する病的なものであり，精神科疾患として取り扱うべき産後うつ病，神経症様状態，非定型精神状態などがあり，育児支援のほか，精神科と連携しての薬物治療やなかには入院治療が必要となることがある．
> - 産褥精神病では，母乳育児を一律的に中断するのではなく，精神科医と連携・相談し，投与されている薬物の種類と投与量などを個別に検討して決める必要がある．

A マタニティブルーズ

1. 概念

マタニティブルーズは産褥初期に一過性にみられる生理的なもので，分娩直後から産後7〜10日以内にみられ，主に2〜4日を発症のピークとする一過性の情動障害と定義される．精神症状として，涙もろさ，不安感，焦燥感，緊張感，抑うつ気分，集中力欠如などが現れ，身体的には易疲労感，食欲不振，頭痛などが特徴で，いわゆる「疾病」として取り扱う必要はないとされている[1]．

2. 頻度

本症の出現頻度は，欧米においては50〜80％と高率であるのに対して，日本での報告は欧米より低く，10〜25％程度であると考えられてきた．しかしながら最近の実態調査によれば，本邦における発症は約30％であり，従来考えられていたより発症頻度が高いことが明らかとなっている[2]．

3. 原因

発症には分娩を契機とした急激な内分泌環境の変化，特に性ステロイドホルモンの急激な低下が関与すると推測されているが，原因究明はあまり進んでいない．また発症のリスクファクターとして，合併症妊娠，胎児あるいは新生児異常，長期入院，母児の隔離などが報告されており[3]，社会心理的要因と内分泌要因の両者がかかわる，いわゆる内分泌精神症候群と考えられている[4]．海外との発症頻度の差に関しては，日本女性の性格的傾向や個人的な感情をあまり出さない日本独自の文化的背景・社会習慣などがあげられている．母体の高年齢，初産婦，神経質な性格，不定愁訴の多い妊婦，核家族などもリスクファクターと考えられる．

4. 診断

産褥期女性へのスクリーニング法として，Steinらによって表4-11のような自己記入式マタニティブルーズ質問表が提唱され広く用いられている[5]．出産後に連日自己記入してもらい，ど

表 4-11 マタニティブルーズの自己質問表 (Stein G. J Psychosom Res. 1980; 24: 165-71)[5]

【産　後】　　　日目【日時】　　　　　【名前】

今日のあなたの状態についてあてはまるものに○をつけてください．2つ以上あてはまる場合には，番号の大きな方に○をつけてください．また質問票のはじめには名前と日時をお忘れなくご記入ください．

【質問】

A. 0. 気分はふさいでいない．
　 1. 少し気分がふさぐ．
　 2. 気分がふさぐ．
　 3. 非常に気分がふさぐ．

B. 0. 泣きたいとは思わない．
　 1. 泣きたい気分になるが，実際には泣かない．
　 2. 少し泣けてきた．
　 3. 数分間泣けてしまった．
　 4. 半時間以上泣けてしまった．

C. 0. 不安や心配事はない．
　 1. ときどき不安になる．
　 2. かなり不安で心配になる．
　 3. 不安でじっとしていられない．

D. 0. リラックスしている．
　 1. 少し緊張している．
　 2. 非常に緊張している．

E. 0. 落ち着いている．
　 1. 少し落ち着きがない．
　 2. 非常に落ち着かず，どうしていいのかわからない．

F. 0. 疲れていない．
　 1. 少し元気がない．
　 2. 一日中疲れている．

G. 0. 昨晩は夢を見なかった．
　 1. 昨晩は夢を見た．
　 2. 昨晩は夢で目覚めた．

H. 0. 普段と同じように食欲がある．
　 1. 普段に比べてやや食欲がない．
　 2. 食欲がない．
　 3. 一日中全く食欲がない．

次の質問については，"はい"または"いいえ"で答えてください．

I．	頭痛がある	はい	いいえ
J．	イライラする	はい	いいえ
K．	集中しにくい	はい	いいえ
L．	物忘れしやすい	はい	いいえ
M．	どうしていいのかわからない．	はい	いいえ

配点方法：A～Hの症状に対する得点は各番号の数字に該当し，I～Mの症状に対する得点は「はい」と答えた場合に1点とする．

表 4-12 マタニティブルーズの診断基準（山下　幼．厚生省心身障害研究報告書．1994. p.50-4)[6]

マタニティブルーズの診断のためには以下の A から D までのすべての項目を満たす．
- A. 以下の 2 項目の両方を呈する状態が，出産後でかつ 5 日までに発症し，産後 2 週間未満で消失する
    1) 特別な状況との関連なく泣きたくなったり，実際に（数分間）泣くなどの涙もろさ
    2) 抑うつ感
- B. 以下の症状のうち少なくとも 2 項目を満たす
    1) 不安（過度の心配）
    2) 緊張感
    3) 落ち着きのなさ
    4) 疲労感
    5) 食欲不振
    6) 集中困難
- C. RDC*の定型うつ病，準定型うつ病，循環気質型人格，気分易変型人格，断続うつ病，双極性障害，恐慌性不安障害，全般性不安障害，強迫症，恐怖症，身体化症，摂食障害，精神分裂病，分裂感情障害，分類不能の機能性精神病，のいずれの基準をも満たさない．
- D. RDC*の器質的疾患，精神活性物質常用障害，人格障害のいずれからも説明できない．

*RDC: research diagnosis criteria

ここで 1 日に合計点が 8 点以上あった場合，マタニティブルーズと判定する．また，厚生省研究班からも**表 4-12** に示すような診断基準も提唱されている[6]．

5. 治療と管理

マタニティブルーズは一過性の生理的変化としてとらえられ，予防あるいは治療として薬物投与は行わない．産褥期女性での発症頻度が 50〜80％と高く精神症状が強調されている欧米でも，治療は要さず経過観察のみで十分とされている．しかし治療を要する病態ではないものの，本人や家族には一時的にせよ大きな不安を与える．

このようにマタニティブルーズと診断された場合，一過性の生理的変化であることをよく説明し，周囲が援護的・支持的に対応するだけで十分である．

6. 予　防

医療サイドの理解と妊娠女性およびその家族への啓蒙は非常に重要で，母親教室などで，マタニティブルーズを起こりえる産褥期における生理変化の 1 つとして説明しておくことも大切である．また，夫立会い分娩では発症が低下するという報告や，児とのスキンシップ（早期母子接触，タッチケア），母乳育児などが症状の予防や軽減に有用という報告もみられる[7]．医療者は，「満足度の高い主体的な分娩」をサポートし，母乳育児を通して「主体的に育児を行っていく」という姿勢を引き出していくことが求められる．

7. 予　後

通常は無治療でも発症から数日以内にはこれら症状は完全に消失する．長期間にわたってその症状が持続し，産後うつ病に移行することもあるため，経過を見守る注意は肝要である．

B　産後うつ病

1. 概　念

産後うつは，妊娠以外の時期にみられるうつ病と同じく，訴えの根底には強い抑うつ感情があ

る．産後うつ病の多くは，産科退院後に顕性化する．抑うつ気分，不安，焦燥，不眠などが認められ，育児への不安，家事への不満と焦燥感，児の発達や健康についての過剰な心配，母親としての愛情がわいてこないことに対する自責や自信喪失などが特徴的である．重症化すると非定型精神病に陥ることもあり，自殺，母子心中や嬰児殺しなどのリスクもあるので，十分な注意と監視を要する[1]．

2. 頻度

産褥精神病の約半数にみられ，産婦の10～15％にみられる．家族や医療スタッフからは当初は異常として認識されず見逃され，診断が遅れて重症化することが問題となる．

3. 原因

表4-13で示されるようなリスクファクターが報告されている[8]．これらのリスクファクターを有する妊婦では，特に産褥経過の注意深い観察が必要となる．産褥精神病の特徴の1つは反復することであり，次回以降の出産後にも，約1/3の例に再発が起こるといわれている．マタニティブルーズのリスクファクターとして報告されている妊娠の異常や胎児・新生児異常については，産褥精神病発症への影響は明確ではない．

表4-13 産後精神障害のリスクファクター
（吉田敬子．産婦人科の実際．1999; 48: 1925-35）[8]

1. 過去の精神科既往歴
2. 妊娠中に診断がついたうつ病
3. 妊娠や出産に対する不安の訴えの持続
4. 夫の協力がなく，夫婦関係がきわめて悪い
5. シングルマザーになる妊婦
6. 自分の家族や友人などからサポートが乏しい
7. 今回の妊娠前後から出産までに経験するライフイベント
　　（本人や家族の重篤な病気，死別や離婚，経済的危機など）
8. マタニティーブルーズの症状が著しい

4. 診断

早期に診断するために，わが国でもCoxら[9]によって提唱された自己質問表（エジンバラ産後うつ病自己質問表（表4-14）が用いられている．過去1週間の精神状態を自己記入してもらうか，あるいは医師や看護師がこの各項目（抑うつ感，日常生活の機能不全，自責感，不安，不眠，希死念慮など）を質問して採点して評価する．この表を用いた検討により，欧米では10～13点を区分点としているが，わが国の女性の場合には9点以上を産後うつ病の疑いとして取り扱うのが適切とされている．

産後うつ病は従来，産後の1～3カ月が好発時期といわれていた．しかし実際には，より早期にその発症の兆しはある．米国精神科学会の診断基準では，産後4週以内でその初発症状が認められるものを産後うつ病としており，マタニティブルーズが軽快・消失する産後7～10日以降より産後2～4週の時点で評価することで早期兆候をとらえることができる．

5. 治療と管理

産後うつ病が疑われる女性への対応は，まずゆっくり話を聞き，訴える問題点への理解と共感を示し，育児や家事については家族に説明して協力を得ながら，情緒的，身体的にサポートして

表 4-14　エジンバラ産後うつ病調査表（Cox JL, et al. Br J Psychiatry. 1987; 150: 782-6）[9]

ご出産おめでとうございます．ご出産から今までの間どのようにお感じになったかをおしらせください．今日だけでなく，過去 7 日間にあなたが感じられたことにもっとも近い答えにアンダーラインを引いてください．必ず 10 項目に答えてください．

例）私は幸せである．…　・たいていそうです．
　　　　　　　　　　　　・いつもそうではない．
　　　　　　　　　　　　・全く幸せではない．

"たいていそうです"と答えた場合は過去 7 日間のことを言います．このような方法で質問にお答えください．

[質　問]

1. 笑うことができるし，物事のおもしろい面もわかった．
  (0) いつもと同様にできた．
  (1) あまりできなかった．
  (2) 明らかにできなかった．
  (3) 全くできなかった．
2. 物事を楽しみにして待った．
  (0) いつもと同様にできた．
  (1) あまりできなかった．
  (2) 明らかにできなかった．
  (3) ほとんどできなかった．
3. 物事がうまくいかない時，自分を不必要に責めた．
  (3) はい，たいていそうだった．
  (2) はい，ときどきそうだった．
  (1) いいえ，あまりたびたびではない．
  (0) いいえ，そうではなかった．
4. はっきりした理由もないのに不安になったり，心配した．
  (0) いいえ，そうではなかった．
  (1) ほとんどそうではなかった．
  (2) はい，ときどきあった．
  (3) はい，しょっちゅうあった．
5. はっきりした理由もないのに恐怖に襲われた．
  (3) はい，しょっちゅうあった．
  (2) はい，ときどきあった．
  (1) いいえ，めったになかった．
  (0) いいえ全くなかった．
6. することがたくさんあって大変だった．
  (3) はい，たいてい対処できなかった．
  (2) はい，いつものようにはうまく対処しなかった．
  (1) いいえ，たいていうまく対処した．
  (0) いいえ普段どおりに対処した．
7. 不幸せなので，眠りにくかった．
  (3) はい，ほとんどそうだった．
  (2) はい，ときどきそうだった．
  (1) いいえ，あまりたびたびではなかった．
  (0) いいえ，全くなかった．

表 4-14 つづき

8. 悲しくなったり，惨めになった．
   - (3) はい，たいていそうだった．
   - (2) はい，かなりしばしばそうだった．
   - (1) いいえ，あまりたびたびではなかった．
   - (0) いいえ，全くそうではなかった．
9. 不幸せで，泣けてきた．
   - (3) はい，たいていそうだった．
   - (2) はい，かなりしばしばそうだった．
   - (1) ほんのときどきあった．
   - (0) いいえ，全くそうではなかった．
10. 自分自身を傷つけるのではないかという考えが浮かんできた．
    - (3) はい，かなりしばしばそうだった．
    - (2) ときどきそうだった．
    - (1) めったになかった．
    - (0) 全くなかった．

（　）の数字は配点を示す

ゆくことが重要である．一方的な励ましや，皆が経験することだから心配ないといって突き離してはならない．育児や家事の問題が解決されず，日常生活機能の破綻とともに抑うつ状態が持続したり，または希死念慮がある場合などには，早期から精神科医による治療を開始する必要がある．

精神科における治療は，妊娠産褥期以外のうつ病と同様で，支持的な精神療法と抗うつ薬による薬物療法，また入院治療も育児ストレスから開放されて休息を得る必要がある例では非常に有効である．母親から児を離すべきかどうか，あるいは入院治療の必要性については，個々の症例について慎重に検討する．

6. 予　後

一般的に予後は良好で，適切な対応と薬物治療，入院治療などによって大多数例は数カ月～1年で軽快する．

C 母乳育児と向精神薬

治療過程で薬剤の経母乳的な児への移行が大きな問題となる．抗うつ薬をはじめとして，すべての向精神薬は母乳を通じて児へと移行するが，これを過大評価して明確な説明や根拠を示さないままで母乳育児を中止させることの問題も指摘されている[8]．母親の希望を無視した母乳育児の中断は，児への自責の念を助長したり，さらなる母児関係の障害原因となる可能性がある．一方，薬物の児への影響も示唆されている．そのため，母乳育児の継続可否については，一律的に中断するのではなく，精神科医と連携・相談しながら，投与されている薬物の種類と投与量などを個別に検討して決める必要がある．

◆文献

1) 神崎秀陽. 研修医のための必修知識. マタニティブルーズ, 産褥精神病. 日産婦誌. 2002; 54: N207-13.
2) 中野仁雄. 妊産婦の精神面支援とその効果に関する研究. 厚生省心身障害研究報告書. 1994. p.7-10.
3) 工藤尚文. 妊産婦の精神面支援が妊娠・分娩に及ぼす効果. 厚生省心身障害研究報告書. 1994. p.50-4.
4) 佐藤昌二. 妊産褥婦の精神障害. 日産婦誌. 2001; 53: N176-81.
5) Stein G. The pattern of maternal change and body weight change in the first postpartum week. J Psychosom Res. 1980; 24: 165-71.
6) 山下 幼. マタニティブルーズの本邦における実態とその対策―診断基準とスクリーニングシステムの構築について―. 厚生省心身障害研究報告書. 1994. p.26-9.
7) 郷久鉞二, 佐野敬夫, 和田生穂, 他. マタニティブルーとその対策. 産婦人科治療. 2001; 82: 51-6.
8) 吉田敬子. 周産期女性とデプレッション. 産婦人科の実際. 1999; 48: 1925-35.
9) Cox JL, Holden JM, Sagosvky R. Detection of postnatal depression: development of the Edinburgh Postnatal Depression Scale. Br J Psychiatry. 1987; 150: 782-6.

〈笠井靖代〉

4. 産褥　C. ケア

1. 産褥期のケア

> **POINT**
> - 様々な生理的変化へのケアだけでなく，母乳育児と新しい家庭生活への適応を支援する．
> - 対象者の妊娠・出産・産褥の経過のみならず，家族背景や心理的側面，社会的側面を含めた情報を把握しケアを提供する．
> - 異常の早期発見だけでなく，対象者の力を引き出すケアをする．
> - 地域で生活していく母子と家族を支援できるよう，地域との連携・協働の役割を果たす．

A 産褥期のケア

1. 回復過程の促進

　産褥期に起こる非妊娠状態への回復は急速である．したがって，順調な回復過程をを支援するためには全身復古のアセスメントが重要である．産褥期の全身的な変化を理解し，異常の早期発見につとめる必要がある．

　また，子宮の回復に要する時間は6〜8週間である．産褥早期の子宮回復や創傷の治癒経過は，分娩の状況によって異なる．よって，個々の褥婦には個別性をふまえて経過の見通しを説明することが大切である．

　分娩直後の褥婦の一般状態が安定していれば早期離床をはかる．また，褥婦自身が回復過程にある自分の身体に気づけるように説明し支援する（**異常を自覚したらナースコール**）．

2. 日常生活援助

　分娩直後の初回歩行の際は臥位から直立姿勢をとるため，起立性低血圧を起こしやすい．初回トイレなどの際には褥婦が転倒しないよう付き添う．また，産褥期の尿路感染予防のためにも定期的な排尿や外陰部の清潔の重要性を褥婦に説明する．

　産褥早期は分娩時の消耗からの回復過程であり，個々の褥婦が身だしなみをはじめ，食事や排泄を適切にできるように支援が必要である．

3. 親役割獲得を支えるケア

　親になることは人生において困難な移行期といわれる．これまでの家族の生活パターンを再構築し，親役割に適応するためには，親を取り巻く周囲の人々の支援が必要である．看護者は，親役割の獲得に向けて，まずは新生児に慣れるための支援を行う．そのためには，バースプラン・バースレビューを通して準備状況を把握して支援を行う．母親や家族が子どもの個性を理解しながら育児技術を習得できるようにする．また，退院後の生活をイメージできるように，母親と家族の計画を具体的に聞きながらアドバイスをする．

4. 心理的側面とケア

　産褥2〜3日は分娩によるストレスが残っているが，心身の回復する間もなく育児などを始めなくてはならない．看護者は産褥期の母親の心理や特徴を理解してケアを提供する必要がある．

a）バースレビュー

多くの研究者が出産体験の想起の重要性を指摘している．出産体験は母親意識の形成・発達に影響を及ぼす．また，出産体験の否定的な自己評価が抑うつなどを引き起こすとされている．多くの母親は，産褥2～3日頃に出産を想起するといわれているので，この時期に分娩経過や状態などの情報提供が大切である．

b）不安への対処

産褥期に母親が抱く不安は，①産後の心身の回復に対する不安，②子ども，育児に対する不安，③誕生した子どもを加えた生活に関する不安の3つに大別される．

看護者は，母親の不安は自己体験により軽減することを理解し，適宜，傾聴や環境調整をする必要がある．

c）精神障害の発見（§2-4-B-5．産褥期の精神障害の項，441頁参照）

産褥期に問題となる精神障害に，マタニティブルーズと産褥期精神病がある．マタニティブルーズとは産褥3～10日に発症する一過性の軽い抑うつ状態（疑いのある症状があればドクターコール）で，通常2週間程度で消失する．一方，産褥期精神病は産褥1ヵ月以内に発症し，専門医の対応が必要となるもので，その半数は産後うつ病である．不眠，不安，気分変調があり，発症が疑われる場合は，速やかに専門医（ドクターコール）に受診をすすめる．

5. セルフケア能力向上のためのケア

産褥期は，分娩後の心身の回復過程で育児を始めなくてはならないことから，褥婦自身が心身の異常状態に気づき，支援を求めることが難しい．現在の褥婦の心身の状態を，看護者とともに入院中から認識し，退院後に褥婦自身が正常から逸脱した症状や，異常への対処をできるように支援する必要がある．

6. 母乳育児支援

産褥期の大きな変化として乳汁分泌があげられる．乳汁分泌にかかわる乳房の変化は，妊娠初期から起こっているが，産褥期には，胎盤娩出後の血中プロゲステロンなどの急激な減少が引き金になり，抑制されていたプロラクチンの作用が開始することで乳汁の生成分泌が始まる．

産褥期の母親にとって，授乳に関する技術は，育児技術の中でも不安が強い．児が健康である限り，早期から接触をすすめ，医療者に依存しない母乳育児をすることが大切である．

a）早期母子接触（STS：skin to skin contact）について

『母乳育児成功のための10ヵ条』にもあるように，分娩直後からの母子接触は胎外生活への適応を促し，母乳育児の確立に大きな役割を果たす．分娩終了後には，看護者は，新生児を注意深く観察しながら支援を行う．また，新生児を安全に管理するための看護者共通ケアができるように基準を作成する．

b）環境の整備

子どもが欲しがった際に，いつでも母乳を与えられるよう，母子同室環境を整備する必要がある．また，子どもの誕生により，家族の新たな関係が構築されるように面会についても配慮する．

c）授乳のタイミング

授乳のタイミングは子どもが啼泣してからでは遅い．それは，啼泣後では児の舌が軟口蓋に挙上し乳首をくわえることが困難になるからである．児がほしがるサイン（表4-15）に応じて行う．

§2. 各 論

表 4-15 母乳を飲みたがっている早期のサイン（助産師基礎教育テキスト6. 日本看護協会出版会；2009. p.73）	表 4-16 不適切な吸着のサイン（助産師基礎教育テキスト6. 日本看護協会出版会；2009. p.73）
吸うように口を動かす 吸うときのような音を立てる 手を口にもっていく 急速な眼球運動をする クーとかハーとかいうような柔らかい声を出す むずかる	口がおちょぼ口をする 下唇を巻き込んでいる 児の舌がみえない 頬がぴんと張っている 早い吸啜しかない 舌打ちをするような音が聞こえる 授乳終了直後の乳首が平らになったりすじができていたりする 授乳中や授乳後に痛みを感じる 授乳後乳房が張りすぎることがある

d）効果的な吸着

効果的な吸着を行うためには，母親が適切な姿勢をとっていることが重要である．

授乳に熱中するあまりに，前かがみになったり，肩や腕に力が入りすぎないようクッションを使用したり，赤ちゃんの姿勢を整える．また，赤ちゃんの姿勢も首と胴体がねじれないようお腹とお腹を合わせるようにするとよい．

e）授乳中のトラブルと対処

不適切な吸着と吸啜は，乳頭の傷や痛みの原因となる．不適切な吸着のサインは**表 4-16**のとおりである．

産後早期の母親は乳頭痛や乳頭亀裂を経験することが多い．一過性である場合には3〜6日目頃がピークで乳汁分泌の増加とともに消失する．長引く乳頭痛がある場合は，対応が必要である（**ドクターコール**）．出産直後から乳頭痛が生じないように適切に支援する．乳頭痛予防のためには，適切なポジショニング，適切な吸着，哺乳欲求に応じた授乳，そしてリラックスした授乳環境が重要である．

f）エモーショナルサポート

母乳育児の確立までには，母親は授乳の痛みや不安などを感じることが多い．またそのことは，母乳の分泌に影響が高い．看護者は，母親が心身ともにリラックスして授乳ができるように配慮する必要がある．そのためには，環境調整はもとより，母親の行動や考え，感情を受容してエモーショナルサポートを提供する必要がある．

B 産褥期の異常とそのケア

1. 身体的な異常とケア

妊娠・分娩による生理的変化が大きいため，産褥期には様々な異常が起こる．多くは分娩直後から1カ月でみられ，退院後に発症することもあるため継続的な支援を行う．産褥期の身体的異常で多い病態は，産褥乳腺炎，産褥熱，子宮復古不全，血栓性静脈炎である．これらは，身体的症状を伴い，褥婦が心身ともに衰弱するものもある．治療に伴う苦痛を最小限にするため，十分な観察のもとに症状をやわらげる．また，授乳婦に必要な，体力を保持できるように安静や栄養の援助をする．さらに，予期しない状況に否定的な感情をもたないよう精神的なサポートも合せて援助する．

2. 精神的な異常とケア（§2-4-B-5．産褥期の精神障害の項，441頁参照）

産褥期に発症する精神的な異常に産後うつ病がある．褥婦は，これにより睡眠や食欲など身体への影響も受ける．また，家族や子どもにも影響がある．一方で，産褥期の一般的変化は他の褥婦と同様である．

したがって，産褥期の生理的変化が順調であるかをアセスメントし，日常生活行動がどの程度できているかを評価する．そして，適切な日常生活行動がとれない場合には，まずは十分な休息がとれるよう環境を整備する．また，母乳育児への支援では，薬物療法の際は褥婦や家族の考えをよく聞き，医師と薬剤師を交えたチームで支援方法を検討する．家族に対しては，家族関係をアセスメントし，母親の支援者の存在や，家族関係で問題がないかなどを確認し，家族を交えたケアを行う．さらに，精神的な異常をもつ褥婦の援助には，ケースワーカー，保健師などの他職種や地域関係者と連携をとる．

C 退院後の支援

1. 継続的な支援

日本の分娩入院期間は諸外国に比べて長いとされているが，昨今の分娩集約化などにより徐々に短期になっている．入院期間が短期になると，分娩後の身体的な回復や，母乳育児をはじめとした育児技術の習得が不十分になることが危惧される．そこで入院中，そして退院後の変化や生活について妊娠中からイメージできるよう工夫する．また，1日でも早く母親と家族が新しい家庭で自立できるよう支援する．

産褥期に異常が発症した褥婦など，順調な経過をたどらなかった褥婦については，退院後も継続した個別的ケアが重要になる．特に，都市部においては核家族が多く，退院後に母親が孤立する家庭が多いので，ピアサポートや健診の機会を利用した育児サポートを行い，経過を観察する．

異常がなくても，退院後から1カ月健診までは育児に関する不安が増大する時期であるため，分娩施設からの電話訪問や，社会資源の活用について説明をしておくとよい．

2. 社会資源の活用

退院の近づいた母親には，母子健康手帳に綴じ込まれている出生連絡票を居住地の保健センターに郵送するように説明を行う．また，地域との連携の必要な社会的・精神的問題を抱えた褥婦については，管轄の保健センターに褥婦の説明を行い，書面で連絡をとることが望ましい．特に支援者がいない褥婦については，ケースワーカーと協働し，各自治体で設置している子育て支援事業を活用する．看護者は，母子とその家族が生活する地域特性を理解し，社会資源を有効活用できるように支援する．

◆文献
1) 助産師基礎教育テキスト6. 日本看護協会出版会；2009. p.24-5, p.46.
2) 助産師基礎教育テキスト7. 日本看護協会出版会；2009. p.194-203.
3) 助産師業務要覧. 日本看護協会出版会；2009. p.58-68.
4) 村上睦子. 臨床助産技術. 大阪：メディカ出版；2010. p.170-205.

〈井本寛子〉

5. 新生児　A. 正常

1. 分娩直後の観察

> **POINT**
> - 分娩直後の観察により新生児の異常を早期発見することは重要であるが，出産直後は母子接触の貴重な時間であり，その妨げにならないような配慮が必要である．

A 母体情報

　最近は胎児超音波検査が普及し，大きな奇形については出生前に診断されていることもある．その他にも，例えば母体が RhD（−）で妊娠中に間接 Coombs 上昇例では，出生後の新生児の黄疸や貧血の有無のチェックは重要な観察ポイントであり，分娩時に鉗子・吸引を使用した例ではその外傷や圧迫の影響を観察するなど，母体情報・分娩情報は新生児の観察に欠かせない．

B 出生直後の観察

①出生直後からの母子接触の重要性は当然であるが，一方で出生直後より呼吸補助（蘇生術）が必要な新生児も一部におり，生直後の新生児の観察により適切な判断が必要となる．
　この判断に際しては，§2-5-B-1．新生児仮死（蘇生法）の項（470頁）に示したとおり，生直後の新生児の"呼吸・啼泣"と"筋緊張"の観察がポイントである．異常がなければ，母親のそばで"気道開通""皮膚乾燥"などのルーチンケアを行いながら体色をチェックした後に，早期母子接触（カンガルーケア）を行う．肉眼的にチアノーゼの有無の観察は必ずしも容易でなく，疑わしい場合は SpO_2 のモニターで確認する．

② Apgar score の評価：新生児仮死の項参照．生後1分・5分で評価し，5分で蘇生処置が継続されている際には評価を続行する．留意点は Apgar score は数字で評価されるため，血液検査結果などと同じく客観的指標と捉えられやすいが，啼泣についても「強い啼泣」「弱い啼泣」の判断など，主観が入る余地があり，各項目の観察の評価についてスタッフ間での認識の統一が必要である．

C 早期母子接触中の観察

　次項早期母子接触の項参照．

D 身体各部の観察

　観察の基本は新生児をなるべく泣かせないように，視診からはじめて聴診・触診の後に，反射と口腔内のチェックを行う．
　観察の時期は臍帯結紮や出産直後の母親のそばで行うルーチンケアの際，および早期母子接触後に行う．
　分娩室退出前までに観察・確認しておく項目および身体各部の観察のポイントを表5-1に示

表5-1 分娩直後の身体各部の観察項目

部位	観察方法	観察ポイント	注意すべき主な徴候・疾患
体色	視診	末梢でなく躯幹をチェック	チアノーゼ，黄疸，貧血，多血
頭部	視診・触診	形態，腫瘤，大泉門，頭囲	産瘤，頭血腫，水頭症，小頭症，頭蓋癆，頭蓋骨早期癒合
顔面	視診	顔貌，眼，耳，鼻，口腔内	先天奇形症候群，染色体異常，耳道閉鎖，耳介変形，低位耳介，副耳，口唇・口蓋裂，口腔内のシスト・上皮真珠腫・先天歯
頸部・胸部	視診・触診・聴診	鎖骨，心音，呼吸音，呼吸数，陥没呼吸	鎖骨骨折，翼状頸，心雑音（先天性心奇形），呼吸障害
腹部	視診・触診	臍帯血管数，腹部膨満や腫瘤の有無	単一臍帯動脈，腹部膨満，腹腔内腫瘤，肝脾腫
外陰部	視診・触診	ペニス，陰嚢，精巣，肛門	尿道下裂，停留精巣，陰嚢水腫，鎖肛
四肢・手足	視診・触診	股関節，足の変形，指趾，左右対称性	股関節脱臼，内反足，多・合指趾症，上腕神経麻痺
背部	視診	腫瘤，陥凹	脊髄髄膜瘤，脂肪腫，sacral dimple
皮膚	視診		血管腫，母斑，新生児一過性皮膚病変，うっ血，点状出血

す．なお，先天奇形は小奇形まで含めると多岐にわたるが，すべてを示すには紙面の制約があるので，比較的頻度の高いもの，見逃しやすいものに限った．

1. 頭部

視診だけでなく触診を行う．頭血腫・帽状腱膜下血腫は出産直後の観察では明らかでなく，生後時間を経て明瞭になることが多い．大泉門は出産直後は触れにくいこともあり，大きさも様々である．頭の形態は経腟分娩では産道通過の影響で変形がみられることがあるが，まれに頭蓋骨早期癒合症がある．頭頂部や後頭部の頭蓋骨が柔らかく圧迫すると「ピンポン玉様」にペコペコ凹むことがある（頭蓋癆）が，通常は病的な意味はない．

2. 顔面

顔貌は染色体異常や奇形症候群の診断の重要なポイントになる．異常と考えられる際には，他の部位の奇形の有無を詳細にチェックする．新生児が開眼していれば瞳孔，結膜の観察を行う．耳介は人体の中で最も多様性があるとされており，副耳もしばしば認められるが新生児期に治療を必要とすることはない．啼泣時には顔面の左右対称を確認する．顔面神経麻痺はまれで，口角の左右差だけのときは口角下制筋の欠損によることが多い．口腔内は舌圧子を用いて観察するが，先天歯，シスト，口蓋裂の有無を確認する．口蓋の奥の部分的な口蓋裂はていねいに観察しないと見逃すことがある．歯茎・口蓋にある小さな白い腫瘤（上皮真珠腫）は病的な意味はなく，自然に消失する．

3. 頸部・胸部

鎖骨骨折は触診で診断されるが，Moro反射で非対称であったり，患側上肢の動きが少なかったり，動かすと泣くなどで気がつかれることもある．陥没呼吸の有無を観察し，胸部聴診を行

う．呼吸音の左右差や心音の偏位は気胸や横隔膜ヘルニアなどを疑う重要な所見である．呼吸数と心拍数を計測し，心雑音・呼吸雑音の有無を確認する．

4. 腹　部

単一臍帯動脈の新生児では染色体異常をはじめ，先天奇形を合併していることがある．新生児の腹部は軽度膨満していることがあるが，触診で「やわらかい」ことと，腹部腫瘤・肝脾腫のないことをチェックする．腸管音の聴診，大腿動脈の触知は教科書には記載されていることが多いが，出産直後はその評価が難しいことが少なくない．

5. 外陰部

男児では新生児期は包茎が通常である．尿道下裂は胎児発育不全で頻度が高く，包茎のない新生児では尿道口の位置を確認する．精巣が陰囊内に下降していない例が正期産児でも5％程度はあり，この時期に異常と断定することはできない．陰囊水腫はときにみられるが，精巣が大きく触れる際には，まれではあるが精巣捻転の可能性がある．子宮内で発症して時間を経ているものは圧痛を伴わない．陰囊の強い色素沈着は副腎皮質過形成の徴候としてよく知られている．女児では小陰唇より処女膜や粘液シストが突出していることがあるが，特に処置を要しない．外性器に異常がある際には「性」の判断は検査結果を参考にして慎重に行う．

6. 四肢・手足

足の変形は子宮内での姿勢の影響によるものが大部分で，多くは自然に軽快する．しかし，内反足は新生児期より治療が必要であり内反足位との鑑別が重要である．多指趾・合指趾は新生児期に特に処置を要さないが，スタッフが気が付かずに家族から先に指摘されることのないように注意して観察する必要がある．股関節脱臼チェックのため，開排制限やクリックサインの有無をみる．

7. 皮　膚

皮膚の異常は家族からの訴えが多い．強いうっ血は特に処置は要さないが，黄疸増強因子なので，記録にとどめておく必要がある．蒙古斑や様々な母斑，血管腫などがみられることがあるが，皮膚所見が全身性疾患の1徴候であるときには精査が必要なことがあるので注意する（Sturge Weber症候群，先天性色素失調症など）．新生児期にみられる多様な一過性皮膚病変の中には，日齢1～2になり明らかになるものもある．手足の末梢チアノーゼ・冷感は多くの新生児にみられるが特に処置は必要ない．

E　姿勢・運動・反射

1. 姿　勢

正常新生児の姿勢（図5-1）は上肢は「W」，下肢は「M」の姿勢が基本で，この姿勢であれば筋緊張は良好と考えてよい．常に1側上肢が伸展していれば分娩麻痺（上腕神経麻痺）などの疾患を考える．また骨盤位分娩の際には股関節が開排した姿勢であることがあるので，分娩の影響も考慮する必要がある．

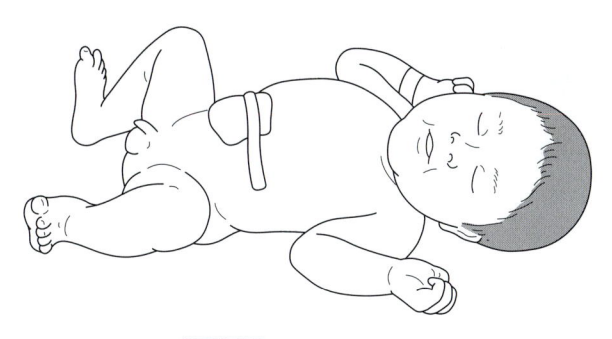

図 5-1 正常新生児の姿勢

2. 自発運動

正常な自発運動は啼泣時を除けば，四肢はそれぞれ緩やかでスムーズな動きであるが，四肢が同時に「ピクッ」と動く動作が続く際には異常を考える．上肢の動きに左右差がある時には分娩麻痺などの可能性も考える．

3. 原始反射

様々な原始反射があるが日常臨床では Moro 反射だけ，あるいは rooting reflex, sucking reflex までチェックすれば十分である．Moro 反射は強い刺激を与えればきれいに反応するが，新生児に不快感を伴うので配慮が必要である．反射の有無と上肢の左右差を確認する．引き起こし反応も筋緊張の観察に有用であるが，新生児が深い睡眠状態であったり，激しく啼泣しているときには判定が難かしい．

F 身体計測

家族の関心は体重に集まるが，頭囲は胎児期の脳の発育や異常の有無をみる重要な指標である．個人差はあるが正期産児で，33 ± 2.5cm を外れる場合はただちに異常を意味するものではないが，要注意とする．

G 分娩室退出前の観察・確認

分娩室退出後は母子同室となり，看護スタッフの観察機会が少なくなるため，母子同室での安全性を確保するため，最終チェックを行う．当院では分娩室退出前に母子同室の基準（表5-2）をクリアしていることを確認している．体温，呼吸数，皮膚色（SpO_2 モニター値）は重要な観察ポイントである．

分娩室での観察の問題点は，母子同室後も継続して確実に観察できるように，特に分娩室と褥棟の勤務スタッフが異なるときには確実に申し送りを行う．

表 5-2 出産直後からの母子同室の許可基準

- 在胎妊娠週数：35 週以上
- 出生体重：正期産児では 2200 g 以上
  　　　　　早期産児では 2400 g 以上
- 呼吸数：60 回/分以下
- 体温：36.5℃以上
- SpO_2：95%以上
- 大奇形がない
- 低血糖がない（ハイリスク児のみ検査）

〈川上 義〉

2. 早期母子接触

> **POINT**
> - 出生直後よりの早期母子接触は母子の愛着形成の促進や，母乳育児の推進のために有効であることが知られているが，出生直後は呼吸循環が不安定な時期であり，適切な監視下で行う必要がある．

A カンガルーケア

　カンガルーケアとは1978年に南米コロンビアで保育器不足への対策から始まったとされているが，近年新生児医療の領域で広く普及しつつある．しかし実際には表5-3に示すように3つの場面・状況で行われており，現在日本では保温の意味よりも母子の愛着形成を促進する効果が期待されている．今回は表5-3の3）に示した健康な正期産児における出産直後からのカンガルーケアについて記すが，最近は早期母子接触（early skin to skin contact，以下，本稿ではSTSと略）の用語が用いられている．

表 5-3　新生児領域でのカンガルーケア

1）全身状態の比較的安定した低出生体重児・早産児に行う．
2）NICUで集中治療中の状態がいまだ不安定な新生児に行う．
3）健康な正期産児に出生直後から行う．

B STSの利点

　STSの主な利点は，①母乳育児，②母親の愛着行動，③新生児の生理的適応についてである（表5-4）．STS施行群では非施行群に比較し，以下の効果が報告されている[1]．

表 5-4　早期母子接触の利点

- 母乳育児の促進
- 母の愛着行動の促進
- 体温保持
- 啼泣の減少
- 呼吸数・心拍数の安定
- 低血糖の予防
- 感染予防効果
- 母体の子宮収縮を促す

1. 母乳育児

WHO/UNICEF の『母乳育児成功のための 10 か条』の第 4 条に「出産後 30 分以内に赤ちゃんに母乳を飲ませられるように支援する」と記されているように，母乳育児の推進に STS は大きな役割をはたしている．STS 施行群では 1〜4 カ月での母乳率が高いだけでなく，母乳育児期間も長い．

2. 母の愛着行動の促進

STS 施行群では母親の新生児への愛着行動，接触行動が多く，その効果は 1 歳時点でも認められる．

3. 新生児の生理的安定

STS 施行中は啼泣が少なく，その結果エネルギー消費が減少し血糖値が保持され，出生に伴う代謝性アシドーシスの改善が促進される．母親の身体による保温効果で体温が保持される．late preterm 児（在胎 34〜36 週で出生児）では呼吸・循環の安定効果がある．

4. その他

母子の皮膚接触により，母親の常在細菌が新生児に早期に定着し感染予防効果が期待される．また，母親の分娩ストレスの回復，子宮収縮を促す効果もある．

このように多くの点で STS の有用性が示されているが，これらの報告を待つまでもなく，出産直後に母親が生まれたわが子を抱きしめるのはきわめて自然な行為である．STS を行った母親の感想を図 5-2 に示すが，STS が母親に感動を与え，母親としての重要な第 1 歩を踏み出す機会になっていると思われる．

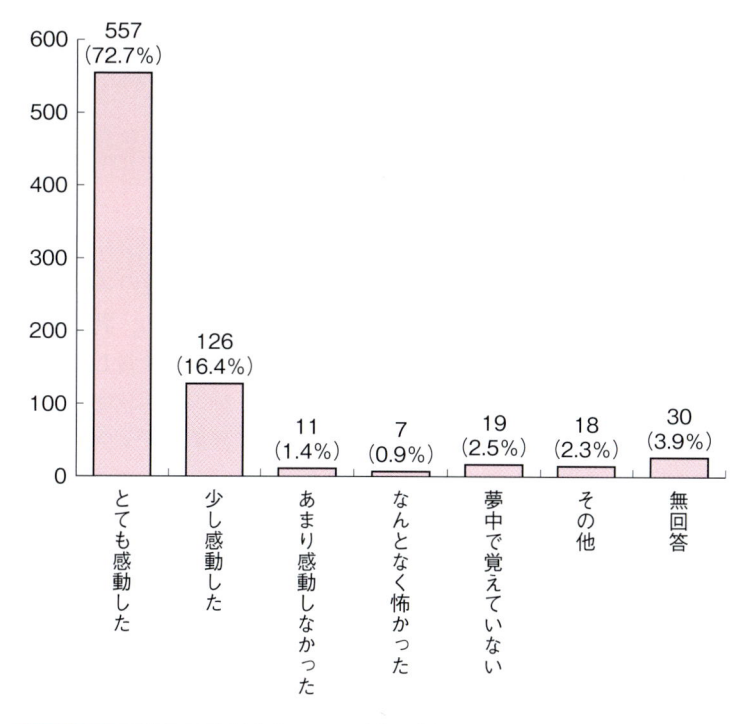

図 5-2 早期母子接触を行った母親の感想 （橋本武夫．平成 16 年度厚生労働科学研究．研究報告書．p.42)[2]

C STS中の事故

　STSの利点が広く知られ普及するに従い，STS中の事故の報告が増え，マスコミなどを通しても報道されている．STS中の転落や低体温などの報告もあるが，重要な事故は呼吸停止により，生命の危険性を伴う事態である．このなかにはSTS中に母親が寝てしまっての窒息例や先天性心奇形などの基礎疾患がある例もあるが，原因不明のものが多く，新生児SIDS・ALTE（乳幼児突発性危急事態）の疾患概念にあてはまる例が含まれている．

　「赤ちゃんにやさしい病院（BFH）」59施設での調査で，STS中に何らかのインシデント・アクシデントを経験している施設は20施設（33.9％）であった．また，STS中の心肺停止事例が3例，気がつかなければ心肺停止に至ったと予想される事例を含めると12例で，背景の分娩総数が77,510例であるため，その頻度は0.15/1000出生であったと報告されている[3]．

D STS対象児

　当院でのSTS対象児を表5-5に示す．出産前より母親にSTSの意義を説明し同意を得ていること，出産時の新生児の状態が安定していることが重要であるが，出産直後に適確な判断を下すのは必ずしも容易ではない．STS開始後に新生児の異常に気がつかれることもあり，STSを中断する可能性を念頭におきながら観察する必要がある．

表5-5　早期母子接触対象基準（日赤医療センター）

- 正期産で出生した新生児
- 分娩が正常経過であり，Apgar score（1分）が8点以上で一般状態が良好である．
- 処置や診察を必要としない．
- SpO_2 が10分後90％以上，15分後95％以上
- 分娩後母親が新生児を抱ける状態であり，母親が承認している．

＊早期産児や異常を伴う場合は新生児科医師の診察と判断のもとに行う．

E 開始時期

　「早期接触」とは生後すぐの接触をさす．新生児は出生後2時間程度は分娩のストレスによりカテコールアミンの分泌が増加し，その影響で覚醒した状態にある．このため，乳輪をとらえようとする探索行動，吸啜行動がみられる．一方，母親も陣痛・分娩のため出産後しばらくは交感神経系が賦活化されエンドルフィンなど内因性麻薬の影響もあり，一種の昂揚状態にある．分娩直後から2時間ほどは，母親とのアイコンタクトもみられ，母子のアタッチメントを考える際にきわめて貴重な時間である．

F 持続時間

　STS中に母子に問題がなければ，出生後少なくとも最初の2時間，または最初の授乳が終わるまで続けることが推奨されている[4]．授乳は児を無理に乳房に吸い付かせるのでなく，児が自ら乳房を求めていくのに任せ，待つことが重要である．

G 実施の手順

手順の概略を以下に記す．

① 部屋は室温を 28℃ 程度に暖めておく．部屋はやや暗めにするが，児の顔色が観察できる程度とする．

② 前項「分娩直後の観察」の項に記したように，出産直後の「呼吸・啼泣」「筋緊張」に問題がなければ，児の顔をガーゼでぬぐい，可能であれば臍帯切断前に母親に抱いてもらい，そこで臍帯切断をする．羊水混濁例や分娩遷延例では，生後時間を経てから呼吸障害徴候が出現することがあるので注意を要する．

③ 羊水を拭き取り，母の裸の胸元に新生児を腹這いに寝かせ，手足がねじれていないか確認する．

④ 児の頭まで乾いたタオルでくるみ，低体温を予防する．

⑤ 母に児の抱き方を説明する．抱き方は児の殿部と背中を支え，児の頭部が自由に動くようにする．

⑥ 1 分・5 分の Apgar score を評価し，右手に SpO_2 モニターを装着する．

⑦ 手鏡を用い児の体色の観察，体温，呼吸状態を母や家族に説明し，不安なときの申告方法を知らせる．**助産師は部屋を離れず母子の観察を行う．**分娩記録などは室内で行う．

⑧ 児が乳頭を捜し始めたら（探索行動），母と家族に児の哺乳行動を説明し，児が自ら大きく口を開けてラッチオンするのを根気よく見守り，必要時に手を貸す．

⑨ SpO_2 値は生後 10 分後で 90％以上，15 分後で 95％以上あることを確認する．この基準以下の際には注意深い観察をしながら継続するか，いったん STS を中断し厳重な観察ないしは新生児科医師に診察を依頼する．体温は出生後 15 分程度で測定し，37℃ 以上を保つようにする．

⑩ 授乳を終え児が眠り始めたら，児の観察・計測を始める．

⑪ Apgar score，SpO_2 値，STS 開始・探索行動出現・初回哺乳開始・児の計測の時刻，初回哺乳の介助の有無と内容を記録する．

H 留意事項

- 医療スタッフは STS の間は静寂な雰囲気を保ち，あくまで見守る姿勢を保つ．
- まれであるとはいえ STS 中は生命の危険性を伴う事故の可能性があり，母親（特に初産の母親）に新生児のチアノーゼの有無などの観察を任せてはならない．
- 暗い環境の中では，医療スタッフでさえチアノーゼの発見は困難なことがあり，SpO_2 モニターを使用する．
- STS のガイドライン[4]にも以下の記載がある．

「健康な正期産時には，ご家族に対する十分な事前説明と，機械を用いたモニタリングおよび新生児蘇生に熟練した医療者による観察など安全性を確保したうえで，出生後できるだけ早期にできるだけ長く，ご家族（特に母親）とカンガルーケアを実施することが勧められる」．

◆文献

1) Moore ER, Anderson GL, Bergman N. Early skin-to-skin contact for mothers and their healthy newborn infants. Cochrane Database Syst Rev. 2007; 18: CD003519.
2) 橋本武夫. 親子関係の早期確立のための母乳育児の達成度調査及び母親の満足度調査. 平成16年度厚生労働科学研究. 研究報告書. p.42.
3) 林 時仲, 長屋 健, 岡本年男. 他. わが国の「赤ちゃんにやさしい病院」における分娩直後に行う母子の皮膚接触の実態. 日本小児科学会誌. 2011; 115: 450.
4) 西澤和子, 渡部晋一, 大木 茂, 他. カンガルーケア・ガイドライン. Neonatal Care. 2009; 22: 1057.

〈川上 義〉

3. 早期新生児期の特徴

5. 新生児　A. 正常

> **POINT**
> - 新生児は出生を境に生命維持の基本である呼吸と循環が大転換し，子宮内から子宮外生活に適応する早期新生児期は様々な生理的変化が生じ不安定な時期である．
> - 出生直後から新生児の生理は刻々と変化していくので，その変化を理解することが重要である．

A 呼吸・循環（表5-6）

1. 呼吸

　酸素と二酸化炭素のガス交換は，胎児は胎盤で行われているが，新生児は肺でのガス交換に切り替わる（表5-6）．胎児はすでに子宮内で呼吸様運動を行っているが，出産を境に新生児は肺呼吸を始める．新生児仮死では出生時のこの変換がスムーズにいかない．また，特に早産児では出生後も呼吸中枢の未熟性などから無呼吸発作をきたすことがあるが，正期産児でも早期新生児期は呼吸の不整がみられることがある．

表5-6 胎児と新生児の呼吸循環の相違

	胎児	新生児
ガス交換	胎盤	肺
動脈管・卵円孔・静脈管	開存	閉鎖
動脈圧差	肺動脈＞大動脈	肺動脈＜大動脈
Pao_2 (mmHg)	35〜40	65〜90

2. 肺液

　胎児の肺は肺液で満たされている．分娩時の産道通過時の胸郭への外力による排出や，肺毛細血管やリンパ管への吸収により，出生後急速に肺胞内は肺液から空気に置き換えられる．この過程で肺液の吸収が遅延する際には呼吸の障害がみられる（§2-5-B-2. 早期新生児の異常，新生児一過性多呼吸の項，475頁参照）．

3. 肺高血圧

　胎児期は肺動脈圧が大動脈圧より高い．出生後，肺呼吸が始まると肺血管抵抗は下がり，大動脈圧が肺動脈圧より高くなる．何らかの原因により，出生後も肺動脈圧が高く胎児循環が持続する状態を新生児遷延性肺高血圧症（胎児循環遺残症）という．肺血管抵抗は出生後も生後6〜8週まで低下する．

4. 動脈管

　胎児期は動脈管を介して肺動脈から大動脈への血流がある．出生後，肺呼吸が始まり血中酸素

分圧の上昇とともに動脈管は閉鎖する．正期産児では通常生後12〜15時間で動脈管は機能的に閉鎖するが，解剖学的閉鎖には数カ月を要する．一方，早産児では動脈管が閉鎖せず治療を必要とすることがある．また，早期新生児期に動脈管開存のため心雑音が聴取されることがある．

5. 末梢循環不全

早期新生児期は末梢循環不全のため，手足が冷たく，手掌や足底は紫色の色調を呈することがあるが，全身の体温が正常で，中心性チアノーゼを認めなければ問題ない．

B 黄　疸

赤血球ヘモグロビンは網内系で分解され血中でアルブミンと結合（間接型ビリルビン）し，さらに肝臓でグルクロンサン抱合を受け直接型ビリルビンとなり腸管に排泄される．その一部は腸管内でβグルクロニダーゼの作用で再び間接型となり血中に再吸収される（腸肝循環）．新生児黄疸の原因としては肝臓グルクロニルトランスフェラーゼの活性低下，ビリルビンの過剰産生，腸肝循環など複数の要因が関与している．

新生児は生後2日頃より黄疸（皮膚の黄染）が出現し，次第に増強し，黄疸のピークは生後5〜6日であることが多い．黄疸の評価に際しては生後日齢を勘案することが重要である．治療が必要となる病的黄疸やハイリスク新生児については「§2-5-B-2．早期新生児期の異常，黄疸の項」（476頁）参照のこと．

C 消化・栄養

1. 嘔　吐

新生児の胃の生理的容量は，日齢1で2mL/kg，日齢3で8mL/kg，日齢7で21mL/kgとされる．このため，日齢0〜1からこの容量を超える糖水やミルクを与えると嘔吐の原因となる．哺乳量が適正でも空気を嚥下したり，噴門の逆流防止機構の未熟により，新生児期は生理的に胃内容が逆流し嘔吐しやすい（胃食道逆流現象）．

2. 生理的体重減少

胎盤ホルモンの影響がなくなり，母乳分泌が増えてくるのは出産後2〜3日である．このため生後しばらくは体重が減少する（生理的体重減少）．母乳育児を行っていると10％を超す体重減少例も少なくないが，体重減少の大きい例に対しては積極的な授乳支援が欠かせない．

3. 排　便

生後2日頃まで黒色の胎便を排泄する．その後，移行便から黄色の便になる．この時期は，胃結腸反射のため哺乳のたびに排便することが多い．初回排便は通常生後48時間以内にみられるが，この時期を過ぎても排便がみられないときには嘔吐や腹部膨満などの有無をチェックする．

D 体　温

早期新生児期は体温調節能が十分でなく，環境温度により発熱したり低体温になりやすく，特に低体温には注意が必要である．

1. 低体温

新生児は体温が低下すると，ふるえ（shivering）によらず褐色脂肪組織の利用により熱産生を行い体温を保持する働きがある（nonshivering thermogenesis）．新生児の低体温による寒冷障害

では低酸素血症・低血糖・肺出血などときに重篤な症状を呈することがあり，低体温の危険性があるため出産直後の沐浴は原則として行わない．

E 水分割合・排尿

1. 水　分

胎児は体の構成成分に占める水の割合が高く，妊娠3カ月までは体重の94％に及ぶ．新生児でも75〜80％（成人で70％）は水分で，細胞外水分量が45％（成人で30％）を占める．新生児では不感蒸泄が多く，これは体重あたりの体表面積が大きいこと，皮膚の角質層が薄いことに加え，水分量が多いことも関与している．

2. 排　尿

排尿はすでに胎児期よりあるが，出生後は摂取水分量により排尿量は左右される．排尿回数は母乳摂取量が足りているか否かのよい指標になり，母乳摂取量が十分であれば1日10回を超す排尿があるのが通常である．初回排尿は生後24時間以内にみられることが多いが，子宮内発育不全児や母乳摂取量が少ないと24時間を超すこともある．48時間を経ても排尿がない例では何らかの異常を考える必要がある．

F 血　液

1. 多　血

新生児は「赤ちゃん」と言われるようにHb値が高く14〜21g/dLである．成人と比較し生理的に多血であるが，正常範囲を超える多血の際には無呼吸発作や痙攣などの臨床症状を呈することがある（過粘度症候群）．表5-7に多血症の原因を示す．

表5-7　多血症の原因

- 赤血球産生亢進：胎盤機能不全，母体喫煙など
- 血液の移行：双胎間輸血症候群，臍帯結紮遅延など
- 新生児要因：子宮内発育不全児，染色体異常児など
- 脱水：水分摂取不足など

2. ビタミンK欠乏性凝固障害

ビタミンKは胎盤を通過しないことや，新生児では胆汁酸の分泌が少ないためビタミンKの消化管からの吸収が悪いこと，特に母乳栄養児では母乳中のビタミンKの濃度が低く，腸内細菌叢がビフィズス菌優位で腸内細菌からのビタミンK産生が少ないことより，ビタミンK依存性凝固因子（II，VII，IX，X因子）の活性低下により早期新生児期に消化管出血をきたすことがある（新生児メレナ）．このため早期新生児期には出産後と産院退院前にビタミンKシロップの投与が行われている．

3. 胎児ヘモグロビン

胎児期は表5-6に示したように低酸素血症であり，酸素との結合力が強い胎児ヘモグロビン（HbF）が中心であり，出生時も70〜80％はHbFで，次第に成人型ヘモグロビン（HbA）に変換していく．早期新生児期はHbFが優位であるため，新生児メレナの診断（アプト試験）や胎児母体間輸血症候群の診断に用いられる．

G 皮膚

皮膚の病変については家族よりの質問が多いが，早期新生児期にみられる皮膚病変は表5-8に示すように，4つに大別される．

表5-8 早期新生児期の皮膚病変

1) 新生児一過性皮膚病変
2) 先天性皮膚病変
3) 分娩の影響による皮膚病変
4) 感染症や外部刺激による皮膚病変

1. 新生児一過性皮膚病変

早期新生児期より一過性の特徴的な皮膚病変（病的でないので正確には「皮膚変化」）がみられることがしばしばある．中毒性紅斑・稗粒腫・水晶様汗疹・脂腺肥大など多彩な所見を認めるが，特に治療を必要とせず1～2カ月以内に消失する．

2. 分娩の影響による皮膚所見

分娩の影響による皮膚病変としてはうっ血，点状出血の頻度が高い．程度が強いと黄疸の増強因子となりうるので注意を要する．皮膚ではないが眼球結膜の出血もしばしばみられるが，視力に影響することはなく生後2週間前後で消失する．頭血腫・産瘤や吸引・鉗子による擦過傷も時折みられるが特に治療を要しない．

3. 先天性皮膚病変

血管腫や母斑など様々な先天性の皮膚所見を呈することがある．正中部母斑（サモンパッチ）や蒙古斑など自然消腿が期待できるものとそうでないものを鑑別し，家族に不要な心配を与えない配慮が必要である．

4. 感染症や外部刺激による発疹

サイトメガロウイルスなどによる子宮内感染症，単純ヘルペスによる産道感染，MRSA (methicillin resistant *Staptylococcus aureus*) による NTED (neonatal TSS like exanthematous disease, 新生児TSS様発疹症) などの発疹は，早期新生児期にみられる感染症の重要な徴候であることがある．外部刺激によるものとしては「おむつ皮膚炎」や腋下などの発赤がみられることが多い．

H 視覚

出生前より視覚・聴覚・味覚など五感はすでに備わっている．家族より「眼の動きがおかしい」との訴えは少なくないが，大部分は生理的なものである．早期新生児期では短時間の凝視があるが，追視は明らかでないことが多い．視力は0.01～0.05程度と考えれている．

〈川上 義〉

4. 新生児の検査

> **POINT**
> - 新生児の検査にはすべての新生児を対象にしたユニバーサルスクリーニング検査とハイリスク児だけを対象とした検査がある．
> - ハイリスク児の選定には母体・分娩情報を正確に把握することが重要である．
> - 新生児にはできる限り侵襲を与える検査は避けるべきであり，臍帯血で代用できるものは臍帯血を利用する．

　何らかの症状や疾患をもつ新生児に対しては，それに対応する様々な検査（血液・X線・超音波など）が行われるが，ここでは出産直後より母子同室が可能な無症状の新生児を対象としたスクリーニング検査について記す（表 5-9）．

表 5-9　新生児の検査（日赤医療センター）

疾 病	対象児	方法
先天代謝異常症[*1]	全新生児	タンデムマス法など
難聴	全新生児[*2]	自動聴性脳幹反応
低血糖	ハイリスク児[*3]	血糖測定
周産期感染症	ハイリスク児[*4]	臍帯血 CRP 検査
その他	特定疾患を持つ母体から出生した児[*5]	臍帯血検査[*5]

[*1] 表 5-10 参照，[*2,*5] 本文参照，[*3] 表 5-12 参照，[*4] 表 5-13 参照

A 先天代謝異常検査

　対象となる疾患は，臨床症状が発現してからの治療では生命の危険性や後障害を残す可能性が高く，発症前に早期発見することにより児の障害を防げる有効な治療法がある疾患となる．新生児マススクリーニング検査として 1977 年より日本でも開始され，ほぼ 100％の新生児が検査を受けている．

1. ガスリー検査

　Guthrie 博士は枯草菌を用いて乾燥血液濾紙に含まれるアミノ酸を半定量する方法を開発し，フェニルケトン尿症のマススクリーニング検査の道を開いた．現在はこのバイオアッセイ法以外の方法も用いられ，アミノ酸代謝異常症を含め他の疾患も検査対象になっているが，Guthrie 博士の名前にちなんで「ガスリー検査」と称されることもある．

2. タンデムマス法

タンデムマス法とはタンデム型精密質量分析機器を用いたスクリーニング検査法であり，ガスリー検査で用いられたのと同様に乾燥血液濾紙を用いて検査を行う．多数の疾患のスクリーニングが可能で，感度の面でも優れ，世界的に普及しつつある．東京都でも2012年4月より本法が導入され，それまでに行われていた3種類のアミノ酸代謝異常症，2種類の内分泌疾患，1種類の糖質代謝異常症の6疾患に加え，有機酸および脂肪酸代謝異常症のスクリーニング検査が可能となった．現在，表5-10に示す19疾患が対象になっている．

表5-10 先天性代謝異常等検査対象疾患

	疾患名
アミノ酸代謝異常	フェニルケトン尿症 メープルシロップ尿症 ホモシスチン尿症 シトルリン血症1型 アルギニノコハク酸尿症
有機酸代謝異常	メチルマロン酸血症 プロピオン酸血症 イソ吉草酸血症 メチルクロトニルグリシン尿症 ヒドロキシメチルグルタル酸血症（HMG血症） 複合カルボキシラーゼ欠損症 グルタル酸血症1型
脂肪酸代謝異常	中鎖アシルCoA脱水素酵素欠損症（MCAD欠損症） 極長鎖アシルCoA脱水素酵素欠損症（VLCAD欠損症） 三頭酵素/長鎖3-ヒドロキシアシルCoA脱水素酵素欠損症（TFP/LCHAD欠損症） カルニチンパルミトイルトランスフェラーゼ-1欠損症
糖質代謝異常	ガラクトース血症
内分泌疾患	先天性甲状腺機能低下症（クレチン症） 先天性副腎過形成症

[検査方法]

産院退院前の日齢4ないし5に採血（通常足底より採血）した血液を濾紙（図5-3）にしみこませ，各都道府県の所定の検査センターに郵送する．アミノ酸の代謝異常症を診断するには，新生児がある程度の哺乳量に達しないと代謝産物が検出されないため，原則的には日齢4未満での検査は不可である．

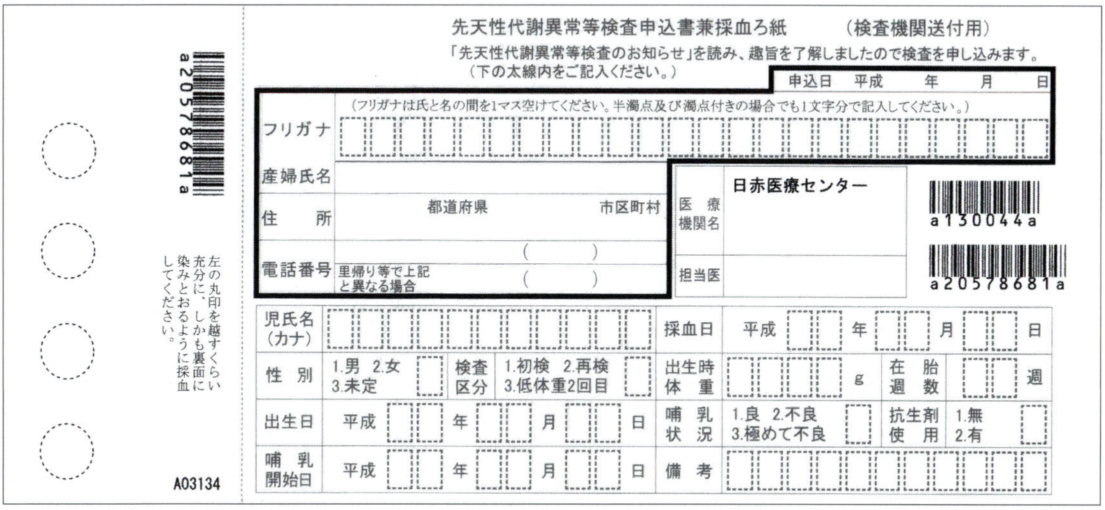
先天性代謝異常等検査申込書兼採血ろ紙　（検査機関送付用）
「先天性代謝異常等検査のお知らせ」を読み、趣旨を了解しましたので検査を申し込みます。
（下の太線内をご記入ください。）
申込日　平成　年　月　日
フリガナ　（フリガナは氏と名の間を1マス空けてください。半濁点及び濁点付きの場合でも1文字分で記入してください。）
産婦氏名
住　所　都道府県　市区町村
電話番号　(　)　里帰り等で上記と異なる場合　(　)
医療機関名　日赤医療センター
担当医
a130044a
a20578681a
児氏名（カナ）
採血日　平成　年　月　日
性別　1.男 2.女 3.未定
検査区分　1.初検 2.再検 3.低体重2回目
出生時体重　g
在胎週数　週
出生日　平成　年　月　日
哺乳状況　1.良 2.不良 3.極めて不良
抗生剤使用　1.無 2.有
哺乳開始日　平成　年　月　日
備考
左の丸印を越すくらい充分に、しかも裏面に染みとおるように採血してください。
A03134

図 5-3　検査用濾紙

B　聴覚スクリーニング検査

以前はハイリスク児だけを対象とした検査が行われていたが，最近では難聴の早期発見・早期治療の重要性が認識され，全新生児を対象としたスクリーニング検査が推奨されている．ただ現在でも日本で新生児聴覚スクリーニング検査を受けている新生児は全体の半数程度と推測される．

1. 難聴の頻度

先天性難聴の頻度は出生 1,000 人に対し 1〜2 である．NICU に収容される極低出生体重児，重症仮死，胎内感染児など難聴の危険因子をもつ児では，難聴の発症頻度は 2.5〜5％に及ぶとされている．

2. 検査方法

スクリーニング検査方法としては，自動聴性脳幹反応（AABR）と耳音響放射（OAE）が用いられ，当院では前者を使用している．スクリーニング検査で難聴の疑いのある例に対しては通常の ABR 検査機器を用いた検査を行う．

3. 新生児聴覚スクリーニング検査の利点と問題点（表 5-11）

a）利　点

①難聴を早期に発見し早期からの治療を行うことで，児の将来の言語発達だけでなく，知的発達が改善することが知られている．乳児健診の場で難聴児を発見するのは容易ではなく，発見が遅れるほど知的発達が悪いことから，新生児期のスクリーニング検査が推奨される．

②早期新生児期は睡眠薬なしで，上述の検査機器により非侵襲的に検査を行うことができる．

③現在日本では約 99％の新生児が施設内分娩であり，産院入院中はすべての新生児に検査を漏れなく行うことが可能な時期である．

表 5-11 新生児聴覚検査の利点と問題点

利点	問題点
● 難聴を早期発見できる ● 睡眠薬を使用せず,非侵襲的に検査できる ● 産院入院中に検査が可能	● 費用 ● 偽陽性がある ● 寝ないと検査できない

b) 問題点

① 正常の新生児では聴覚検査は健康保険が適応にならない．施設により費用負担は様々だが，家族の自己負担が生ずることが多い．このため当院でも希望者だけに検査を施行している．

② スクリーニング検査なので偽陽性の結果が出ることがある．AABR では要再検率が 0.8〜3％ とされており[1]，先天難聴の発症頻度（1,000 に対し 1〜2）からみると，初回検査で難聴の疑いの結果がでても，実際に難聴である例は約 10 人に 1 人で，家族に不要な心配を与える危険性がある．OAE を用いたスクリーニング検査では要再検率がさらに高い．

③ 検査は新生児の体動が強かったり，啼泣しているときは難しい．このため，家族の検査希望があっても，検査時に児が寝ていないために検査ができないこともある．

C ハイリスク児を対象にした検査

1. 低血糖

低血糖により痙攣などの神経症状を呈した例では神経学的後遺症を残す危険性が高いため，低血糖のハイリスク児（表 5-12）に対しては，出産後に分娩室退出前より血糖検査を定時的に行う．血糖検査は新生児への侵襲的な検査であり，最小限にすべきであるが，新生児の安全確保との兼ね合いは難かしい問題である．

2. 周産期感染症

子宮内で細菌感染に罹患した新生児が，すべて出産直後より臨床症状を呈するわけではない．出生時に無症状でも，その後急激な経過を取る可能性があるため早期治療が肝要である．このため表 5-13 に示す危険因子をもつ例に対しては，当院では新生児が無症状であっても臍帯血を用いて CRP 検査を行っている．陽性例はごく一部であるが，陽性例に対しては抗菌薬（ABPC）を出産後と 12 時間後の 2 回だけ投与している．

表 5-12 低血糖のハイリスク児

- 早期産児
- 低出生体重児
- SFD 児，LFD 児，HFD 児
- 糖尿病母体から出生した児
- Apgar score が 7 点以下
- 出産後呼吸障害で 30 分以上酸素使用
- 低体温
- 一絨毛膜症双胎

表 5-13 臍帯血 CRP 検査対象児

- 24 時間以上の前期破水
- 羊水混濁・悪臭
- 母体発熱
- 母体の血液炎症反応陽性
- 母体の尿路感染症などの細菌感染症

3. 特定疾患をもつ母体から出産した児

　新生児へ影響を及ぼす可能性のある疾患をもった母体から出生した新生児に対しては，臍帯血を用いて検査を行っている．例えば，甲状腺機能亢進症の母体から出生した新生児ではTSHレセプター抗体の検査を行うなど，母体疾患に応じて臍帯血が利用できるものに関しては，可能な限り新生児からの採血を控えている．

◆文献
1) 御牧信義, 兼松　洋, 天野るみ. 新生児の聴覚検査と脳幹機能モニター. 周産期医学. 2001; 31(増刊): 707.

〈川上　義〉

5. 新生児　B. 異常

1. 新生児仮死（蘇生法）

> **POINT**
> - 仮死の蘇生は医師・看護スタッフが標準蘇生法を理解し，協働して行うことが肝要である．
> - 2010年の新生児蘇生法（Consensus 2010 日本版新生児蘇生法ガイドライン）では，2005年版からいくつかの点が変更になった．

　新生児仮死は新生児医療の中で最も重要な疾患の1つであり，仮死蘇生法は新生児医療に携わる者にとって必須の知識である．

A 仮死の定義

　新生児仮死とは出生時における呼吸循環不全の状態と定義される．実際にはその程度を表す客観的指標が必要で，Apgar score（**表5-14**）が用いられ，1分値が6点以下を仮死とする（7点以下とする施設もある）．3点以下をⅡ度仮死（重症仮死）と表現することもある．出生後1分，5分，および5分以降も蘇生術を続行している間は継続して評価・記録をする．

表5-14 Apgar score

	0	1	2
Appearance（皮膚色）	全身蒼白またはチアノーゼ	体幹淡紅色 四肢チアノーゼ	全身淡紅色
Pulse rate（心拍数）	なし	100/分未満	100/分以上
Grimace（刺激への反応）	反応なし	顔をしかめる	泣く
Activity（筋緊張）	だらりとしている	四肢を多少屈曲	四肢を活発に動かす
Respiratory effort（呼吸努力）	なし	弱い泣き声 不規則な呼吸	強く泣く

B 仮死の頻度

　新生児の約10％は出生時の呼吸開始にあたり何らかの補助を必要とし，約1％は積極的な蘇生を必要とする．新生児仮死は早産・低出生体重児で頻度が高い．正期産児においては仮死後低酸素性虚血性脳症の発症は約0.1％である．

C 原因

仮死の原因は表 5-15 に示すように母体・胎盤・臍帯・胎児・新生児の各因子に大別される．

D 新生児蘇生法

2010 年に改定された蘇生のアルゴリズムを示し（図 5-4），正期産および正期産に近い児の蘇生法のポイントについて以下に記す[1]．また，それ以前の 2005 年版（旧版と略）より変更になった主要な点を表 5-16 に示す．

1. 出生直後のチェックポイント

"早産児""弱い呼吸・啼泣""筋緊張低下"の 3 点の有無がチェックポイントであるが，在胎妊娠週数は出生前にすでに判明しているので，出生直後に"呼吸・啼泣"と"筋緊張"を評価する．旧版にあった"羊水の胎便混濁の有無"はチェックポイントから削除された．

2. 出生後のルーチンケア

上記の 3 項目のいずれも認めない時には保温・気道開通などのルーチンケアを行うが，これら処置は母親の傍らで行うことが 2010 年版では明記された．これは出生直後の母子分離を防ぐ観点から重要なポイントである．口腔・鼻腔の吸引は全例に行う必要はなく，不必要な吸引はかえって児の状態を悪化させる．吸引を行う時には，鼻腔吸引は自発呼吸を誘発しやすく口腔内の分泌物を誤嚥する危険性があるため口腔より先に行う．

3. 蘇生の初期処置

出生直後のチェックポイント 3 項目のうち 1 項目でもある場合には，保温・体位保持，気道開通，皮膚乾燥と刺激を行う．旧版に記されていた"羊水の胎便混濁"に加え"活気がない""筋緊張低下"などの際に推奨された気管内吸引は記載から省かれているが，状況に応じて気管内吸引を行うことを否定するものではない．

初期処置を必要とした場合は，以後 30 秒ごとに児の評価を行う．

3. 児の評価法

呼吸と心拍数と SpO_2 のモニターを行う．

①呼吸については"自発呼吸"と"努力呼吸"の有無を評価する．有効でない"あえぎ呼吸"は"自発呼吸なし"と判定する．

表 5-15 新生児仮死の原因

- 母体の血流低下（血圧低下・ショックなど）
- 胎盤の血流交換不全（胎盤早期剥離など）
- 臍帯での血流途絶（臍帯圧迫など）
- 正常分娩での一過性虚血に耐えられない胎児の問題（胎児貧血など）
- 新生児の肺呼吸不全によるガス交換障害（先天性気道閉塞など）

表 5-16 新生児仮死蘇生法の主な変更点と追加点

- "胎便による羊水混濁"は出生直後の児の評価項目から除外され，羊水混濁に加え児に活気がない・筋緊張低下などの際における気管内吸引はルーチン処置としては除外
- 出産直後のチェックで問題のない児のルーチンケアは母親のそばで行う．
- SpO_2 モニターを活用し過剰酸素投与を避け，正期産またはそれに近い児では人工呼吸は空気で開始
- 血漿増量剤は失血が疑われるときにだけ使用
- 在胎妊娠 36 週以上の児で，中等症以上の低酸素性虚血性脳症に対しては低体温療法を推奨

§2. 各論

```
出生

出生直後のチェックポイント
・早産児
・弱い呼吸・啼泣
・筋緊張低下

すべて認めない → ルーチンケア（母親のそばで）
・保温
・気道開通
・皮膚乾燥
・さらなる評価

いずれかを認める
↓
保温，体位保持，気道開通（胎便除去を含む）
皮膚乾燥と刺激

30秒
呼吸と心拍を確認（SpO₂モニターの装着を検討）

自発呼吸なし あるいは 心拍100/分未満 → 人工呼吸*¹ SpO₂モニター

自発呼吸あり かつ 心拍100/分以上 → 努力呼吸かつチアノーゼの確認
　いいえ → 蘇生後のケア
　はい → SpO₂モニター CPAP または酸素投与を検討
　　　　↓ 努力呼吸かつチアノーゼの確認
　　　　　いいえ → 蘇生後のケア
　　　　　はい → 人工呼吸を開始する 中心性チアノーゼのみ続く場合はチアノーゼ性心疾患を鑑別する

60秒
心拍数確認
100/分以上 → （戻る）
60～100/分未満 → 人工呼吸へ戻る
換気が適切か確認 気管挿管を検討
60/分未満 → 人工呼吸と胸骨圧迫（1：3）*²
↓
心拍数確認
60/分以上 → 人工呼吸へ戻る
60/分未満 →
人工呼吸と胸骨圧迫に加えて以下を順次試みる
・アドレナリン
・生理食塩水（出血が疑われる場合）
・原因検索
心拍60/分以上に回復したら
人工呼吸へ戻る*¹
```

*¹ 人工呼吸：新生児仮死では90%以上はバッグ・マスク換気だけで改善するので急いで挿管しなくてよい．
*² 人工呼吸と胸骨圧迫：1分間では人工呼吸30回と胸骨圧迫90回となる．

©2010 JRC 新生児アルゴリズム図

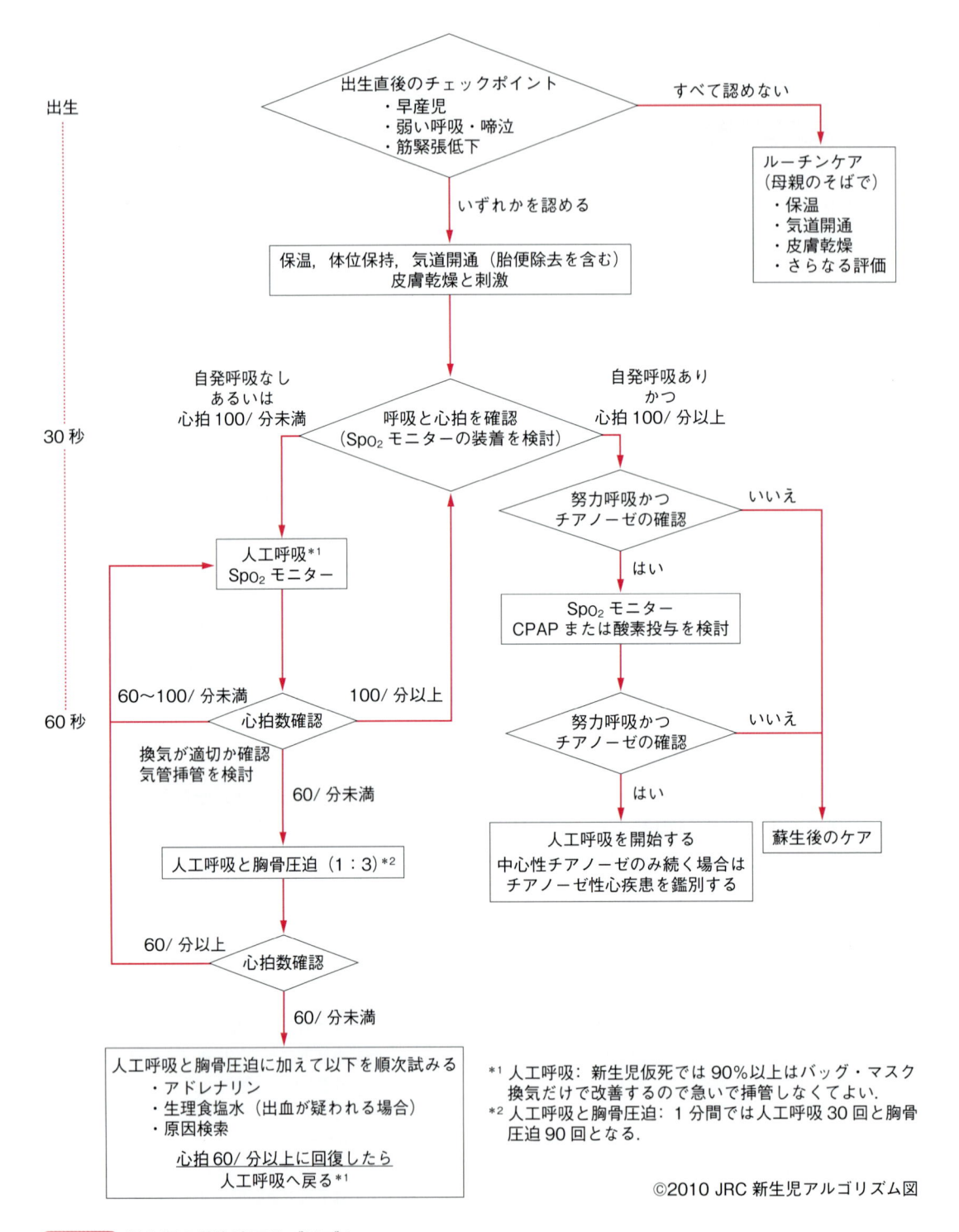

図 5-4 新生児の蘇生法アルゴリズム

②心拍数は60と100/分が次のステップに進むか否かの基準値となる．旧版では臍帯拍動を触知する方法が推奨されていたが，心拍数を過小評価する可能性があるため，胸部聴診を行うこととなった．6秒カウントし10倍した値で判断する（波形がきれいにとれていれば，SpO_2 モニターでの心拍数が正確）．

③肉眼的にチアノーゼの有無を判断するのは必ずしも容易でないため，SpO_2 のモニターを使用する．装着は動脈管の影響を受けない右手が基本である．SpO_2 値は出産直後は60％前後で，生後肺呼吸が始まるに従い次第に上昇する．

4. 人工呼吸・呼吸補助

"自発呼吸がないか心拍数が100/分未満"（図5-4の左中段）または"努力呼吸・チアノーゼのある時"（図5-4の右中段以下）を認めた際は，SpO_2 モニター装着下に人工呼吸・呼吸補助を行う．

a）自発呼吸がないか心拍数が100/分未満のとき

人工呼吸はこれまで100％酸素を使用することが多かったが，まず空気を用いて行うことになった．新生児仮死ではバッグ・マスクによる人工呼吸で90％以上が改善するとされ，急いで気管内挿管を行う必要はないが，30秒間人工呼吸を行った後にも心拍数が改善しないときには，気管内挿管を考慮する．

b）努力呼吸・チアノーゼのある時

はじめは空気を使用した持続的気道陽圧（CPAP）管理を行い，SpO_2 値により必要であれば酸素濃度を上げる．SpO_2 値が95％以上になったら，酸素濃度を下げるか，酸素投与を中止とする．空気によるCPAP管理ができないときには，これまで通りのフリーフロー酸素投与を行う．これで改善しない時には人工呼吸を行うが，努力呼吸がなく中心性チアノーゼのみを認めるときにはチアノーゼ性心疾患の可能性を考える．

5. 胸骨圧迫（心臓マッサージ）

適切な人工呼吸を30秒間行っても心拍数が60/分未満の際には胸骨圧迫を行う．人工換気と胸骨圧迫の比は基本的には3：1とし，1サイクルは2秒間を目安とする．胸骨圧迫は胸骨上で両側乳頭を結ぶ線のすぐ下の部位を，胸郭前後径の1/3の深さまで圧迫する．両拇指での圧迫（胸骨包み込み両拇指圧迫法）が勧められているが，症例によっては2本指を用いての圧迫でもよい．

6. 薬剤投与

人工呼吸と胸骨圧迫によっても心拍数が60/分未満の際には，アドレナリン（ボスミン®）の投与を行う．投与方法は10倍希釈したボスミン®を臍静脈（末梢静脈でも可）より0.1〜0.3mL/kg投与する．血管確保に時間を要するときには気管チューブより，0.5〜1mL/kgを投与する．旧版で心拍数が上昇しないときに用いるとされていた生理食塩水の投与は，失血が疑われる際に限定しての推奨となり，10mL/kgを5〜10分かけてゆっくり静注する．

E 蘇生後の対応

1. 仮死後低酸素性虚血性脳症

仮死で出生した児は蘇生後に低酸素性虚血性脳症の有無と重症度を評価する．臨床的重症度判定の基準を表5-17に示す．

表 5-17 低酸素性虚血性脳症の臨床的重症度分類

	軽症	中等症	重症
意識レベル	易刺激性	嗜眠傾向	昏睡
筋トーヌス	正常～亢進	低下	弛緩
吸啜反射	弱	弱～無	無
Moro 反射	亢進	減弱	無
痙攣	無	無～有	頻回・遷延

2. 検 査

重症度判定は，Apgar score 値，臨床症状に加え，血液検査でのガス分析値・乳酸値などを参考に判断する．画像診断（CT・MRI 検査など）も将来の予後を含め重要な検査であるが，蘇生後に急いで行う必要はない．

3. 治 療

仮死出生児で最も問題になるのは中枢神経系の症状であるが，仮死で出生した児では全身臓器の低酸素・虚血のリスクがあることを考え対処する必要があり，呼吸・循環を含めた全身管理が重要である．

a）低血糖

仮死出生児では低血糖をしばしば合併し，低血糖が脳障害の危険因子となるので，血糖のチェックと低血糖の予防・治療を速やかに行う．

b）中枢神経系に対する治療

脳浮腫に対し水分制限や浸透圧剤の投与，痙攣に対して抗痙攣薬などの治療は以前から行われているが，これら治療によっても神経学的予後が不良な例が少なくなかった．近年，仮死後低酸素性虚血性脳症に対して低体温療法が有効なことが証明され，2010 年のガイドラインでは中等症～重症例に対して低体温療法が推奨されている（表 5-18）．36 週未満の児や生後 6 時間以降の児などへの適応について課題は残されているが[2]，今後わが国でも低体温療法は急速に普及していくものと予想される．この他，エリスロポエチン・硫酸マグネシウムなどの脳障害予防効果も示唆されているが，現段階では定まった治療法には至っていない．

表 5-18 低体温療法の適応と実際

- 在胎妊娠 36 週以上の新生児
- 中等症から重症の低酸素虚血性脳症
- 冷却方法には全身冷却・選択的頭部冷却法がある．
- 出生後 6 時間以内に冷却可能例
- 冷却期間は 72 時間で，少なくとも 4 時間以上かけて復温する（1 時間に 0.5℃を超えない速度で復温）．

◆文献

1) 田村正徳，監修．新生児蘇生法テキスト．2 版．東京：メジカルビュー社；2011．
2) Thoresen M. Hypothermia after perinatal asphyxia: Selection for treatment and cooling protocol. J Pediatr. 2011; 158: e45-9.

〈川上 義〉

5. 新生児　B. 異常

2. 早期新生児期の異常

> **POINT**
> - 新生児の異常徴候の早期発見は児の予後からみてもきわめて重要である．
> - すべての新生児を厳重に観察するのは，マンパワーの面からみて不可能である．効率よく業務を行うには，母体・分娩情報からハイリスク因子を正確に把握しておく必要がある．
> - 新生児の観察で正常と異常の判断は必ずしも容易でないが，疑わしい例においては肉眼的な観察だけに頼らず，SpO_2モニターや経皮ビリルビン機器などを用いて客観的な評価を行う．
> - 同じビリルビン値であっても日齢 1 と日齢 5 では，その評価は大きく異なるように，新生児の生理は生後の時間・日齢により変化していくことを念頭におき，正常と異常の判断をすることが重要である．

A 呼吸障害

2009～2010 年に早期新生児期に院外より当センターNICU に入院した 245 例中，呼吸障害を主訴とした例は 88 例（35.9％）を占め，呼吸障害は早期新生児期の異常徴候としては最も頻度の高いものである．

1. 原因

早期新生児期に呼吸障害をきたす代表的な疾患を**表 5-19** に示す．呼吸障害の原因は呼吸器系疾患によるものが多いが，中枢神経疾患・心疾患や感染症など多岐にわたることを忘れてはならない．

2. 症状

呼吸障害の徴候として，多呼吸・呻吟・陥没呼吸・鼻翼呼吸・下顎呼吸・無呼吸などがあげられる．最も客観的に評価できるのが呼吸数であり，出産直後を除けば 60 回/分以上は異常とし，呼吸回数が多いほど重症度が高い．陥没呼吸は早産児では呼吸障害がなくてもみられることがあるので，評価に際して留意する必要がある．無呼吸発作は 20 秒以上の呼吸停止，または 20 秒以下でも徐脈やチアノーゼを伴うものと定義される．

3. 診断

妊娠・分娩情報より呼吸障害の原因のおおむねの推測は可能であるが，胸部 X 線や血液検査など必要な検査（**表 5-19**）を行い診断を確定する．なお，聴診所見での呼吸音の減弱や左右差も，気胸や横隔膜ヘルニアなどでみられ，検査だけでなく観察・理学所見も重要である．

4. 治療

基礎疾患によっては特異的な治療法があるが（**表 5-19**），低酸素血症の防止が生命・神経学的予後からも重要であり，治療の基本となる．呼吸障害の程度により自発呼吸下での酸素吸入，経鼻 CPAP 療法，気管内挿管しての人工呼吸管理が行われる．これらの治療によっても酸素化が不良の際には NO（一酸化窒素）療法が有効なことも少なくなく，例外的ではあるがきわめて重

表 5-19 早期新生児期に呼吸障害をきたす主要な疾患

疾患名	主な危険因子	原因	診断	特異的治療
呼吸窮迫症候群（RDS）	早産	肺サーファクタントの欠乏	X線 胃液マイクロバブルテスト	人工肺サーファクタント
胎便吸引症候群（MAS）	羊水混濁	胎便汚染羊水の吸引	X線	ときに気管内吸引・洗浄
新生児一過性多呼吸（TTN）	帝王切開分娩 仮死など	肺液の吸収遅延	X線	
気胸	蘇生術施行 羊水混濁など	肺胞の破綻	X線	ときに胸腔穿刺して脱気
肺炎	母体発熱 PROMなど	細菌感染	X線 血液・細菌検査	抗菌薬投与

篤な呼吸障害例に対しては ECMO による治療の可能性も考慮される．

早産児の無呼吸発作については薬物療法（テオフィリン，塩酸ドキサプラムなど）がしばしば用いられる．

5. 管 理

呼吸障害の治療中は原則として，SpO_2 モニターや経皮酸素・二酸化炭素分圧モニターの装着，適宜血液ガス分析検査を行い，適切な酸素投与量や呼吸器の設定条件を調節していく．在胎妊娠 32 週未満の早産児においては過剰酸素投与が未熟児網膜症の危険因子であることを念頭におく必要がある．

人工呼吸管理中は気管内分泌物の吸引を適宜行い，呼吸音聴診により分泌物による気管チューブの閉塞，片肺挿管，気胸の合併に注意を払う．

B 黄 疸

最近，ビリルビンの抗酸化作用など有益な効果が注目されているが，新生児期の黄疸管理で最も重要なポイントは核黄疸（ビリルビン脳症）の予防である．

1. 原 因

a）生理的（特発性）黄疸

新生児では日齢 2 前後より肉眼的な黄疸（皮膚の黄染）が出現する．その原因とビリルビン代謝については §2-5-A-3.「早期新生児期の特徴」の黄疸の項（462 頁）参照．

b）病的黄疸

生理的黄疸に加え，**表 5-20** に示すハイリスク因子を有する新生児では，黄疸が増強し治療が必要となる危険性がある．このような児は黄疸出現以前からハイリスク児と認識し，注意深く観察する．

c）腸肝循環とビリルビン値

出産直後から頻回授乳を行うことにより，腸肝循環が抑制され，ビリルビン値の上昇が抑制される[1]．母乳摂取不足による黄疸増強の原因には腸肝循環の亢進が関与している．

表 5-20 新生児黄疸のハイリスク因子

- 家族歴（同胞の黄疸治療の既往，遺伝性球状赤血球症など）
- 生後 24 時間以内発症の早発黄疸
- 母子間血液型不適合
- 頭血腫・強い皮下うっ血
- 多血症
- 重度の体重減少（母乳分泌不足・哺乳力微弱）
- Near-term 児

表 5-21 核黄疸（ビリルビン脳症）の臨床症状

Ⅰ期:	筋緊張低下，Moro 反射減弱など
Ⅱ期:	発熱，後弓反張など
Ⅲ期:	痙性症状の消退
Ⅳ期:	アテトーゼ型脳性麻痺，難聴

2. 症　状

皮膚や眼球結膜の黄染以外の症状が出現する前に予防治療を行うのが原則である．核黄疸とは遊離ビリルビンが大脳基底核を中心に沈着し，脳細胞に障害をきたす病態で，臨床経過を表 5-21 に示す．

3. 診　断

肉眼的に黄疸を認めた時や，危険因子のある児ではビリルビン値を測定する．新生児への侵襲を避けるため経皮的ビリルビン測定が望ましい．光線療法の基準を超えた時には，総ビリルビン・ビリルビン分画・直接 Coombs・ABO 不適合反応（母が O 型で，児が A ないし B 型の場合）・血液型・CBC 検査を行う．

4. 治　療

1) 光線療法：光線療法開始基準は図 5-5 に示す「村田の基準」を用いている．出生体重と日齢により開始基準のビリルビン値は異なるが，核黄疸の危険因子を有する児は 1 ランク下

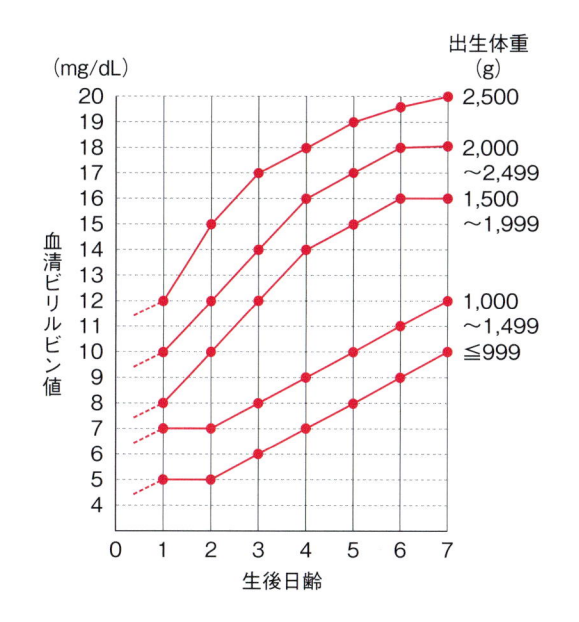

下記に示す核黄疸発症の危険因子が存在する場合は1段低い基準線を越えたときに光線療法を開始する．
① 仮死
② 呼吸窮迫
③ アシドーシス
④ 低体温
⑤ 低蛋白血症
⑥ 低血糖
⑦ 溶血性疾患
⑧ 感染症

図 5-5 血清総ビリルビン値による光線療法開始基準

げて光線療法を開始する．光線療法は以前は保育器内に新生児を収容して行っていたため母子分離が避けられなかったが，最近は母親のベッドの傍らで治療可能な機器がある．
2) 交換輸血：光線療法にてもビリルビン値のコントロールが不能の際には交換輸血を行う．現在でも超低出生体重児や一部の血液型不適合児で交換輸血を施行することはあるが，通常の正期産児ではきわめてまれなので，交換輸血の基準については割愛する．
3) 血液型不適合により交換輸血の可能性がある際には，γ-グロブリン投与にて交換輸血を回避できることがある（健康保険の適応はない）．

5. 管　理
保育器内で光線療法施行中は眼・性腺を保護する．眼覆いがずれていないか，保育器内の温度が上昇し発熱することがあるので体温のチェックに留意する．母親と同室で治療している際には，授乳中や抱っこしている時には治療が中断となるので，十分な時間治療が行われているか確認する．

C 低血糖

1. 原　因
出産を境に母体からの糖の供給が遮断され，生後1〜3時間で新生児の血糖値は低下する．ハイリスク新生児（§2-5-A-4.「新生児の検査」の項，表5-12，468頁参照）では，低血糖をきたす原因は，高インスリン血症やグリコーゲンの蓄積不足など一律でないが，ときに症候性低血糖をきたす危険性があり厳重な監視が必要である．

2. 症　状
無症状の例から，活気がない・振戦・無呼吸・チアノーゼ・痙攣など多彩な症状を呈する．

3. 診　断
a）正常血糖値
早期新生児期の血糖の正常値については一定の見解がないが，当院では48 mg/dL以下を低血糖としている．血糖測定に関しては，簡易型測定器では信頼のおける測定値が得られないことがあるため，機器の選定に注意を払う．可能であれば中央検査部に検体を提出する．

b）血糖検査
低血糖の症状が疑われる際には，ただちに血糖検査を行う．ハイリスク新生児では，無症状であっても生後3時間以内に血糖の測定を行い，以後も継続検査が必要である．ローリスク新生児については生後早期の血糖のスクリーニング検査は不要であるが，当院では10％以上の体重減少例にはリスクの有無にかかわらず血糖検査を行っている．

4. 治　療
症候性の低血糖児については緊急に入院しグルコースの静脈内投与を行う．無症候性の低血糖に関しては，30 mg/dL未満の例については症状出現の危険性が高いため点滴を行う．40 mg/dL以上の例については，すぐに症状を出現する危険性はほとんどないので，搾母乳，糖水，ミルクを経口投与し血糖値を追跡する．30〜40 mg/dLの例では，経口投与で血糖が上昇しない際には入院し加療とする．

5. 管　理
低血糖による点滴中，特に高濃度の糖水の点滴中には点滴漏れに注意する．また，低血糖で経口的に補足している際には，低血糖症状の有無の観察が重要で，何らかの症状が出現した際には

緊急な対応が必要である．

6. 予　後

新生児では血糖値が低下してもケトン体の利用による代償機構などの関与により，低血糖があっても無症候性であれば神経学的予後に影響しないと考えられている．一方，症候性低血糖で約10％，痙攣を呈した例では半数に神経学的後遺症を残すとされている．

D 脱　水

1. 原　因

早期新生児期の脱水は母乳摂取不足による．個人差はあるが母乳分泌が増えてくるのは出産後2～3日からであり，それまでの間は水分・カロリーはマイナスバランスとなり，生理的体重減少をきたす．ただ，「赤ちゃんはお弁当と水筒を持って生まれてくる」といわれているように，通常は生後48時間頃までの間に脱水をきたすことはない．

2. 症　状

早期新生児期の脱水の徴候を表5-22に示す．客観的に判断しやすいのは体重減少率であるが，同じ体重減少率でも，胎児発育不全児と正常体重児や巨大児では，その意味合いが異なるため，数字だけに捉われるのは危険である．重度の脱水では，活気の低下やまれに痙攣などの中枢神経症状を呈するが，その前に対応をする必要がある．

表5-22　脱水の徴候

- 皮膚・口腔粘膜の乾燥
- 皮膚ツルゴールの低下
- 発熱
- 排尿・排便回数の減少
- 活気低下
- 痙攣

3. 診　断

脱水で問題になるのは高Na血症である．血清Na値は個人差が大きく体重減少率との相関はあるが必ずしも一致しない．当院では12％以上の体重減少例については血清Na値の測定を行っている．

4. 治　療

Na値が150mEq/L以上では症状発現する危険性があり対応を要する．痙攣など重篤な症状を呈する高Na血症（早期新生児期にこのような状態になることはきわめてまれである）についてはただちに点滴を行うが，無症候性の例については経口的に補足を行う．145～149mEq/Lの例に関しては，母乳分泌の見通しや母親の心情などを総合的に判断し補足を行うか否かを決定し，145mEq/L未満の例については対応不要としている．

5. 管　理

脱水を生じさせない管理を行うことが前提で，出産直後からの母子同室や頻回授乳をはじめとする授乳支援が欠かせない．

6. 予　後

症候性の高Na血症では死亡例や後遺症を残した例の報告があるが，無症候性の高Na血症に関しては将来の神経学的予後に影響はないとされている[2]．

E 痙　攣

痙攣は緊急な対応が必要な重篤な徴候である．

1. 原　因

表 5-23 に示すように多様な原因があるが，最も頻度が高いのは新生児仮死後の低酸素性虚血性脳症によるもので，約半数を占める．

表 5-23	新生児痙攣の原因
● 低酸素性虚血性脳症
● 低血糖
● 頭蓋内出血
● 中枢神経奇形
● 感染症（髄膜炎）
● 電解質異常（低 Ca・低 Na・高 Na 血症など）
● その他（脳梗塞，てんかんなど）
● 原因不明

2. 症　状

家族からの新生児の「震え」「異常な動き」の訴えはしばしばあるが，多くは病的な意味のない振戦や Moro 反射などである．以前は新生児痙攣の型は間代型・強直型・ミオクローヌス型および新生児期に特徴的な微細発作に分類されていた．微細発作とは「ボート漕ぎ様運動」「自転車のペダル踏み様運動」「繰り返す瞬目」など一見すると，痙攣なのか生理的な動きなのかの判断に迷うものをいう．

3. 診　断

新生児痙攣の診断は必ずしも容易でない．最近は脳波の連続モニターの結果から，臨床的に痙攣が疑われても脳波の異常が認められなかったり，逆に正常とみえる動作の際に発作波がみられることがあることが知られてきた．このため，発作時の脳波検査結果から診断する必要があることが強調されてきている．ただし，家族からの訴えのある全例に対して脳波検査を施行するのは現実的でない．分娩経過などからの危険因子の有無や，疑わしい動作が短時間のうちに繰り返し起きているか，チアノーゼを伴うかなどにより，検査適応を判断する．

4. 治　療

低血糖・低 Ca 血症など代謝異常に伴う痙攣には抗痙攣薬でなく，グルコースやカルチコールなどの投与を行う．特に低血糖による痙攣は神経学的予後不良例も少なくなく，迅速な治療が必要である．仮死後の低酸素性虚血性脳症をはじめ他の原因による痙攣には，静注用のフェノバルビタールが第 1 選択として用いられることが多い．

5. 管　理

抗痙攣薬で加療中は薬の副作用により呼吸抑制が生ずることがあり，呼吸・循環のモニターが必要である．痙攣の有無の観察も抗痙攣薬増減の調整に欠かせない．

6. 予　後

基礎疾患により異なる．

F 発　熱

1. 原　因

乳児期以降は発熱の原因の大部分は感染症であるが，早期新生児期は環境温度や脱水による発熱も少なくない．また，まれであるが頭蓋内出血や心不全などの際にも発熱を伴うことがある．

2. 症　状

皮膚の熱感や顔面の紅潮で気がつかれることが多い．

3. 診　断

病的な発熱か否かの判断が肝要で，環境温度や脱水徴候の有無の確認，発熱以外の臨床症状をチェックする．37.5℃以上は要注意であるが，38℃以上の発熱が持続する際には重大な基礎疾患

の存在の可能性を考え検査を行う．

分娩時の母体発熱・胎児頻脈・前期破水・羊水混濁の有無などの危険因子も参考にする．

感染症が疑われる際にはCRP・白血球数の検査が行われることが多いが，生後3〜4日までは感染症がなくてもCRPが陽性のことがある．また，白血球数の正常値も5,000〜25,000/mm^{3}と乳幼児や成人の正常値より幅が広いため，血液検査結果の判定には注意を要する．

4. 治　療

感染症の疑いが強ければ血液などの培養検査後に，速やかに抗菌薬の投与を行う．感染症以外の原因の発熱に関しては基礎疾患の治療を行う．

5. 管　理

高い環境温度からの発熱を除けば，早期新生児期は解熱剤投与やクーリングなどは原則として行わない．

G 嘔　吐

1. 原　因

早期新生児期は胃食道逆流現象により嘔吐が頻回に起きやすい．消化管閉鎖や腸回転異常など緊急治療を必要とする病的な嘔吐もまれにある．

2. 症　状

生理的な嘔吐か病的な嘔吐かの鑑別が重要であり，吐物の内容（胆汁・血液を含むか否か），腹部膨満の有無，排便の状況は重要な情報となる．

3. 診　断

一般に吐物の内容が母乳・ミルクのみで，嘔吐以外に症状がなく，体重増加が順調な場合には検査を急がずに経過をみる．

病的な嘔吐が疑われる際には腹部の単純X線検査を行い，必要に応じてさらなる検査（造影検査，超音波検査，血液検査など）を追加する．

4. 治　療

生理的な嘔吐が疑われる際には，哺乳後の排気を十分に行うことや，哺乳後の体位（上半身挙上や腹伏位など）の工夫を勧め，体重の増加をフォローする．病的な嘔吐に関しては，基礎疾患に応じた治療を行う．

5. 管　理

吐物による誤嚥に注意する．

H 哺乳力低下

1. 原　因

早産・低出生体重児では正期産・正常体重児と比較し一般に哺乳力は弱いが，これは生理的なものである．正期産児の哺乳力低下は大別して，①新生児仮死など分娩時の影響によるもの，②先天奇形に伴うもの，③経過中に出現した場合は感染症など何らかの疾患の関与によるものが疑われる．

2. 症　状

口唇口蓋裂などの原因以外で哺乳力が低下している児では，筋緊張の低下を呈していることが多い．その他，基礎疾患により様々な症状がみられる．

3. 診 断
家族歴・分娩歴や随伴症状に応じて染色体検査など必要な検査を行う．

4. 治 療
早産以外の原因によるものは基礎疾患の治療を行う．

5. 管 理
可能であれば経口哺乳を試みるが，必要栄養量が経口で摂取できないときや誤嚥の危険性があるときには経管栄養を行う．

6. 予 後
基礎疾患により異なる．

◆文献
1) Yamauchi Y, Yamanouchi I. Breastfeeding frequency during the first 24 hours after birth in full term neonates. Pediatrics. 1990; 86: 171.
2) Escobar GJ, Liljestrand P, Hudes ES, et al. Five-year neurodevelopmental outcome of neonatal dehydration. J Pediatr. 2007; 151: 127.

〈川上 義〉

3. NICU 対象児

> **POINT**
> - NICU での集中治療は新生児の救命だけではなく，神経学的後遺症の予防のためにも重要であり，適応のある新生児は速やかに NICU へ収容する．
> - NICU 入院児の選別にあたっては，新生児の安全を最優先することは当然であるが，母子分離によるデメリットを考え合わせ判断する．

　以前は他院で出生した新生児が NICU に収容され治療を受けることが多かったが，新生児の予後を改善するには胎児期からの管理が重要であり，出生後に NICU 入院が予測される例については母体搬送が望ましい．なお，NICU は後方病床として GCU（Growing Care Unit）を併せ持つが，この GCU を含めて広義に NICU と称されることもある．

A　NICU 施設基準

　NICU の主な施設基準を**表 5-24** に示す．1 床当たりの面積，医師や看護スタッフの配置基準，NICU 内の医療機器の整備などが定められている．

表 5-24　NICU 施設基準（抜粋）

- 面積
  1 床当たり 7 m² 以上．
- 人員
  助産師または看護師の数が，常時入院患者数 3 に対して 1 以上．
  24 時間体制で新生児医療を担当する医師が勤務．
- 医療設備
  新生児用呼吸循環監視装置，新生児用人工換気装置などの医療機器を常時備えている．

B　NICU 入院期間

　管理料の算定期間（保険請求が可能な入院期間）は，1,000 g 未満の超低出生体重児で 90 日間，1,000〜1,499 g の児で 60 日間，それ以上の出生体重の児で 21 日間と出生体重毎に定められている．

C　NICU での治療内容

　NICU に収容される新生児は救命治療のため様々な医療行為が必要になる．当院 NICU（広義）に入院した新生児の主な治療内容を**表 5-25** に示す．全入院児の 60％以上は酸素吸入，約

表 5-25 NICU（広義）入院 1,220 例の主な治療内容
（2009〜2010 年　日赤医療センター）

治療内容	例数	（%）
酸素吸入	748	(61.3)
気管内挿管しての人工呼吸管理	345	(28.3)
NICU 入院中手術施行（心臓外科・小児外科・脳神経外科）	150	(12.3)
輸血	164	(13.4)

注：治療内容は重複あり

30％は気管内挿管による人工呼吸管理を必要とする例であった．また，入院中に心臓外科・小児外科・脳神経外科で手術を行った例は 12％に及んでいる．ここには広義の NICU 入院例を対象に示しているが，狭義の NICU 入院児に限ると，これら医療行為を受ける比率はさらに上がる．

D NICU 管理料算定となる疾患

保険適応とされる NICU 入院対象児を表 5-26 に示す．急性薬物中毒，破傷風などきわめてまれな疾患も記されている．

E NICU 入院児の疾患

表 5-26 からは NICU 入院児の実態を把握することが難しいので，実際に 2009〜2010 年に日赤医療センターの NICU（広義）に入院した例の疾患内容を表 5-27 に示す．

未熟児（早産・低出生体重児）が約半数を占め最も多い．正期産あるいはそれに近い late preterm 児では仮死や出生後の呼吸障害，先天奇形，黄疸治療による入院例が多い．黄疸の治療は，新生児の体重や状態に問題がなければ母子同室での光線療法を原則としているが，それで効果不十分の例を NICU 入院対象としている．なお，手術を必要とする外科疾患に対応できるか否かなどの条件が異なるため，NICU 入院児の疾患内容は施設により異なる．

表 5-26 NICU 管理料算定対象となる疾患

- 高度の先天奇形
- 低体温
- 重症黄疸
- 未熟児
- 意識障害または昏睡
- 急性呼吸不全または慢性呼吸不全の急性増悪
- 急性心不全（心筋梗塞を含む）
- 急性薬物中毒
- ショック
- 重篤な代謝障害（肝不全，腎不全，重症糖尿病など）
- 大手術後
- 救急蘇生後
- その他外傷，破傷風などで重篤な状態

表5-27 NICU（広義）入院1220例の主訴からみた疾患内容
（2009〜2010年　日赤医療センター）

疾患	例数	(%)
低出生体重児	584	(47.9)
〔極低出生体重児〕	〔204	(16.7)〕
Term・Late preterm児の仮死および生後の呼吸障害	279	(22.9)
先天奇形	158	(12.9)
黄疸	120	(9.8)
低血糖	33	(2.7)
嘔吐・哺弱など	18	(1.5)
発熱・感染症疑い	9	(0.7)
その他	19	(1.6)

F　NICU対象児選別のポイント

　新生児に何らかの危険因子があったり，異常所見が認められた際にはNICUに入院し厳重な観察下におくのが安全であることに間違いはない．ただ，早期新生児期は母子の愛着形成，母乳育児推進，産院退院後の育児に母親が慣れるための重要な時期であり，母子が同室で過ごす意義は大きく，可能であれば母子分離は避けるべきである．そこで，NICUに収容すべきか否かについて，主要な各疾患毎のポイントを以下に示すが，各施設により検査体制やスタッフの勤務体制が異なるので絶対的な基準ではない．

1. 早産・低出生体重児

　在胎妊娠週数や出生体重によるNICU入院の基準は施設により異なっている．当院では，在胎妊娠35週未満は全例，35〜36週では出生体重2,400g未満，37週以上は2,200g未満の新生児はNICUに入院とし，それ以外の新生児については全身状態に問題なければ出産直後より母子同室としている．入院児についても呼吸・体温などが安定していれば，できるだけ早期に母子同室としている．

2. 仮　死

　蘇生時に気管内挿管を必要とした新生児，蘇生に時間を要した新生児，蘇生後に呼吸症状・神経症状などを呈する新生児はNICU入院適応である．軽症の仮死児で蘇生への反応がよく，蘇生後に症状がみられなかった新生児でも，生後時間を経てから痙攣などの神経症状を呈することがあるので，母子同室後も厳重な観察が必要で，何らかの症状がみられたときにはただちに入院とする．

3. 呼吸障害

　生後しばらくの間酸素投与を必要としても，時間とともに改善する例は少なくないので，軽症の呼吸障害の入院適応の判断は必ずしも容易でない．生後3〜6時間を経ても酸素吸入が必要な新生児は入院適応であり，この時点で酸素不要でも多呼吸（60回/分以上）がある例は厳重な観察の継続が必要である．なお，胎便吸引症候群例では出生後に呼吸障害が進行することがあるので注意を要する．

4. 黄疸

早発黄疸で特に母子間の血液型不適合のある例や，母子同室で光線療法施行中にビリルビン値が上昇する例では入院治療を考慮する．

5. 先天奇形

先天奇形の内容は多彩であるが，新生児期に緊急対応が必要，あるいは必要な可能性のある例はNICU入院の適応となる．21トリソミー例のように新生児期に合併症の精査が必要な例については，NICUに入院するかの判断が難しいこともあるが，全身状態が良好であれば合併症の出現に注意し，母子同室で経過をみながら必要な検査を行う．

6. 低血糖，嘔吐・哺乳力低下，感染症

前項「早期新生児期の異常」の項参照

G NICUの抱える問題点

1. 病床数の不足

各地域でNICUが新設・増床されているが，NICUの病床数は全国的に不足している．その原因を表5-28に示すが，低出生体重児の増加などNICU入院となる新生児の増加と，これまで救命が困難だった重症先天奇形児や500g未満の超低出生児の救命例が増加したことなどによる長期入院例の増加の2つの要因がある．

表5-28　NICU病床不足の原因

- 産科施設からNICUへの搬送例の増加（母体搬送を含む）
- 低出生体重児・Late preterm児の増加
- 超低出生体重児・多胎児の増加（最近になり増加傾向は止まっている）
- 重症児の救命例の増加や，障害児施設不足に伴う障害をもつ長期入院例の増加

2. スタッフの不足

NICUに勤務する看護スタッフや新生児専門医の不足が指摘されている．特殊な専門医療分野であることに加え，多忙な臨床現場であることも要因の1つになっていると推測される．

3. NICUの環境

NICU入院児は生直後または生後間もなくより母子分離を余儀なくされる．特に超低出生体重児や重症児では長期間の母子分離となり，母子の愛着形成の妨げになる危険性が考えられる．実際に乳児期以降の虐待の頻度は低出生体重児で高いことが示されている．このためNICU入院児への治療だけでなく，家族を含めたケアのあり方 (family centered care) についても考えていく必要がある[1]．

◆文献

1) 第5回 Neonatal Care Forum in Tokyo Metoropolitan area. 抄録集, 2010.

〈川上 義〉

1. 新生児のケア

> **POINT**
> - 子宮体内から体外生活への適応を促す看護を提供する．
> - 体外生活へ適応するために，自分で呼吸する・栄養を経口摂取できるよう看護する．
> - 循環動態の劇的変化をスムーズに促す援助と異常の早期発見をする．
> - 体重・皮膚色の変化が多い時期に異常の早期発見をし，速やかな対処をする．
> - 家族の一員として受けいれられる看護を提供する．
> - 新生児室では，母親から分離された早産低出生体重児の看護ケアを提供する．

A 出生直後のケア

　出生前に情報を得て，小児科医立ち会いの必要性によって連絡を取る．また新生児蘇生の準備をする（図5-6）．

　新生児蘇生法は，Consensus 2010におけるアルゴリズム〔§2-5-B-1「新生児仮死（蘇生法）」の項の図5-4，472頁参照〕に添って，出生直後に早産児，弱い呼吸・啼泣，筋緊張低下の3点を確認し次の段階のケアへ進んでいく．

　Apgar scoreは1分の評価であるが，それにとらわれず，重要なことは出生直後から児の状態をアセスメントして処置・ケアを行うことである．ルーチンケアとは，保温，気道開通，皮膚乾燥であり，このケアは母親のもとで行う．体温低下を予防するために，事前に温めておいた暖かい布を使用し皮膚乾燥をする．

1. 母子同室について

　出生時に体重を測定する．このときに母子同室の基準を満たしているか判断し，必要時NICU/GCUへ入院となる．

　a）母子同室の基準
　　① 37週以上で出生体重2,200g以上
　　② 35週0日から36週6日までは体重が2,400g以上
　b）NICUに入院となる症例
　　①在胎妊娠35週未満
　　②出生体重2,200g未満
　　③染色体異常などの合併症
　　④新生児仮死
　　⑤外表奇形がある
　　⑥その他（例えば，外科的治療が必要な児など）
　上記の条件が目安であるが，呼吸状態や体温は重要な判断基準になる．
　呼吸について：呼吸回数は60回/分以下である．しかし，呼吸回数60回/分以上でも軽症例

§2. 各論

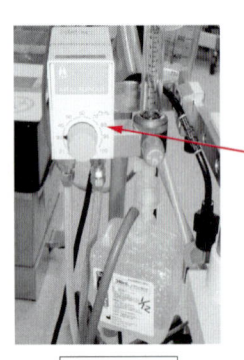

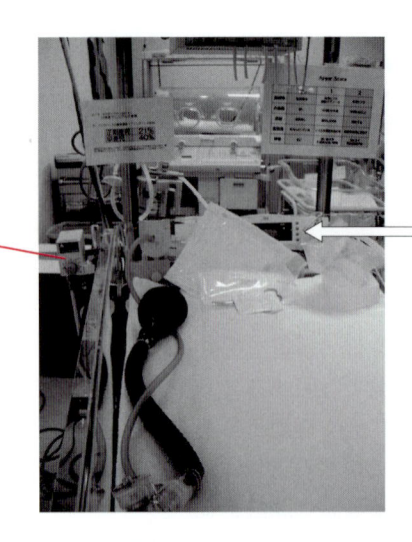

パルスオキシメーター
酸素飽和度と心拍数の数値が示すもの

ブレンダー

図 5-6 出生前に準備

・パルスオキシメーター：正しい値になるには10分ほどかかることがある．しかし，皮膚色の観察より客観的なデーターとして信頼性が高い．酸素を使用した場合は，95％以上にならないように酸素濃度を調整する．
・酸素を使用するときの考え方：ジャクソンリースを使用するときは，100％での使用を避け濃度が調整できるようにブレンダーを用いる．
・出生直後に皮膚色，羊水混濁の有無は重要視していない．
・在胎妊娠28週以下の児の出生時室温26℃以上．
・物品の準備：新生児用聴診器，気管チューブ内径 2.5mm・3.0mm・3.5mm，吸引カテーテル 6・8・10Fr，新生児用喉頭鏡（直型ブレード 0・1），自己膨張バック（アンビューバック），流量膨張式バック圧マノメーター付き（JRリース），蘇生用フェイスマスク，気管チューブ固定用テープ，パルスオキシメーターと新生児用プローブ，呼気 CO_2 検知器
例えば
① 正期産の児：出生直後の観察で筋緊張啼泣がしっかりしている．この状況では，緊急的処置は不要である．母親の下でルーチンケア（保温・気道の確保・皮膚の乾燥）を行う．赤ちゃんのもっている力を引き出そう．
② 30週の児：呼吸を促すために肺の成熟はどうだろうか？　人工呼吸で呼吸を促すことが必要かもしれない．最悪を考え，挿管ができるようにしておこう．挿管のできる準備，酸素の準備（100％酸素よりブレンダーでの酸素をできるだけ少なく調整できるように使用する工夫）．

は新生児科医師の判断で様子観察し母子同室となる．また，呼吸回数以外に陥没呼吸が強い，喘鳴などの症状がある場合は医師の判断が必要になる（**表 5-29**）．

体温について：体温は36.5℃以上を基準にする．

皮膚色としてチアノーゼの有無を観察する．皮膚色の観察は，客観性が乏しいため，酸素飽和度を目安に皮膚色を判断する．パルスオキシメータを10分以上装着し，その値で判断する．中心性チアノーゼの場合は酸素を投与するなど対処が必要になる．

2. 新生児の観察のポイント（表 5-30）

低血糖症状：血糖測定が必要な児

・胎児発育不全（FGR: fetal growth restriction），HFD児（heavy-for-dates），糖尿病母体児（IDM: infant from diabetic mother），Apgar score 7点以下の児，呼吸障害のため30分以上酸素を使用した児，低出生体重児，36℃以下の低体温児

観察項目：過敏な振戦，活気の低下，哺乳意欲の低下，激しい啼泣などの神経症状

対処：血糖測定を生後3時間で行う．血糖値が40〜45mgの児に対しては12時間後，45mg以上の児に対しては24時間後に血糖測定の再検査を行う．

表 5-29 新生児科医の立ち会いが必要な基準
①早産児
②骨盤位分娩
③重症胎児発育不全
④帝王切開分娩
⑤多胎
⑥胎児機能不全
⑦胎盤・臍帯の異常
⑧全身麻酔下の分娩

表 5-30 新生児観察ポイント
全身を観察できる場面：出生直後のケア，体重測定，沐浴など．
1. 全身の観察
姿勢：四肢を軽く屈曲している．
顔貌：苦悶様はないか，染色体異常特有
頭部：頭血腫・産瘤の有無，髄膜炎や水頭症など脳圧亢進しているときは大泉門が膨瘤している．
眼球運動：眼振，凝視，眼球偏位など中枢神経系の異常
外表奇形：指の数，口腔内，耳介，外陰部，肛門など
新生児特有の反射
2. 胸部の観察
呼吸状態：多呼吸，無呼吸，心雑音
3. 腹部の状態
吐物の性状：新鮮血，胆汁様吐物
腹部膨満

B 異常の早期発見（ドクターコール）

1. 体重減少

摂取水分およびカロリーの減少，排泄により生後1週間までに10％前後体重が減少する．母乳栄養児では，生後4日頃に体重が最低値になり，母乳分泌の増加とともに体重が増加し始める．出生直後より頻回授乳を支援する．退院時には体重が上昇傾向になっていることを確認する．

2. 皮膚色

生後2〜3日頃から皮膚の黄疸が始まり，4〜5日頃にピークになり，生後7日頃から自然に消失していく．個人差があるため，その児の経過を観察していくことが重要である．

黄疸計にて，額・胸・腹部の3点を計測して，異常を判断する．必要時医師の指示のもと血液採取を行う（ドクターコール）．

a）高ビリルビン血症

ほとんどの新生児に黄疸は認められる．正常範囲を逸脱して重症化し，治療が遅れると脳神経細胞内にビリルビン沈着が起こり，核黄疸を起こす可能性がある．生後24時間以内に早発黄疸は見落とさないようにする（ドクターコール）．

ABO血液型不適合によるものが多く，24時間以内に黄疸がみられる．早期に治療をする（光線療法など）ことが重要である．

3. 呼　吸

新生児の呼吸症状は呼吸器系の問題だけではなく，低血糖や低体温，感染症などでも発症するので，全身状態を継続的に観察し，いろいろな側面から判断することが重要である．パルスオキシメーターを使用し，酸素化の状態を把握することも目安になる．

呼吸に関係する症状の観察項目

呼吸数：多呼吸60回／分以上

呻吟：呼気時にうなるような声

陥没呼吸：吸気時に肋間，胸骨下，剣状突起下，鎖骨上窩が陥没する．

シーソー様呼吸：吸気時に胸部が下がり，呼気時に胸部が上がる呼吸状態
無呼吸：20秒以上の無呼吸状態，20秒以下でも心拍100回/分以下の徐脈を伴う場合もある．
呼吸状態の観察以外にも，チアノーゼが伴い心拍も低下するなど症状がみられるため一連の流れで判断が必要である（ドクターコール）．

4. チアノーゼ

チアノーゼの部位は末梢性・中心性チアノーゼがある．末梢性チアノーゼは，体温の影響などでも出現するため，経過観察でよいことが多い．中心性チアノーゼ（口唇や体幹など）は，多呼吸や陥没呼吸が伴っている場合は，心疾患などの鑑別が必要である．出生直後は動脈管開存の効果により，重篤なチアノーゼ型心疾患でもすぐに症状が現れないことがある．動脈管は自然に閉鎖していくため，生後数時間して，急に状態が悪くなることもある．中心性チアノーゼがあるときは，パルスオキシメーターを上肢（動脈管の影響を受けない右手）と下肢に装着し，上下肢の差をみることが重要である．日頃のバイタルサイン測定時は聴診器を用いて，左右の肺音や心雑音の聴取も必ず行うことを忘れないようにする（ドクターコール）．

5. 消化器症状

a）嘔 吐

新生児は胃部の解剖生理により，嘔吐しやすい特徴がある．嘔吐した吐物の性状が重要になる．

- 血性吐物：新鮮血の場合は新生児メレナを考える．その場合，血液は母体血液を飲み込んだものか，新生児からの出血か（真性メレナ）を鑑別することが必要である（アプト試験を行い鑑別する）．母体血であれば心配はいらないが，嘔吐が長引くようなら処置を要することもある（ドクターコール）．
- 胆汁性嘔吐：十二指腸以下の腸管のどこかにイレウスの可能性があり，外科的対処が必要になることが多い（ドクターコール）．
- 消化乳嘔吐：溢乳の場合は問題ではないが，腸軸捻転なども考えられる．

b）腹部膨満

腸管・腹腔内にガスが貯留することに伴い，腹部膨満が起こる．病的嘔吐を伴い，消化管通過障害などもある．排便の状態や腸管の動きを聴診器で観察することも大切である．

C 退院までに必要な予防が大切なケアと検査

1. ビタミンK₂シロップの投与

ビタミンK欠乏性出血，特に生後1週目では吐血や下血，消化管出血，また生後1カ月では頭蓋内出血の予防が重要である．そのために出生後，生後1週間以内，1カ月健診などを目安に，ビタミンK₂シロップ1mLを経口投与することが行われている．このような回数では，乳児ビタミンK欠乏性出血症が予防できていない報告もあり，生後3カ月までビタミンK₂シロップを週1回投与する方法も行われている．経口摂取は吸収力に左右されるので，繰り返し投与が必要である．

2. 先天性代謝異常検査（新生児マススクリーニング検査）（§2-5-A-4. 新生児の検査の項，465頁参照）

検査方法は，生後4～5日目に足底から採血，特別な検査用濾紙に血液をしみこませ，検査センターへ提出する．注意点として，栄養摂取が十分でない場合は偽陽性に出ることを念頭にお

き，低出生体重児などは2回提出することもある．

　検査結果は再検が必要な場合がある．そのときに家族へ連絡を取り再検査ができるように日程調節をする．母親によっては連絡した時点で不安を強く示すことがあるため，検査日に医師より説明をしてもらうことが大切である．

3. **新生児聴覚試験**（§2-5-A-4の項，467頁参照）

　この検査は，入眠していることが大切である．入眠が不十分で覚醒していたり啼いたりした場合は検査ができないため，母親に入眠していることが大切であることを説明する．授乳後に入眠している状態で行うことが良い方法である．NICU/GCUに入院している児は，睡眠導入剤など使用し検査する．一度で検査が済むように，入眠できるようにあやしたりし，検査の時間にできるようにすることも大切である．

D 新生児の退院に向けたケア

　退院が決定する前から，家族の一員として迎え入れる準備ができていることと，児のケアができることが大切である．

1. 体重の増加状態へのサポート

　出生後，児の最低体重から増加し始めているか．母乳のみの場合は母乳分泌状態も含め，経過観察が必要な場合は，受診できるようにサポートする．フォロー体制としての受診や電話相談窓口など具体的に伝える．

2. 家庭で育児を行うための知識技術を身につける．

　新生児が日常生活で基本的な欲求を満たせるように，清潔方法，部屋の環境，室温，栄養方法などについて技術を獲得できるように支援する．

- 清潔方法：沐浴の時間帯（家庭の生活リズムや手伝いの方にもよるため，画一的なことは避ける）や場所，お湯の温度，沐浴の実際，湯上がりの手当てなどの知識を学び，沐浴が実施ができるようにする．沐浴は，児が裸になるため，全身を観察できる機会である．
- 養育で気をつけること：児のいつもと違うサインなどで受診が必要な場合と受診方法を伝える．
- 定期健診の方法：生後1カ月健診について説明する．母親の不安が強い，体重増加が思わしくないなどの場合は2週間健診を勧める．施設により2週間健診を通常の健診方法としている場合もある．

E 低出生体重児の看護

1. 体外へ適応することを助けるケア

a）体温調節をサポートする

　28週未満での出生では，出生直後のケアを行う場所の温度は26℃以上と設定されている（Consensus 2010より）．低出生体重児は体温調節機能が低く，容易に環境温度に影響される．高度の冷却は代謝性アシドーシス，動脈血酸素レベル低下，低酸素症が起こる．体温管理が大切な理由は，適応温度範囲が狭いためと，酸素やエネルギー消費が最小限で済むような環境を提供することである．

b）呼吸機能のサポート

　体外生活に適応するためには，出生直後に呼吸を開始する必要があるが，肺胞を拡張するため

に必要な肺サーファクタントが必要である．22週の胎児ですでに認められるが，34～36週に至って最も顕著になる．在胎妊娠週数が少ないほど呼吸窮迫症候群になりやすい．

c）栄養の支援

吸啜・嚥下・呼吸の協調運動が可能になる32～34週までは，経口での栄養摂取は難しい．そのため，点滴による静脈栄養や，腸管運動が開始していれば経腸栄養を行う．母親はその間直接授乳はできないため，搾乳により母乳分泌を促し必要量を維持しなくてはいけない．母乳に対して母乳の情報を与え，児にとって最も優れた栄養であることを伝え，また搾乳をする苦労をねぎらい，継続できるように支援をする．経口哺乳が可能になったら，直接授乳ができる支援をする．

また，栄養は，水分補充としても重要である．低出生体重児は，体重に比しての体表面積が大きく皮膚の角質層は薄く，不感蒸泄量も多い．また，腎機能の未熟性により，体重が少ないほど，出生直後に高Na血症を起こしやすい．そのため，保育器内の高湿度の環境調整や補液による水分・電解質のバランスを維持することが大切である．

d）感染予防

感染予防として大切なのはスタッフの手洗いや使用物品の個別化，室内環境の清潔保持などがある．児の皮膚は表皮が薄いため，テープなどを装着し剥がす刺激などでも，損傷リスクがあり感染の原因になる．

e）環境の調整

①生活の場としての環境調整：騒音は聴覚障害や睡眠への影響を及ぼす．明るい環境は，体内時計のリズムの障害や睡眠障害へ影響を及ぼす可能性が大きい．保育環境を考慮してスタッフも勤務することが大切である．

②ケアを行うための調整：私たちのリズムでケアを行うことを避け，子どもの覚醒リズムに合わせることが大切である．

f）家族へのケア

出生直後から母子分離の環境で生活が始まる．親としての，子どもへの思いが自責の念など決してポジティブなことがなく，親にとっても子どもの生命の危機を乗り越える時期である．面会時はできるだけ親の思いに耳を傾け，子どものおかれている環境について説明をする．医療的説明が必要な時は医師に面談してもらい，そのときは看護者もそばに付き添いサポートする．

子どもとの関係性を支援する．児の状態が落ち着いたら，できるだけ早期から見る・触るなどからはじめて，さらには子どもの世話を行うこと（おむつをかえる，清潔ケアへ参加する．授乳するなど）で愛着もわいてくる．

◆文献

1) Klaus MH. 竹内徹, 監訳. ハイリスク新生児の臨床. 原著第5版. エルゼビア・ジャパン. 2005. p.141-3.
2) Lesley Ann Page, 著. 鈴井江三子, 訳. 実践における科学と感性 新助産学. 大阪：メディカ出版; 2002. p.364-88.

〈長内佐斗子〉

索引

あ

亜鉛コプロポルフィリン	366
赤ちゃんにやさしい病院	55
アシデミア	131

い

胃・十二指腸潰瘍	223
育児支援	247
医事紛争	36
異常抗体	129
胃食道逆流現象	462
異所性妊娠	88
異所性妊娠存続症	91
一絨毛膜一羊膜双胎	170
一絨毛膜二羊膜双胎	170
一卵性双胎	168
一過性徐脈	289
一過性頻脈	120, 288
遺伝カウンセリング	77
医薬品添付文書	59
医療安全委員会	33
医療過誤	33
医療事故	32
医療の質	43
医療の標準化	43
医療のリスクマネジメント	32
医療費	46
インシデントレポート	34
インスリン	176, 228, 230
インスリン抵抗性	107
インドメサシン	191
院内感染	48
院内感染対策室	48
インフォームドコンセント	38
インフルエンザワクチン	255

う

うっ滞性乳腺炎	432
うつ病	243

え

栄養所要量	178
会陰血腫	339
会陰切開	279, 381
会陰縫合	382
会陰縫合術	383
会陰縫合法	280
会陰保護	299
疫学調査	59
エジンバラ産後うつ病調査表	445
エストロゲン	437
塩酸ペチジン	307
塩酸リトドリン	190, 380
炎症性腸疾患	224

お

横位	324
横径	123
黄体	106
黄体化過剰反応	106
黄疸	462, 476
嘔吐	481, 490
オープンシステム	17, 118
オキシトシン	350, 376, 378
悪阻	95
悪露	412

か

外陰部の消毒	298
外回転術	173, 322
外診	276
回旋	277
潰瘍性大腸炎	224
化学的流産	82
過期妊娠	194
過強陣痛	305
額位	317
核黄疸	477
下肢深部静脈血栓症	164
過熟児	195
ガス交換	129
ガスリー検査	465
家族計画	420
下大静脈	163
過短臍帯	331
過長臍帯	331
活動期	278, 282
過粘度症候群	463
化膿性乳腺炎	434
顆粒球エラスターゼ	188
顔位	317
カンガルーケア	432, 456
間欠的空気圧迫法	428
鉗子分娩	385
患者の自己決定権	38
間接 Coombs 試験	115, 182
関節リウマチ	238
完全子宮破裂	341, 343, 344
癌胎児性フィブロネクチン	188
漢方薬	97

き

気管支拡張薬	207
気管支喘息	206
奇形	122
基底板	128
吸引分娩	385
急性腎盂腎炎	241
急性腎不全	241
急性膵炎	227
急性胆囊炎	226
急性虫垂炎	223
急性妊娠脂肪肝	150, 225
仰臥位低血圧	163, 399
仰臥位低血圧症候群	111
胸骨圧迫	473
狭骨盤	313
共通診療ノート	20
虚血	122
緊急帝王切開術	389

く

クォンティフェロン TB	209
クモ状血管腫	107
グリーフケア	274
クリニカルパス	43, 45
クレアチニン	111

け

ケアの標準化	44
頸管縫縮術	85, 191
頸管無力症	85
頸管裂傷	336
経口避妊薬	421
経腟超音波診断	89
茎捻転	203
稽留流産	82, 84
痙攣発作	144
血液型判定	182
血液型不適合妊娠	181
結核	208
血色素量	217
血栓症	428
血糖検査	229
血流の再分配	121
ケトン体	96
懸鉤	172
肩甲位	325
肩甲難産	370
原始反射	455
減数手術	9

こ

降圧薬	145
高位破水	167
後期流産	81, 83
合計特殊出生率	3
抗結核薬	209
抗血小板抗体	220
高血糖	177
膠原病	235
高在縦定位	320
甲状腺機能亢進症	231
甲状腺機能低下症	231
甲状腺ホルモン	113
光線療法	477
後頭位	315
高 Na 血症	479
高年経産婦	139
高年齢妊娠	138, 369
高ビリルビン血症	489
後方後頭位	318
硬膜外麻酔	394, 395
硬膜外無痛分娩	395
肛門保護	298
抗リン脂質抗体症候群	83, 237
呼吸窮迫症候群	119
呼吸障害	475
呼吸様運動	121
コチレドン	128
骨盤位	321
骨盤位娩出術	323
骨盤 X 線計測	311
骨盤 X 線撮影	438
骨盤懸吊療法	439
骨盤底筋体操	437
骨盤ベルト	439
骨盤誘導線	399
古典的上肢解出術	323
コルセット	438
コンドーム	420

さ

サーファクタント	191
催奇形性	59, 122
細菌性腟症	187
最小前後径	313
臍帯	128
臍帯圧迫	164
臍帯下垂	329
臍帯過捻転	331
臍帯偽結節	331
臍帯巻絡	330
臍帯真結節	331
臍帯切断	301
臍帯脱出	167, 329
臍帯動脈 RI	132
臍帯辺縁付着	330
臍帯卵膜付着	330
サイトメガロウイルス感染症	253
サイナソイダルパターン	291
産科医療補償制度	36
産科危機的出血への対応	
ガイドライン	361
産科ショック	357
産科 DIC スコア	156, 360
産科的真結合線	313
産科リスク	137
産科領域ケア・助産の	
ガイドライン	31
酸血症	131
産後うつ病	443
産褥	411
産褥精神病	441
産褥熱	424
産痛	394
産道	275
産道損傷	335

し

ジアゼパム	146
シアリル TN 抗原	366
支援型産科医療	14
痔核	112
子癇	142
弛緩出血	349
子宮筋腫	201, 202
子宮筋腫合併妊娠	372
子宮口開大度	277
子宮収縮不全	410
子宮収縮薬	196, 375
子宮収縮抑制薬	165
糸球体濾過率	111
糸球体濾過量	240
子宮腟部偽びらん	106
子宮底	164
子宮内反症	346
子宮内膜炎	424
子宮内容除去術	84
子宮破裂	341
子宮復古不全	412, 426
試験分娩	310, 313
膝位	321
膝手位（四つん這い）	401
児頭横径	122
児頭下降度	277
児童虐待	248
児頭骨盤不均衡	310
児頭大横径	123
自発運動	455
習慣流産	82, 86

周産期死亡率	5, 194	陣痛促進薬	307, 378	早産	187
周産期電子カルテシステム	20	陣痛誘発	375	双胎間輸血症候群	173
周産期母体搬送システム	23	心内膜炎	211	早発一過性徐脈	289
周産期領域のガイドライン	31	心肺虚脱型羊水塞栓症	366	瘙痒感	396
収縮輪	308, 343	心拍数の細変動	120	足位	321
絨毛	127	心負荷	211	側臥位法	322
絨毛癌	94	深部静脈血栓症	96, 428	促進拡散	129
絨毛間腔	127	心不全	211	蘇生法	471

す

絨毛検査	77		
絨毛膜	127		
絨毛膜板	128	髄鞘化	122
絨毛膜有毛部	127	水中出産	404
絨毛膜羊膜炎	187, 189, 191	推定体重	126
出血性ショック	358	スクワット	402
出生数	3	頭痛	397
出生前診断	9, 75	ステロイドホルモン	120

た

ターミネーション	146
胎芽心拍数	71
体幹前後径	123
胎児 well-being	131
胎児仮死	166
胎児機能不全	332
胎児鏡下胎盤吻合血管レーザー凝固術	174
胎児後頸部の浮腫	78
胎児呼吸様運動	135
胎児採血	77
胎児新生児溶血性疾患	181
胎児心拍数基線	287
胎児心拍数基線細変動	287
胎児心拍数細変動	288
胎児心拍数陣痛図	165, 285
胎児心拍数モニタリング	134
胎児性アルコール症候群	101
胎児動脈管早期閉鎖	237, 238
胎児毒性	60
胎児発育不全	116, 119, 130, 197, 202, 235, 236, 238
胎児ヘモグロビン	129, 463
胎児面	128
胎嚢	71
胎盤	127
胎盤機能不全	164
胎盤中隔	128
胎盤通過性	60
胎盤娩出	346
胎盤葉	128
胎便吸引症候群	166, 329
代理母	8
多胎分娩	371
脱水	479
脱落膜	127
多発性黄体化卵胞嚢胞	106

せ

出生率	3
術前オリエンテーション	407
常位胎盤早期剥離	152, 164, 190, 202
常位癒着胎盤	355
消化管閉塞	130
消化性潰瘍	223
小泉門	315
床脱落膜	127
静脈管	120
静脈血栓症	237, 408
助産師外来	117
ショックスコア	359
心窩部痛	144
神経原性ショック	347
人工呼吸	473
人工授精法	7
人工妊娠中絶	9, 215
人口破膜	298
人工羊水注入	328, 334
進行流産	82
新生児一過性皮膚病変	464
新生児仮死	470
新生児痙攣	480
新生児 GBS 感染症	262
新生児死亡率	5
新生児集中治療室	23
新生児遷延性肺高血圧症	461
新生児搬送	23, 26
陣痛	275
陣痛促進	307, 375

生殖試験結果	60
生殖補助医療	7, 168
成人 T 細胞白血病ウイルス	255
生理的体重減少	462
脊椎麻酔	215
切迫早産	164, 187, 202, 271
切迫流産	82, 84, 85
セミオープンシステム	17, 118
遷延一過性徐脈	291
遷延横位	325
染色体異常	75
全身性エリテマトーデス	235
全身麻酔	215
全前置胎盤	158
喘息発作	208
前置胎盤	158, 272
前置癒着胎盤	354, 356
先天性風疹症候群	252
先天代謝異常症	465
前頭位	316
潜伏期	278, 282
潜伏期遷延	282
全胞状奇胎	92
前方前頭位	316
栓友病	429

そ

早期新生児死亡	192
早期母子接触	57, 432, 456

単一臍帯動脈　　　　　331, 454
単純ヘルペスウイルス感染症　253
胆石症　　　　　　　　　　226
タンデムマス法　　　　　　466
蛋白尿　　　　　　　　　　143

ち

チアノーゼ　　　　　　　　490
地域チーム診療　　　　　　 15
腟血腫　　　　　　　　　　337
腟壁血腫　　　　　　　　　337
腟壁裂傷　　　　　　　　　335
遅発一過性徐脈　　　　120, 289
着床　　　　　　　　　　　 66
着床前診断　　　　　　　10, 79
中大脳動脈　　　　　　　　121
超音波検査　　　　　　　　201
超音波パルスドプラ法　　　132
聴覚スクリーニング検査　　467
腸肝循環　　　　　　　　　476
超低出生体重児　　　　　　192

つ

ツベルクリン反応　　　　　209
つわり　　　　　　　　 95, 98

て

帝王切開術　　　　　　389, 407
帝王切開分娩　　　　　389, 407
帝王切開率　　　　　　　　139
低血圧　　　　　　　　　　396
低血糖　　　　　　468, 474, 478
低在横定位　　　　　　　　319
低酸素血症　　　　　　　　131
低酸素性虚血性脳症　　131, 473
低体温療法　　　　　　　　474
低用量未分画ヘパリン　　　429
鉄欠乏性貧血　　　　　　　218
殿位　　　　　　　　　　　321
10カウント　　　　　　　　167
てんかん　　　　　　　　　243
展退　　　　　　　　　　　277

と

頭蓋瘤　　　　　　　　　　453
統合失調症　　　　　　　　243
頭頂位　　　　　　　　　　316

頭殿長　　　　　　　　 71, 122
糖尿病　　　　　　　　　　228
糖尿病網膜症　　　　　　　230
動脈管　　　　　　　　120, 461
ドーパミン　　　　　　　　246
トキソプラズマ症　　　　　249
特発性血小板減少性紫斑病　217
トリソミー21　　　　　　　 75

な

内診　　　　　　　　　　　277
内反症　　　　　　　　　　348
内反足　　　　　　　　　　454
難聴　　　　　　　　　　　467

に

二絨毛膜二羊膜双胎　　　　170
ニトログリセリン　　　348, 380
乳癌　　　　　　　　　139, 435
乳児死亡率　　　　　　　　 5
乳腺　　　　　　　　　　　415
乳頭吸啜刺激　　　　　　　418
乳頭刺激　　　　　　　　　309
乳房のケア　　　　　　　　269
尿失禁　　　　　　　　　　436
尿閉　　　　　　　　　　　436
尿路結石　　　　　　　　　241
二卵性双胎　　　　　　　　168
妊産婦死亡　　　　　　　4, 363
妊産婦のための食事バランス
　　ガイド　　　　　　　　 99
妊娠黄体　　　　　　　　　106
妊娠黄体腫　　　　　　　　106
妊娠高血圧症候群
　　　　　　128, 142, 236, 272
妊娠高血圧腎症　　143, 235, 238
妊娠雀斑　　　　　　　　　107
妊娠性胆汁うっ滞症　　　　226
妊娠線　　　　　　　　　　107
妊娠糖尿病　　　　176, 179, 229
妊娠リスクスコア　　　　　138
妊婦健康診査　　　　　　　101

の

脳室周囲白室軟化症　　　　121
脳性麻痺　　　　　　　　　121

は

バースプラン　　 13, 40, 117, 266
バースレビュー　　　　　　449
肺液　　　　　　　　　　　461
肺血栓塞栓症　　　　　　　428
肺サーファクタント　　　　120
梅毒　　　　　　　　　　　250
排尿障害　　　　　　　　　436
ハイリスク妊産婦　　　137, 407
ハイリスク妊娠　　　　　　140
橋本病　　　　　　　　　　231
播種性血管内凝固　　　　　152
白血病　　　　　　　　　　217
発熱　　　　　　　　　　　480
パニック障害　　　　　　　243
母親にやさしい出産施設　　 54
バリアンス　　　　　　　　 44
パルトグラム　　　　　　　281
バルプロ酸ナトリウム　　　244
反屈位　　　　　　　　　　315

ひ

微弱陣痛　　　　　　　　　305
ビタミン　　　　　　　　　 95
ビタミンK　　　　　　　　463
ビタミンK_2シロップ　　　490
ヒト絨毛性性腺刺激ホルモン　70
ヒト免疫不全ウイルス　　　255
避妊　　　　　　　　　　　420
肥満　　　　　　　140, 176, 369
病院内感染予防策　　　　　 49
標準的予防策　　　　　　　 49
貧血　　　　　　　　　　　217
頻尿　　　　　　　　　　　436

ふ

不育症　　　　　　　86, 235, 237
風疹　　　　　　　　　　　252
不規則抗体スクリーニング　182
腹囲　　　　　　　　　　　123
腹腔鏡下手術　　　　　　　205
腹部膨満　　　　　　　　　490
腹膜刺激症状　　　　　　　203
不正軸侵入　　　　　　　　319
不全子宮破裂　　　341, 343, 344
不全流産　　　　　　　　　 82

部分前置胎盤	158
部分胞状奇胎	92
フリースタイル	399
プレート固定	439
プロゲステロン	437
プロラクチン	246, 417
分娩介助	295
分娩経過図	281
分娩室	295
分娩進行異常	282
分娩遷延	282
分娩第1期	278, 282
分娩第2期	278
分娩第2期短縮	215
分娩第3期	278
分娩停止	282
分娩誘発	195

へ

ヘリコバクターピロリ	218
辺縁前置胎盤	158
辺縁付着	130
変動一過性徐脈	120, 130, 289

ほ

膀胱炎	241
胞状奇胎	92
母子健康手帳	101
母子同室	57, 455
母体・胎児集中治療室	23
母体血清マーカー検査	78
母体体重	140
母体年齢	140
母体搬送	23, 24
母体保護法	10
母体面	128
ポッター症候群	130
母乳育児	57, 59, 63, 457
母乳育児支援	14, 449
母乳育児のための10カ条	54
母乳移行	59
哺乳力低下	481

ま

マタニティブルーズ	247, 441
慢性早剥羊水過少症候群	157

む

無症候性細菌尿	240
無侵襲的出生前診断	80
無痛分娩	394, 395

め

メシル酸ガベキセート	157
メシル酸ナファモスタット	157
メタボリックシンドローム	179
免疫グロブリン	129

や・ゆ

薬物母乳移行	63
癒着胎盤	346, 354

よ

葉酸	246
用手的整復	347
羊水インデックス	132
羊水過少症	327
羊水過多	130, 163
羊水過多症	165, 326
羊水検査	77
羊水混濁	328
羊水指数	116, 326
羊水塞栓症	365
羊水ポケット	116, 130, 132, 326
横8文字牽出術	323
予定帝王切開術	389

ら

らせん動脈	128
ラマーズ法	395
卵円孔	120
卵黄嚢	71
卵巣腫瘍	205
卵巣嚢腫	203
卵胞の発育過程	66
卵膜	129
卵膜付着	130

り

流産	81
硫酸マグネシウム	144, 190
リラキシン	437
臨界期	244

る・れ・わ

ルテイン嚢胞	203
レシチン/スフィンゴミエリン比	120
ワルトンジェリー	130

A

abdominal circumference (AC)	123
AFP	116, 327
AID	7
amniotic fluid index (AFI)	116, 130, 326
anterior-posterior trunk diameter (APTD)	123
antiphospholipid antibody syndrome (APS)	237
Apgar score	452, 470, 487
ART	7
asymmetrical FGR	199

B

Baby Friendly Hospital (BFH)	55, 114
Basedow病	231
biparietal diameter (BPD)	122, 123
Bishop score	187, 377
BMI	114, 179
BPS	179
Bracht法	323
brain-sparing effect	132
Braxton Hicksの収縮	104
B型肝炎ウイルス	255
B型肝炎母子感染防止事業	256
B群溶血性レンサ球菌	262
B群連鎖球菌	116

C

cardiotocogram (CTG)	165, 285
cephalopelvic disproportion (CPD)	310
Chadwick sign	106
chorioamnionitis (CAM)	187
contraction stress test (CST)	134, 195

Couvelaire 子宮	153
Crohn 病	224
crown rump length（CRL）	122
C 型肝炎ウイルス	255

D

DIC	152, 357
DIC 型後産期出血型羊水塞栓症	366
Down 症候群	75, 76

E

EBM	28, 45
EBN	45
estimated fetal body weight	126

F

FAS	101
fetal growth restriction（FGR）	116, 119, 197, 202
floating head	311
floppy infant 症候群	244
FLP	174
Fowler 位	403
Friedman 曲線	281

G

γグロブリン大量療法	220
GBS	116
GCT	115
GFR	240
Guthmann 法	311

H

HbA1c	177, 229
HBe 抗原	258
HBs 抗原	255
hCG	70
HCV RNA	255
heavy for date（HFD）	116

HELLP 症候群	149
HIT（heparin-induced thrombocytopenia）	431
Homan's sign	430
Huntington 手術	347

I

idiopathic thrombocytopenic purpura（ITP）	217
infection control team（ICT）	48
interlock, locked twin	172
IUD	422

L

LactMed	63
Leopold 触診法第 4 段	311
LGA	197

M

Martius 法	311
meconium aspiration syndrome（MAS）	329
MFICU（maternal-fetal intensive care unit）	23, 270
milk plasma（M/P）比	63
Montgomery 腺	106

N

Narrative-Based Medicine（NBM）	29
New York Heart Association（NYHA）の心疾患臨床的分類	214
NICU	23, 483
NST（non-stress test）	115, 134
nuchal translucency（NT）	78

O・P

oxytocin challenge test（OCT）	134

periventricular leukomalacia	121
PGE_2	376
$PGF_{2\alpha}$	376, 379
PI（pulsatility index）	132
placental leakage	256
Pratt's sign	430
pregnancy induced hypertension（PIH）	142

R

relative infant dose（RID）	63
respiratory distress syndrome（RDS）	119
rheumatoid arthritis（RA）	238
RI（resistance index）	132

S

Seitz 法	311
shock index（SI）	359
skin to skin contact	278
symmetrical FGR	199
systemic lupus erythemaosus（SLE）	235

T

Tocolysis Index	189
TOLAC	342
transverse trunk diameter（TTD）	123
TTTS	173

V

vaginal birth after cesarean delivery（VBAC）	341, 373
Veit-Smellie 法	323

W

Wernicke 脳症	95, 96
Williams 体操	440

ナースの産科学 ⓒ		
発　行	2013年 3月 25日　初版 1 刷	
編著者	杉　本　充　弘	
発行者	株式会社　中外医学社	
	代表取締役　青　木　　　滋	
	〒 162-0805　東京都新宿区矢来町 62	
	電　　話　　03-3268-2701(代)	
	振替口座　　00190-1-98814 番	

印刷・製本/三和印刷㈱　　＜MS・YT＞
ISBN978-4-498-07594-8　　Printed in Japan

〈(社)出版者著作権管理機構 委託出版物〉
本書の無断複写は著作権法上での例外を除き禁じられています．
複写される場合は，そのつど事前に，(社)出版者著作権管理機構
(電話 03-3513-6969, FAX 03-3513-6979, e-mail: info@jcopy.
or.jp) の許諾を得てください．